Sozial verantwortete Selbstbestimmung in der Medizin

FORUM INTERDISZIPLINÄRE ETHIK
NEUE FOLGE

Herausgegeben von Jochen Sautermeister
Begründet von Gerfried W. Hunold

BAND 1

PETER LANG
EDITION

Felix Krause

Sozial verantwortete Selbstbestimmung in der Medizin

Ein anerkennungstheoretischer Ansatz selbstbestimmten Handelns

PETER LANG
EDITION

Bibliografische Information der Deutschen Nationalbibliothek
Die Deutsche Nationalbibliothek verzeichnet diese Publikation in der Deutschen Nationalbibliografie; detaillierte bibliografische Daten sind im Internet über http://dnb.d-nb.de abrufbar.

Zugl.: Osnabrück, Univ., Diss., 2015

D 700
ISSN 0937-3861
ISBN 978-3-631-67201-3 (Print)
E-ISBN 978-3-653-06701-9 (E-PDF)
E-ISBN 978-3-631-69303-2 (EPUB)
E-ISBN 978-3-631-69304-9 (MOBI)
DOI 10.3726/ 978-3-653-06701-9

Peter Lang Edition ist ein Imprint der Peter Lang GmbH.

Peter Lang – Frankfurt am Main · Bern · Bruxelles · New York · Oxford · Warszawa · Wien

Diese Publikation wurde begutachtet.

www.peterlang.com

„Das einzig Wichtige im Leben sind die Spuren der Liebe, die wir hinterlassen, wenn wir gehen“ (Albert Schweitzer)

in Liebe und tiefer Dankbarkeit für
Wiebke

Danksagung

Bei der vorliegenden Arbeit handelt es sich um meine an der Universität Osnabrück eingereichte Dissertation, die an einzelnen Stellen leicht überarbeitet wurde.

In den großen Momenten des Lebens, zu denen für mich, als „Junge vom Land", die Publikation der Dissertation sicherlich zählt, gehört es sich selbst in aller Bescheidenheit zurückzunehmen und großen Dank an die Menschen, die mich in den vergangenen Jahren stets unterstützt und den erfolgreichen Verlauf der Dissertation erst ermöglicht haben, zu richten:

Mein herzlicher Dank gilt meinen BetreuerInnen und GutachterInnen der Doktorarbeit Prof. DDr. Antonio Autiero, Prof. Andreas Lienkamp und Prof.'in Bettina Schöne-Seifert. Bei allen drei fühlte ich mich stets fachlich als auch persönlich sehr gut aufgehoben. Ich konnte von ihnen in intensiven und konstruktiven Diskussionen vieles lernen und vielfältige Hilfe erfahren.

Ebenso herzlich danken möchte ich meinen Kolleginnen und Kollegen, die ich an meinen Arbeitsplätzen kennen und schätzen gelernt habe. Das ist bei der Ethikkommission der Medizinischen Fakultät der Westfälischen Wilhelms-Universität Münster und der Ärztekammer Westfalen-Lippe, am Institut für Ethik, Geschichte und Theorie der Medizin, bei der Kollegforschergruppe „Theoretische Normbegründung in Medizinethik und Biopolitik" sowie am Institut für Christliche Sozialwissenschaften gleichermaßen der Fall gewesen. Stellvertretend möchte ich Daniel Friedrich, Martina Schmidhuber, Birgit Beck, Barbara Stroop, Markus Rüther, Anna Maria Riedl und Petr Stica nennen. In freundschaftlicher Atmosphäre hat die Zusammenarbeit viele neue Kenntnisse hervorgebracht und freudige Momente bereitet.

Mein Dank gilt weiterhin den Bistümern Münster und Osnabrück, die es mir mit einer finanziellen Unterstützung ermöglichen, die Dissertation zu veröffentlichen. Zudem möchte ich dem Herausgeber der Reihe „Forum Interdisziplinäre Ethik" Prof. DDr. Jochen Sautermeister danken, der mir in meinem wissenschaftlichen Werdegang immer wieder Unterstützung und Motivation zukommen lassen hat. Auch danke ich dem die Reihe herausgebenden Peter Lang-Verlag. Klaus Oostenryck danke ich für redaktionelle Hinweise.

Besonders danken möchte ich darüber hinaus, voller Stolz, meinen Eltern und meinem Bruder, denen ich nichts mehr zu verdanken habe als die Tatsache, dass sie mich mein Leben lang begleitet haben und immer für mich da gewesen sind, wann auch immer ich sie gebraucht habe. Letztlich geht mein Dank von ganzem

Herzen an Katrin und Wiebke: Eure Kraft und Liebe haben mich in den vergangenen Jahren durch das Leben getragen. Ohne eure Unterstützung, Geduld und Ruhe hätte ich meinen großen Wunsch nie erfüllen können.

Münster, 23.05.2016
Felix Krause

Inhaltsübersicht

Inhaltsverzeichnis

1. Einleitung

1.1 Ausgangslage, Problemaufriss und Ziel

Die deutsche Medienwelt war in den Jahren 2014 und 2015 von einer Vielzahl an Berichterstattungen über die Zulässigkeit der Sterbehilfe durchzogen: In Polit-Talkshows wie „hart aber fair“[1], „Günther Jauch“[2] oder „Maybrid Illner“[3] wird über die Zulassung von Sterbehilfe gestritten, in Tages- und Wochenzeitungen nehmen Einzelpersonen Stellung zu dem Thema[4] und auch im Deutschen Bundestag[5] hat mehrfach eine – emotional aufgeladene – Auseinandersetzung zur Sterbehilfe stattgefunden. Viele Bürger sind stark daran interessiert, wie Hilfe

---

1 Vgl. *Plasberg, Frank* (Moderation), Hart aber fair, Therapie Tod – Dürfen Ärzte beim Sterben helfen? WDR, Sendung vom 06.10.2014, in: http://www1.wdr.de/daserste/hartaberfair/sendungen/therapietod100.html [abgerufen am 19.11.2014]. *Plasberg, Frank* (Moderation), Hart aber fair, Mehr Palliativmedizin statt Sterbehilfe? WDR, Sendung vom 28.09.2015, in: http://mediathek.daserste.de/mrk4y/wrygs/7xcna/Video?documentId=23923938 [abgerufen am 07.10.2015].

2 Vgl. *Jauch, Günther,* Günther Jauch, Udo Reiters letzter Wille – Dürfen wir selbstbestimmt sterben?, NDR, Sendung vom 19.10.2014, in: http://daserste.ndr.de/guentherjauch/rueckblick/Udo-Reiters-letzter-Wille-duerfen-wir-selbstbestimmt-sterben,udoreiterfreitod100.html [abgerufen am 19.11.2014].

3 Vgl. *Illner, Maybrid,* Maybrid Illner, Tod auf Rezept. Wird Sterbehilfe erlaubt?, ZDF, Sendung vom 16.08.2015, in: https://www.youtube.com/watch?v=ulNmsHtu7ZU [abgerufen am 07.10.2015].

4 Vgl. z. B. *Schuler, Katharina*, Hilfe zum Suizid – erleichtern oder verbieten?, in: Zeit online vom 02.07.2015, in: http://www.zeit.de/politik/deutschland/2015-07/sterbehilfe-gesetzentwuerfe-cdu-csu-spd-linke-gruene [abgerufen am 07.10.2015]. *Reiter, Udo*, Mein Tod gehört mir, in: Süddeutsche Zeitung vom 04. Januar 2014, in: http://www.sueddeutsche.de/leben/selbstbestimmtes-sterben-mein-tod-gehoert-mir-1.1856111 [abgerufen am 19.11.2014]. *Schöne-Seifert, Bettina*, Wenn es unerträglich wird, in: Franfurter Allgemeine Zeitung vom 05.11.2014, in: http://www.faz.net/aktuell/feuilleton/debatten/sterbehilfe-debatte-wenn-es-ganz-unertraeglich-wird-13249733.html [abgerufen am 19.11.2014].

5 Vgl. *Deutscher Bundestag*, Emotionale Debatte über Sterbehilfe im Bundestag. Sitzung vom 13. November 2014, in: http://www.bundestag.de/dokumente/textarchiv/2014/kw46_de_sterbebegleitung /339436 [abgerufen am 19.11.2014]. *Deutscher Bundestag*, Debatte über die Vorlagen zur Sterbebegleitung. Sitzung vom 02. Juli 2015, in: https://www.bundestag.de/dokumente/textarchiv/2015/kw27_ak_sterbebegleitung/379940 [abgerufen am 07.2015].

beim Sterben gestaltet werden kann. Das Interesse offenbarte sich z.B. bei den hohen Besucherzahlen des Kino-Films „Hin und weg“[6], in dem die Geschichte eines jungen Menschen mit einer unheilbaren Krankheit geschildert wird. Dieser Mann entscheidet sich selbstbestimmt für die aktive Sterbehilfe in Belgien, weil diese in Deutschland derzeit (noch) verboten ist. Ebenso ist die Sterbehilfe Thema im Film „Am Ende ein Fest“[7], in dem Senioren sich beim freiwilligen Suizid gegenseitig unterstützen. Die Filme deuten an, was der entscheidende Bestandteil in Kontroversen um Sterbehilfe ist: Darf ich mich selbstbestimmt für das Sterben entscheiden? Zu dieser Frage liegen viele Stellungnahmen und Positionierungen vor, die je eigenen Argumentationsmustern folgen. Diese beinhalten sowohl religiös als auch säkular motivierte Gründe. In all diesen Debatten ist eine Bezugsgröße immer wieder präsent: die Selbstbestimmung (synonym Autonomie) des Menschen.

Die Sterbehilfe-Debatte verweist darauf, dass in vielen aktuellen Kontroversen in der deutschen Öffentlichkeit Deutschlands oftmals auf den Begriff der Autonomie Bezug genommen wird. Wird der Bürger danach gefragt, wie er mit einzelnen Fragen innerhalb der Gesellschaft umgeht, folgt nicht selten die Antwort: „Das muss ich selbst entscheiden.“ Das können beispielhaft Fragen der Umwelt („Ob ich etwas gegen den Klimawandel unternehme, entscheide ich selbst.“), der Sexualität („Ich entscheide, welche sexuelle Praktiken ich auslebe.“) oder der Wirtschaft („Ich entscheide, ob ich spekulativen Geschäften an der Börse nachgehe.“) sein. Eine Entscheidung selbst zu fällen und diese nicht an andere Menschen abzutreten, scheint das Motto der Gegenwart zu sein: „Unter all den ethischen Werten, die in der modernen Gesellschaft zur Herrschaft gelangt sind und seither um Vormachtstellung konkurrieren, war nur ein einziger dazu angetan, deren institutionelle Ordnung auch tatsächlich nachhaltig zu prägen: die Freiheit im Sinne der Autonomie des Einzelnen.“[8] Axel Honneth zufolge ist die heutige Gesellschaft darauf ausgerichtet, den Wert der Selbstbestimmung schützen und fördern zu wollen.

Wird genauer auf die gegenwärtigen gesellschaftlichen Debatten geblickt, kann festgestellt werden, dass der Autonomiebegriff nicht eindeutig definiert ist. Je nachdem, in welchem Kontext er verwendet wird, findet er eine unterschiedliche

---

6 Vgl. *Zubert, Christian* (Regie), Hin und Weg – Der Film, Deutschland 2014, in: http://www.hinundweg-film.de/ [abgerufen am 19.11.2014].

7 Vgl. *Granit, Tal/Maymon, Sharon (Regie)*, Am Ende ein Fest, Israel 2014, in: http://www.kino.de/film/am-ende-ein-fest-2014/[abgerufen am 07.10.2015].

8 *Honneth, Axel*, Das Recht der Freiheit Grundriß einer demokratischen Sittlichkeit, Frankfurt a. M. 2013, 35.

inhaltliche Füllung. Diese Offenheit hinsichtlich des Begriffs der Selbstbestimmung ist angesichts der Verwendung des Begriffs in so vielen Diskussionen äußert überraschend. Ebenso ist der Geltungsbereich von Autonomie umstritten. Wie weit sollen autonome Entscheidungen reichen? Wann dürfen autonome Entscheidungen eingegrenzt werden? In welchen Bereichen seines Lebens darf der Einzelne autonom agieren?

Eines zumindest scheint dagegen klar zu sein: Dem Gebrauch des Autonomiebegriffs in der Gesellschaft geht die Annahme voraus, dass die Fähigkeit, selbstbestimmte Entscheidungen treffen zu können, ein humanes Charakteristikum sei. Der Mensch als autonom handelndes Wesen könne selbstbestimmte Entscheidungen treffen und habe damit zugleich die Fähigkeit, Verantwortung zu übernehmen. Menschen könnten sich aufgrund der Autonomie-Fähigkeit selbst interpretieren, selbst bestimmen und selbst handeln.[9] Jan-Christoph Heilinger hebt hierbei hervor:

> „Doch sie [die Menschen, F. K.] haben die Möglichkeit, eine bestimmte Selbstbeschreibung als regulative Idee für sich anzuerkennen, sie haben die Möglichkeit, anthroponom Normen zu begründen und für ihre Handlungen als Orientierung anzuerkennen. Damit können Menschen zumindest danach streben, das zu werden, was sie sein wollen."[10]

Darüber hinaus betont der Theologe Gerhard Höver, dass Autonomie den menschlichen Grundwillen zum Ausdruck bringe, die schöpfungsgemäße Stellung als zur Verantwortungsübernahme fähige Person ernstzunehmen.[11] Höver geht jedoch noch einen Schritt weiter und beansprucht von einem

9 Vgl. *Heilinger, Jan-Christoph*, Anthropologie und Ethik des Enhancements (Humanprojekt: Interdisziplinäre Anthropologie 7), Berlin/New York 2010.

10 Heilinger, Anthropologie, 238. Der Begriff „anthroponom" setzt sich aus „*anthropo*logisch" und „auto*nom*" zusammen.

11 Vgl. *Höver, Gerhard*, Autonomie. II: Theologisch-ethisch, in: Lexikon für Theologie und Kirche, Band 1 (^{3}2001), 1296f., 1296. Wenn im Folgenden der Begriff „Person" verwendet wird, sind damit keine normativen Annahmen impliziert. „Mensch" und „Person" werden synonym gebraucht. In dieser Arbeit wird keine Diskussion zum Person-Begriff geführt. Ausführungen dazu können z.B. bei *Balthasar, Hans Urs von*, Zum Begriff der Person, in: Zaborowski, Holger (Hg.), Wie machbar ist der Mensch? Eine philosophische und theologische Orientierung, Mainz 2003, 31–38; *Fuhrmann, Manfred/Kible, Brigitte/Scherer, Georg u. a., Person, in: Historisches Wörterbuch der Philosophie, Band 7 (1989), 269–319; Quante, Michael*, Person. Grundlagen Philosophie, Berlin 2007; *Schmidinger, Heinrich*, Der Mensch ist Person. Ein christliches Prinzip in theologischer und philosophischer Sicht, Innsbruck 1994 oder *Singer, Peter*, Praktische Ethik, Ditzingen ^{3}2013 nachgelesen werden.

theologisch-ethischen[12] Standpunkt aus, dass eine Moral, die „die Autonomie und damit die Gutheit des Eigenseins geschöpflicher Freiheit“[13] bestreite, weltverneinend sei. Da die Autonomie eine so bedeutsame Fähigkeit des Menschen ist – Heilinger betont sie gar als die „differentia specifica“[14] gegenüber jeder anderen Lebensform – ist eine intensive Auseinandersetzung mit ihr sinnvoll. Wie Heilinger und Höver eindrucksvoll angeben, ist Autonomie sowohl für die Philosophie als auch für die Theologie gleichermaßen von Bedeutung. Somit finden beide Perspektiven in dieser Arbeit Berücksichtigung.

Der Autonomiebegriff kann in verschiedenen Funktionen auftreten: Wird er in den oben genannten Gesellschaftsgebieten oftmals als *politischer* verstanden, wird er beispielsweise in medizinischen Fragen oftmals als *ethischer* aufgefasst. So ist Autonomie ein vieldiskutierter, wenn nicht gar der meistdiskutierte Begriff in den gegenwärtigen Debatten medizin/-eth/-ischer Praxis. Seien es medizinische Auseinandersetzungen mit Fragen zum Anfang des Lebens (z. B. Präimplantationsdiagnostik) oder zum Lebensende (z. B. die bereits genannte Sterbehilfe), seien es Fragen zur „Neuro“-Medizin (z. B. Enhancement oder Neurotechnologien) oder seien es Fragen zur Gesundheitsökonomie (z. B. eine gerechte Verteilung von Gütern) – überall findet der Bezug auf den Autonomiebegriff statt. Die *UNESCO* hat in ihrer *Universal Declaration on Bioethics and Human Rights* festgehalten: „The autonomy of persons to make decisions, while taking responsibility for those decisions and respecting the autonomy of others, is to be respected.”[15] Ebenso argumentiert Wiesemann für die intensive Beschäftigung mit Autonomie:

> „Was als Autonomie bezeichnet wird, sei es als theoretisches Konzept, sei es als faktisch für notwendig gehaltener und gewährter Freiraum individuell autonomen Handelns, ist in modernen, demokratisch verfassten Gesellschaften als ein soziales Konstrukt zu verstehen, nicht im Sinne einer Schimäre, sondern im Sinne einer soziokulturellen Leistung, die auf komplexen, historisch gewachsenen und kulturell geprägten Interaktionen von Gesellschaften, Institutionen und Individuen beruht. Dies schränkt die Bedeutung von Autonomie in der Medizinethik nicht ein. Es lässt die Auseinandersetzung mit ihr nur als umso wichtiger erscheinen.“[16]

---

12 In dieser Arbeit meint „theologisch“ immer „christlich-theologisch“.

13 *Höver*, Autonomie, 1296.

14 Vgl. *Heilinger*, Anthropologie, 238.

15 *UNESCO* (Hg.), Universal declaration on bioethics and human rights (2005), in: http://unesdoc.unesco.org/images/0014/001461/146180e.pdf [entnommen 16.08.2014].

16 *Wiesemann, Claudia*: Autonomie als Bezugspunkt einer universalen Medizinethik, in: Ethik in der Medizin 24 (2012), 287–295, 294.

So selbstverständlich der Rückgriff auf den Begriff der Autonomie in der Medizin(ethik) geworden ist, so unklar scheint es aber oftmals zu sein, was genau unter dem *Prinzip des Respekts vor der Autonomie* zu verstehen ist. Wiesemann spricht in diesem Zusammenhang an, dass auf der einen Seite das Prinzip des Respekts vor der Autonomie im „deskriptiven Sinn" ein universelles Prinzip der Medizinethik sei, auf der anderen Seite aber viele Fragen hinsichtlich der normativen Ebene bestünden: Was lässt sich zu Geltung, Interpretation, Reichweite und Anwendung des Prinzip des Respekts vor der Autonomie sagen?[17] Dies sind Fragen, denen in dieser Arbeit nachgegangen wird.

Auch wenn Autonomie aktuell zum ethischen Standardrepertoire gehört, ist sie in der Sache nicht unumstritten. Ein Einwand, der erhoben wird, besagt, dass die starke Betonung der Autonomie eine hegemoniale Dominanz westlicher Werte gegenüber anderen Kulturen befördere.[18] Das Argument zielt darauf, dass in anderen Kulturen, insbesondere in Teilen von Afrika und Asien, die starke Hervorhebung der *individuellen* Entscheidung längst nicht so selbstverständlich sei wie in vielen westlichen, demokratisch orientierten Ländern. Stattdessen werde in vielen Gebieten Afrikas und Asiens eine Entscheidung auf *kollektive* Weise getroffen: Ein Individuum entscheide oftmals nicht allein, sondern im Verbund von mehreren Personen, z.B. in der Familie. Manche betiteln dies als „kollektive Autonomie". Was der Einwand zumindest andeuten kann, ist die Tatsache, dass das Verständnis des Prinzip des Respekts vor der Autonomie von dem dahinter stehenden Menschenbild geprägt ist: Es wird vor dem Hintergrund kultureller Muster situations- und rollenspezifisch ausbuchstabiert.[19]

In Anlehnung an den oben skizzierten Einwand wird die Behauptung aufgestellt, dass der Mensch und seine Autonomie zu *individualistisch* oder zu *atomistisch* aufgefasst werden, weil die sozialen Beziehungen ausgespart würden. Gegner der *relationalen Autonomie* erheben wiederum den Vorwurf, dass eine Entscheidung nicht bei dem einzelnen Individuum liege, wenn Entscheidungen im Kollektiv getroffen würden, da die sozialen Beziehungen einen zu starken Einfluss bekämen. Das könne soweit führen, dass sogar die Aufhebung der individuellen Separatheit beansprucht werde.[20] Diese Auseinandersetzung zwischen den zwei genannten „Fronten" des Autonomie-Verständnisses

17 Vgl. *Wiesemann*, Autonomie als Bezugspunkt, 291.
18 Vgl. *Wiesemann*, Autonomie als Bezugspunkt, 289.
19 Vgl. *Wiesemann*, Autonomie als Bezugspunkt, 291.
20 Vgl. *Ach, Johann S./Schöne-Seifert, Bettina*, „Autonomie:Autonomie, relationale" – Eine kritische Analyse, in: Simon, Alfred/Wiesemann, Claudia (Hg.), Patientenautonomie. Theoretische Grundlagen – Praktische Anwendungen, Münster 2013, 42–60, 56.

– individualistische Autonomie versus relationale Autonomie – führt zu einer zentralen Frage, die insbesondere seit dem 2000 veröffentlichten Werk von Mackenzie und Stoljar[21] rezipiert und kritisch diskutiert wird: Welche Bedeutung nehmen soziale Beziehungen bei der Fähigkeit zum selbstbestimmten Handeln ein? Mackenzie und Stoljar schlagen eine Definition vor, die die Inhalte, die unter dem Label der relationalen Autonomie geführt werden, zusammenfasst:

> "The term ‚relational autonomy', as we understand it, does not refer to a single unified conception of autonomy but is rather an umbrella term, designating a range of related perspectives. These perspectives are premised on a shared conviction, the conviction that persons are socially embedded and that agent's identities are formed within the context of social determinants, such as [origin], class, gender, and ethnicity. Thus the focus of relational approaches is to analyze the implications of the intersubjective and social determinants of selfhood and identity for conceptions of individual autonomy and moral and political agency."[22]

Die Debatte um relationale Autonomie fällt mit einer Diskussion zusammen, die in der Sozialphilosophie geführt wird. Dort wird gefragt, welche Funktion die Mitmenschen für die Entwicklung des Selbstkonzepts (synonym: praktisches Selbstverhältnis) einer Einzelperson einnehmen. Solch ein Selbstkonzept, das Selbstvertrauen, Selbstachtung/Selbstrespekt und Selbstwertschätzung umfasst, wird wiederum als Voraussetzung dafür gesehen, dass das Individuum überhaupt dazu fähig sei, (selbstbestimmte) Handlungen zu vollziehen. Dieser Problemaufriss findet unter dem Begriff der *intersubjektiven Anerkennung* statt. Es ist insbesondere Axel Honneth, der – auf den Arbeiten Georg Wilhelm Friedrich Hegels und Georg Herbert Meads aufbauend – die umfangreichste Arbeit in diesem Bereich in den vergangenen Jahren geleistet hat.[23] Schmetkamp folgend ist den intersubjektiven Anerkennungstheorien gemeinsam

> „unter anderem jene anthropologische Prämisse, dass der Mensch auf die Anerkennung durch andere (konkrete) Subjekte angewiesen ist, um ein positives Selbstverhältnis zu entwickeln. Dabei reagieren Anerkennungstheorien kritisch auf die liberalistische Idee

21 *Mackenzie, Catriona/Stoljar, Natalie* (Eds.), Relational autonomy. Feminist perspectives on autonomy, agency, and the social self, New York/Oxford 2000.

22 *Mackenzie/Stoljar*, Relational autonomy, 4.

23 Vgl. insbesondere *Honneth, Axel*, Kampf um Anerkennung. Zur moralischen Grammatik sozialer Konflikte, Frankfurt a. M. [7]2012; *Honneth, Axel*, Das Gewebe der Gerechtigkeit. Über die Grenzen des zeitgenössischen Prozeduralismus, in: Honneth, Axel, Das Ich im Wir. Studien zur Anerkennungstheorie, Frankfurt a. M. 2010, 51–77; *Honneth, Axel*, Das Recht der Freiheit. Grundriß einer demokratischen Sittlichkeit, Frankfurt a. M. 2013.

des atomistischen Individuums und setzen ihr die intersubjektivitätstheoretische These entgegen, dass der Mensch in soziale Anerkennungszusammenhänge eingebettet ist und nicht als Einzelwesen zu verstehen ist“[24].

Gemeinsame Gegenstände der Debatten um relationale Autonomie und intersubjektiver Anerkennung sind deutlich zu erkennen: In beiden geht es vor allem um die Bedeutung des *Selbstkonzepts*, der *sozialen Beziehungen* und der *notwendigen Fähigkeiten* für autonomes Handeln. Somit entfalten sich das Ziel und die zentrale Fragestellung, die in den nachfolgenden Untersuchungen im Mittelpunkt stehen werden: Es wird das Ziel verfolgt, den *begrifflichen* Zusammenhang zwischen *Handlungs-/Entscheidungsautonomie, sozialen Beziehungen* und *intersubjektiver Anerkennung* herauszuarbeiten. Die zentrale Frage der Arbeit lautet also: Wenn es relationale Bezüge der Autonomie gibt, kann dann die Trias „Autonomie – Anerkennung – soziale Beziehungen“ diese relationalen Bezüge aufzeigen?

Es wird das Konzept der *sozial verantworteten Selbstbestimmung* auf der Basis eines anerkennungstheoretischen Ansatzes entwickelt. Zum einen ist dieses Konzept als Antwort auf ein allzu atomistisches Autonomieverständnis zu betrachten, zum anderen kann dieses Konzept zu starke Forderungen vonseiten unterschiedlicher Konzepte der relationalen Autonomie zurückweisen. Schließlich wird das solchermaßen herausgearbeitete Konzept praktische Implikationen für Anwendungsfelder mit sich bringen.

1.2 Methodische Vorgehensweise

Methodisch wird dabei so vorgegangen, dass eine inhaltliche Auseinandersetzung mit der gegenwärtigen Literatur zur Debatte über Autonomie vorgenommen wird. Bisherige Theorien werden auf ihre Plausibilität hin überprüft, gegebenenfalls revidiert und erweitert. Dabei handelt es sich um ein *begriffskritisches* Vorgehen: Es sind die zentralen Begriffe der Autonomie, relationalen Autonomie und Anerkennung auf ihren Inhalt hin zu untersuchen sowie auf ihre Aussagekraft hin zu überprüfen. Nur wenn der Sachverhalt zu diesen Begriffen geklärt ist, kann der Weg beschritten werden, sie in der Praxis anzuwenden. Also dort, wo es konkret wird und das Leben des Einzelnen im Mittelpunkt steht. Die Begriffe müssen so gefasst werden, dass sie überhaupt in der Praxis brauchbar sind. Eben dies kann oftmals als Defizit wissenschaftlicher Arbeit betrachtet werden: Konzepte werden in der Theorie aufgestellt, die jedoch den Testfall der

24 *Schmetkamp, Susanne*, Respekt und Anerkennung, Paderborn 2012, 119.

Praktikabilität allzu häufig nicht bestehen. Eine begriffskritische Auseinandersetzung scheint auch aus dem Grund sinnvoll zu sein, weil es eine kaum noch überschaubare Auswahl an Literatur zur Debatte um individualistische und relationale Autonomie gibt: Autonomie, Selbstkonzept und Anerkennung werden in verschiedener Weise verwendet. Einige Kritiken laufen ins Leere, weil von vielen Kritikern nicht genau darauf geblickt wird, wie ein anderer Autor bestimmte Begriffe verwendet. Die Arbeit möchte dazu beitragen, auf beiden Seiten – bei Vertretern der individualistischen Autonomie sowie der relationalen Autonomie – eine Sensibilität für die Denkweise des jeweiligen Gegenübers hervorzurufen. Es ist aber auch eine Vermittlung in innerfachlicher Perspektive zu leisten: Aufgrund der vielen verschiedenen Verständnisweisen der relationalen Autonomie braucht es einen Dialog unter diesen. Dieser Dialog kann dazu beitragen, Missverständnisse aufzudecken, zu thematisieren und zu beseitigen.

Fachlich ist diese Arbeit im Bereich der theologischen Ethik angesiedelt. Dies ist nicht unproblematisch, weil die theologische Ethik keinen neutralen Standpunkt gegenüber Glaubensrichtungen einnimmt, sondern einen bestimmten, eben christlichen. Der Gegenstandsbereich dieser Arbeit, die Medizinethik, wird derzeit jedoch vornehmlich von Philosophen bearbeitet, die ihre Theorien gerade nicht vom Standpunkt einer Glaubensrichtung entfalten. Aufgrund zunehmender Pluralitätstendenzen in der Gesellschaft, in der sich immer mehr Menschen bewusst als nicht religiös bezeichnen, ist es keinesfalls mehr selbstverständlich, dass eine theologisch-ethische Position in ethischen Debatten berücksichtigt werden sollte. Theologische Ethiker haben zu begründen, warum sie Teil eines interdisziplinären Diskurses sein sollten. Es gibt nun zwei Möglichkeiten eine theologisch-ethische Arbeit zu schreiben: Entweder werden theologie-interne Inhalte als Ausgangspunkt genommen und im Rahmen dieses Vorgehens wird dann gefragt, inwieweit sie an einen interdisziplinären Dialog anschlussfähig sind; oder es wird eine philosophische Abhandlung geschrieben, bei der an einzelnen Stellen aufgezeigt werden kann, wie eine theologische Ethik an dieser philosophischen Abhandlung anknüpfen kann. Die erste Vorgehensweise kann mit einem Problem behaftet sein: Werden theologie-interne Inhalte als Diskussionsgrundlage genommen, besteht die Gefahr, sich nicht aus dem theologieinternen Denken herauszubewegen. Wichtige Aspekte anderer Disziplinen, wie sie beispielsweise aus den Neurowissenschaften, der Philosophie oder der Moralpsychologie gewonnen werden können, werden womöglich gar nicht oder nur unzureichend beachtet. Zudem versperrt die erste Vorgehensweise eventuell vielen Fachleuten den Zugang zu dieser Arbeit. Der Grund liegt darin, dass in einer pluralen Gesellschaft nicht mehr davon ausgegangen werden kann, dass die Grundlage eines theologischen Begründungsmusters für jedermann nachvollziehbar oder akzeptabel ist. Dementsprechend wird diese Arbeit der zweiten Vorgehensweise folgen: Es handelt sich um eine philosophische Abhandlung, an die theologisch-ethische Anknüpfungspunkte herangetragen werden. Dies scheint von Vorteil zu sein: Viele theologie-externe Inhalte können als solche ausgewiesen werden, die eine theologische Ethik aufzugreifen hat und ihren eigenen Horizont erweitern. Die Arbeit bleibt dabei gänzlich anschlussfähig an einen interdisziplinären Diskurs, weil sie eine philosophische Grundlage hat. Zugleich kann in der Arbeit aber durchaus gezeigt werden, dass Inhalte theologischer Ethik in den interdisziplinären Diskurs integriert werden können. Diese Leistung zu erbringen, ist Wunsch des Autors.

1.3 Inhaltliche Übersicht

Das Konzept der sozial verantworteten Selbstbestimmung in der Medizin wird in mehreren Schritten entwickelt. Diese Schritte bauen aufeinander auf und umfassen verschiedene fachliche Aspekte. Während im Kapitel 2 die anthropologischen Grundlagen gelegt werden, wird in Kapitel 3 Autonomie in der Ethik sowie in Kapitel 4 in der angewandten Ethik, der Medizinethik, untersucht. In Kapitel 5 wird eine sozialphilosophische Debatte zu Autonomie geführt, die auf die vorherigen Darlegungen rückwirken wird. Die konkrete Anwendung auf die gesellschaftliche Praxis wird in Kapitel 6 thematisiert. Die Herausforderung liegt darin, aus den Inhalten der verschiedenen Fächer ein kohärentes Gesamtbild herauszuarbeiten. Im Einzelnen bedeutet das Folgendes:

In einem ersten Schritt (Kapitel 2) wird Autonomie im Rahmen von anthropologischen Grundannahmen diskutiert. Bevor über die Bedeutung von Autonomie in der Ethik reflektiert werden kann, muss geklärt werden, ob es überhaupt möglich ist, Autonomie als eine Fähigkeit des Menschen zu bezeichnen. Angesichts einer Pluralität von Weltanschauungen und Moralauffassungen bestehen mehrere Konzepte zum Wesen des Menschen (Abschnitt 2.1 und 2.2). In diesen wird in unterschiedlicher Weise auf die Autonomie des Menschen eingegangen. Es ist der Nachweis zu erbringen, dass sinnvoll von Selbstbestimmung die Rede sein kann. In dieser Arbeit wird der Weg eingeschlagen, das Wesen des Menschen als ein veränderbares zu erfassen, indem auf menschliche Erfahrungen zurückgegriffen wird. Durch eine Kartierung werden Grundkonstanten des menschlichen Wesens benannt. Autonomie stellt dabei eine der Fähigkeiten des Menschen dar, die in Wechselbeziehungen mit anderen Eigenschaften steht. Die Kartierung ist gegen zwei Einwände zu rechtfertigen: Zum einen bestünden zu schwache Annahmen über das Wesen des Menschen (Abschnitt 2.4) und zum anderen könne Autonomie nicht als Bestandteil theologisch-ethischen Denkens fungieren (Abschnitt 2.5). Diesen Anfragen ist nachzugehen, um die Plausibilität der Kartierung zu bekräftigen.

Im Anschluss an die anthropologischen Grundannahmen wird in Kapitel 3 Autonomie als Begriff in den Fokus genommen (Abschnitt 3.1). So vielfältig die Vorstellungen über das Wesen des Menschen sind, so vielfältig sind auch die Verständnisweisen von Autonomie. In diesem Netz von verschiedenen Vorstellungen und im Zusammenhang mit anderen Begriffen ist derjenige der Autonomie von anderen zu differenzieren und als solcher zu explizieren. Es ist zu klären, in welcher Hinsicht und unter welchen Bedingungen von Autonomie die Rede ist. Daran schließt die Aufgabe an, Autonomie als Wert zu begründen (Abschnitt 3.2), um eine Erklärung für die intensive Auseinandersetzung mit Autonomie zu liefern. Dabei lässt sich – übergeordnet gesagt – zwischen Autonomie als intrinsischem und instrumentellem Wert differenzieren, was sich sowohl von einem säkular- als auch einem theologisch-ethischen Standpunkt aus darstellen lässt. Ebenso ist die Paternalismus-Debatte aufzunehmen, in der über die Möglichkeit fremdbestimmten Handels nachgedacht wird. Weiterhin ist auf den Zusammenhang von Autonomie und Verantwortung einzugehen (Abschnitt 3.3). Bei der Darlegung dieses Verhältnisses ist das Verständnis von Verantwortung zu benennen und Verantwortung als Praxis menschlichen Handelns auszubuchstabieren. Dabei soll die Frage fokussiert werden, welche Eigenverantwortung und welche soziale Verantwortung übernommen werden muss, damit ein Individuum selbstbestimmt agieren kann. Im abschließenden Punkt wird ein Zwischenresümee gezogen (Abschnitt 3.4). In diesem sind die bisherigen Darlegungen gebündelt festgehalten, um als theoretische Grundlage für die Bearbeitung eines konkreten Anwendungsfeldes – Autonomie in der medizinischen Praxis – zur Verfügung stehen zu können. Das Konzept, welches entsteht, wird „sozial verantwortete Selbstbestimmung" genannt.

Die Verwendung der Formel „sozial verantwortete Selbstbestimmung" deutet bereits an, dass bei der Selbstbestimmungsfähigkeit soziale Beziehungen eine Rolle spielen. In Kapitel 4 werden diese relationalen Bezüge in den Blick genommen und kritisch diskutiert. Nach einer ersten Orientierung zu Autonomie in der Medizin (Abschnitt 4.1) wird das individualistische Autonomie-Konzept von Beauchamp und Childress im Bereich der Medizin/-ethik (Abschnitt 4.2) dargelegt, welches ein Verständnis der Autonomie als Handlungsautonomie zur Grundlage hat. Dieses individualistische Konzept der Autonomie wird vielfach kritisiert, insbesondere von Vertretern der relationalen Autonomie (Abschnitt 4.3). Zunächst ist zu erläutern, was der Terminus „relationale Autonomie" bedeuten soll; anschließend ist auf die einzelnen Kritikpunkte einzugehen, indem sie jeweils differenziert untersucht werden. Dabei sind fünf Ebenen der Kritik an Beauchamp und Childress zu benennen: (1) allgemeine Kritik am Konzept, (2) Kritik bezüglich der Kompetenz-Bedingung, (3) Kritik bezüglich der Freiwilligkeitsbedingung, (4) Notwendigkeit der Erweiterung der Bedingungen und (5) Missachtung der Bedeutung von einzelnen Formen sozialer Beziehungen. Die Diskussion hat die Frage zum Gegenstand, welche Rolle relationale Bezüge wie soziale Beziehungen und soziale Institutionen für die Fähigkeit der Selbstbestimmung einnehmen. Die Auseinandersetzung mit der Debatte um individualistische und relationale Autonomie soll helfen, dass ursprüngliche individualistische Verständnis von Beauchamp und Childress an einzelnen Stellen (1) zu präzisieren, (2) manche Aspekte stärker zu betonen, (3) zu konkretisieren und (4) zu erweitern. Dies soll zu fruchtbaren Ergebnissen und Schlussfolgerungen für eine weitere Untersuchung der relationalen Autonomie führen.

Das Kapitel 5 schließt an die Diskussion um individualistische und relationale Autonomie an, indem eine genauere Betrachtung der relationalen Aspekte der Autonomie anhand der Untersuchung der intersubjektiven Anerkennung stattzufinden wird. Es geht nicht darum, dass die intersubjektive Anerkennung als Theorieansatz die *eine* Möglichkeit bietet, die offenen Fragen hinsichtlich der Bedeutung sozialer Beziehungen für die Autonomie lösen kann; vielmehr ist auch die Theorie der intersubjektiven Anerkennung kritisch zu untersuchen. Ziel dieses Kapitels ist es, eine Verbindung zwischen dem Autonomie-Verständnis von Beauchamp und Childress und der Theorie der intersubjektiven Anerkennung herzustellen. Dafür ist zunächst eine terminologische Differenzierung hinsichtlich des Begriffs der Anerkennung zu vollziehen (Abschnitt 5.1), indem die Begriffe „identification", „acknowledgement" und „recognition" als auch die Formen „monologisch" und „dialogisch" sowie „eindimensional" und „mehrdimensional" unterschieden werden. Daran schließt die Darlegung der Anerkennungstheorie von Honneth an (Abschnitt 5.2). Diese Theorie ist die Bezugsgröße für die Überlegungen in Kapitel 5. Die Theorie als solche ist zu erklären, ebenso die Anerkennungsformen der Liebe, des Rechts und der Solidarität sowie ihre Auswirkungen auf das Selbstvertrauen, die Selbstachtung und das Selbstwertgefühl des Menschen. Diese Eigenschaften können durch Missachtungserfahrungen gefährdet werden, so dass diese ebenso zu schildern sind. Die Überlegungen Honneths werden mit moralpsychologischen Annahmen konfrontiert (Abschnitt 5.3). Dies bietet die Möglichkeit, seine theoretischen Überlegungen mit empirischen Erkenntnissen abzugleichen, um sie auf ihre Tragfähigkeit hin zu überprüfen. Da Honneths Theorie aus dem Bereich der

Sozialphilosophie stammt, ist im folgenden Schritt der Aufgabe nachzukommen, ob und wie sich die Anerkennungstheorie in der Medizin(ethik) anwenden lässt (Abschnitt 5.4). Nach diesem Schritt wird in Abschnitt 5.5 die Idee einer sozial verantworteten Selbstbestimmung als anerkennungstheoretischer Ansatz in der Medizin präsentiert. Diese Idee soll als gewinnbringender Beitrag für den Bereich der Medizin ausgewiesen werden, indem die Existenz eines Selbstkonzepts als weitere notwendige Bedingung selbstbestimmter Entscheidungen propagiert wird. Solch eine Neukonzeption ist gegen mögliche Einwände zu verteidigen: Hierzu gehört, dass das vorliegende Konzept zu paternalistischen Aktionen führe oder perfektionistische Implikationen habe, ebenso dass zu hohe Schwellenwerte bezüglich der Bedingungen von selbstbestimmten Handeln bestünden und dass dem vorliegenden Konzept eine starke Vorstellung guten Lebens zugrunde liege. Die Diskussion dieser Kritiken hilft dabei, das eigene Konzept noch genauer zu skizzieren.

Im anschließenden Teil (Kapitel 6) ist danach zu fragen, welche Schlussfolgerungen aus den gemachten Darlegungen gezogen werden können. Hierzu zählt die Diskussion um die menschliche Verletzlichkeit (Abschnitt 6.1). Darüber hinaus wird das Interesse auf den Zusammenhang von Entscheidungsautonomie und Gerechtigkeit gelegt. Wenn relationale Bezüge von Autonomie angenommen werden, ergeben sich daraus Hinweise für Fragen der Gerechtigkeit (Abschnitt 6.2). Es ist zu klären, ob bestimmte Strukturen geschaffen werden können, die dem Einzelnen dazu verhelfen, Anerkennung zu erfahren, um ein Selbstkonzept aufzubauen. Über den Weg der Konkretisierung dieses Zusammenhangs stellt sich die Aufgabe, Orientierungen dafür zu geben, wie interpersonale Beziehungen und Institutionen die Autonomie des Einzelnen schützen und fördern können. Damit einhergehend gilt es, auch die Verantwortungsübernahme von verschiedenen Personen(gruppen) zur Autonomieermöglichung zu konkretisieren.

In den Schlussbemerkungen (Kapitel 7) werden die Ergebnisse der Arbeit konzentriert zusammengefasst, die Bedeutung der Untersuchungen für die theologische Ehik angesprochen und einzelne Desiderate für die Zukunft benannt, an denen es weiterzuarbeiten gilt.

2. Die Rolle der Selbstbestimmung in der Anthropologie

Autonomie als Bezugsgröße ist in vielen Kontexten des alltäglichen Lebens zu finden. In allgemeinen Debatten wird auf die Autonomie des Menschen Bezug genommen, um Verschiedenes über das menschliche Leben zum Ausdruck zu bringen. Das kann in Bereichen der Wirtschaft, Politik oder des Sozialen geschehen, aber auch in Feldern der Umwelt, des Sports oder eben der Medizin. Dies zeigt, dass sich der Rekurs auf Autonomie nicht auf medizin(eth)ische Diskussionen beschränkt. Der Mensch wird als ein Wesen betrachtet, das seine Entscheidungen und Handlungen selbstbestimmt durchführen kann. Zugleich wird angenommen, dass der Mensch – wenn er die Fähigkeit besitzt, selbstbestimmte Entscheidungen zu fällen – zugleich Verantwortung für sein Entscheiden übernehmen kann und muss. Autonomie und Verantwortung haben somit eine enorm bedeutsame Rolle in verschiedenen Anwendungsfeldern der ethischen Reflexion, insbesondere im Bereich der Medizin, welches dasjenige Anwendungsfeld ist, das in dieser Arbeit näher beleuchtet wird. Auch wenn es so erscheint, dass Autonomie als Fähigkeit des Menschen Akzeptanz gefunden hat, ist es alles andere als klar, welche Rolle sie in der Anthropologie spielt. Diese Problematik wird im Folgenden diskutiert. Es gilt, die anthropologischen Grundlagen für ein Verständnis der Autonomiefähigkeit zu entwickeln, um sie dann im ethischen Diskurs zu betrachten.

In einem ersten Schritt geht es um anthropologische Grundannahmen (Abschnitt 2.1 und 2.2): Was ist der Mensch und durch welche Eigenschaften zeichnet er sich aus? Unterschiedliche Modelle existieren, um den Menschen als Ganzes zu erfassen. Doch beruhen viele dieser Konzepte auf Vorannahmen, die zu hinterfragen sind und sich oftmals als zu schwach erweisen, um als Basis für normative Aussagen zu dienen (unter anderem einzelne Lesarten der *Natur des Menschen*). Autonomie wird in solchen Konzepten immer wieder als eine Fähigkeit des Menschen herausgestellt. Es besteht die Aufgabe, zumindest ein minimales Konzept dessen darzulegen, was das Wesen des Menschen auszeichnet, und aufzuzeigen, wie Selbstbestimmung in diesem verortet werden kann. Dieser Schritt wird in Form einer Kartierung des menschlichen Wesens vollzogen (Abschnitt 2.3). Dabei werden sich mehrere Grundkonstanten des menschlichen Wesens herauskristallisieren, die als Sinnhorizont für ethische Reflexionen dienen können. Selbstbestimmung ist dabei ein Aspekt des menschlichen Wesens, der in Verbindung zu den anderen steht. Als solche sind sie auch zu beachten, wenn Autonomie untersucht werden soll.

Neben der Klärung grundsätzlicher anthropologischer Fragen (Abschnitt 2.4) wird der Blick insbesondere auf einen Einzelaspekt der Kartierung gelegt, nämlich auf Selbstbestimmung, die derjenige Bestandteil der Kartierung ist, der im Mittelpunkt der gesamten Arbeit steht. Hierbei wird auf die Kritik eingegangen, dass die theologische Anthropologie keinen Raum dafür lasse, Selbstbestimmung in ihrem Denken aufzunehmen. Dieser Aspekt ist mit der Diskussion um „Theonomie" verbunden: Der Mensch stehe in einem Verhältnis zu Gott. Aufgrund dieses Verhältnisses dürfe der Mensch nicht selbstbestimmt agieren, vielmehr müsse er den „Gesetzen Gottes" gehorchen. Diese Denkweise hätte zur Folge, dass der Mensch nicht selbstbestimmt, dafür aber „gott-bestimmt" agiere. Diese Vorstellung ist mit grundlegenden theologisch-anthropologischen Aussagen abzugleichen. Eine Darlegung spezifisch theologischer Aussagen über das menschliche Wesen wird das Gegenteil nachzuweisen versuchen: Selbstbestimmung ist ein Grundcharakteristikum des Menschen und als solche sollte sie im Zentrum der theologischen Anthropologie und Ethik stehen (Abschnitt 2.5).

2.1 Anthropologische Grundkonstanten als Basis ethischer Reflexion

In der Forschung im Bereich der Neurowissenschaften wird derzeit thematisiert, dass der Mensch durch den Einsatz von Neurotechnologien zu einem Cyborg werden könne, einer Art Mensch-Maschine-Hybrid.[25] Moderate Formen von

---

25 Vgl. zu Neurotechnologien die Definition Mainzers: „Unter Neurotechnologie verstehen wir ein fachübergreifendes Gebiet der Neuroinformatik, Makrosystematik und Neuromedizin, das ausgefallene Funktionen im Bereich des peripheren und zentralen menschlichen Nervensystems durch Informationstechnologien ersetzen will", *Mainzer, Klaus*, Gehirn, Computer, Komplexität, Berlin u. a. 1997, 185.
Die Personen, die den Neurotechnologien nicht nur offen gegenüberstehen, sondern ihre Anwendung bis auf das Maximum zu erweitern versuchen, argumentieren für ihren Standpunkt damit, dass die Schaffung des „Cyborgs" und des „Post-Menschen" die „natürliche" nächste Stufe der Evolution hervorbringe, auf der das neugeschaffene Wesen bezüglich seiner Eigenschaften und Fähigkeiten dem gegenwärtigen Menschen überlegen sei, vgl. z. B. *Sorgner, Stefan Lorenz*, Nietzsche, the Overhuman, and Transhumanism, in: Nietzsche, the Overhuman, and Transhumanism 20/1 (2009), 29–42; *Sorgner, Stefan Lorenz*: Beyond humanism: Reflections on trans- and posthumanism, in: Beyond humanism: Reflections on trans- and posthumanism 21/2 (2010), 1–19; *Krüger, Oliver*, Virtualität und Unsterblichkeit. Die Visionen des Posthumanismus, Bonn 2004;

diesem bestehen bereits, wenn z.B. Menschen mit künstlichen Armprothesen ausgestattet sind, die durch die Ableitung von Hirnprozessen gesteuert werden.[26] Was an diesen neuen technischen Errungenschaften intuitiv irritiert, scheinen nicht die grundsätzlich neuen Anwendungsmöglichkeiten solcher Technologie zu sein, sondern bestimmte Einzelaspekte wie der Schaffung einer künstlichen Intelligenz, über die der Mensch in Zukunft womöglich keine Kontrolle mehr haben könnte.

Die technischen Fortschritte haben viel Kritik provoziert. Der Medizinethiker Maio etwa bedient sich des Begriffs der Maschine. Seines Erachtens konnte die Medizin ihre zuletzt großen Erfolge dadurch feiern, dass sie den Menschen im Rahmen eines „mechanistischen Menschenbildes" als eine „Körpermaschine" wahrnahm: Demnach „wird der Mensch als Wesen betrachtet, das von naturwissenschaftlich beschreibbaren Gesetzen gesteuert wird."[27] Dieser *methodische Reduktionismus*, der den Menschen auf seine physiologische Funktionsfähigkeit begrenzt, habe letztlich dazu geführt, „dass all das, was den Menschen als Menschen ausmacht, innerhalb naturwissenschaftlicher Forschung ausgeblendet wurde"[28]. Es ist nicht zu überhören, dass Maio bestimmte Entwicklungen in der Medizin scharf kritisiert. Doch ist diese Kritik berechtigt? Können dem Menschen mehr als die „biologischen" Eigenschaften zugeschrieben werden? Was ist *das, was den Menschen als Menschen ausmacht?* Scheinbar hat das Menschenbild Auswirkungen auf das Handeln in der Medizin, wenn Maio das „mechanische Menschenbild" mit den Erfolgen in der Medizin in Zusammenhang bringt. Die Kritik Maios verweist auf einen wichtigen Aspekt: die anthropologischen Vorannahmen der Ethik.

Wenn in ethischen Diskursen die Frage aufkommt, wie zu handeln ist und welche Prinzipien hierfür als Maßstab dienen können, bestehen bereits *Vorannahmen*, auf denen die diskutierten Prinzipien beruhen. Diese Vorannahmen geben eine erste *Orientierung*, wie ein bestimmtes Handeln gerechtfertigt werden kann.

Bostrom, Nick, Thet. FAQ, v. 2.1. World Transhumanist Association, Oxford 2003, in: http://www.transhumanism.org/resources/FAQv21.pdf [abgerufen am 05.11.2014].

26 Vgl. *Clausen, Jens*, Gehirn-Computer-Schnittstellen: Anthropologisch-ethische Aspekte moderner Neurotechnologien, in: Claußen, Jens/Müller, Oliver (Hg.), Die „Natur des Menschen" in Neurowissenschaft und Neuroethik, Würzburg 2008, 39–58, 42.

27 *Maio, Giovanni*, Medizin und Menschenbild. Eine Kritik anthropologischer Leitbilder der modernen Medizin, in: Maio Giovanni/Clausen, Jens (Hg.),Mensch ohne Maß? Reichweite und Grenzen anthropologischer Argumente in der biomedizinischen Ethik. Freiburg/München 2008, 215–229, 216.

28 *Maio*, Medizin und Menschenbild, 216f.

Dabei geht es um *anthropologische* Aussagen, also Aussagen darüber, was der Mensch ist. Diese Aussagen selbst werden wiederum zu einem Ganzen gebündelt, was als *Menschenbild* bezeichnet wird. Somit kann gesagt werden, dass immer ein gewisses Menschenbild hinter den Bewertungen ethischer Handlungen steht. Hierzu schreibt der Moralphilosoph Siep: „Keine Ethik kommt ohne Anthropologie aus. Auch wenn man die Regeln richtigen Handelns auf die praktische Vernunft oder die Sprache zurückführen will, nimmt man Kenntnisse über den Menschen in Anspruch."[29] Aber nicht nur die Ethik, sondern auch die Naturwissenschaften benötigen ein Verständnis vom Menschen für ihre empirischen Arbeiten: „Weder eine physiologische noch eine evolutionsbiologische noch eine genetische noch eine neurowissenschaftliche Charakterisierung des Menschen kommt ohne den lebensweltlichen, alltäglichen Begriff Mensch aus."[30]

Der Medizinethiker Düwell betont, dass die Rede vom Menschenbild zwar nicht allein im bio- und medizinethischen Diskurs vorherrsche, der Gebrauch des Begriffs des Menschenbildes jedoch in diesem Bereich so selbstverständlich wie in kaum einem anderen Anwendungsfeld der Ethik sei.[31] Wenn anthropologische Aussagen getätigt werden, muss eindeutig sein, worum es dabei genau geht. Den Menschen beschäftigt die Frage, was sie, die „Menschen", sind. Da es immer der Mensch selbst ist, der nach dem Wesen des Menschen fragt, kann dieser Begriff nie ganz objektiv erfasst werden, sondern steht immer in subjektiver Bezugnahme auf sich selbst.[32] Das meint, dass der Mensch immer zugleich Subjekt und Objekt der Konstruktion seiner anthropologischen Aussagen ist. Das entscheidende Merkmal dieser anthropologischen Grundfrage ist ihre Selbstbezüglichkeit, bei der das Subjekt über sich selbst als Objekt nachdenkt.[33] Indem zwei Menschen sich über das Wesen des Menschen austauschen, können Annahmen über den Menschen auch intersubjektiv aufgestellt werden.

---

29 *Siep, Ludwig*, Ethik und Anthropologie, in: Barkhaus, Annette/Mayer, Matthias/Roughley, Neil u.a. (Hg.), Identität, Leiblichlickeit, Normativität. Neue Horizonte anthropologischen Denkens, Frankfurt a. M. 1996, 274–298, 274.

30 *Janich, Peter*, Der Mensch und andere Tiere. Das zweideutige Erbe Darwins, Berlin 2010, 168.

31 Vgl. *Düwell, Marcus*, Bioethik. Methoden, Theorien und Bereiche, Stuttgart 2008, 26.

32 Vgl. *Heilinger*, Anthropologie und Ethik des Enhancements, 199.

33 Vgl. *Thies, Christian*, Einführung in die philosophische Anthropologie, Darmstadt ²2009, 10.

2.2 Pluralität von Weltanschauungen und Moralauffassungen

Ein Menschenbild fasst verschiedene Eigenschaften des Menschen in einem Bild zusammen. Laut Düwell scheint die wesentliche Vermittlungsleistung des Menschenbildes darin zu liegen, „dass eine *normativ-deskriptive* Einheit vorausgesetzt oder konstruiert wird, die in einem Bild kulminiert."[34] Wichtig ist hierbei, dass das, was normativ gelten soll, ausdrücklich *begründet* sein muss. Dabei ist zu hinterfragen, ob die Reduzierung auf *ein* Bild die Mehrdimensionalität menschlichen Lebens hinreichend erfassen kann.[35]

Bei der Ermittlung von Menschenbildern ist zu berücksichtigen, dass es eine Pluralität von Weltanschauungen und Moralauffassungen gibt. Aus der Sicht von Thies finden sich in allen Mythen, Religionen und Weltanschauungen anthropologische Grundannahmen.[36] In der Medizin, so behauptet Maio, gebe es eine ganze Reihe von Menschenbildern, die Orientierung geben sollen.[37] Sowohl über das Menschenbild im deskriptiven Sinne (was der Mensch im Kern ist) als auch im normativen Sinne (was der Mensch sein soll) existiert aktuell eine Pluralität von Vorstellungen.[38] Das Problem ist nicht nur, dass sich diese Anschauungen unterscheiden, sondern dass sie darüber hinaus auch wechselseitig unvereinbar sein können. Rehbock sieht im Gegensatz zwischen einer religiös-christlichen Weltanschauung und einer rein säkularen Ethik den Grund dafür, dass gegenwärtig heftige Debatten in der Ethik bestehen.[39] Düwell macht hierbei der Theologie den Vorwurf, dass sie ein christliches Menschenbild zu direkter Nutzung in normativer Orientierung verwenden würde.[40] Auch wenn es solche Formen einer deskriptiv-normativen Ableitung in einzelnen theologischen

34 *Düwell*, Bioethik, 28.

35 Diese Frage wird in nachfolgenden Darlegungen noch aufgegriffen. Gerhard Arlt macht zudem darauf aufmerksam, dass, selbst wenn alle Aspekte des Menschen zusammengeführt würden, noch kein einheitliches Bild des Menschen entstehen müsse, vgl. *Arlt, Gerhard*, Philosophische Anthropologie, Stuttgart 2001, 1.

36 Vgl. *Thies, Christian*, Einführung in die philosophische Anthropologie, Darmstadt ^{2}2009, 13.

37 Vgl. *Maio*, Medizin und Menschenbild, 216.

38 Vgl. *Birnbacher, Dieter*, Was leistet die „Natur des Menschen" für die ethische Orientierung?, in: Maio Giovanni/Clausen, Jens (Hg.), Mensch ohne Maß? Reichweite und Grenzen anthropologischer Argumente in der biomedizinischen Ethik, Freiburg/München 2008, 58–78, 62.

39 Vgl. *Rehbock, Theda*, Personsein in Grenzsituationen. Zur Kritik der Ethik medizinischen Handelns, Paderborn 2005, 18.

40 Vgl. *Düwell*, Bioethik, 32.

Konzeptionen geben mag, liegt hier doch ein Pauschalurteil vor, das wesentliche Ausarbeitungen theologisch-ethischer Reflexionen, in denen normative Forderungen begründet dargelegt werden, missachtet.[41] Zudem hat es in der Historie schon oftmals gegenseitige Einflüsse von Philosophie und Theologie gegeben. Rehbock schreibt hierzu,

> „daß auf der einen Seite der christlichen Theologie und Metaphysik von Anfang an das Bemühen um ein rationales und universal gültiges Moralverständnis, das nicht an die Besonderheiten der eigenen Religion gebunden ist, vertraut ist. Auf der anderen Seite ließe sich ebenso zeigen, daß säkulare Formen der Ethik in vieler Hinsicht bestimmte Kerngehalte der Moral mit religiös-christlichen Traditionen teilen"[42].

Düwell befürchtet, dass es aufgrund der irreduziblen Pluralität von Menschenbildern womöglich nur noch darum gehen könne, jemanden anderes von seinem eigenen Menschenbild zu überzeugen und dazu zu bringen, das alte abzulegen, so dass eine Einigung in moralischen Fragen nur noch als ein einseitige anthropologische Konversion möglich sei.[43] Dies kann aber nicht der Weg sein, um eine für alle Beteiligten akzeptable Lösung zu finden. Schließlich darf jede aufgestellte Theorie nicht die alleinige Wahrheit bei sich sehen:

> „Jede Theorie über den Menschen hat ihre guten Gründe, aber sie kann keinen Absolutheitsanspruch erheben. Sie kann nicht beanspruchen, das Ganze des Menschen in den Blick zu nehmen. [...] Insofern kann es nicht abstrakt einen Dialog zwischen der Theologie [sowie der Philosophie] und den Naturwissenschaften geben, sondern nur den Dialog zwischen konkreten Menschen, die sich von ihrer jeweiligen Profession her überzeugt, lernfähig und neugierig auf einen solchen Dialog einlassen."[44]

Aus Rehbocks Sicht ist das Problem nur zu lösen, wenn es gelingen sollte, eine weltanschauungsneutrale „Minimalmoral" aufzustellen.[45] Diese legt bestimmte *formale* Kriterien oder Prozeduren des *richtigen* und *gerechten* Handelns

---

41 Vgl. z. B. *Dirscherl, Erwin*, Grundriss Theologischer Anthropologie. Die Entschiedenheit des Menschen angesichts des Anderen, Regensburg 2006; *Pröpper, Thomas*, Theologische Anthropologie, Band 1, Freiburg i. Br. 2011.

42 *Rehbock*, Personsein in Grenzsituationen, 19.

43 Vgl. *Düwell*, Bioethik, 29.

44 *Dirscherl*, Grundriss Theologischer Anthropologie, 37. Ebenso weist Kessler darauf hin, dass „[a]ll the perspectives are – each in their limited ways – voyages of discovery into the realm of life. Each might be true, might access something of reality", *Kessler, Hans*, Evolution and creation. Rethinking creation in dialogue with natural sciences, in: Müller, Klaus/Sachser, Norbert (Eds.), Theology meets biology. Anthropological perspectives on animals and human beings, Regensburg 2008, 63–104, 73.

45 Vgl. *Rehbock*, Personsein in Grenzsituationen, 18.

verbindlich fest, wobei sie „material gehaltvolle Vorstellungen eines guten menschlichen Lebens und dessen konkrete Gestaltung dagegen der Selbstbestimmung des Individuums bzw. partikularen Gemeinschaften oder Kulturen überläßt“[46].

Es stellt sich die grundsätzliche Frage, ob nicht besser auf umfangreichere anthropologische Vorannahmen verzichten werden sollte. Dem könnte entgegengehalten werden, dass eine minimale Bestimmung des menschlichen Wesens zu kurz greife. Als Drittes besteht die Möglichkeit, anthropologische Annahmen ganz außen vor zu lassen. Doch diese Vorgehensweise wurde zu Eingang des Kapitels bereits zurückgewiesen. Es sind Aussagen über das menschliche Wesen notwendig, die einer reflexiven Anthropologie entstammen, in deren Rahmen unterschiedliche Konzepte und Vorstellungen des Menschen auf ihren Gehalt untersucht werden, um zentrale Eigenschaften des Menschen, die von hohem Wert erscheinen, als Basis für eine Handlungsorientierung zu gewinnen.[47]

2.3 Kartierung einer erfahrungsbasierten Vorstellung des menschlichen Wesens

Im Folgenden wird ein Konzept dargelegt, das sich als geeignet erweisen soll, um auf anthropologische Annahmen einzugehen, die als Grundlage für eine Ethik dienen können. Hierbei wird als Grundlage eine Idee aufgenommen, die Jan-Christoph Heilinger ausgearbeitet hat.[48]

Heilinger geht es um eine signifikante *Kartierung* des Begriffs *Mensch* (was er ausdrücklich nicht als Menschenbild versteht, vgl. Abschnitt 2.4.1), bei der er die deskriptiven und normativen Gehalte erfassen will.[49] Das Wort „signifikant“ nimmt eine bedeutsame Rolle ein. Darunter versteht Heilinger Aspekte, die in einem bestimmten Kontext als besonders wichtig erfahren und begründet werden könnten.[50] Diese Aspekte verortet er in einer *Karte*. Mit dem Bild

46 *Rehbock*, Personsein in Grenzsituationen, 44.

47 Auch Müller schreibt: „Es bedarf einer reflexiven Anthropologie, die die einzelnen Definitionen und Vorstellungen des Menschseins und die verschiedenen Menschenbilder sammelt und kritisch reflektiert, um die Aspekte des Humanen, die uns wertvoll erscheinen, zu benennen und zur Grundlage unserer Handlungsorientierung zu machen“, *Müller, Oliver*, Mensch und Maschine. Vom Glück und Unglück des Homo faber, Berlin 2010, 60.

48 Vgl. *Heilinger*, Anthropologie und Ethik des Enhancements.

49 Vgl. *Heilinger*, Anthropologie und Ethik des Enhancements, 199.

50 Vgl. *Heilinger*, Anthropologie und Ethik des Enhancements, 201.

einer Karte will er das Problem umgehen, ein statisches Menschenbild zu entwerfen, welches unveränderbar und ohne Möglichkeit der Überarbeitung, z.B. aufgrund neuer Erkenntnisse, erscheint. Bei Karten werden signifikante Aspekte verzeichnet, womit eine Wirklichkeit kreiert werde, „in der auf der Grundlage der tatsächlich vorhandenen Umstände auch Aspekte eingeflossen sind, die auf absichtsvolles, interessegeleitetes menschliches Handeln zurückzuführen sind"[51]. Als solche wird die Karte aufgrund sich kontinuierlich wandelnder Bedürfnisse verändert, was sich wiederum an der Geschichte der Kartographie erkenne lasse.[52] Wie Karten verändert werden können, so kann auch die Selbstbeschreibung des Menschen aktualisiert werden, wobei nur unter Angabe eines guten Grundes Veränderungen an der Karte vorgenommen werden sollten.[53] Es geht ihm letztlich darum, eine Mehrzahl von Bestimmungen des Menschen als „signifikant" auszeichnen zu können, ohne eine einheitsstiftende „Substanz" voraussetzen zu müssen: Das solle durch unterscheidbare, aber nicht voneinander isolierte Komponenten geschehen, die als solche eine *elementare* Orientierungsfunktion hätten.[54]

Sicherlich kann gefragt werden, ob durch die Metapher der *Karte* wirklich ein Gewinn gegenüber der Verwendung des Mensch*bildes* generiert werden kann. Schließlich könne, so ein Einwand, auch ein variables, kontextbezogenes und korrekturoffenes Menschenbild kreiert werden. Dies scheint aber nicht ganz zu einem Bild zu „passen": Ein Bild wird gezeichnet und bleibt in der Regel unverändert. Es wird z.B. in einer Kunstgalerie ausgestellt und somit für andere Menschen zugänglich gemacht. Mit einer Karte verhält es sich anders: Karten sind von vornherein so angelegt, dass sie immer wieder überarbeitet werden können. Dies geschieht immer dann, wenn sich Notwendigkeiten einer Neugestaltung ergeben, z.B. wenn sich Wege ändern. Variabilität, Kontextbezogenheit und Korrekturoffenheit sind demnach *direkt* in eine Karte eingeschrieben. Dies kann für ein Bild nicht gesagt werden. Somit liegt mit dem Wechsel der Metapher vom Bild zur Karte ein echter inhaltlicher Fortschritt vor.

2.3.1 Grundkonstanten des menschlichen Wesens

Auf dieser Karte lassen sich nun Grundkonstanten als Koordinaten der Beschreibung des menschlichen Wesens dynamisch formulieren: „Fundamentale

51 *Heilinger*, Anthropologie und Ethik des Enhancements, 203.
52 Vgl. *Heilinger*, Anthropologie und Ethik des Enhancements.
53 Vgl. *Heilinger*, Anthropologie und Ethik des Enhancements, 204.
54 Vgl. *Heilinger*, Anthropologie und Ethik des Enhancements, 220f.

menschliche Erfahrungen werden aufgenommen, [...] die das Menschsein prägen und als ethische Existenz herausfordern."[55] Bevor die Grundkonstanten im Einzelnen genannt werden, ist zu sagen, dass jede von diesen *graduell* aufzufassen ist: Die jeweilige Eigenschaft oder Fähigkeit kann in unterschiedlichen Graden vorliegen. Es geht also nicht darum, dass ein Mensch bestimmte Eigenschaften oder Fähigkeiten aufweisen muss, um z.B. bestimmte Rechte zugesprochen zu bekommen. Ebenso soll die Nennung der Grundkonstanten nicht dazu dienen, diejenigen Merkmale aufzuzählen, die den Menschen von anderen Lebewesen unterscheidet. Inwieweit die unten genannten Eigenschaften und Fähigkeiten auch bei anderen Lebewesen existieren, ist durch die Expertise entsprechender Wissenschaftler zu ermitteln. Darüber hinaus stehen die Grundkonstanten nicht getrennt, sondern in Beziehung zueinander. Um auf die Metapher der Karte zurückzukommen, meint dies: Koordinatenpunkte auf einer Karte sind häufig durch Wege miteinander verbunden. Die Unterscheidung der Grundkonstanten kann jedoch dazu dienen, ethisch relevante Fragen präziser auseinanderzuhalten. Die Eigenschaften und Fähigkeiten sind folgende:[56]

2.3.1.1 Körperlichkeit

Naturwissenschaftliche Beschreibungen bestimmen Grundlagen der menschlichen Lebensform.[57] Der Mensch existiert als lebendiger Organismus. Verkörperung und Erlebnisdimension können als Einheit betrachtet werden und bestehen als Faktum. Der menschliche Organismus ist der Funktionszusammenhang, der bestimmte Bedürfnisse und Fähigkeiten konstituiert. Die Lebendigkeit ist die transzendentale Bedingung für weitere menschliche Eigenschaften und Handlungen. Der menschliche lebendige Organismus dient also als konzeptuelle Voraussetzung für Körperlichkeit und Erleben. Als körperliches Wesen besitzt der Mensch im „Normalfall" folgende Eigenschaften: Säugetierorganismus, zwei Arme, zwei Beine, Hautoberfläche, Gehirn und fünf aktive Sinne: Sehen, Hören, Schmecken, Riechen, Tasten; darüber hinaus lebt er im „Normalfall" im sozialen Verbund, isst, trinkt, kommuniziert und pflanzt sich fort.

---

55 *Heimbach-Steins*, Sozialethik, 180.

56 Im Folgenden Bezug auf *Heilinger*, Anthropologie und Ethik des Enhancements, 224–240 und *Heimbach-Steins*, Sozialethik, 180f.

57 Vgl. *Heilinger*, Anthropologie und Ethik des Enhancements, im Folgenden Bezug auf: 225–227.

2.3.1.2 *Individualität*

Die körperlichen Grundlagen prägen die kognitiven Fähigkeiten und phänomenalen Erlebnisse. Der lebendige Organismus bestimmt somit den Möglichkeitsraum menschlichen Denkens, Fühlens und Handelns. Da der Mensch denkerisch, fühlend und handelnd tätig ist, erfährt er dies als etwas, was zu „ihm" gehört und nicht Anderen zugesprochen werden kann. Das Aktiv-Sein ist Bestandteil seiner eigenen Person und macht somit seine *Individualität* aus. Die Plastizität des Gehirns ist von besonderer Bedeutung: Das Gehirn unterliegt kontinuierlichen Veränderungen und damit treten auch kontinuierliche Veränderungen von Verhaltensdispositionen auf, die ihrerseits auf der spezifischen Verkörperung des Menschen basieren. Körperlichkeit und Individualität sind dennoch auseinanderzuhalten, auch wenn ein enger Zusammenhang von Körperlichkeit und Individualität vorliegt. Ein wichtiger Aspekt ist noch zu betonen: Weil jeder Mensch individuell ist, können keine pauschalisierenden Aussagen über den Menschen im Sinne von „im Normalfall hat der Mensch zwei Beine" gemacht werden. Der „Normalfall" ist derjenige, dass der Mensch von der gesetzten „Norm" abweicht. Wenn also von „Normalfall" die Rede ist, impliziert dies auch die Eigenschaft, in der Regel von gesetzten Normen abzuweichen, z.B. besitzt nicht jeder zwei Arme, nicht jeder hat zwei Lungenflügel, nicht jeder pflanzt sich fort usw.

2.3.1.3 *Sozialität*

Neben der Körperlichkeit und Individualität ist die *Sozialität* als weitere Grundkonstante des menschlichen Wesens zu nennen. Körperlichkeit und die darauf aufbauende Individualität ermöglichen es dem Menschen, aktiv zu sein und Verschiedenes zu erleben. Bei dem, was Menschen erleben, können sie ähnliche Erfahrungen machen. Aufgrund dieser ähnlichen Erfahrungen erleben Menschen die Welt gemeinsam und können sich verständigen. Zwischen ihnen kann es zu Interaktion kommen. Diese Verständigung umfasst Bedürfnisse, Fähigkeiten und Dispositionen. Menschen leben also in einer von ihnen gemeinsam erfahrenen Welt: Über phänomenales Erleben befinden sie sich in einer Welt. Hier können sie sich über Sprache verständigen und machen ähnliche Erfahrungen. Sie können sich bewegen, einander erkennen und sich gemeinsam auf etwas beziehen. Die Sozialität menschlicher Existenz ist dabei als *Bedürftigkeit* und *Befähigung* zu verstehen: Das Individuum „kann sich nicht losgelöst von Körperlichkeit, Geschlechtlichkeit, Beziehung entfalten."[58]

---

58 *Heimbach-Steins*, Sozialethik, 181.

2.3.1.4 Gestaltungsfähigkeit

Aufgrund seiner körperlichen Beschaffenheit, die ihm die Option zu individuellem Tätigsein eröffnet, ist es dem Menschen möglich, sein Leben zu *gestalten.* Menschen „funktionieren" nicht nur, sondern sie können handeln. So sind Menschen auch dazu in der Lage, selbst Entscheidungen zu treffen.[59] Sie können sich selbst interpretieren, selbst bestimmen und selbst handeln. Für Heilinger handelt es sich dabei um die *differentia specifica* des Menschen gegenüber anderen Lebewesen, da es die Fähigkeit sei, sich selbst zu definieren. Anders als Heilinger sieht der Verfasser die Gestaltungsfähigkeit nicht als die spezifische Differenz zu anderen Lebewesen, sondern als eine Fähigkeit, die nicht über die anderen zu heben ist. Bei der Gestaltungsfähigkeit liegt die Möglichkeit vor, eine bestimmte Selbstbeschreibung als regulative Idee für sich anzuerkennen, selbst Normen zu begründen und für Handlungen als Orientierung anzuerkennen. Damit können die Menschen zumindest danach streben, das zu werden, was sie sein wollen. Die Fähigkeit ist nicht vom Menschen geschaffen, aber sie kann erlernt sowie ausgeübt werden und mit jedem Akt der Realisierung wird die Fähigkeit affirmiert. Heilinger spricht bei dieser Fähigkeit von Selbstbestimmung. In dieser Arbeit soll allerdings in der Kartierung der Begriff der Gestaltungsfähigkeit verwendet werden, um ihn vom Begriff der Selbstbestimmung, der ab Kapitel 3 in ethischen Debatten diskutiert wird, auseinanderzuhalten. Mit der Gestaltungsfähigkeit schwingt der Gedanke der Verantwortung mit:

> „[Menschen, F. K.] sind in der Lage und genötigt, auf Grund von Selbstbewusstsein und der Fähigkeit zu vernünftiger Überlegung zu ihren biopsychischen und soziokulturellen Bestimmtheiten Stellung zu beziehen. Bestimmt durch Freiheit und Selbstreflexivität, können und müssen sie sich zu bestimmten Tätigsein entscheiden und tragen Verantwortung für ihr Handeln."[60]

Doch Verantwortung (vgl. Abschnitt 3.3) für ihr Handeln zu übernehmen, ist nicht immer uneingeschränkt möglich. Dies hängt mit einer weiteren Eigenschaft des Menschen zusammen:

2.3.1.5 Vulnerabilität

Aufgrund der oben genannten Eigenschaften kann der Mensch durch seine Körperlichkeit, Bedürftigkeit und Abhängigkeit von Anderen verletzlich sein. Das

---

59 Vgl. *Heilinger*, Anthropologie und Ethik des Enhancements, im Folgenden Bezug auf: 238–240.

60 *Heimbach-Steins*, Sozialethik, 167.

meint, dass der Mensch ein *vulnerables* Wesen ist.[61] Jeder Mensch ist vulnerabel für Durst, Hunger und Schlaf. Die Verletzlichkeit kann aufgrund verschiedener Faktoren (z.B. Alter oder Gesundheit) variabel auftreten: Der Mensch ist verletzlich z.B. aufgrund seiner genetischen Ausstattung, die ihm von Geburt an innewohnt: seine kognitiven Fähigkeiten können durch Krisensituationen oder Krankheit gemindert sein und soziale Beziehungen können einen schädigenden Einfluss auf sein Wesen nehmen.[62] In Zusammenhang mit seiner Vulnerabilität steht auch die Sterblichkeit des Menschen, so dass der Mensch sein Leben vor der unausweichlichen Endlichkeit des Daseins erfährt.[63] Der Mensch wird eines Tages sterben müssen.

2.3.1.6 Fürsorgebedürftigkeit

In Verbindung stehend, aber abzusetzen von Vulnerabilität, ist die Notwendigkeit, Fürsorge erhalten zu müssen. Menschen erleben sich nicht immer als diejenigen, die alles selbst gestalten können. Zum Beispiel können Krankheiten dazu führen, dass sie die Gestaltungsfähigkeit nicht ausüben können. Zugleich bestehen Situationen, auf die sie keinen Einfluss haben, die ihnen ohne Zutun zufallen und die sie als solche hinzunehmen haben. Zu denken ist beispielsweise an das Leben im Kindesalter oder an eine Situation der Pflegebedürftigkeit: In beiden Fällen ist der Mensch darauf angewiesen, dass andere Menschen mit Fürsorge auf ihre Bedürfnisse reagieren.

2.3.2 Die Bedeutung der Grundkonstanten für die ethische Reflexion

Bei den dargelegten Grundkonstanten handelt es sich nicht um metaphysische Aussagen, sondern um Erfahrungen, die Menschen in ihrem Leben machen können. Je nach Lebensalter und Lebenssituation können die genannten Eigenschaften und Fähigkeiten mehr oder weniger bestehen. Es ist nicht auszuschließen, dass sich weitere Grundkonstanten aufstellen lassen. Diese müssten in einer weiteren Arbeit eigens herauskristallisiert werden. Es ist weniger die Vollständigkeit der Eigenschaften und Fähigkeiten von Bedeutung, als vielmehr die Relevanz der genannten Grundkonstanten, die in der ethischen Debatte um Selbstbestimmung herausfordern. Auf dieser Annahme aufbauend, wird die ethische Diskussion um die Selbstbestimmung des Menschen geführt. Dabei ist wichtig zu sehen, dass es nicht „die" herausragende Eigenschaft des Menschen gibt, sondern

---

61 Vgl. Mackenzie et al. 2012, 15.

62 Siehe die Ausführungen in Abschnitt 6.1.2.

63 Vgl. *Heimbach-Steins*, Sozialethik, 182.

dass verschiedene Grundkonstanten die Basis des menschlichen Lebens bilden. Wer die Selbstbestimmungsfähigkeit des Menschen untersuchen möchte, hat auch die Vulnerabilität und Fürsorgebedürftigkeit sowie soziale Verwiesenheit des Menschen mitzubedenken. Daher stellt sich umso mehr die Frage, welche Rolle die relationalen Bezüge für die Selbstbestimmung des Menschen spielen (vgl. Kap. 4 und 5).

2.4 Theoriekritische Einwände gegen die Kartierung des menschlichen Wesens

In Vergangenheit und Gegenwart wurden und werden anthropologische Schriften produziert.[64] All diesen Werken ist gemeinsam, dass sie Menschenbilder zu begründen versuchen und ältere bestehende Menschenbilder auf ihre Plausibilität hin überprüfen. Dieser Schritt wurde auch in dem vorherigen Abschnitt vollzogen. Die Erarbeitung und Verwendung von Menschenbildern verläuft nicht frei von Kritik. Dieser kann im Einzelnen nachgegangen werden.

2.4.1 Menschenbilder – Nichts als Leerformeln?

Einer der Kritiker ist Heilinger. Seiner Meinung nach beschreiben Menschenbilder den Menschen in einer normativ gehaltvollen Weise und sollen dem Menschen damit Orientierung geben. Aber diese Normativität von Menschenbildern sei oftmals mit Problemen behaftet, da sie nicht explizit begründet seien.[65] So versteht er Menschenbilder als Aussagen über den Menschen, für die niemand verantwortlich gemacht werden könne, so dass der Akteur der Zustimmung zu

---

64 Vgl. z.B. für Philosophische Anthropologie: *Arlt,* Philosophische Anthropologie; *Bayertz, Kurt,* Der aufrechte Gang: Eine Geschichte des anthropologischen Denkens, München 2013; *Hartung, Gerald,* Philosophische Anthropologie, Stuttgart 2008; *Thies,* philosophische Anthropologie; für Theologische Anthropologie: *Körtner, Ulrich H. J.,* „Lasset uns Menschen machen". Christliche Anthropologie im biotechnischen Zeitalter, München 2005; *Pröpper,* Theologische Anthropologie; *Schoberth, Wolfgang,* Einführung in die theologische Anthropologie, Darmstadt 2006.

65 Vgl. *Heilinger,* Anthropologie und Ethik des Enhancements, 234. Allerdings sollte uns dies nicht dazu führen, ganz auf den Bezug auf Menschenbilder zu verzichten, da die „Forderung, wir alle sollten uns von unseren Menschenbildern befreien, *selbst* einem gewissen Menschenbild geschuldet ist – nämlich einem von rationalen, aufgeklärten und reflektierten Personen, die imstande sein wollen, von ihren subjektiven Ansichten weitest möglich zu abstrahieren", *Beck, Birgit,* Ein neues Menschenbild? Der Anspruch der Neurowissenschaften auf Revisionen unseres Selbstverständnisses, Münster 2013, 46.

solchen Menschenbildern fehle.[66] Demnach werde ein Menschenbild zu einem Zeitpunkt kreiert, auf das sich Menschen noch viele Jahre später beziehen würden. Diese würden dann nicht erneut überdacht, sondern einfach als Grundlage ethischer Reflexion übernommen. Der Mensch, der dieses Menschenbild aufnehme, übernehme demnach, so Heilingers These, für sich selbst keine Verantwortung, weil er das Menschenbild nicht erneut reflektiere. Letztlich würden die Menschenbilder ins Leere weisen: „Sie wirken normativ, weil sie da sind. Sie sind aber keineswegs da, weil sie normativ begründet wären."[67] Somit äußert Heilinger insgesamt harte Kritik an Menschenbildern. Ebenso warnt Düwell vor der Verwendung von Menschenbildern, weil ihr Gebrauch „die Funktion einer normativen Begründung moralisch strittiger Fragen"[68] einnehme. Sicherlich liegt er mit seiner Kritik richtig, dass es oftmals anthropologische Bestimmungen gibt, die bestehen, ohne reflektiert zu werden, und die zugleich als Grundlage ethischer Entscheidungen dienen. Doch kann keineswegs behauptet werden, dass Menschenbilder nicht begründet werden. Eine Begründung der Vorstellung vom Menschen, die dieser Arbeit zugrunde liegt, wurde gegeben. Deshalb besitzt die Kritik, die in diesem Abschnitt skizziert wird, keine Ausstrahlungskraft auf hier dargelegten anthropologischen Aussagen.

Zugleich ist Versuchen, eine Moralbegründung aufzustellen, die frei von anthropologischen Grundannahmen ist, in den vergangenen Jahren Widerstand entgegengebracht worden.[69] Rehbock hat die Einwände gegen vermeintlich anthropologie freie Moralbegründungen auf zwei Kernpunkte zusammengeführt:

> „(1) Schwierigkeiten einer philosophischen *Begründung* der Moral ohne Rückgriff auf anthropologische Grundgegebenheiten: Rein formalistische oder prozeduralistische Konzeptionen der Ethik, die ein vernünftiges und autonomes Subjekt der Moral

---

66 Vgl. *Heilinger*, Anthropologie wund Ethik des Enhancements, 235–238.
In ähnlicher Weise kritisiert auch Schoberth: „Menschenbilder sind Verallgemeinerungen, hinter denen die lebendigen Menschen in ihrer Individualität zu verschwinden drohen, und die Geltung, die sie beanspruchen, beruht auf Voraussetzungen, die selbst der eingehenden Diskussion bedürften und strittig bleiben", *Schoberth,* theologische Anthropologie, 23.

67 *Heilinger*, Anthropologie und Ethik des Enhancements, 238.

68 *Düwell*, Bioethik, 27.

69 Vgl. z. B. *Nussbaum, Martha,* Menschliches Tun und soziale Gerechtigkeit, in: Brumlik, Michael/Brunkhorst, Hauke (Hg.), Gemeinschaft und Gerechtigkeit, Frankfurt a. M. 1993, 323–361; *Siep,* Ethik und Anthropologie; *Steinfath, Holmar,* Was ist ein gutes Leben? Philosophische Reflexionen, Frankfurt a. M. 1998; *Steinfath, Holmar,* Orientierung am Guten. Praktisches Überlegen und die Konstitution von Personen, Frankfurt a. M. 2001.

voraussetzen, verkennen die biologische bzw. leibliche und die soziale Natur des Menschen, seine Abhängigkeit von der Natur also sowie von den konkreten sozialen Bindungen und materialen Werten einer bestimmten Gemeinschaft.

(2) Schwierigkeiten der *Anwendung rein formaler* Moralprinzipien des richtigen Handelns auf konkrete Praxiskontexte ohne eine Theorie oder Reflexion materialer Bedingungen eines *guten* oder *menschenwürdigen* Lebens."[70]

In Anbetracht der Grundkonstanten des menschlichen Wesens ist auf die Einwände eingegangen worden: Die biopsychosozialen Merkmale des Menschen sind Bestandteil der Kartierung, zugleich aber ist die Selbstbestimmung des Menschen als eine der Grundkonstanten integriert. Ebenso wurden keine rein formalen Kriterien entwickelt, sondern ein Sinnhorizont gespannt, vor dem die Frage nach dem guten Leben diskutiert werden kann.

2.4.2 Verwendung bestehender Menschenbilder – ein verfehlter Ansatz

Wenn die grundsätzliche Kritik an Menschenbildern nicht zutreffend ist, dann lässt sich fragen, warum in dieser Arbeit ein eigenes Verständnis vom menschlichen Wesen erarbeitet wurde. Schließlich, so könnte ein Einwand lauten, gibt es bereits Werke, in denen alles zur Anthropologie gesagt worden ist. Demnach müssten diese lediglich aufgenommen und den hier anzustellenden Überlegungen zugrunde gelegt werden. Nehmen wir für solch eine Idee beispielhaft die außerordentlich bekannten Werke, die im 20. Jahrhundert geschrieben wurden, bei denen es sich um drei „Klassiker" der Philosophischen Anthropologie handelt: Max Schelers *Die Stellung des Menschen im Kosmos* (1928)[71], Helmuth Plessners *Die Stufen des Organischen und der Mensch* (1928)[72] und Arnold Gehlens *Der Mensch. Seine Natur und seine Stellung in der Welt* (1940)[73]. Jeder der Autoren arbeitet gewisse Aspekte des Menschen heraus, die für jeden konstitutiv seien. Ihre Werke beruhen auf bestimmten evolutionsbiologischen Erkenntnissen über den

70 *Rehbock*, Personsein in Grenzsituationen, 45.

71 *Scheler, Max*, Die Stellung des Menschen im Kosmos, Darmstadt 1928. Die Schlüsselbegriffe, die Scheler in seinem Werk verwendet, sind „Neinsagenkönner", „Weltoffenheit" und „Gegenstand-sein".

72 *Plessner, Helmuth*, Die Stufen des Organischen und der Mensch, Berlin 1928. Bei Plessner finden sich die zentralen Kategorien „exzentrische Positionalität", „natürliche Künstlichkeit", „vermittelte Unmittelbarkeit" und „utopischer Standort".

73 *Gehlen, Arnold*, Der Mensch. Seine Natur und seine Stellung in der Welt, Berlin 1940. Gehlen arbeitet mit den Begriffen „Handlung", „Entsicherung", „Entlastung" und „Institution".

Menschen, auf denen sie ihre Theorien des Selbst-, Welt- und Sozialverständnisses aufbauen.[74] Die Rückbezug auf evolutionsbiologische Aussagen der damaligen Zeit kann als Stärke der Werke betrachtet werden, denn: „Anthropologie als Wissen vom Menschen verweist auf die Evolution des Lebens und die Geschichte der Menschwerdung (Hominisation).“[75]

Die Autoren haben mit ihren Werken Grundpfeiler in der philosophischen Anthropologie geschaffen, deren Einfluss auf viele Nachfolger groß gewesen und

---

74 Vgl. *Fischer, Joachim*, Der Identitätskern der Philosophischen Anthropologie (Scheler, Plessner, Gehlen), in: Krüger, Hans-Peter/Lindemann, Gesa (Hg.), Philosophische Anthropologie im 21. Jahrhundert (Philosophische Anthropologie 1), Berlin 2006, 63–82, 68.

75 *Wulf, Christoph*, Anthropologie. Geschichte – Kultur – Philosophie, Reinbeck bei Hamburg 2004, 41.
So führt weiterhin Kessler aus: „Evolution is *one* basic characteristic of world reality, a *basic* characteristic of our universe and of all beings and creatures that exist in“, *Schoberth*, theologische Anthropologie“, 65.
Auch in der Theologie, der von Einzelnen vorgeworfen wird, den evolutionären Prozess zu leugnen, ist die Evolutionstheorie anerkannt, so dass es verschiedene Ansätze gibt, Theologie und Evolutionstheorie so zusammen zu denken, dass sie sich nicht gegenseitig ausschließen. Beispielsweise gibt Schoberth an: „So muß die biologische Beschreibung des Menschen als Produkt der Evolution zur biblischen Rede vom Menschen als dem ‚Ebenbild Gottes‘ ebensowenig im Widerspruch stehen wie die Beschreibung als Wirbeltier“, *Schoberth*, theologische Anthropologie“, 20.
Vgl. weiterhin *Becker, Patrick,* Kein Platz für Gott? Theologie im Zeitalter der Naturwissenschaften, Regensburg 2009; *Kessler*, Evolution and creation; *Kessler, Hans*, Evolution und Schöpfung in neuer Sicht, Kevelaer 2009; *Koltermann, Rainer*, Evolution und Schöpfung – unüberwindbare Gegensätze?, in: Theologische Revue 1 (2009), 1–15; *Klinnert, Lars* (Hg.), Zufall Mensch? Das Bild des Menschen im Spannungsfeld von Evolution und Schöpfung, Darmstadt 2007.
Vergessen werden dabei darf jedoch nicht, dass es extreme Positionen in der Theologie gibt, die jegliche evolutionären Prozesse ablehnen. Zu diesen Personengruppen zählen die Anhänger des Intelligent Design und des Kreationismus (nachzulesen etwa bei *Graf, Dittmar*, Renaissance einer Parawissenschaft: Die fragwürdige Faszination des Kreationismus, in: Klinnert, Lars (Hg.), Zufall Mensch? Das Bild des Menschen im Spannungsfeld von Evolution und Schöpfung, Darmstadt 2007, 109–125; *Junker, Reinhard*, Kreationismus: Theologische Motivation und naturwissenschaftliche Aspekte, in: Klinnert, Lars (Hg.), Zufall Mensch? Das Bild des Menschen im Spannungsfeld von Evolution und Schöpfung, Darmstadt 2007, 127–145; *Kummer, Christian*, Der Fall Darwin. Evolutionstheorie contra Schöpfungsglaube. Kapitel 4: Intelligentes Design, München 2009; *Küng, Hans*, Der Anfang aller Dinge. Naturwissenschaft und Religion, München/Zürich [3]2007).

bis heute präsent ist. So kann es eine Überlegung sein, an diese Konzeptionen anzuknüpfen. Trotz allen Respekts für die außerordentlichen Leistungen dieser Autoren gibt es jedoch einen überzeugenden Einwand gegen dieses Vorgehen. Zum einen unterscheiden sich die Werke sicherlich von rein evolutionstheoretischen Ansätzen:

> „Philosophische Anthropologie kann nicht mit einem evolutionstheoretischen Ansatz verwechselt werden, weil dieser alle Formen des Lebens einschließlich des menschlichen Lebewesens auf die gemeinsamen Prinzipien der Evolution hin beobachtet und somit für alle Lebensformen in einer evolutionären Erkenntnistheorie und Soziobiologie naturalistisch dasselbe beschreibt, das Prinzip adaptiver Selbsterhaltung der individuellen Organismen und das Prinzip adaptiver Genreproduktion durch die organischen Individuen hindurch. Philosophische Anthropologie hingegen beobachtet systematisch und spätestens im Tier/Mensch-Vergleich auf den Kontrast der Lebensformen hin und lässt insofern die Eigenlogik einer spezifisch menschlichen ‚Lebenswelt' entspringen."[76]

Zum anderen bauen die Konzepte der philosophischen Anthropologie aber auf evolutionstheoretischen Erkenntnissen auf, worin zugleich das Problem der genannten Autoren liegt. Der Zuwachs an Erkenntnissen geschieht fortlaufend: „Was heute in der Evolutionsforschung und in der Paläontologie als gültig angesehen wird, ist eine Folge des geschichtlich entstandenen Wissens und kann sich durch neue Funde und Forschungsergebnisse sowie die von ihnen bewirkten Erkenntnisse wieder verändern."[77] Da in der Biologie seit der Publikation dieser Bücher viele weitere empirische Daten gewonnen werden konnten, beruhen die Aussagen Schelers, Gehlens und Plessners auf veralteten Informationen, so dass Zweifel angebracht sind, ob sie noch für die heutige Zeit herangezogen werden sollten.[78]

2.4.3 Die Bestimmung der Spezies „Mensch" – eine echte Alternative oder eine Ergänzung zur Kartierung?

Eine bloße Kartierung des menschlichen Wesens würde diejenigen Autoren, die sich auf die Natur des Menschen beziehen, mangelhaft erscheinen. Ihnen folgend lassen sich umfangreichere Aussagen über den Menschen machen als die genannten Grundkonstanten. Demnach ließe sich mit einem Blick in die Natur

---

76 *Fischer*, Identitätskern der Philosophischen Anthropologie, 80.

77 *Wulf*, Anthropologie, 41.

78 Gut nachvollziehbare Darlegungen der Hauptwerke Schelers, Plessners und Gehlens finden sich unter anderem bei *Arlt*, Philosophische Anthropologie; *Fischer*, Identitätskern der Philosophischen Anthropologie; *Hartung*, Philosophische Anthropologie.

klar erkennen, was das Wesen des Menschen auszeichne. Bei einer genaueren Betrachtung solch einer Position wird sich jedoch herausstellen, dass sie problembehaftet ist.

Ein grundsätzliches Problem der Formel „Natur des Menschen" ist laut Birnbacher der Begriff selbst, weil er schillernd sei: „Der Ausdruck ‚natürlich' und seine sprachlichen Verwandten verhalten sich wie semantische Chamäleons: Sie passen ihre Färbung ihrer jeweiligen Umgebung an."[79] Der Begriff werde in unterschiedlichen Kontexten angewendet, um ihn bestimmten Inhalten anzupassen. Auf diesem Weg erhalte er vielfältige Funktionen und deklariere eine scheinbar eindeutige Bestimmtheit. Heilinger hält fest, dass das eine Mal *alles* als Natur verstanden werde, ein anderes Mal aber nur das, was *ein bestimmter Sprecher* als Natur bezeichne.[80]

Auch hinsichtlich der Beschreibung des menschlichen Wesens wird der Begriff der Natur verwendet. Dann wird von der „Natur des Menschen" gesprochen. Philosophie und Theologie interpretierten in der Vergangenheit (und teilweise noch gegenwärtig) die Natur als *essentialistisch*, d.h. sie gewann ihren Wert in einem metaphysischen Kontext. „Die ‚Natur' des Menschen wurde selbst essentialistisch gedeutet, ihr wurde ein göttlicher Plan unterlegt, so dass Mensch, Natur und Gott einen harmonischen metaphysischen Dreiklang bildeten."[81] Diese Sicht teilen diejenigen, die mit dem Naturrecht arbeiten: Aus dem Wesen des Menschen wird der moralische Status des Menschen abgeleitet[82], was einem Sein-Sollen-Fehlschluss gleichkommt.[83] Problematisch sei der Fehlschluss, weil

---

79 *Birnbacher, Dieter*, Natürlichkeit, Berlin/New York 2006, 6.

80 Vgl. *Heilinger*, Anthropologie und Ethik des Enhancements, 74.
Es besteht eine Reihe an Gegenbegriffen zu dem der Natur. Dazu zählen unter anderem das Übernatürliche, Widernatürliche, Kulturelle, Technische, Unechte oder Gezwungene, vgl. *Birnbacher*, Natürlichkeit, 6.

81 *Müller, Oliver*, Der Mensch und seine Stellung zu seiner eigenen Natur. Zum Status anthropologischer Argumente in der biomedizinischen Debatte, in: Maio Giovanni/ Clausen, Jens (Hg.), Mensch ohne Maß? Reichweite und Grenzen anthropologischer Argumente in der biomedizinischen Ethik, Freiburg/München 2008, 15–47, 16.

82 Vgl. zur Naturrechtslehre: *Schockenhoff, Eberhard*, Grundlagen der Ethik. Ein theologischer Entwurf, Freiburg i. Br. 2007.

83 Vgl. *Thies*, philosophische Anthropologie, 16f. Ursprünglich nahm Hume den Sein-Sollen-Fehlschluss auf: „In every system of morality, which I have hitherto met with, I have always remark'd, that the author proceeds for some time in the ordinary ways of reasoning, and establishes the being of a God, or makes observations concerning human affairs; when of a sudden I am surpriz'd to find, that instead of the usual copulations of propositions, is, and is not, I meet with no proposition that is not connected

nicht von der Beschreibung des Zustands der Welt auf ein ethisches Gebot geschlossen werden könne. Ein korrekter Schluss auf eine wertende Sache setze mindestens eine wertende Prämisse voraus. Somit scheint eine metaphysische Begründung nicht geeignet zu sein.

Worin liegt nun aber eigentlich die Attraktivität der Verwendung des Begriffs der „Natur des Menschen"? Den Befürwortern nach besteht sie darin, dass die Natur „den Status eines irreduziblen Grundbegriffs hat: Sie weckt hohe Erwartungen und die Bestimmung der ‚Natur des Menschen' suggeriert welträtselnde Qualitäten."[84] Wird die Natur des Menschen jedoch genauer untersucht, stellt sich heraus, dass diese Formel viele Deutungen implizieren kann, die komplex und missverständlich sein können. Birnbacher betrachtet das Verständnis der Natur des Menschen differenziert, indem er insgesamt drei Lesarten der Natur des Menschen trennt, und zwar

> „erstens als Bezeichnung für die faktische Beschaffenheit und die faktischen Verhaltensweisen des Menschen als Summe aller einzelnen menschlichen Individuen; zweitens als Bezeichnung für die biologische Beschaffenheit und damit ausschließlich biologisch bedingten Verhaltensweisen des Menschen als Gattung; und drittens als Name für das, was man gelegentlich als ‚Wesenskern' des Menschen bezeichnet hat, für die den Menschen als Menschen auszeichnenden Merkmale, sein ihm eigentümliches Wesen."[85]

---

with an ought, or an ought not. This change is imperceptible; but is however, of the last consequence. For as this ought, or ought not, expresses some new relation or affirmation, 'tis necessary that it shou'd be observ'd and explain'd; and at the same time that a reason should be given; for what seems altogether inconceivable, how this new relation can be a deduction from others, which are entirely different from it [...]. [I] am persuaded, that a small attention wou'd subvert all the vulgar systems of morality, and let us see, that the distinction of vice and virtue is not founded merely on the relations of objects, nor is perceiv'd by reason", *Hume, David*, A treatise of human nature. Book 3: „Of Morals" – A treatment of moral ideas, justice, obligations, benevolence, o. O. 1739, book 3, part 1, chapter 1.

84 *Müller*, O., Der Mensch und seine Stellung, 16.

85 *Birnbacher*, Was leistet die „Natur des Menschen", 60.
Die Unterscheidung von Birnbacher ist nicht die einzige, die es hinsichtlich der Natur des Menschen gibt. Weitere Autoren haben sich mit der Natur des Menschen und ihren Differenzierungsebenen beschäftigt, vgl. z. B. *Bohrmann, Franz-Josef*, Die Natur des Menschen als Grundlage der Moral? Zur Relevanz des Natur-Begriffs für die Bio- und Neuroethik, in: Claußen, Jens/Müller, Oliver (Hg.), *Die „Natur des Menschen" in Neurowissenschaft und Neuroethik*, Würzburg 2008, 13–38; *Müller*, O., Der Mensch und seine Stellung; *Roughley, Neil*, „World-Openess" and the question of anthropological universalism. Comments on Justin Stagl's paper, in: Roughley, Neil (Ed.), Human beings, Berlin 2000, 37–44; *Schockenhoff, Eberhard*, Die „Natur des Menschen" und

Diese verschiedenen Lesarten sind in einem nächsten Schritt genauer zu beschreiben, um ihre Potentiale und Schwierigkeiten hinsichtlich der Bestimmung des menschlichen Wesens und ihre Bedeutung für die Konzeptualisierung von Autonomie offenzulegen.

2.4.3.1 Lesart 1: Eine evolutionstheoretische Bestimmung mit reduktionistischer Tendenz

Wird auf das erste Verständnis der Natur des Menschen geblickt, so ist darunter ein gattungstypisches Verständnis des Menschen zu fassen. Hierbei werden Eigenschaften verwendet, die Individuen zugeschrieben werden, um auf die „auf Abstammung basierende Zugehörigkeit zu einer bestimmten Population“[86] hinzuweisen. Natur heißt dann etwas wie „Realität, Empirie, solide Fakten im Gegensatz zu erhebenden, aber wirklichkeitsfremden Idealen.“[87] Es geht hierbei um bestimmte Kriterien, die der Mensch erfüllt. Roughley bezeichnet solche biologischen Charakteristika als *Clusterbegriffe*.[88] Auffallend ist jedoch bei diesen Kriterien, dass sie auf der einen Seite bestimmte Eigenschaften für eine Abstammungsgemeinschaft aufzeigen, auf der anderen Seite jedoch die zeitliche

---

ihre Bedeutung für die Bioethik, in: Maio Giovanni/Clausen, Jens (Hg.), Mensch ohne Maß? Reichweite und Grenzen anthropologischer Argumente in der biomedizinischen Ethik, Freiburg/München 2008, 115–136; *Stagl, Justin*, Anthropological universality. On the validity of generalisations about human nature, in: Roughley, Neil (Ed.), Human beings, Being humans: Anthropological universality and particularity in transdisciplinary perspectives, Berlin 2000, 25–36.
Bekannt ist vor allem die zweifache Unterteilung. Dieser nach kann der Begriff der Natur des Menschen zum einen als rein biologisch, „naturgegeben“, im Sinne einer von menschlichen Eingriffen unangetasteten Konstitution verstanden werden; oder es wird zum anderen auf bestimmte Wesensmerkmale des Menschen rekurriert, welche neben den natürlichen die technischen und kulturellen Fertigkeiten einbeziehen, vgl. *Bayertz, Kurt,* Die menschliche Natur und ihr moralischer Status, in: *Bayertz, Kurt* (Hg.), Die menschliche Natur, Paderborn 2005, 9–31, 13–15. Erstere Deutung der menschlichen Natur wird auch als „erste“ Natur bezeichnet, zu der dann gehört, einen organischen Aufbau zu haben, mit einer genetischen Ausstattung versehen zu sein usw.; die letztgenannte Deutung der menschlichen Natur wird hingegen als „zweite“ Natur betitelt, unter die Aspekte fallen wie der Theaterbesuch, sprich: kulturelle Elemente.

86 *Heilinger*, Anthropologie und Ethik des Enhancements, 83.

87 *Birnbacher*, Was leistet die „Natur des Menschen“, 60.

88 Vgl. *Roughley, Neil*, Was heißt „menschliche Natur“? Begriffliche Differenzierungen und normative Ansatzpunkte, in: Bayertz, Kurt (Hg.), Die menschliche Natur. Welchen und wieviel Wert hat sie?, Paderborn 2005, 133–156, 138.

Variabilität zu wenig beachten. In der Evolution hat sich der Mensch zu einem Wesen mit derzeit recht stabilem Set an Grundcharakteristika entwickelt, welches er aber nicht zu allen Zeiten gleichermaßen vorzuweisen hatte und welches sich womöglich im weiteren evolutionären Prozess verändern kann: „[S]pecies typical functioning is a shifting boundary."[89] Hierzu schreibt Heilinger:

> „Die Beschreibung von relativ stabilen Eigenschaftsbündeln erlaubt somit lediglich ‚Momentaufnahmen' aus der Geschichte der Evolution. Auch der Mensch ist in dieser Hinsicht über ein relativ bestimmtes Bündel biologischer Eigenschaften konstituiert, die die Rede von einer Spezies Mensch rechtfertigen (oder auch von einer ‚Natur des Menschen' [...] im biologischen Sinne)."[90]

Auch wenn es möglich erscheint, den Menschen als eine bestimmte Spezies zu definieren, kann dennoch der Eindruck gewonnen werden, dass mit der Natur des Menschen im gattungsgemäßen Sinn wenig gewonnen ist. Im Gegenteil: Wenn nur ein Bezug zu evolutionsbiologischen Erkenntnissen gezogen wird, besteht die Gefahr eines *biologistischen* und *reduktionistischen* Verständnisses des Menschen. Demnach kann Kessler gefolgt werden: „But evolution is not the *epitome* of all paradigmas, from which *everything* in the realm of nature and culture may be *exhaustively* interpreted."[91] Aus diesem Grund scheint mit dieser Lesart kein inhaltlicher Gewinn für die Arbeit gegeben.

2.4.3.2 Lesart 2: Eine biologische Bestimmung mit Ausblendung kultureller Elemente

In der zweiten Lesart wird all das als Natur verstanden, was nicht auf kulturelle Faktoren zurückzuführen ist.[92] Das heißt, dass es sich bei der Bestimmung der „natürlichen" Eigenschaften des Menschen um eine rein biologische Anthropologie handelt. Hier geht es um Eigenschaften wie, dass jeder Mensch im „Normalfall" zwei Beine und Arme hat, eine Körpertemperatur von ca. 37 Grad Celsius aufweist usw. Ein gravierendes Problem an dieser Lesart liegt auf der Hand: Der Mensch hat sich seit jeher nicht nur durch eine biologische, sondern auch durch eine kulturelle Evolution weiterentwickelt. Es ist rückwirkend nicht feststellbar, wie genau sich diese Kategorien gegenseitig beeinflussten:

---

89 *Chadwick, Ruth*, Therapy, enhancement, and improvement, in: Chadwick, Ruth/Gordijn, Bert (Eds.), Medical enhancement and posthumanity, Berlin 2008, 25–37, 28.

90 *Heilinger*, Anthropologie und Ethik des Enhancements, 84.

91 *Kessler*, Evolution and creation, 65.

92 Vgl. *Birnbacher*, Was leistet die „Natur des Menschen", 61.

> „Viele charakteristische Merkmale des Menschen, z.B. seine elaborierte Sprachfähigkeit, liegen in einem Bereich, in dem sich Natur und Kultur überschneiden, und welche menschlichen Eigenschaften im Einzelnen auf *nature* und welche auf *nurture* zurückgeführt werden, ist in hohem Maße kontrovers und theorieabhängig.“[93]

Arlt geht noch einen Schritt weiter, indem er behauptet, dass der menschliche Körper womöglich nicht nur kulturell geformt, sondern verformt sei.[94] Je nachdem, wie weit der Begriff der Natur in dieser Lesart gedeutet wird, kann er eine reduktionistische Tendenz einnehmen. Viele kulturelle und soziale Elemente fallen aus dem Verständnis heraus, wenn der Natur-Begriff sehr eng gehalten wird. Aus der Sicht Müllers ist der Mensch durch die Struktur der Selbstreflexivität aber bereits immer „mehr“ als Natur.[95] Eine strikte Unterscheidung zwischen Natur und Kultur wirkt zudem hochgradig konstruiert und normativ aufgeladen, so dass diese klare Differenzierung nicht möglich ist.[96]

2.4.3.3 Lesart 3: Eine typische Bestimmung mit Ergänzungspotential zur Kartierung

Bei der dritten Lesart der menschlichen Natur werden jeweils „*typische* und als *wesentlich angesehene* Eigenschaften des Menschen“[97] definiert. Birnbacher folgend müssen zwei Bedingungen für typische Merkmale erfüllt sein: (1) Es sind Merkmale, „die Menschen im Normalfall aufweisen, d.h. die nur in besonderen Fällen nicht realisiert sind und dann als abweichend […] auffallen. Zweitens […] denen aus der Innen- oder Außenperspektive eine bestimmte Bedeutung, eine bestimmte Wichtigkeit zukommt.“[98] Sicherlich geht diese Lesart über die rein biologischen Annahmen der zweiten Lesart hinaus, da sie auch kulturelle und soziale Aspekte berücksichtigt. Die kulturellen und sozialen Elemente können zugleich darauf zurückweisen, was der Mensch auch aus Sicht des biologischen Verständnisses der Natur des Menschen ist. Die Bestimmung des Menschen sollte dabei aber nicht auf einer metaphysischen Ebene erfolgen, da damit eine „Sonderstellung“ des Menschen gegenüber anderen Lebewesen zum Ausdruck gebracht werden würde. Zugleich ist wiederum die Gefahr zu vermeiden, den Menschen auf ein bestimmtes Verständnis zu reduktionieren. So bestehen z.B.

---

93 *Birnbacher*, Was leistet die „Natur des Menschen“, 61.
94 Vgl. *Arlt*, Philosophische Anthropologie, 161.
95 Vgl. *Müller*, O., Der Mensch und seine Stellung, 21.
96 Vgl. *Beck*, Ein neues Menschenbild, 173.
97 *Heilinger*, Anthropologie und Ethik des Enhancements, 85.
98 *Birnbacher*, Was leistet die „Natur des Menschen“, 63.

Vorstellungen des Menschen als *homo faber* oder *homo oeconomicus*, bei denen der Mensch nicht als Ganzer, sondern ein Aspekt wahrgenommen wird. Gleichzeitig ist auch bei dieser Lesart die Frage nach der Zeitlichkeit zu stellen, denn ein Set von Eigenschaften hängt von der zeitlichen Betrachtung des Menschen ab.

Sicherlich handelt es sich bei solchen Beschreibungen des Menschen in der dritten Lesart um Idealvorstellungen und in der Realität lassen sich Abweichungen von diesen vernehmen. Beschreibungen im Sinne der dritten Lesart scheinen dennoch notwendig, um unterschiedliche Elemente, die vom Menschen wahrgenommen und erlebt werden, überhaupt in irgendeiner Weise zu einem bestimmten Begriff zusammenfassen zu können. Eben dieser Schritt wurde bei der Kartierung des menschlichen Wesens gemacht. Somit verbindet sich die Vorstellung von der Natur des Menschen mit der Kartierung des menschlichen Wesens an dieser Stelle und kann als Ergänzung zu den bisherigen Darlegungen festgehalten werden. Die Verbindung mit der Natur des Menschen birgt allerdings Gefahren, die zu vermeiden sind. Diese sind:

(1) *Sein-Sollen-Fehlschluss*: Es wurde darauf hingewiesen, dass ein Sein-Sollen-Fehlschluss nicht stattfinden darf (vgl. Abschnitt 2.4.3). Dieser liegt in den bisherigen Überlegungen nicht vor. Die Gestaltungsfähigkeit schafft für den Menschen den Raum, selbst über die normative Bedeutung der Grundkonstanten des menschlichen Wesens nachzudenken und sie affirmativ anzunehmen.

(2) *Statisches Menschenbild*: Ein Menschenbild sollte nicht statisch sein, sondern der Geschichtlichkeit (Veränderbarkeit) Rechnung tragen. Dieser Forderung wird mit der Kartierung nachgekommen. Sie bringt zum Ausdruck, dass Vorstellungen vom Menschen dynamisch, zeit- sowie kulturabhängig sind. Es geht nicht darum, ein statisches, unveränderliches Bild des Menschen zu skizzieren. Der Mensch ist nicht einmal als Wesen entstanden und besteht seit dem genau so, wie es entstanden ist. Der Theologe Wulf bringt dies zum Ausdruck: „Nicht die Erzeugung des Menschen in einem einmaligen Schöpfungsakt, sondern der Prozesscharakter der Entstehung des Lebens und der Hominisation, also die Zeitlichkeit und Historisierung, bilden die Perspektiven der Evolution und Hominisation.“[99] Wichtig ist, dass lediglich typische Elemente bestimmt werden.

99 *Wulf*, Anthropologie, 41. Auch Birnbacher vertritt die Meinung, dass das menschliche Selbstverständnis laufend einem historischen Wandel unterliege, so dass es schwer

(3) *Starke Festlegung des guten Lebens*: Im Rahmen eines Menschenbildes werden bestimmte Eigenschaften genannt, die uns als normative Orientierungen eines guten Lebens dienen sollen. Nun besteht die Gefahr, dass einem Individuum vorgegeben werden könnte, was ein gutes Leben ausmache. Dementsprechend ist die Aufgabe zu bewältigen, wie ein Menschenbild so aufgestellt werden kann, dass es dem Individuum den Möglichkeitsraum offen hält, selbst zu bestimmen, was aus seiner Sicht ein gutes Leben ausmacht. Diesem Anspruch kann die Kartierung gerecht werden: Es wird ein Sinnhorizont gespannt, der als Orientierungshilfe für die Frage nach dem guten Leben dienen kann. Jedoch werden keine starken Bedingungen eines guten Lebens propagiert (vgl. Abschnitt 5.6.3).

(4) *Diskriminierung*: Darüber hinaus ist ein Aspekt zu berücksichtigen, den Rehbock nennt. Ihr zufolge

> „ist dem dogmatischen Festhalten an bestimmten Idealen des Menschseins entgegenzuhalten, dass dies eine diskriminierende Tendenz einnehmen kann. Schließlich könnten Einzelpersonen, Gesellschaften oder gar ganze Kulturen ausgegrenzt werden, wenn sie den vorgegebenen Grundkonstanten menschlichen Lebens, die als Ideal dienen, nicht entsprechen."[100]

In der Kartierung mit den Grundkonstanten wird nicht festgelegt, dass ein Individuum nicht mehr als Mensch oder Person betrachtet wird, wenn ihm die Eigenschaft x oder y fehlt. Diskriminierende Tendenzen sind demnach nicht zu erkennen. Im Gegenteil: Da betont wird, dass der Mensch ein vulnerables Wesen ist, wird dem Umstand Rechnung getragen, dass Gruppen, die Diskriminierung erfahren, zu berücksichtigen sind.

2.5 Selbstbestimmung im theologisch-anthropologischen Diskurs

In Abschnitt 2.4 wurde auf Einwände gegen die Kartierung des menschlichen Wesens eingegangen. Dabei bezogen sich die Einwände auf das Modell der Kartierung und nicht auf einzelne Elemente der Kartierung. Nachfolgend findet eine Fokussierung auf ein Element der Kartierung, die Selbstbestimmung (in der Kartierung: Gestaltungsfähigkeit), statt. Diese ist der Bestandteil, der im Zentrum dieser Arbeit steht, so dass auf besondere Einwände gegen sie

---

zu begründen sei, warum ein bestimmtes Menschenbild als stabiler Maßstab für die kommende Entwicklung dienen solle, vgl. *Birnbacher*, Natürlichkeit, 186.

100 *Rehbock*, Personsein in Grenzsituationen, 48.

eingegangen werden muss. Ein erster Kritikpunkt beinhaltet, dass die theologisch-anthropologische Denkweise keinen Raum lasse, dem Menschen eine Selbstbestimmungsfähigkeit zuzusprechen. Der Mensch stehe in Beziehung zu Gott und durch die Offenbarungen, die in der Bibel niedergeschrieben sind, werde dem Menschen vorgegeben, wie er zu handeln habe. Diese Diskussion läuft unter dem Begriff der Theonomie: Der Mensch solle sich den Gesetzen Gottes, als höchste Autorität, unterordnen.[101] Zu solchen Vorstellungen haben verschiedene Beschlüsse und Aussagen der katholischen Kirche beigetragen.

In der katholischen Kirche wurde der Begriff der Autonomie im Zweiten Vatikanischen Konzil (1962–1965) erstmals aufgenommen.[102] In der Pastoralkonstitution „Gaudium et Spes" wird in Absatz 36 von der „Autonomie der irdischen Wirklichkeiten" gesprochen. Wurde der Begriff der Autonomie bis dahin nicht berücksichtigt oder sogar kritisiert, ist er nun zum ersten Mal mit einer positiven Konnotation in Gebrauch, wodurch dieser Textstelle ein besonderes Gewicht zukommt. Die Verwendung des Autonomiebegriffs kann als Versuch verstanden werden, die Kirche zur modernen Welt zu öffnen. Weitere Textpassagen des Zweiten Vatikanischen Konzils weisen ebenso darauf hin, z.B. die Anerkennung der Religionsfreiheit in der Konzilserklärung über die Religionsfreiheit „Dignitas Humanae". Mit „Autonomie der irdischen Wirklichkeiten" begann die katholische Kirche, einzelne Traditionen aufzubrechen und die Kirche – im Sinne das „aggiornamento"[103] – in die Gegenwart hinzuführen. In Gaudium et spes 35 wird die Richtschnur menschlichen Schaffens so definiert, dass das menschliche Handeln gemäß dem Plan und Willen Gottes entsprechen und zugleich mit dem Wohl der Menschen übereinstimme müsse. Diese Gedanken werden in Gaudium es spes 36 fortgeführt: Wenn geschaffene Dinge ihre eigenen Gesetze und Werte besitzen würden, könne der Mensch diese erkennen und gestalten. Daher

---

101 Vgl. für diese Diskussion z.B. *Müller, Denis*, Autonomie und Theonomie. Ansätze zu einer kritischen Genealogie der evangelischen Ethik in Auseinandersetzung mit der Moderne, in: Holderegger, Adrian (Hg.), Fundamente der Theologischen Ethik. Bilanz und Neuansätze (Studien zur theologischen Ethik 72), Fribourg 1996, 202–219.

102 Im Folgenden Bezug auf: *Merks, Karl-Wilhelm*, Sittliche Autonomie. Wissenssoziologische Studie zu Genese und Bedeutsamkeit eines Begriffs, in: Striet, Magnus (Hg.), Endliche Autonomie. Interdisziplinäre Perspektiven auf ein theologisch-ethisches Programm (Studien der Moraltheologie 25), Münster 2004, 11–48.

103 Der Ausdruck *Aggiornamento* wurde von Papst Johannes XXIII. Eingeführt und bezeichnet die zur Zeit des Zweiten Vatikanischen Konzils als notwendig erachtete Öffnung der katholischen Kirche. Diese Öffnung sah der Papst als erforderlich, um den pastoralen Dienst in der modernen Welt besser zu ermöglichen.

könne berechtigt von Autonomie die Rede sein. Dies würde auch nicht mit dem Glauben in Konflikt stehen, da sowohl die Wirklichkeiten des profanen Glaubens auch als das christlichen Glaubens ihren Ursprung in Gott hätten. Bei der Verwendung des Autonomiebegriffs durch die Kirche ist auf die Unterscheidung von „wahrnehmender" und „herstellender" Vernunft hinzuweisen: Geht es Erstere um das Wahrnehmen der Wirklichkeit wie sie *ist*, thematisiert Letztere die Frage, wie die Welt sein *soll* und gehandelt werden *sollte*, womit sie nicht nur *konstatiert*, sondern *wertet*. Bei „Autonomie der irdischen Wirklichkeiten" liegt das Verständnis einer wahrnehmenden Vernunft zugrunde. Die Rezeption des Autonomiebegriffs hat in der Folgezeit des Zweiten Vatikanischen Konzils teilweise zu kirchlichen und lehramtlichen Widerständen geführt, was aber nicht verhindert hat, dass weitere Arbeiten zum Autonomiebegriff entstanden. Es ist insbesondere die „autonome Moral"[104] zu nennen, die als Gegenstand in die Theologie auftrat. Bei dieser geht es nicht allein um die wahrnehmende Vernunft; vielmehr rückt die herstellende Vernunft in den Mittelpunkt. Dabei ist die Polarität zweier Positionen der autonomen Moral zu beachten: Bei der „Wirklichkeitserfahrung" von Alfons Auer ist das Sittliche das Wirklichkeitsgemäße, also das Sittliche wird an der Wirklichkeit sichtbar, so dass die Verantwortung des Menschen im Wahrnehmen und Wahrmachen des Sinnes der Wirklichkeit bestehe.[105] Diese Sichtweise entspricht eher dem Autonomie-Verständnis von „Autonomie der irdischen Wirklichkeiten". Bei der „Freiheitserfahrung" von Franz Böckle ist das Sittliche nicht der Anspruch der Wirklichkeit an den Menschen, sondern der Anspruch der Vernunft an sich selbst: In ihrer Freiheit würden Menschen zugleich ihrer Verantwortlichkeit für die Verwirklichung ihrer Freiheit bewusst und die Begründung konkreter Verpflichtungen geschehe in Ausübung der praktischen Vernunft, so dass für ihn die Vernunft das Maß der Sittlichkeit ist.[106] Hier tritt das Verständnis von Autonomie als herstellende Vernunft hervor. Das Subjekt und ihre Verantwortung werden ins Zentrum gestellt. Diese Entwicklungslinie vom Zweiten Vatikanischen Konzil zur autonomen Moral deutet bereits an, dass der Autonomiebegriff in der Theologie positiv gebraucht werden kann. Im Weiteren soll Selbstbestimmung als zentraler Bestandteil theologisch-ethischen Denkens weiter herausgearbeitet werden. Um diesen Schritt zu gehen, muss die spezifisch theologische Anthropologie diskutiert werden.

---

104 Vgl. *Böckle, Frank*, Freiheit und Bindung, Kevelaer 1968; *Auer, Alfons*, Autonome Moral und Christlicher Glaube, Düsseldorf 1971.

105 Vgl. *Auer*, Autonome Moral.

106 Vgl. *Böckle*, Freiheit und Bindung.

2.5.1 Grundzüge einer theologischen Anthropologie

Die Untersuchung der Selbstbestimmung als Bestandteil anthropologischer Aussagen unterscheidet sich theologisch-ethisch in dem Maße von den bisherigen Darlegungen, wie bei dieser Perspektive Glaubensaussagen die Grundlage der Überlegungen sind. Die Glaubensaussagen haben wiederum ihr Fundament in den biblischen Texten. Wird die Bibel genauer betrachtet, findet sich eine Vielzahl an Menschenbildern.[107] Diese nun abzuhandeln, wäre der falsche Ansatz, da dies ein zu komplexes Vorhaben darstellen würde.[108] Stattdessen scheint es angemessener, auf die Relation von Schöpfer (Gott) und Geschöpf (Mensch) einzugehen, da sie konstitutiv für das biblische Menschenbild ist.[109] Somit können „Reflexionen zu Ursprung und Ziel des Menschen ein gutes und sicheres

---

107 So schreibt auch Pröpper: „Denn weder im Alten noch im Neuen Testament findet sich so etwas wie eine systematische Reflexion auf das Wesen des Menschen, die etwa dem griechischen oder gar dem neuzeitlichen Denken vergleichbar wäre", *Pröpper*, Theologische Anthropologie, 129. Lehmann kommt dementsprechend zur Schlussfolgerung: „[Es gibt] kein zahlenmäßig einziges konkretes theologisches Menschenbild. Es gibt deren unendlich viele", *Lehmann, Udo*, Gibt es ein christliches Menschenbild?, in: Vossenkuhl, Wilhelm/Borasio, Gian Domenico/Grothe, Benedikt u.a. (Hg.), Ecce homo. Menschenbild – Menschenbilder (Ethik im Diskurs 1), Stuttgart 2009, 121–139, 125.

108 Es müssten die verschiedenen Menschenbilder, die sich in der Bibel finden, skizziert, in und mit ihren Bezügen untersucht sowie in einer Perspektive einer gesamtbiblischen Theologie eingeordnet werden, vgl. *Dohmen, Christoph*, Zwischen Gott und Welt. Biblische Grundlagen der Anthropologie, in: Dirscherl, Erwin/Dohmen, Christoph/Englert, Rudolf u.a. (Hg.), In Beziehung leben: Theologische Anthropologie, Freiburg 2008, 7–45, 8f.

109 Vgl. *Dohmen*, Zwischen Gott und Welt, 9. Wenn von Schöpfung gesprochen wird, geht es der Theologie nicht darum, Spekulationen über die Anfänge der Welt zu geben. Die Fragen, die die Theologen beschäftigen, hängen „vielmehr zusammen mit der Rede vom Heil und von der Erlösung in Jesus Christus. Daher wird dieser uns auch als der neue Adam oder der neue Mensch vor Augen gestellt, der die Bedeutung des Menschseins und der Schöpfung offenbart und in Erinnerung ruft. Gegenstand der Schöpfungstheologie ist also nicht der Grenzbereich unseres Wissens, sondern die Frage nach der Schöpfung als Gnade und Gabe an uns im Sinne eines grundlosen Geschehens", *Dirscherl, Erwin*, Über spannende Beziehungen nachdenken. Der Mensch als Geschöpf, als Ebenbild Gottes und seine Ambivalenz als Sünder, in: Dirscherl, Erwin/Dohmen, Christoph/Englert, Rudolf u.a. (Hg.), In Beziehung leben: Theologische Anthropologie, Freiburg 2008, 46–89, 54.

Fundament für alle weiteren Überlegungen […] darstellen“[110]. Hierbei darf nicht angenommen werden, theologische Reflexionen seien „Geheimwissenschaften“:

> „Theologische Anthropologie beschreibt nicht andere, verborgene oder höhere Bereiche des menschlichen Lebens, sondern spricht *anders von seiner ganzen Lebenswirklichkeit.* Mithin geht es um die andere Wahrnehmung des Menschseins im Lichte des theologisch reflektierten Glaubens. Die Berechtigung der theologischen Anthropologie muß sich wiederum in der Wahrnehmung des Lebens ebenso wie in ihren (vor allem ethischen) Konsequenzen erweisen.“[111]

So beruhen die nachfolgenden Überlegungen auf einem Anspruch, den Cameron hinsichtlich theologischer Ethik stellt: „Theologians, who, affirming their faith in God, must speak as those who have their feet upon this earth."[112]

2.5.2 Die Relation zwischen Gott und Mensch

Kein Mensch wird zu Beginn bzw. am Ende seines Lebens gefragt, ob er leben oder sterben möchte. Er wird geboren, ohne Einfluss darauf zu haben, und er stirbt, ohne dem Tod entkommen zu können. Das verweist auf eine grundlegende Passivität des Menschen: Der Mensch lebt, ohne dies selbst hervorgebracht und gewollt zu haben.[113] Dennoch gibt es eine gewisse Bezogenheit zum Anfang und Ende, ohne die der Mensch nicht leben kann, über die er aber selbst nicht Herr ist. Er lebt demnach von Beziehungen und von einer Zeit, die ihm anarchisch geschenkt worden ist, so dass der Anfang seines Lebens und seiner Freiheit bereits ein entschiedener ist, da bereits über ihn entschieden worden ist. Was genau ist damit gemeint? An diesem Punkt kommt die Beziehung zu Gott ins Spiel:

> „Es gibt möglicherweise eine Verfügbarkeit und radikale Abhängigkeit von jenem Anderen, den wir Gott nennen und der den Menschen freisetzt. Diese Setzung bedeutet Geschöpflichkeit/Kreatürlichkeit, die dem Menschen absolut vorgegeben ist und sich seiner Verfügungsgewalt entzieht.“[114]

---

110 *Dohmen*, Zwischen Gott und Welt, 9.

111 *Schoberth*, theologische Anthropologie“, 115.

112 *Cameron, Charles*, An introduction to „theological anthropology", in: Evangel 23/2 (2005), 53–61, 53.

113 Vgl. *Dirscherl*, Grundriss Theologischer Anthropologie, im Folgenden Bezug auf: 49–55.

114 *Dirscherl*, Grundriss Theologischer Anthropologie, 51.

Diese Verfügbarkeit stellt jedoch keine Einschränkung oder Entfremdung, sondern eine Ermöglichung des menschlichen Lebens dar.[115] So betont Mieth: „Angewiesenheit auf Andere ist dabei nicht als Einschränkung zu sehen, da Abhängigkeit nicht als negativ betrachtet werden muss. Jedenfalls nicht, wenn man ein Gottesbild zugrunde legt, das von einem Inbegriff der sich schenkenden Liebe ausgeht, die sich unter den Menschen bewährt und fortsetzt."[116] Der Mensch existiert nicht aus sich heraus, sondern verdankt seine Existenz einem anderen Sein.[117] Dass jeder Mensch von seiner Mutter geboren wird und sich nur dank der Zuwendung durch Andere entwickeln kann, ist eine elementare menschliche Erfahrung, die dem gerade genannten Aspekt entspricht. Übertragen auf die Relation von Gott und Mensch meint dies, dass der Mensch als Geschöpf dem Schöpfer, Gott, sein Leben verdankt.[118] Doch ist Gott nicht nur Schöpfer des Menschen, sondern der gesamten Schöpfung, samt aller Lebewesen, so dass er der Eigentümer ist (vgl. Gen 1,1–2,3).[119] Die Erzählungen der Bibel, die von der Schöpfung sprechen, dürfen nicht als Tatsachenberichte verstanden werden; vielmehr werden aus ihnen heraus die „für das menschliche Leben konstitutiven Bedingungen und Beziehungen"[120] entwickelt. Hiermit ist nun aber auch der Rahmen gegeben, in dem die Relation des Menschen zu Gott und der Welt gegeben ist.[121] Menschliches Leben ist nur unter den Bedingungen von Raum und

---

115 Vgl. *Dirscherl*, Über spannende Beziehungen nachdenken, 50.

116 *Mieth, Dietmar*, Theologische Anthropologie, in: Bohlken, Eike/Thies, Christian (Hg.), Handbuch Anthropologie. Der Mensch zwischen Natur, Kultur und Technik, Stuttgart/Weimar 2009, 250–257, 251.

117 Vgl. *Mieth,* Theologische Anthropologie, 250.

118 Vgl. *Cameron*, introduction to „theological anthropology", 54.

119 Vgl. *Dohmen*, Zwischen Gott und Welt, 13. Marquardt kommt insgesamt zu dem Schluss, dass der Mensch aufgrund der Bezogenheit zu Gott in eine dreifache Relationalität gestellt sei: (1) in eine Beziehung zu sich selbst, (2) in eine Beziehung zu den Mitmenschen, die alle gleichermaßen von Gott geschaffen und somit auch auf ihn bezogen sind, und (3) in die Beziehung zur Schöpfung, vgl. *Marquardt, Manfred*, Gottes Bild. Zur Bedeutung der Imago-Dei-Lehre heute, in: Iff, Markus/Oorschot, Jürgen van (Hg.), Der Mensch als Thema theologischer Anthropologie. Beiträge in interdisziplinärer Perspektive (Biblisch-Theologische Studien 111), Neukirchen-Vluyn 2010, 146–177, 154.

120 *Dohmen*, Zwischen Gott und Welt, 15. Kessler sagt über den ersten Schöpfungstext: „Gen 1,1-2,4a is not a *report* of creation, but a *hymn* or a *didactic poem*", *Kessler*, Evolution and creation, 68.

121 Wichtig ist es, sich vor Augen zu halten, dass es in der Theologie mehr um die Verbindung von Mensch zu Gott als um die Natur des Menschen geht: „Die ohnehin unbeantwortbare Frage, wie der Mensch von Natur aus sei, stellt sich hier vielmehr

Zeit möglich: „Die grundlegendste Erfahrung des Menschen, der nach sich selbst fragt, bezieht sich auf die Begrenztheit seiner Existenz, d.h. den Prozess des Lebens, das ausgespannt ist zwischen Geburt und Tod.“[122]

Doch was ist mit der Zeit zwischen Geburt und Tod? Ist der Mensch dann nur eine „Marionette“ Gottes, die dazu gezwungen wird, so zu handeln, wie Gott es will? Dieser Gedanke kann durchaus aufkommen, schließlich verdankt der Mensch – theologisch gedacht – seine Existenz Gott und dementsprechend könnte auch jegliches Handeln von ihm abhängen. Es ist abermals auf das Verständnis von „Schöpfung“ zu blicken. Diese kann über das bereits Gesagte hinaus noch als „Voraus-Setzung“ und „Ab-Setzung“ des Menschen von Gott betrachtet werden: Der Mensch steht in freier Beziehung zu Gott, welche sich einer Bezogenheit des Menschen auf Gott hin verdankt. Diese Bezogenheit ermöglicht die menschliche Freiheit.[123]

2.5.3 Die Grundlegung der Selbstbestimmung in der theologischen Anthropologie

Die obigen Darlegungen sind mit Überlegungen zum Menschen als *Bild/Statue Gottes*, als *imago dei* [124], zu vertiefen. In Gen 1,26f. ist zu lesen: „Dann sprach Gott: Lasst uns Menschen machen als unser Bild, uns ähnlich. Sie sollen herrschen über die Fische des Meeres, über die Vögel des Himmels, über das Vieh, über die ganze Erde und über alle Kriechtiere auf dem Land. Gott schuf also den Menschen als sein Bild.“ Zunächst einmal können zwei Differenzierungen daraus gezogen werden: „In this phrase, ‚created in God's image', there are two fundamental distinctions being drawn – between humanity and the animals (of humanity alone is this description given, 'created in God's image'), between God and humanity (we have been created in God's image, but we are not God)."[125] Pröpper bringt die Vorstellung von imago dei mit der Relation zwischen Gott und Mensch in Verbindung. Aus seiner Sicht

gar nicht, da nicht die Natur des Menschen, sondern seine Relation zu Gott im Blick ist, wie sie sich in jedem gelebten Leben zeigt“, *Schoberth*, theologische Anthropologie“, 115f.

122 *Dohmen*, Zwischen Gott und Welt, 24.

123 Vgl. *Dirscherl*, Grundriss Theologischer Anthropologie, 55.

124 Häufig wird imago dei auch mit „Ebenbild Gottes“ oder „Gottesebenbildlichkeit“ übersetzt. In dieser Arbeit wird jedoch die Übersetzung „Bild/Statue Gottes“ bevorzugt, vgl. *Lienkamp, Andeas*, Klimawandel und Gerechtigkeit. Eine Ethik der Nachhaltigkeit in christlicher Perspektive, Paderborn 2009, 171–174.

125 *Cameron*, introduction to „theological anthropology“, 54.

„hängt die Wirklichkeit einer personalen Relation zu Gott davon ab, daß Gott sie selbst eröffnet. Dies wiederum impliziert (und bekräftigt), daß der Mensch für Gott ansprechbar sein muß, ihm antworten kann und verantwortlich ist. Also öffnet sich der Gedanke der Gottesebenbildlichkeit für den Gedanken der Geschichte (und des Bundes) zwischen Gott und dem Menschen, ja er ist Voraussetzung dieses Gedankens, da er den Menschen zum möglichen Partner Gottes qualifiziert: zum *freien Gegenüber Gottes auf der Erde*. Und eben darin, meine ich, dürfte wohl der Kern der *Gottesebenbildlichkeitsaussage* liegen.“[126]

Pointiert lässt sich zur Aussage von Gen 1,26 sagen: „Der Mensch als Stellvertreter und Repräsentant Gottes in dessen Schöpfung weist auf den Schöpfer zurück, der selbst – unsichtbar und bildlos – auf sein Geschöpf, den Menschen, verweist.“[127] Mit der imago dei ist dem Menschen ein Auftrag mitgegeben worden:

„Der Mensch ist durch diese Aussage Repräsentant für dieses Werk, dazu hat Gott den Menschen nicht einem Einzelnen und auch nicht einer Gruppe, Sippe etc., seine Schöpfung übergeben. Um diese Aufgabe ausführen zu können, hat der Mensch nach der Aussage von Gen 1,26f. nicht nur die Funktion des Stellvertreters zugewiesen bekommen, sondern auch Qualitäten oder Talente und Fähigkeiten, die die Ausübung dieser Aufgabe ermöglichen.“[128]

Eine dieser Fähigkeiten ist die Fähigkeit zur Selbstbestimmung, „denn mit Gen 3,22[129, F. K.] wird die sittliche Autonomie des Menschen als konstitutives Element seines Wesens festgeschrieben, wenn die Gottähnlichkeit des Menschen als ‚Erkenntnis von Gut und Böse‘ erfasst wird.“[130] So kann der Mensch sein eigenes Leben gestalten. Außerdem sieht Dirscherl den „Urknall sittlicher Autonomie“ in der Tat von Gen 3–17[131], die er als prototypische Setzungsgeschichte

126 *Pröpper*, Theologische Anthropologie, 179.

127 *Dohmen*, Zwischen Gott und Welt, 27.

128 *Dohmen*, Zwischen Gott und Welt, 29.

129 „Dann sprach Gott, der Herr: Seht, der Mensch ist geworden wie wir; er erkennt Gut und Böse. Dass er jetzt nicht die Hand ausstreckt, auch vom Baum des Lebens nimmt, davon isst und ewig lebt“, Gen 3,22.

130 *Dohmen*, Zwischen Gott und Welt, 34.

131 In Gen 3,1-7 steht geschrieben: „(1) Die Schlange war schlauer als alle Tiere des Feldes, die Gott, der Herr, gemacht hatte. Sie sagte zu der Frau: Hat Gott wirklich gesagt: Ihr dürft von keinem Baum des Gartens essen? (2) Die Frau entgegnete der Schlange: Von den Früchten der Bäume im Garten dürfen wir essen; (3) nur von den Früchten des Baumes, der in der Mitte des Gartens steht, hat Gott gesagt: Davon dürft ihr nicht essen und daran dürft ihr nicht rühren, sonst werdet ihr sterben. (4) Darauf sagte die Schlange zur Frau: Nein, ihr werdet nicht sterben. (5) Gott weiß

versteht.[132] Darüber hinaus sagt Pröpper hinsichtlich der imago dei, es gelte „die leidvolle conditio humana aus der Sphäre der Schicksalshaftigkeit herauszuholen und voll und ganz in die Verantwortung des Menschen zu stellen; sie ist keine Laune der Götter, sondern Folge menschlicher Handlung."[133]

Zusammenfassend lässt sich erkennen, dass die theologische Anthropologie nicht nur Raum für die Fähigkeit zur Selbstbestimmung lässt, sie stellt diese Fähigkeit sogar ins Zentrum ihrer anthropologischen Überlegungen. Damit sollte von theologischer Seite der Weg eröffnet sein, Selbstbestimmung in der Ethik zu thematisieren (vgl. Kapitel 3).

2.6 Zwischenresümee: Autonomie als Bestandteil einer erfahrungsbasierten Anthropologie

An dieser Stelle sind die Ergebnisse, die bislang ermittelt werden konnten, zusammenzufassen. Dabei ist festzuhalten, dass hinter ethischen Überlegungen stets eine gewisse Vorstellung von dem liegt, was unter dem Wesen des Menschen gefasst wird. Wie der Mensch verstanden wird, hat Auswirkungen auf das ethische Verständnis. Im Rahmen eines dichten Geflechts von unterschiedlichen Vorstellungen über den Menschen bietet sich eine Vielzahl an Möglichkeiten an, sich einem bestimmten Verständnis vom Menschen anzuschließen.

In dieser Arbeit wurde die Anknüpfung an eine metaphysische Theorie vom Menschen abgelehnt; stattdessen wird auf einen Ansatz gebaut, der versucht, die Erfahrungen des Menschen ernstzunehmen. Daraus wird ein Verständnis vom Menschen entwickelt, das gewisse Grundpfeiler dieses menschlichen Wesens aufzeigen kann. Die Kartierung des menschlichen Wesens, die vorgenommen wurde, stellt mehrere Grundkonstanten auf: (1) Körperlichkeit, (2) Individualität, (3) Sozialität (4) Gestaltungsfähigkeit, (5) Vulnerabilität und (6) Fürsorgebedürftigkeit. Diese Kartierung zeigt auch an, dass sich Selbstbestimmung, die im Zentrum dieser Arbeit steht, in einem Beziehungsgeflecht mit anderen Begriffen befindet. Somit sind diese anderen Aspekte zu berücksichtigen, will man

vielmehr: Sobald ihr davon esst, gehen euch die Augen auf; ihr werdet wie Gott und erkennt Gut und Böse. (6) Da sah die Frau, dass es köstlich wäre, von dem Baum zu essen, dass der Baum eine Augenweide war und dazu verlockte, klug zu werden. Sie nahm von seinen Früchten und aß; sie gab auch ihrem Mann, der bei ihr war, und auch er aß. (7) Da gingen beiden die Augen auf und sie erkannten, dass sie nackt waren. Sie hefteten Feigenblätter zusammen und machten sich einen Schurz."

132 Vgl. *Dirscherl*, Grundriss Theologischer Anthropologie, 171.

133 *Pröpper*, Theologische Anthropologie, 135.

Selbstbestimmung in medizinethischen Debatten thematisieren. Darüber hinaus ist die Karte, die vom Menschen gezeichnet wurde, variabel sowie kontextabhängig. Auch vermeidet sie es, eine starke Vorstellung des guten Lebens durch die Hintertür in Form von starr festgelegten anthropologischen Annahmen zu definieren. Ein Sein-Sollen-Fehlschluss ist dadurch zu umgehen, dass der Mensch immer wieder darüber nachdenkt, ob die Kartierung des Menschen zu seiner Geburtszeit noch angemessen ist.

In Auseinandersetzung mit weiteren Konzepten zum Wesen des Menschen konnte demonstriert werden, dass es gute Gründe gibt, einem erfahrungsbasierten Ansatz zu wählen statt bestimmten Auffassungen der Natur des Menschen. Jedoch kann eine Vorstellung von der Natur des Menschen, die typische Merkmale des Menschen benennt, eine ergänzende Funktion zu der Kartierung einnehmen. Der erfahrungsbasierte Ansatz ist zudem ein religiös neutraler. Erste Impulse konnten gegeben werden, wie eine christliche Theologie an diesen anschließen kann.[134] Insbesondere für Selbstbestimmung konnte gezeigt werden, dass diese Fähigkeit einen zentralen Platz im christlich-anthropologischen Denken hat, so dass der Einwand mancher Theologen, die dem Autonomiebegriff distanziert gegenüberstehen, zurückgewiesen werden konnte. Der Mensch kann als Wesen gefasst werden, das in Beziehung zu Gott steht, in dieser Beziehung aber das Potential besitzt, selbstbestimmt zu agieren.

Somit ist der Punkt gekommen, sich – auf dem Boden der anthropologischen Aussagen – der Bedeutung der Selbstbestimmung und Verantwortung in der Ethik zuzuwenden.

134 Diese Anknüpfung ließe sich sicherlich noch tiefgründiger nachzeichnen, allerdings ist das eine Aufgabe für eine weitere, eigenständige Arbeit.

3. Selbstbestimmung und Verantwortung in der Ethik

Während es in der Anthropologie darum geht, der Frage nachzugehen, welche Charakteristika das menschliche Wesen ausmachen, gilt in der Ethik das Interesse unter anderem der Frage, welche Haltungen Menschen für das individuelle und gesellschaftliche Leben haben sollen. Respekt vor dem Willen zur Selbstbestimmung gilt als ein normatives Prinzip in der Ethik. Wenn nun die Rede von normativen Prinzipien der Ethik ist, die anzeigen, wie gehandelt werden *soll*, setzt das voraus, dass auf der *metaethischen* Ebene die „Bedeutung moralischer Wörter und Sätze sowie die logischen und rhetorischen Regeln der moralischen Argumentation“[135] geklärt sind. Daraufhin ist es möglich, auf der normativ-ethischen Ebene Prinzipien zu entwickeln und zu begründen, die gelten *sollen*. In der *angewandten Ethik* kommen die normativen Prinzipien zur konkreten Anwendung, z. B. in der Medizinethik. In den nächsten Überlegungen wird *nur* die *theoretische, normativ-ethische* Ebene[136] diskutiert: Wie werden Autonomie und Verantwortung in ethischen Debatten verstanden und welche Bedeutung kommt diesen beiden Begriffen zu? In Kapitel 4 wird anschließend Autonomie in der angewandten Ethik, nämlich der Medizinethik, untersucht.

Im Folgenden wird zunächst Autonomie als normativer Begriff in den Fokus genommen (Abschnitt 3.1). Es ist zu berücksichtigen, dass eine Vielfalt an Vorstellungen zum Verständnis des Autonomiebegriffs besteht. In diesem Netz von verschiedenen Vorstellungen und im Zusammenhang mit anderen Begriffen ist derjenige der Autonomie von anderen zu differenzieren und als solcher zu explizieren. Es ist zu klären, in welcher Hinsicht und unter welchen Bedingungen von Autonomie gesprochen wird. Hierfür werden, in einem non-naturalistischen Verständnis, gewisse normative und deskriptive Akzeptanzkriterien benötigt. Verschiedene Verständnisweisen von Autonomie sind zu trennen: Zum

---

135 *Anzenbacher, Arno*, Christliche Sozialethik. Einführung und Prinzipien, Paderborn u. a. 1997, 14.

136 Vgl. zu den Ebenen innerhalb der Ethik *Hausmanninger, Thomas*, Ethik. Was ist das eigentlich?, in: Heimbach-Steins, Marianne (Hg.), Christliche Sozialethik. Ein Lehrbuch – Grundlagen, Band 1, Regensburg 2004, 21–61; *Steigleder, Klaus*, Moral, Ethik, Medizinethik, in: Schulz, Stefan/Steigleder, Klaus/Fangerau, Heiner u. a. (Hg.), Geschichte, Theorie und Ethik der Medizin. Eine Einführung, Frankfurt a. M. 2006, 15–45.

einen Autonomie als (lokale) Handlungsautonomie, zum anderen Autonomie als (globale) selbstbestimmte Lebensführung.[137] Es wird zu begründen sein, warum Handlungsautonomie als Bezugsgröße in dieser Arbeit fungiert.

Autonomie als Wert besitzt Verschränkungen mit dem Autonomiebegriff, ist aber nicht mit diesem deckungsgleich (Abschnitt 3.2). Es muss – säkular- wie theologisch-ethisch – begründet werden, warum Autonomie als Wert in der Ethik eine so bedeutsame Rolle zukommt. Das impliziert die Aufgabe, die Begründung der normativen Autorität und das Prinzip des Respekts vor der Autonomie zu erläutern. Es wird zu zeigen sein, wie sich Selbstbestimmung sowohl als instrumenteller als auch als intrinsischer Wert rechtfertigen lassen kann.

Weiterhin ist auf den Zusammenhang von Autonomie und Verantwortung einzugehen (Abschnitt 3.3). Bei der Darlegung dieses Verhältnisses ist das Verständnis von Verantwortung zu benennen. Hierbei ist das relationale Gefüge der Verantwortung aus Verantwortungs*subjekt*, Verantwortungs*objekt* (z.B. eine Handlung) und Verantwortungs*instanz* (z.B. das Gericht) offenzulegen. Es ist zudem zu erläutern, warum Verantwortung von Bedeutung ist. Es ist die These zu diskutieren, ob Verantwortung ein notwendiges Korrelat zur Selbstbestimmung darstellt: Die Darlegungen folgen der Frage, ob *individuelle* und *soziale* Verantwortung gebraucht wird, damit ein Individuum selbstbestimmt agieren kann. In diesem Rahmen wird auch die Frage aufgenommen, ob durch die Übernahme von Verantwortung eine Überforderung hervorgerufen werden kann. Dies könnte negative Auswirkungen auf die Selbstbestimmung eines Individuums haben. Hierauf sind sowohl von einem säkularen als auch von einem theologischen Standpunkt aus Antworten zu geben.

Im abschließenden Punkt wird ein Zwischenresümee gezogen (Abschnitt 3.4). In diesem sind die bisherigen Darlegungen gebündelt festgehalten, um als theoretische Grundlage für die Bearbeitung eines konkreten Anwendungsfeldes – Autonomie in der medizinischen Praxis – zur Verfügung zu stehen. Das Konzept, welches entsteht, wird „sozial verantwortete Selbstbestimmung“ genannt.

---

137 Es sind drei Formen von Autonomie zu trennen: (1) Autonomie als Ideal, (2) Autonomie als lokale (Handlungs/Entscheidungs)autonomie und (3) Autonomie als (globale) selbstbestimmte Lebensführung, vgl. weiterhin Kap. 4.2.1. Im Folgenden wird nicht durchgehend von „Entscheidung“ *und* „Handlung“ gesprochen, da eine Entscheidung zu fällen als Handlung angesehen werden kann. „Entscheidung“ ist dann im Begriff „Handlung“ aufgenommen.

3.1 Autonomie als Begriff

Autonomie wird oftmals als fester Bestandteil der liberalen westlichen Tradition betrachtet. Die gegenwärtige Betonung der Autonomie stammt daher, dass sich in westlichen demokratischen Industrienationen zunehmend unterschiedliche Lebenseinstellungen und Werte innerhalb der Bevölkerung entwickeln.[138] Benn zufolge stellt Autonomie gar das Ideal für gesellschaftlich unruhige Zeiten dar.[139] Dem schließt sich Hildt an: „Demzufolge entwickelt sich in einer sich schnell verändernden und rezeptiven Kultur, in der vielfältige Einflüsse von fremden Quellen einströmen, unter den Menschen in hohem Maße das Bedürfnis, selbst zu ermitteln, was wirklich wichtig für sie ist."[140] Darüber hinaus sieht Eibach den Zuwachs an Autonomieverlangen im Rahmen des Wunsches nach individueller Selbstverwirklichung:

> „Seit Ende der 1960er Jahre hat sich in den westlichen Industrieländern ein Wandel gesellschaftlicher Verhältnisse vollzogen, der als Freisetzung des einzelnen aus sozialen Vorgegebenheiten, als zunehmende Privatisierung und Individualisierung des Lebens und als Zuwachs an individueller Selbstverwirklichung gekennzeichnet werden kann. Deren Kern bildet das Streben nach *Autonomie* und Befriedigung individueller Bedürfnisse, vor allem des Bedürfnisses nach einem *glücklichen* Leben."[141]

Die Auseinandersetzung mit Autonomie als normativer Begriff findet in mehreren Bereichen der Philosophie statt: Sei es in der Handlungstheorie, der politischen Philosophie, der allgemeinen oder der angewandten Ethik.[142] Dabei ist zu beachten, wie beispielsweise Taylor schreibt, „that the term ‚autonomy' is used in many different ways."[143] Es sind zwei Formen von Autonomie zu unterscheiden:

> „[Es] muß sich unser Interesse in erster Linie auf *persönliche* Autonomie richten, die sich ihrerseits auf Fragen der eigenen Lebensführung und -planung, in großen wie in kleinen Dingen, bezieht. Üblicherweise wird diese unterschieden von *moralischer* Autonomie,

---

138 Vgl. *Hildt, Elisabeth*, Autonomie. Von den Implikationen eines politisch-moralischen Ideals in Humangenetik und Neurowissenschaften, in: Jahrbuch für Christliche Sozialwissenschaften 45 (2004), 37–60, 37.

139 Vgl. *Benn, Stanley I.*, A theory of freedom, Cambridge 1988.

140 *Hildt*, Autonomie, 37.

141 *Eibach, Ulrich*, Vom Paternalismus zur Autonomie der Patienten? Medizinische Ethik im Spannungsfeld zwischen einer Ethik der Fürsorge und einer Ethik der Autonomie, in: Zeitschrift für medizinische Ethik 43/3 (1997), 215–231, 215.

142 Vgl. *Dworkin, Gerald*, The theory and practice of autonomy, Cambridge 1988, 4; *Schöne-Seifert, Bettina*, Präimplantationsdiagnostik und Entscheidungsautonomie. Neuer Kontext – altes Problem, in: Ethik in der Medizin 11/1 (1999), 87–98, 90.

143 *Taylor, James St.*, Practical autonomy and bioethics, New York 2010, 1.

> also der Selbstbestimmtheit, mit der oder ohne die jemand moralische Prinzipien bejaht, Urteile fällt etc."[144]

Im Folgenden wird das Verständnis von Autonomie weiter erläutert. Dafür wird zunächst auf die Verwendungsweise von Autonomie bei Immanuel Kant eingegangen.

3.1.1 Moralische Autonomie nach Immanuel Kant

Autonomie als moralischer Begriff geht auf Immanuel Kant (1724–1804) zurück.[145] Bei Kant ist Autonomie ein zentraler Begriff gewesen, mit dem die Wende zum Subjekt in der Ethik stattgefunden hat. Ihm ging es um die Auflösung seiner dritten Antinomie (Unvereinbarkeit), die von Kausalität und Freiheit. Er versuchte, die Möglichkeit von Freiheit als eigene Form der Kausalität herauszuarbeiten. Der daraus gewonnene Freiheitsbegriff ist ein *negativer* im Sinne von Unabhängigkeit von empirischer Notwendigkeit und ein *positiver* im Sinne eines Vermögens, einen Zustand von selbst anzufangen, zu verstehen.

Um die Antinomie aufheben zu können, müssen sowohl Kausalität als auch Freiheit ein je eigener Geltungsbereich zugewiesen und im strikten Gegenüber von „Erscheinungswelt" (Sinneswelt) und „mundus intelligibilis" (intelligiblen Welt) entflochten werden. Damit eröffnet er einen Dualismus: Als vernünftiges Wesen müsse sich der Mensch zu einer intelligiblen Welt (Verstandeswelt) zugehörig betrachten und nicht nur als Teil der Sinnenwelt. Die Unterscheidung dieser Welten ist existenziell. Das Vernunftwesen gehöre auch zur Sinnenwelt, in der es den Naturgesetzen unterworfen sei. Jedoch kann das Vernunftwesen diese Welt übersteigen, weil es der Verstandeswelt angehöre, die die Naturgesetze übersteige und lediglich in der Vernunft begründet sei. Kausalität ist also der Erscheinungswelt und Freiheit der intelligiblen Welt zugeordnet.

Für die Begründung der Wirklichkeit der Freiheit nimmt Kant Rekurs auf das *„moralische Gesetz". Dieses stehe* mit Idee der Freiheit in einem *wechselseitigen Begründungsverhältnis*, womit der Freiheit *objektive*, wenn auch nur für das praktische Handeln gültige *Realität* verliehen werde.[146] Das moralische Gesetz

---

144 *Schöne-Seifert*, Präimplantationsdiagnostik und Entscheidungsautonomie, 90.

145 Im Folgenden Bezug auf: *Merks*, Sittliche Autonomie; *Schockenhoff, Eberhard*, Das Autonomieverständnis Kants und seine Bedeutung für die katholische Moraltheologie, in: Furger, Franz (Hg.), Ethische Theorie praktisch. Der fundamentaltheologische Ansatz in sozialethischer Entfaltung, Münster 1991, 66–8.

146 Vgl. *Kant, Immanuel*, Kritik der praktischen Vernunft, in: Königlich Preußische Akademie der Wissenschaften (Hg.), Gesammelte Schriften, Abteilung 1, Werke Band 5, Berlin 1913, 440.

sei der Deduktionsgrund der Freiheit als eines unerforschlichen Vermögens. Um einen Zirkelschluss zu vermeiden muss er beiden Ideen, moralisches Gesetz und Freiheit, unabhängig voneinander eine stützende Beglaubigung verschaffen. Die Beglaubigung des moralischen Gesetzes, die erst der Idee der Freiheit ihre praktische Realität verleihe, geschehe dadurch, dass es als ein „Faktum der Vernunft" vorgestellt sei. Das moralische Gesetz sei durch reine Vernunft selbst verbürgt und sei als ihre ursprüngliche Setzung nicht mehr weiter auflösbar.[147] Die Beglaubigung der Idee der Freiheit entspreche einem *Bedürfnis* der theoretischen Vernunft: Sie brauche die Freiheit, ohne sie jedoch selbst begründen zu können.[148] So entstünde eine Leerstelle, auf die sich die praktische Vernunft beziehen könne. Das moralische Gesetz dürfe dabei nicht als empirische Tatsache im Sinne von Menschen gelebten moralischen Überzeugungen aufgefasst werden: Das moralische Gesetz sei das *einzige* Faktum der reinen Vernunft[149], wobei mit „Faktum" das ursprüngliche Freiheits-Ereignis des Menschen gemeint sei.

Wenn das moralische Gesetz seinen objektiven Geltungsgrund in einem Faktum der reinen Vernunft habe, müsse auch die subjektive Motivation sittlichen Verhaltens frei von empirischen Beweggründen sein. Das moralische Gesetz bestimme unmittelbar den Willen, alle anderen der menschlichen Natur oder ihren empirischen Grundlagen entnommenen Antriebe des sittlichen Handelns würden somit ausgenommen werden. Praktische Vernunft sei vor allem in der Hinsicht autonom, dass ihre Motivationskraft für sich allein ausreiche, den eigenen Willen zur Anerkennung des moralischen Gesetzes zu bewegen.[150] Was sittlich notwendig sei, würde dementsprechend unabhängig von subjektiven Neigungen sein. Diese dürften nicht der Bestimmungsgrund für das Handeln sein, weil dies zu Fremdbestimmung führe. Empirische Gründe könnten im gelingenden Fall zu Klugheits-/Geschicklichkeitsregeln führen, aber nicht zu einem notwendigen Gesetz: Handlung müssten nicht *„pflichtgemäß"*, sondern *„aus Pflicht"* erfolgen. Das Subjekt beziehe sich immer nur auf das ihm Eigene (seiner Vernunft Entsprungene), so dass der Wille nur in Bezug auf sich selbst gut sein könne. Auf diese Weise kommt Kant zur bloßen Form der Gesetzgebung, die er

---

147 Vgl. *Oelmüller, Willi*, Kants Beitrag zur Grundlegung einer praktischen Philosophie in der Moderne, in: Heintel, Peter/Nagl, Ludwig (Hg.), Zur Kantforschung der Gegenwart, Darmstadt 1981, 183–233, 200.

148 Vgl. *Müller, Klaus*, Glauben – Fragen – Denken. Band I: Basisthemen in der Begegnung von Philosophie und Theologie. Kap. 10.6: Kants Kritik und seine Alternative, Münster 2006, 321– 327, 324.

149 Vgl. *Müller, K.*, Glauben – Fragen – Denken, 323.

150 Vgl. *Kant*, KpV, 446f.

im kategorischen Imperativ niedergeschrieben hat: „Handle so, als ob die Maxime deiner Handlung durch deinen Willen zum allgemeinen Naturgesetze werden sollte.“[151] Hier liegt eine Verbindlichkeit für alle Menschen vor; es geht damit nicht nur um individuelle Selbstbestimmung, sondern stets auch um „kommunikative Selbstbindung“. Der Mensch solle sich also nicht aus allen sittlichen Bindungen lösen. Vielmehr sollte die ethische Motivation rein gehalten werden. Dieser Vorstellung liegt eine *materiale* Werteinsicht zugrunde: Dem Menschen komme Personwürde aufgrund seiner Vernunftnatur zu.[152] Die Würde entstamme aus dem Vermögen des Willens, sich vom moralischen Gesetz bestimmen zu lassen. Der Mensch solle immer zugleich Zweck, nie bloß Mittel sein.

Das kantische Verständnis ist immer wieder Gegenstand philosophischer und theologischer Debatten gewesen. Es lassen sich sowohl zustimmende Aussagen als auch kritische Einwände gegen das kantische Autonomieverständnis finden.

Autonomie ist bei Kant eine *fundamentalanthropologische* und *ethische* Kategorie zugleich: Das, was der Mensch sein wolle, zeige sich zugleich als die Grund-Forderung an ihm selbst und an alle Menschen.[153] Kant macht damit auf einen wichtigen Aspekt aufmerksam: Nicht erst der Glaube mache den Menschen zu einem moralischen Wesen. Das sei der Mensch von Natur (und Kultur) aus, was für den christlichen Glauben heiße, von der Schöpfung her. Zu würdigen ist außerdem, dass Kant mit seinen Darlegungen zu Autonomie einen erheblichen Teil dazu beigetragen hat, dass die Wende zum Subjekt in der Ethik vollzogen werden konnte. Nicht mehr die natürliche Ordnung oder andere Annahmen, sondern die Menschen selbst bestimmen über das Sittliche. Ebenso positiv ist die Berücksichtigung der sozialen Dimension: Nicht allein die individuelle Selbstbestimmung, sondern die Bindung in Beziehungen ist von Bedeutung. Die Mitmenschen werden demnach nicht außen vor gelassen, sondern bewusst einbezogen. Neue Kantauslegungen betonen das Bezogensein auf Anderes.[154]

---

151 *Kant*, KpV., 421. Baumgartner schreibt in diesem Zusammenhang zum Sittengesetz: „[D]ie Kritik der praktischen Vernunft (KpV) entfalt[et] eine Theorie der Sittlichkeit, in der das sittlich Gute als guter Wille, das Sittengesetz als kategorischer Imperativ, d.h. als unbedingtes Gebot sowie als oberste Regel zur Beurteilung von Handlungsmaximen unter dem Aspekt ihrer Tauglichkeit, zu einem allgemeinen Gesetz formuliert werden“, *Baumgartner, Hans M.*, Kant, I. Kant, Kantianismus, in: LThK 5 ([3]1996), 1198–1202, 1199.

152 Vgl. *Kant*, KpV, 434.

153 Vgl. *Merks*, Sittliche Autonomie, 19.

154 Vgl. *Schockenhoff*, Autonomieverständnis Kants, 79.

Allerdings ist auch auf kritische Aspekte der moralischen Autonomie hinzuweisen. Ein Einwand besagt, dass das rein formale Prinzip der Verallgemeinerungsfähigkeit eine notwendige, aber nicht hinreichende Bedingung richtigen Handelns sei.[155] Es sei nicht für die Bestimmung des Guten anwendbar, was sich zeige, wenn mehrere gleichermaßen generalisierbare Alternativen vorliegen und eine ausgewählt werden müsse. In diesen Fällen würden inhaltliche Wertkriterien/Vorzugsregeln gebraucht. Schließlich benötige eine widerspruchsfreie Generalisierung einen normativen Bezugsrahmen an Wertvorstellungen. Diesem Einwand kann allerdings entgegengehalten werden, dass Kant den kategorischen Imperativ nicht als *oberste Prämisse* für die Ableitung sittlicher Pflichten sah, sondern als ein *Auswahlkriterium*, das bestehende Handlungsmaximen auf ihre moralische Zulässigkeit überprüft. Für Kant ist der Wille nicht durch das „Was", sondern das „Warum" des Wollens sittlich gut. Mit dem kategorischen Imperativ steht noch nicht inhaltlich fest, *was* für das Gute geeignet ist, sondern die Suche nach moralischen Inhalten beginnt jetzt allererst.

Ein weiterer Einwand thematisiert den Dualismus von Sinneswelt und intelligibler Welt. Diese Differenzierung sei ohne tragfähige Grundlage und führe dazu, dass die empirischen Tatsachen beim sittlichen Handeln unberücksichtigt bleiben würden. Dieser Einwand wiegt schwer vor dem Hintergrund der Darlegungen aus Kapitel 1, in dem ein erfahrungsbasierter Ansatz, der ausdrücklich empirische Erkenntnisse beachtet, entwickelt wurde. Diese Kritik ist auch insbesondere in der theologischen Ethik zu finden: Kant habe mit seinem Verständnis von Autonomie dafür gesorgt, dass er mit der „Schöpfungswirklichkeit" gegebene Sinnstrukturen des menschlichen Lebens abschneide und vom menschlichen Handlungsfeld isoliere.[156]

Abschließend bleibt zum kantischen Autonomieverständnis festzuhalten, dass die gewinnbringenden Gehalte aufgenommen werden sollten. Die kritischen Einwände weisen jedoch darauf hin, dass das kantianische Autonomie-Verständnis nicht als solches in ethischen Debatten aufgenommen werden kann. Hierfür braucht es weitere Überarbeitungen, die als Nächstes dargelegt werden.

---

155 Vgl. *Schockenhoff*, Autonomieverständnis Kants, 73.
156 Vgl. *Schockenhoff*, Autonomieverständnis Kants, 80.

3.1.2 Vielfalt der Verwendung des Autonomie-Begriffs

Der Ursprung des Wortes Autonomie liegt in der griechischen Sprache.[157] In wörtlicher Entsprechung wird es mit „Selbstgesetzgebung“ oder „Selbstbestimmung“ wiedergegeben. Etymologisch betrachtet ist Autonomie aus den Begriffen *autos* = selbst und *nomos* = Regel/Gesetz abzuleiten. Das Wort entstammt nicht nur dem griechischen Sprachgebrauch, sondern wurde auch erstmals im griechischen Lebensbereich angewendet. In der griechischen Kultur der Antike wurde der Begriff hinsichtlich des griechischen Stadtstaates benutzt, der im Besitz einer eigenen politischen Selbstverwaltung war. „In antiquity the term *autonomy* was used to refer not to individuals, but to cities that made their own laws.“[158] „So hatte eine Stadt *autonomia*, wenn die Bürger ihre eigenen Gesetze verfassten, und nicht unter der Herrschaft oder Kontrolle einer übergeordneten Gewalt standen.“[159]

So klar der Ursprung des Begriffs ist, so unklar ist dessen heutiges Verständnis. Dworkin betont hierbei: „It would be unwise to assume that different authors are all referring to the same thing when they use the term ‘autonomy’.“[160] Die Sichtweisen auf Autonomie gehen weit auseinander. In verschiedenen Theorien kann Autonomie gefunden werden als eine Fähigkeit, eine Verfasstheit, ein Ideal oder ein moralisches Recht; zugleich kann sie auf Institutionen, Kollektive oder Individuen bezogen sein und politische, moralische oder prudentielle Fragen einbeziehen.[161] Mit Autonomie werden weiterhin vielerlei Aspekte assoziiert. Dazu

---

157 Vgl. *Dworkin*, theory and practice of autonomy, 12f.; *Beauchamp, Tom L./Childress, James F.*, Principles of biomedical ethics, New York/Oxford ^{6}2009, 99 (von Beauchamp und Childress gibt es mit Beauchamp/Childress, Principles of biomedical ethics derweil eine neuere Auflage, jedoch enthielt diese hinsichtlich des Themas dieser Arbeit keine entscheidenden Änderungen gegenüber der vorherigen Version, so dass in dieser Arbeit die sechste Auflage verwendet wird).

158 *O’Neill, Onora*, Autonomy and trust in bioethics, Cambridge 2002, 29.

159 *Hildt, Elisabeth*, Autonomie in der biomedizinischen Ethik. Genetische Diagnostik und selbstbestimmte Lebensgestaltung, Frankfurt a. M./New York 2006, 49.

160 *Dworkin*, theory and practice of autonomy, 5. Ebenso äußert sich Jennings: „It is important to note that autonomy is not a single idea but a cluster of closely related, overlapping ideas“, *Jennings, Bruce*, Autonomy, in: Steinbrück, Bonnie (Hg.), The Oxford Handbook of Bioethics, Oxford 2007, 72–89, 78.

161 Vgl. *Schöne-Seifert, Bettina*, Medizinethik, in: Nida, Rümelin, Julian (Hg.), Angewandte Ethik. Die Bereichsethiken und ihre theoretische Orientierung, Stuttgart ^{2}2005, 691–802, 706.

gehören:[162] Selbstverwirklichung, Freiwilligkeit, der Besitz von Entscheidungs- und Wahlfreiheit und die Achtung des Privatlebens. Zugleich tritt Autonomie als Äquivalent für Freiheit auf, ist teils gleichbedeutend mit Souveränität, Selbstgesetzgebung oder Willensfreiheit; andere setzen Autonomie gleich mit Würde, Individualität, Unabhängigkeit, Integrität, Verantwortlichkeit oder Selbst-Erkenntnis. Darüber hinaus wird Autonomie verbunden mit kritischer Reflexion, mit Freiheit von Verpflichtungen, mit der Abwesenheit externer Verursachung oder mit der Kenntnis der eigenen Interessen. Die Vielfalt an Verständnisweisen des Autonomiebegriffs lässt sich anhand einiger Autoren festmachen.[163] Für Downie und Telfer umfasst die Autonomie mehrere Aspekte:

> „Human beings are commonly spoken as autonomous creatures. We have suggested that their autonomy consists in their ability to choose whether to think in a certain way insofar as thinking is acting; in their freedom from obligation within certain spheres of life; and in their moral individuality."[164]

Hier geht es also um die Fähigkeit zu wählen, bei gleichzeitiger Abwesenheit von Verpflichtungen und Zwängen in bestimmten Bereichen des eigenen Lebens, die eine selbst getroffene Wahl an der Umsetzung hindern. Zudem ist die moralische Individualität autonomer Personen von Bedeutung. Rawls betont zugleich die Aspekte der Freiheit und Gleichheit: „Acting autonomously is acting from principles that we would consent to as free and equal rational beings."[165]

Anders blickt Scanlon auf Autonomie: „To regard himself as autonomous in the sense I have in mind, a person must see himself as sovereign in deciding what to believe and in weighting competing reasons for action."[166] Ihm ist wichtig, das

---

162 Folgende Auflistung ist zu finden etwa bei *Beauchamp/Childress*, Principles of biomedical ethics, 100; *Dworkin*, theory and practice of autonomy, 1–20; *Hildt*, Autonomie, 38; *Hildt*, Autonomie in der biomedizinischen Ethik, 50; *Schöne-Seifert, Bettina*, Grundlagen der Medizinethik, Stuttgart 2007, 39f. Zudem führt Taylor die verschiedenen Verwendungen von Autonomie auf, vgl. *Taylor*, Practical autonomy and bioethics, chapter 2.

163 So hat insbesondere Dworkin diese unterschiedlichen Ansichtsweisen herausgearbeitet, vgl. *Dworkin*, theory and practice of autonomy, 1–20; aufgenommen von Hildt, vgl. *Hildt*, Autonomie in der biomedizinischen Ethik, 52f.

164 *Downie, Ruth S./Telfer, Elizabeth*, Autonomy, in: Journal of Royal Institute of Philosophy 46/178 (1971), 293–301, 301.

165 *Rawls, John*, A theory of justice, Cambridge 1971, 516.

166 *Scanlon, Thomas*, A theory of freedom of expression, in: Journal of Philosophy 77/19 (1975), 655–669, 215.

eine autonom handelnde Person sich selbst als Wesen versteht, das die eigenen Ansichten bestimmt und hierbei Handlungsgründe gegeneinander abwägt.

Demgegenüber sieht Benn ein zusammenhängendes System von Überzeugungen und Werten für die Lenkung der Handlungen einer autonomen agierenden Person als notwendige Bedingung: „The autonomous man is the one [...] whose life has a consistency that derives from a coherent set of beliefs, values and principles, by which his actions are governed."[167] Wichtig ist hierbei, dass sich die Wünsche und Werte zu einem System zusammenfinden, in dem sie sich nicht gegenseitig ausschließen.

Raz wiederum schreibt zum Ideal der Autonomie: „One is autonomous, if one determines the course of one's life by oneself."[168] Demnach handelt eine Person autonom, wenn sie den Verlauf ihres eigenen Lebens selbst bestimmen kann. Ein autonom hergestellter Lebensverlauf resultiert als Ergebnis aus selbstbestimmten Entscheidungen. Damit ist zwischen einem *autonomen Leben als Errungenschaft* und der *Autonomiefähigkeit*, d.h. der Fähigkeit einer Person, ein autonomes Leben zu führen, zu unterscheiden.[169] Die Autonomiefähigkeit stellt hierbei die Voraussetzung für das autonome Leben dar.

Dworkin bringt Autonomie in Verbindung mit Volitionen und Präferenzen auf zwei Ebenen. Seine Aussagen haben eine inhaltliche Nähe zum Modell Frankfurts (vgl. Abschnitt 4.4.9). Im Konkreten beansprucht Dworkin:

> „[A]utonomy is conceived of as a second-order capacity of persons to reflect critically upon their first-order preferences, desires, whishes, and so forth and the capacity to accept or attempt to change these in light of higher-order preferences and values. By exercising such a capacity, persons define their nature, give meaning and coherence to their lives, and take responsibility for the kind of person they are."[170]

Nach Beauchamp und Childress handelt ein autonom agierendes Individuum frei in Überein-stimmung mit einem selbstgewählten Plan: „Personal autonomy encompasses, at a minimum, self-rule that is free from both controlling interference by others and from certain limitations such as an inadequate understanding that prevents meaningful choice."[171] Eine Person dagegen, die nicht autonom handeln könne, befinde sich unter unangemessener Kontrolle Anderer,

167 *Benn, Stanley I.*, Freedom, autonomy, and the concept of person, in: Proceedings of the Aristotelian Society 76 (1976), 109–130, 123.

168 *Raz, Joseph*, The morality of freedom, Oxford 1986, 407.

169 Vgl. *Hildt*, Autonomie in der biomedizinischen Ethik, 52.

170 *Dworkin*, theory and practice of autonomy, 20.

171 *Beauchamp/Childress*, Principles of biomedical ethics, 99.

habe kein ausreichendes Verständnis über die mit ihrer Entscheidung einhergehenden Folgen oder könne nicht im akzeptablen Maße frei – auf Basis der eigenen Wünsche und Pläne – handeln.[172]

Wie bereits erwähnt, werden in dieser Arbeit Selbstbestimmung und Autonomie synonym verwendet. Es lässt sich zudem nach dem Verhältnis von Selbstbestimmung und Freiheit fragen. Diese beiden Begriffe werden in der folgenden Arbeit nicht synonym verwendet. Es wird zwischen Willens- und Handlungsfreiheit unterschieden. Beide Formen der Freiheit sind Voraussetzungen für Selbstbestimmung.

Was den unterschiedlichen Auffassungen von Autonomie gemeinsam ist, ist die grundlegend positive Bewertung der Autonomie als Fähigkeit des Individuums.[173] Autonomie steht in einem Zusammenhang mit Handeln, Aktiv- und Tätig-Sein des Menschen, insbesondere hinsichtlich der Gestaltung des eigenen Lebens.

3.1.3 Normative und deskriptive Akzeptanz-Kriterien des Begriffs der Autonomie

Mit Blick auf die unterschiedlichen Lesarten des Autonomiebegriffs lässt sich fragen, was dieser Begriff zu leisten hat. Ach und Schöne-Seifert bringen zum Ausdruck, dass der Autonomiebegriff festlegen muss, „in welcher Hinsicht und unter welchen Bedingungen von Autonomie die Rede sein soll."[174] Hierbei sind deskriptive und normative (Akzeptanz-)Kriterien von Bedeutung. „Letztlich müssen der Wert, der Begriff und das Prinzip von Autonomie zueinander, aber auch zu sonstigen ethischen Vorstellungen und zu unserem Sprachgebrauch ‚passen'."[175] Dieser Aufgabe ist im Folgenden nachzugehen. Es deutet sich bereits an, dass Begriff und Wert der Autonomie zwei unterschiedliche Aspekte sind, aber komplexe Verschränkungen aufweisen. In diesem Zusammenhang beanspruchen Beauchamp und Childress: „A theory of autonomy should be kept consistent with pretheoretical assumptions implicit in the principle of respect for autonomy."[176]

172 *Beauchamp/Childress*, Principles of biomedical ethics, 99.

173 Vgl. *Dworkin*, theory and practice of autonomy, 6; Hildt, Autonomie, 39.

174 *Ach/Schöne-Seifert*, Relationale Autonomie, 44.

175 *Ach/Schöne-Seifert*, Relationale Autonomie, 44.

176 *Beauchamp/Childress*, Principles of biomedical ethics, 101; ähnlich: *Beauchamp*, *Beauchamp, Tom L.*, Who deserves autonomy and whose autonomy deserves respect?, in: Taylor, James S. (Ed.), Personal autonomy. New essays on personal autonomy and its role in contemporary moral philosophy, Cambridge 2008, 310–329, 311.

Das Verständnis des Autonomiebegriffs hat erheblichen Anteil daran, wie das Prinzip des Respekts vor der Autonomie konkret ausgestaltet werden kann, vor allem in Hinsicht auf dessen Anwendungsbedingungen und inhaltliche Reichweite.[177] Ach und Schöne-Seifert geben an, dass der Autonomiebegriff ein *deskriptiver* und zugleich ein *normativ imprägnierter* Begriff sei: deskriptiv deshalb, weil es möglich ist, eine Reihe von deskriptiven Kriterien zu nennen, die ihn definieren. Demnach ist es eine empirische Frage, ob eine bestimmte Handlung autonom erfolgt. Normativ imprägniert sei der Begriff aus dem Grund, da es sich bei ihm *nicht nur* um einen handelt, der in der Alltagssprache Verwendung findet. Da er *auch* als philosophischer Begriff genutzt wird, muss dessen Bedeutung genau festgelegt werden. So stellt sich die Aufgabe, eine Begriffsbestimmung aufzustellen. Dafür sind *Adäquatheitsbedingungen* von Nöten, die wiederum selbst in gewisser Weise als normativ charakterisiert werden können.[178] Vier Aspekte bzw. Bündel von Adäquatheitsbedingungen lassen sich anführen:[179]

(1) Wenn eine Theorie der Autonomie entwickelt wird, muss es grundsätzlich möglich sein, Autonomie empirisch und theoretisch plausibel erscheinen zu lassen:

> „There should be no empirically grounded or theoretically derived knowledge which makes it impossible or extremely unlikely that anybody ever has been, or could be, autonomous. Thus, a theory which required as a condition of autonomy that an individual's values not be influenced by his parents, peers or culture would violate this condition."[180]

Wie dieses Beispiel zeigt, muss Autonomie auf einem Boden fußen, der weder durch empirische Erkenntnisse noch durch theoretische Annahmen unmöglich wird.

(2) Es bestehen vortheoretische Auffassungen von Autonomie. Wenn nun der Autonomiebegriff formuliert wird, sollte er den vortheoretischen Auffassungen möglichst entgegenkommen. Sicherlich unterscheiden sich die vortheoretischen Überlegungen von der jetzigen Definition des Begriffs der Autonomie. Zugleich ist der Autonomiebegriff aber nicht zu weit von diesem üblichen Gebrauch fortzuführen, weil dann die Verwendung des

177 Vgl. *Ach/Schöne-Seifert*, Relationale Autonomie, im Folgenden Bezug auf: 44–46.

178 Vgl. *Dworkin*, theory and practice of autonomy, 7.

179 Bedingung (1) geht vorwiegend auf Dworkin zurück, vgl. *Dworkin*, theory and practice of autonomy, 7; die anderen Bedingungen hingegen auf Ach und Schöne-Seifert, die sich allerdings teilweise auf Dworkin beziehen, vgl. *Ach/Schöne-Seifert*, Relationale Autonomie, im Folgenden Bezug auf: 45f.

180 *Dworkin*, theory and practice of autonomy, 7.

Wortes „Autonomie“ für das, was es ausdrücken möchte, ihre sprachliche Ausdrucksfähigkeit verliert.

(3) Der verwendete Begriff von Autonomie sollte in ein Feld ähnlicher und verwandter Begriffe einzusortieren sein. Wie Dworkin ausdrückt, gehören zu diesem Feld Begriffe wie Freiheit, Selbstgesetzgebung, Unabhängigkeit, Integrität oder Individualität.[181] Doch es gehört nicht nur dazu, den Begriff in ein komplexes Feld einzusortieren, sondern ihn auch gegenüber anderen Begriffen abzugrenzen: „The concept should be neither internally inconsistent nor inconsistent (logically) with other concepts we know to be consistent.”[182]

(4) Die vierte Adäquatheitsbedingung ist die bedeutsamste. Nach dieser muss der herangezogene Autonomiebegriff zum Prinzip des Respekts vor der Autonomie „passen“. So schreiben Beauchamp und Faden: „One test, and perhaps the most important test of adequacy of an analysis of autonomy is how well the analysis would function in the moral life, where it will inescapably be connected to the principle of respect for autonomy.”[183] Es zeigt sich also, dass hier eine normativ motivierte Adäquatheitsbedingung vorliegt: Wenn wir gute Gründe für die Geltung des Prinzip des Respekts vor der Autonomie haben, dann sollten wir auch gute Gründe anführen, den Begriff der Autonomie so zu definieren, dass er für das Prinzip des Respekts vor der Autonomie möglichst Wirkung entfaltet. Somit setzt die Passung von Begriff und Prinzip von Autonomie drei Aspekte voraus: (1) Der Autonomiebegriff sollte so entwickelt werden, dass er das Prinzip des Respekts vor der Autonomie nicht inakzeptabel oder trivial macht.[184] In beiden Fällen würde das Prinzip seine Bedeutung verlieren, weil es entweder als ethisches Prinzip nicht annehmbar ist oder aufgrund seiner geringen Aussagekraft erst gar keine Relevanz gewinnt. (2) Zusätzlich muss der Begriff „der – dem Autonomieprinzip eignenden – kontextadäquaten Flexibilität ausreichend Rechnung tragen.“[185] Der Begriff sollte nicht so verfasst sein, dass er sich lediglich auf eine bestimmte Situation anwenden lässt. Vielmehr hat er in verschiedenen Kontexten eine Wirkung zu entfalten. Autonomiebedingungen, die auch in anderen Handlungs- und

---

181 Vgl. *Dworkin*, theory and practice of autonomy, 6.

182 *Dworkin*, theory and practice of autonomy, 7.

183 *Beauchamp, Tom L./Faden, Ruth R.*, A history and theory of informed consent, Oxford 1986, 265.

184 Vgl. *Tännjsö*, Coercive care, 10.

185 *Ach/Schöne-Seifert*, Relationale Autonomie, 46.

Entscheidungszusammenhängen zur Geltung kommen, gewinnen dadurch erst ihre Plausibilität.[186] Schließlich sollte der Begriff der Autonomie (3) die Formulierung von Kriterien für Autonomie möglich werden lassen.[187] Diese wiederum sollten operationalisierbar sein. Insgesamt lassen sich zwei Bedingungen festmachen, die in allen Theorien für die Bestimmung des Autonomiebegriffs essentiell sind: (1) *Freiheit* (*liberty*), die Unabhängigkeit[188] von kontrollierenden Einflüssen[189], und (2) *Handlungsfähigkeit* (*agency*), die Fähigkeit zum intentionalen Handeln.[190] Uneinigkeit herrscht dagegen über die *Bedeutung* dieser Bedingungen und ob *zusätzliche* Bedingungen über die genannten hinaus erforderlich sind (vgl. Kap. 4).

---

186 Vgl. *Schöne-Seifert*, Präimplantationsdiagnostik und Entscheidungsautonomie, 91.

187 Vgl. *Ach/Schöne-Seifert*, Relationale Autonomie, 46.

188 Unabhängigkeit ist hier nicht als „absolute Unabhängigkeit" zu interpretieren. Der Mensch ist immer durch einzelne Einflüsse durch andere Menschen oder der Mit- und Umwelt betroffen. Die Einflüsse dürfen jedoch nicht so stark sein, dass sie das Handeln des Menschen bestimmen, so dass er nicht mehr frei handeln könnte. Im weiteren Verlauf der Arbeit wird gesagt werden, dass Freiwilligkeit graduell aufzufassen ist, also in verschiedenen Graden vorliegen kann, vgl. Abschnitt 3.2.1

189 Dieses Verständnis geht vorwiegend auf Mill zurück. Mill betont die Individualität des autonomen Handelns. Demnach müsse die Gesellschaft dem Individuum erlauben, eigene Überzeugungen zu entwickeln, solange dadurch nicht die Freiheit anderer eingeschränkt wird oder andere Personen geschädigt werden. Im Mittelpunkt steht bei Mill also das Prinzip der Schadensvermeidung, welches dem Individuum den Schutz vor paternalistischen Eingriffen seitens des Staates garantiere. Mill geht es darum, ob und wann es dem Staat erlaubt ist, in die Freiheit des Individuums einzugreifen. So schreibt er: „Immer wenn ein bestimmter Schaden oder ein bestimmtes Schadens-Risiko entweder für ein Individuum oder für die Öffentlichkeit gegeben ist, gehört der Fall nicht mehr in den Bereich der Freiheit, sondern in den der Moral oder des Gesetzes", *Mill, John Stuart*, Über die Freiheit, Stuttgart 1859/1987, 98. Demnach ist eine Person frei zu handeln, wie sie möchte, solange sie damit keiner anderen Person einen Schaden zufügt. Die Freiheit des Individuums kann also nur dann vom Staat eingeschränkt werden, wenn es dem Selbstschutz der Gesellschaft bzw. zum Schutz einzelner Personen dient. Das eigene Wohl, sei es psychisch oder moralisch, sei hingegen kein Grund für das staatliche Eingreifen in das Handeln des Individuums. Vielleicht mag es gute Gründe geben, ein Individuum zu einem bestimmten Handeln zu überzeugen, weil es das Individuum glücklicher mache, aber das bedeutet nicht, ihn zugleich dazu zu zwingen, vgl. *Mill*, Über die Freiheit, 51f.

190 Vgl. *Beauchamp/Childress*, Principles of biomedical ethics, 100; *Beauchamp, Tom L.*, Who deserves autonomy, 310.

3.2 Autonomie als Wert in der Ethik

Bislang wurden keine Aussagen darüber gemacht, warum Autonomie überhaupt als Wert in der Ethik berücksichtigt werden soll. Wenn Autonomie als ein wichtiger Orientierungsmaßstab für das menschliche Handeln gelten soll, muss erläutert werden, was an Selbstbestimmung als wertvoll erscheint. Wenn es keine Gründe gibt, warum Autonomie als wichtiger Bestandteil menschlichen Lebens hochzuhalten ist, dann erscheint es unplausibel, Autonomie in der Ethik zu untersuchen. Es gibt durchaus Stimmen, die behaupten, Autonomie sei nicht immer von Wert: „There are lot of writers – they include many feminists, virtue ethicists and communitarians – who doubt whether autonomy is always of value."[191] Schließlich könnten bei Ablehnung der Autonomie als Wert andere Werte in den Mittelpunkt rücken, z.B. Fürsorge, Nichtschädigen oder Gerechtigkeit. Doch es wird sich zeigen, dass Autonomie als hoher Wert anzusehen ist.

Der Autonomiebegriff kann in der Ethik nicht ohne weitere Überlegungen als Wert übernommen werden: „It has been a mistake to use the term ‚autonomy' or even the phrase ‚principle for autonomy' as a shorthand expression for ‚the principle of respect for autonomy'."[192] Der Begriff der Autonomie nimmt zwar die Rolle des Bezugspunktes für das Prinzip des Respekts vor der Autonomie ein, ist aber nicht mit ihm gleichzusetzen. Bei der Entwicklung des Prinzips ist eine Begründung des Wertes notwendig:

> „Das heißt, es geht nicht nur darum, eine handlungstheoretisch befriedigende Konzeption zu formulieren – für die es unterschiedlich enge und weite Alternativen gibt. Vielmehr muß die Konzeption vor allem das umfassen, was uns an Autonomie *wertvoll* ist; muß also der Tatsache gerecht werden, daß wir Selbstbestimmung (bei uns und bei anderen) *prima facie* für einen moralisch relevanten Wert erachten – für etwas, in dessen Dienst wir Verhalten gestellt wissen wollen."[193]

Es gilt, die Gedanken, die hinter dem Prinzip stehen, genauer darzulegen. Das umschließt die Aufgabe, Autonomie als Wert zu begründen.

---

191 *O'Neill*, Autonomy and trust in bioethics, 22.

192 *Childress, James F.*, The place of autonomy in bioethics, in: The Hastings Report 20/1 (1990), 12–17, 12.

193 *Schöne-Seifert*, Präimplantationsdiagnostik und Entscheidungsautonomie, 90.

3.2.1 Prinzip des Respekts vor der Autonomie

Autonomie kommt oftmals die Funktion eines moralischen, politischen oder gesellschaftlichen Ideals zu.[194] „In all three cases there is value attached to how things are viewed through the reasons, values, and desires of the individual and how those elements are shaped and formed."[195] Zwar kann die umfassende Verwirklichung solch eines Ideals angestrebt werden, doch lässt sich Autonomie in diesem Sinne nie ganz erreichen, „da vielfältige Rahmenbedingungen, Einflüsse und Zwänge im realen Leben einer maximalen Verwirklichung entgegenstehen."[196] Demgegenüber erscheint es geeigneter, Autonomie als eine vorhandene Fähigkeit zu verstehen, die unter geeigneten Bedingungen verwirklicht und für die Führung des eigenen Lebens verwendet werden kann.[197] Darum wollen Beauchamp und Childress Autonomie nicht als Ideal fassen, sondern, im Sinne lokaler Handlungs-/Entscheidungsautonomie, als das Ausüben einer Fähigkeit, die der Mensch hinsichtlich einer Handlung in einer Einzelsituation ausweisen kann. Das Ideal der Autonomie kann also nicht als Vorbedingung für die Respektierung autonomer Entscheidungen dienen. Vielmehr sind die *Bedingungen* für eine selbstbestimmt gefällte Entscheidung und das *Ideal* der Autonomie auseinanderzuhalten.[198]

Das Prinzip des Respekts vor der Autonomie drückt aus, welche Rolle die Autonomie einer Person für andere Personen spielen sollte.[199] Beauchamp betont zusammen mit Faden, dass es vor allem darum gehe, die Autonomie Anderer zu respektieren und diese nicht zu beeinträchtigen.[200] Die Forderung nach Respekt vor der Autonomie steht der zweiten Formulierung des kategorischen Imperativs nahe. Diese lautet nach Kant: „Handle so, dass du die Menschheit sowohl in deiner Person, als in der Person eines jeden andern jederzeit zugleich als Zweck, niemals bloß als Mittel brauchest."[201] Beim Prinzip des Respekts vor der Autonomie gilt es zu klären, welcher *Wert* von Entscheidungsautonomie angenommen wird und wie eine *Begründung ihrer normativen Autorität* gegeben werden kann.[202]

194 Vgl. *Dworkin*, theory and practice of autonomy, 10; *Hildt*, Autonomie in der biomedizinischen Ethik, 50.
195 *Dworkin*, theory and practice of autonomy, 10.
196 *Hildt*, Autonomie in der biomedizinischen Ethik, 50.
197 *Dworkin*, theory and practice of autonomy, 12.
198 Vgl. *Childress*, place of autonomy in bioethics, 13.
199 Vgl. *Ach/Schöne-Seifert*, Relationale Autonomie, 47.
200 *Beauchamp/Faden*, history and theory of informed consent, 8.
201 *Kant, Immanuel*, Grundlegung zur Metaphysik der Sitten, Stuttgart 1785/1991, 79.
202 Vgl. *Ach/Schöne-Seifert*, Relationale Autonomie, 44.

Was heißt es nun aber, eine autonome Entscheidung zu respektieren? Hierfür muss zunächst einmal erklärt werden, was eine selbstbestimmte Entscheidung kennzeichnet. Für solch eine Bestimmung autonom vollzogener Entscheidungen braucht es gewisse Kriterien/Bedingungen. Diese sind für Autonomie *kontextsensitiv* zu entwickeln. Dazu zählt, dass die Kriterien zum einen praxistauglich sind (unter anderem testbar), und dass zum anderen die jeweilige Situation mit ihrem gesellschaftlichen Kontext als Ganze berücksichtigt wird.[203]

Beauchamp und Childress führen drei Bedingungen für autonomes Handeln ein. Demnach muss eine Person (1) intentional handeln, (2) das Handeln verstehen und (3) ohne kontrollierende Einflüsse durch Dritte sein, welche ihr Handeln determinieren würden.[204] Die erste Bedingung sei eine *nicht-graduelle* Bestimmung: Entweder jemand handle intentional oder handle nicht intentional. Hinsichtlich der anderen Bedingungen führen Beauchamp und Childress an, dass sie graduell zu verstehen seien, d.h. die Bedingungen können in unterschiedlichen Graden erfüllt sein.[205] Es ist kein vollkommenes Verstehen aller Informationen notwendig und ebenso muss eine Handlung nicht komplett unabhängig von externen Einflüssen sein, um als autonom gelten zu können. Letztlich muss eine Person *substanziell* und *nicht voll* autonom handeln:

> „However, acts can satisfy both the conditions of understanding and absence of controlling influences to a greater or lesser extent. Actions therefore can be autonomous by degrees [...]. For an action to qualify as autonomous in our account, it needs only a substantial degree of understanding and freedom from constraint, not a full understanding or a complete absence of influence."[206]

Darüber hinaus beinhaltet die Respektierung der Autonomie zugleich eine positive und negative Verpflichtung: *Negativ* in dem Sinne, dass die Person frei sein

---

203 Vgl. *Schöne-Seifert*, Präimplantationsdiagnostik und Entscheidungsautonomie, 91.

204 Vgl. *Beauchamp/Childress*, Principles of biomedical ethics, 101; Zur dritten Bedingung schreibt O'Neill: „Most contemporary accounts of autonomy see it as a form of *independence*. Independence is relational: it is independence from something or other", *O'Neill*, Autonomy and trust in bioethics, 28.

205 Vgl. *Beauchamp/Childress*, Principles of biomedical ethics, 101; *Beauchamp*, Who deserves autonomy, 316.

206 *Beauchamp/Childress*, Principles of biomedical ethics, 101. Talbot führt hierzu weiter aus, dass die erforderlichen Schwellenbestimmungen keiner Theorie, sondern dem Alltagsverständnis von Angemessenheit zu gehorchen hätten, vgl. *Talbot, Davinia*, Tiefenhirnstimulation und Autonomie, in: Müller, Oliver/Clausen, Jens/Maio, Giovanni (Hg.), Das technisierte Gehirn. Neurotechnologien als Herausforderung für Ethik und Anthropologie, Paderborn 2009, 165–186, 173.

soll, ihre Entscheidung selbst zu fällen; *positiv* in dem Sinne, dass Mitmenschen fürsorglich mit einem Individuum umgehen und dessen Fähigkeit zur selbstbestimmten Entscheidung fördern sollen.[207] Solch ein Verständnis des Prinzip des

---

207 Vgl. *Beauchamp/Childress*, Principles of biomedical ethics, 104.
Bei der Differenzierung zwischen negativer und positiver Verpflichtungen kann auf zwei einflussreiche Traditionslinien geschaut werden: zum einen diejenige, die auf Hobbes, Locke und Mill zurückgeht. Dieser Tradition entsprechend meint Freiheit die Abwesenheit von Eingriffen in die Handlungen einer Person, vgl. *Hildt*, Autonomie in der biomedizinischen Ethik, 54. Zum anderen ist dies diejenige, die von den Arbeiten Rousseaus und Greens geprägt sind. Dieser gemäß muss Freiheit nicht nur die Abwesenheit von Beeinträchtigungen vorsehen, sondern auch das Vorhandensein einer Reihe von Handlungsalternativen und Gelegenheiten, vgl. *Hildt*, Autonomie in der biomedizinischen Ethik, 54. Eine gewichtige Rolle in der Historie hat schließlich Berlin (1909-1997) eingenommen, der in Rahmen beider Traditionslinien einzuordnen ist. Berlin beschäftigte sich mit der Frage, wie Freiheit verstanden werden kann. Zudem interessierte es ihn, wie es möglich ist, dem Menschen die Freiheit zu ermöglichen und zu gewährleisten. Sein bekanntester Text stammt aus dem Jahr 1969 und trägt den Namen „Two concepts of liberty". Berlin vertritt die Meinung, eine Person könne selbst aus Freiheit handeln: „I wish to be an instrument of my own, not other men's acts or will. I wish to be a subject, not an object [...] deciding, not being decided for, self-directed and not acted upon by external nature or by other men as if I were a thing, or an animal, or a slave incapable of playing a human role, that is, of conceiving goals and policies of my own and realizing them", *Berlin, Isaiah*, Two concepts of liberty, in: Berlin, Isaiah (Ed.), Four Essays on Liberty, Oxford 1969, 118–172, 131. Auf diesen Gedanken aufbauend, entstehen die Grundideen Berlins, nach denen eine Person autonom handeln kann. Er unterscheidet zwei Formen von Freiheit: (1) die *negative* Freiheit und (2) die *positive* Freiheit. Für beide Freiheiten benennt er die Fragen, die mit einer jeweiligen Definition beantwortet werden sollen. Bzgl. der negativen Freiheit stellt er die Frage: „What is the area within which the subject – a person or a group of persons – is or should be left to do or be what he is able to do or be, without interference by other persons?", *Berlin*, Two concepts of liberty,123. Im Gegensatz dazu stellt sich ihm hinsichtlich der positiven Freiheit die Frage: „What, or who, is the source of control or interference that can determine someone to do, or be, this rather than that?", *Berlin*, Two concepts of liberty, 123. Für Berlin sind die genannten Fragen zwei unterschiedliche, ihre Antworten können sich aber überschneiden, vgl. *Berlin*, Two concepts of liberty, 123. Was aber meinen nun die beiden Freiheiten genau? Die *negative Freiheit* umfasst die Freiheit *von* etwas, d.h. Freiheit *von* Übergriffen durch andere Menschen, vgl. *Berlin*, Two concepts of liberty, 123–125. Welcher *Art* diese Übergriffe auch sein mögen, ist nicht entscheidend, sondern *dass* die Freiheit durch Andere eingeschränkt wird, ist die Problematik, die er anspricht. Die *positive Freiheit* hingegen gibt an, ob eine Person die Handlungen selbst bestimmt oder ob andere Faktoren die Handlungen beeinflussen oder gar

Respekts vor der Autonomie bringt für den Wert der Autonomie die erforderlichen Begründungsressourcen mit sich, denn es setzt eine spezifisch normative Begründung voraus:

> „Wer das Prinzip so versteht, dass es auch fordert, Patient/-innen zu autonomen Entscheidungen zu befähigen, sie also dabei zu unterstützen, normative Autorität in Fragen des eigenen Lebens wahrnehmen zu können, muss Autonomie, bzw. ihre Ermöglichung oder Realisierung, in irgendeinem Sinne als wertvoll ansehen."[208]

Bislang ist erst wenig darüber gesagt, wie das Prinzip begründet und mit Inhalt gefüllt werden kann. Wichtig ist aber, dass das Prinzip sowohl mit deontologischen als auch mit konsequentialistischen Begründungsmustern verträglich ist.[209] In diesem Rahmen kann Autonomie als intrinsischer sowie instrumenteller Wert ausgelegt werden, wie die Darlegungen in Abschnitt 3.2.2 und 3.2.3 offenbaren werden. Doch erscheint es nicht möglich, dass der zu fördernde Teil vom Prinzip des Respekts vor der Autonomie mit jeder Form von Begründung zusammenpasst. Er ist nur mit solchen Begründungsansätzen kompatibel, in denen

---

beherrschen, so dass damit Freiheit *zu* etwas gemeint ist, vgl. *Berlin*, Two concepts of liberty, 131–133. Es handelt sich hierbei um die Fähigkeit, gewollte Ziele zu verfolgen.

208 *Ach/Schöne-Seifert*, Relationale Autonomie, 45.

209 Deontologische Ethiken beurteilen eine *Handlung*, vgl. z.B. *Werner, Micha H.*, Deontologische Theorien, in: Hübenthal, Christoph/Wils, Jean-Pierre (Hg.), Lexikon der Ethik, Paderborn 2006, 40–49. Hierbei fällt oftmals der Begriff der Pflicht, d.h. eine Person hat bestimmte Pflichten zu erfüllen. Der Begriff der konsequentialistischen Ethik ist hingegen ein Sammelbegriff für diejenigen Theorien, die nicht die Handlung beurteilen, sondern die Konsequenzen/Folgen einer Handlung, vgl. z.B. *Driver, Julia*, Consequentialism. New problems of philosophy, New York 2012. Eine bekannte Form des Konsequentialismus ist der Utilitarismus. Es darf nicht übersehen werden, dass sowohl die deontologische Ethik als auch der Konsequentialismus und Utilitarismus jeweils nicht eine einheitliche Theorie darstellen, da es von jeder dieser übergeordneten Ethiken verschiedene Ausformulierungen gibt. Der grundsätzliche Unterschied zwischen deontologischer und konsequentialistischer Ethik wird oftmals anhand eines Beispiels verdeutlicht: In einem Haus verfolgt ein Verbrecher eine Person im Treppenhaus und will diese töten. Der Verfolgte versteckt sich in einer der Wohnungen des Hauses. Der Verbrecher klingelt bei dem Hausbewohner, in dessen Wohnung sich der Verfolgte befindet, und fragt den Hausbewohner, ob er den Verfolgten gesehen habe. Der deontologischen Ethik nach muss der Hausbewohner die Wahrheit sagen, weil Lügen eine Handlung ist, die als moralisch schlecht beurteilt wird. Die konsequentialistische Ethik würde hingegen die Frage in den Blick nehmen, welche Folgen sich ergäben, wenn der Hausbewohner die Wahrheit oder eine Lüge äußern würde. In diesem Fall dürfte der Hausbewohner lügen, weil dadurch ein Leben gerettet werden würde.

der Wert der Autonomie in gewisser Weise zu den ‚axiologischen Ingredienzien' gezählt wird.[210] Beauchamp und Childress fassen das Prinzip damit wie folgt:

> „To respect autonomous agents is to acknowledge their right to hold views, to make choices, and to take actions based on their personal values and beliefs. Such respect involves respectful action, not merely a respectful attitude. It requires more than non-interference in others' personal affairs. It includes, in some contexts, building up maintaining others' capacities for autonomous choice while helping to allay fears and other conditions that destroy or disrupt autonomous action. Respect, in this account, involves acknowledging the value and decision-making rights of persons and enabling them to act autonomously, whereas disrespect for autonomy involves attitudes and actions that ignore, insult, demean, or are inattentive to other's rights of autonomous action."[211]

Der Respekt gegenüber autonomen Entscheidungen einer Person besteht demnach darin, Personen zu solchen autonomen Entscheidungen zu verhelfen und sie durch keinerlei äußere Eingriffe zu verhindern. Doch ist das Prinzip des Respekts vor der Autonomie nicht absolut zu setzen: „The principle of respect for autonomy does not by itself determine what a person ought to be free to know or do or what counts as a valid justification for constraining autonomy."[212] Dieses Prinzip gilt *prima facie* und d.h. andere konfligierende Normen können das Prinzip des Respekts vor der Autonomie in Einzefällen „ausstechen".[213]

3.2.2 Begründung der normativen Autorität einer autonom agierenden Person

Die Respektierung der autonomen Entscheidungen einer Person setzt voraus, dass einer Person zugestanden wird, selbst Entscheidungen treffen zu können und zu dürfen. Es handelt sich demzufolge um die Situation, in der Personen in Einzelsituationen die *Autorität* überlassen wird, über Fragen des eigenen Lebens selbstbestimmt zu entscheiden. Doch wie lässt sich diese erlaubte Autorität begründen? Hier kommt eine wichtige Unterscheidung zwischen Autonomie als *intrinsischer* Wert und Autonomie als *instrumenteller* Wert ins Spiel.[214] Bei der nachfolgenden Differenzierung gilt es darzulegen, warum Selbstbestimmung

---

210 Vgl. *Ach, Johann S./Schöne-Seifert, Bettina*, Motor- und Handbremse. Die antipaternalistischen Ressourcen konsequentialistischer Ethik, in: Kühler, Michael/Noussek, Alexa (Hg.), Konsequentialismus und Paternalismus, Münster 2014, 89–108.

211 *Beauchamp/Childress*, Principles of biomedical ethics, 103.

212 *Beauchamp/Childress*, Principles of biomedical ethics, 105.

213 Vgl. *Beauchamp/Childress*, Principles of biomedical ethics.

214 Taylor diskutiert den instrumentellen und intrinsischen Wert der Autonomie ausführlich, vgl. *Taylor*, Practical autonomy and bioethics, chapter 10.

sowohl als instrumenteller Wert als auch als intrinsischer Wert betrachtet werden kann.

3.2.1.1 *Begründung von Autonomie als instrumenteller Wert*

Autonomie als instrumentellen Wert zu verstehen, kommt den gegenwärtigen gesellschaftlichen Vorstellungen von Werten entgegen. Es ist wahrzunehmen, dass die Ansichten innerhalb einer Gesellschaft wie Deutschland darüber, was unter einem guten Leben zu verstehen ist, zunehmend auseinandergehen. Bereits im anthropologischen Teil wurde darauf hingewiesen, dass die Moralvorstellungen und Weltanschauungen pluraler werden (vgl. Abschnitt 2.2). Jeder kann dementsprechend seine Fähigkeit zur Selbstbestimmung auf seine Weise nutzen, um sein Wohl zu befördern. Es erscheint demnach als einzig gangbarer Weg in einer pluralistischen Gesellschaft, den Wert der Autonomie als wichtig anzuerkennen: „A moral theory which recognizes the value of autonomy inevitably upholds a pluralistic view. It admits the value of a large number of greatly differing pursuits among which individuals are free to choose."[215] Um dem gerecht zu werden, ist, so erweckt es zumindest den Eindruck, ein kontext-neutraler Ansatz der Autonomie notwendig:

> „[A] content-neutral account of autonomy would naturally appear to be the core value that should guide the construction of such a decision-making framework. This is because, first, an emphasis on autonomy would serve as a bulwark against one person (or group of persons) imposing their values upon another. Second, given that this emphasis on the value of autonomy stemmed from the recognition of values pluralism and the belief that this should be accommodated through constructing a framework for decision-making to (at best) avoid or (at worst) minimize persons having values imposed on them that they do not share, the account of autonomy that would undergird this framework should not be one that precluded certain persons from being recognized as being autonomous on the basis of their values. Given these considerations, then, the account of autonomy that should play the role that has been accorded to this concept in contemporary bioethics should, it seems, be one that is content-neutral, rather than substantive."[216]

Hinter der Auffassung, Autonomie sei ein instrumenteller Wert, steckt der Gedanke, dass mit der Autonomiefähigkeit andere Güter erreicht werden können.

---

215 *Raz*, morality of freedom, 381.

216 *Taylor*, Practical autonomy and bioethics, 64. Vgl. zu prozeduralen und substantiellen Autonomie-Konzepten Abschnitt 4.2.2.

Insbesondere soll Autonomie als Instrument zur Steigerung des Guten dienen: „Autonomy is valuable only if exercised in pursuit of the good.“[217]

Häufig wird Autonomie als instrumenteller Wert an das Wohlergehen eines Individuums gebunden. Es war bereits Mill, der die Autonomie als essentiell für das Erreichen von Wohlergehen betrachtete.[218] Beispielsweise behauptet Schermer, Autonomie sei „only valuable as an instrument to promote well-being."[219] Ähnlich sieht Raz im erfolgreichen Verfolgen selbstgewählter Ziele und Beziehungen die Steigerung des Wohlbefindens autonom handelnder Personen.[220] Bei dieser Betrachtungsweise wird vorausgesetzt, dass eine kompetente Person selbst am besten entscheiden könne, was sie wolle und wie sie ihr Wohlbefinden gestalten möchte.[221] Aus diesem Grund besitze nur sie die ultimative Autorität über die Bestimmung des eigenen Wohlergehens. Damit besteht also die Annahme: *Menschen haben scheinbar selbst das beste Wissen über ihr Wohlbefinden und aus diesem Grund ist es in ihrem besten Interesse, Entscheidungen selbst zu treffen.*[222] Diese Ansicht kann verschieden aufgefasst werden:

Als Erstes kann angenommen werden, dass es ein empirisches Faktum sei, dass Menschen immer selbst am besten wüssten, was für sie gut sei. Das Gute wäre dann allein durch die eigenen Präferenzen und Wünsche bestimmt. Diese Ansicht beruht auf einer liberalen Überzeugung, nach der jede Person selbst am besten die eigenen Interessen, Wünsche und Präferenzen *einsehen* könne. Das sei auf das *epistemische* Privileg eines Einzelnen beim Erkennen des Guten für das eigene Leben zurückführbar. Individuen könnten nicht zwingend immer die perfekte, aber die beste Wahl für das eigene Wohl treffen. Dieses Verständnis kann in zwei Lesarten interpretiert werden: Die starke Lesart sieht vor, dass Menschen *immer* selbst am besten wüssten, was für sie gut sei, die schwächere Lesart sagt hingegen aus, dass Menschen zwar nicht immer, aber *in vielen Fällen* selbst am besten darüber entscheiden könnten, was für sie gut sei. Lediglich die schwächere Lesart scheint plausibel, da sich durchaus aufzeigen lässt, dass

---

217 *Raz*, morality of freedom, 381.

218 Vgl. *Mill*, Über die Freiheit, 185.

219 *Schermer, Maartje*, The different faces of autonomy: Patient autonomy in ethical theory and hospital practice, Dordrecht ²2002, 11.

220 Vgl. *Raz*, morality of freedom, 370. Allerdings kann Raz auch so verstanden werden, dass er Autonomie als intrinsischen Wert auffasst, wie in Abschnitt 3.2.2.2 dargelegt wird.

221 Vgl. z.B. *Pellegrino, Edmund D./Thomasma, David C.*, For the patient's good: The restoration of beneficience in health care, New York 1988.

222 Vgl. *Schermer*, different faces of autonomy, im Folgenden Bezug auf: 10.

Menschen in Einzelsituationen nicht immer am besten entscheiden können, was gut für sie ist.

Eine zweite Argumentation zielt auf das subjektive Empfinden einer Person: Wenn nun eine Person selbst dazu fähig sei, frei ihre eigenen Entscheidungen zu treffen und diese an den eigenen Wünschen und Präferenzen auszurichten, werde sie das wahrscheinlich zufriedener stellen, als wenn andere Personen, sei es auch noch so gut gemeint, das über ihren Kopf hinweg tun.[223] Das komme vor allem dann zum Ausdruck, wenn wichtige Entscheidungen über das eigene Leben von einer Person selbst getroffen werden sollten, auch wenn andere Menschen sich in der Lage befänden, eine womöglich bessere Entscheidung für einen fällen zu können. „Even when we believe that others may be able to decide for us better than we ourselves can, we often prefer to decide for ourselves."[224] Dies kann als *affektives* Kriterium verstanden werden: Der Mensch selbst habe ein positives Empfinden beim Selbst-entscheiden-Dürfen. Demnach könnten andere Menschen nicht besser als der Einzelne selbst bestimmen, was gut für ihn sei. Es lassen sich allerdings Bedenken anführen: Auch nicht selbst gewählte oder unverhofft eintretende „states of affairs" können glücklich machen.[225] Daher kann zum affektiven Kriterium gesagt werden, dass die eigen gefällte Entscheidung vielleicht in vielen, aber nicht in allen Fällen allein glücklicher macht.

Weiterhin kann als Drittes die oben genannte Aussage so gedeutet werden, dass eine Person vielleicht nicht die beste Entscheidung für sich vollziehe, aber diejenige, die am besten ihre Interessen widerspiegle.[226] Auch bei dieser Sichtweise wird angenommen, dass es zur Zufriedenheit des Individuums führe, wenn es selbst über Präferenzen reflektiere und zwischen verschiedenen Wahlmöglichkeiten entscheide. Das beinhalte die Möglichkeit, dass eine Person eine Entscheidung treffe, die nicht ihr Wohlergehen befördere, aber grundsätzlich ihre Interessen bestätige. Dies kann als *evaluativer* Aspekt betrachtet werden: Ein Individuum selbst kann die eigenen Interessen, Wünsche und Präferenzen am besten *beurteilen* und *bewerten*.[227] Aber auch hierzu ist zu sagen: Es kann sein, dass nicht gewünschte Entscheidungen vollzogen werden, die zur Bestätigung des eigenen Interesses führen.

---

223 Vgl. *Hildt*, Autonomie in der biomedizinischen Ethik, 51.

224 *Buchanan, Allen E./ Brock, Dan W.*, Deciding for other. The ethics of surrogate decision making, Cambridge 1990, 38.

225 Vgl. *Ach, Johann S.*, Der konsequentialistische Wert der Autonomie, in: Ach, Johann S. (Hg.), Grenzen der Selbstbestimmung in der Medizin, Münster 2013, 45–64, 55.

226 Vgl. *Schermer*, different faces of autonomy, 10f.

227 Vgl. *Hildt*, Autonomie in der biomedizinischen Ethik, 51.

All den drei bisher genannten Argumentationen kann in dieser Arbeit gefolgt werden, so dass die Autonomie das Wohlbefinden der Person in vielen, wenn auch nicht zwingend in allen Fällen auf mindestens eine der drei Weisen befördert.

Darüber hinaus kann noch ein weiterer Aspekt des instrumentellen Charakters der Autonomie genannt werden. Durch das autonome Handeln könnten neue Werte und Gründe entstehen, die hilfreich für das eigene Leben seien. In diesem Fall ist die Fähigkeit zur Autonomie die eröffnende Option einer freien und bewussten Selbstgestaltung bzw. Selbstverwirklichung:

> „One creates values, generates, through one's developing commitments and pursuits, reasons which transcend the reasons one has for undertaking one's commitments and pursuits. In that way a person's life is (in part) of his own making. It is a normative creation, a creation of new values and reasons."[228]

Diese letzte Begründung der Autonomie als instrumenteller Wert scheint zutreffend zu sein: Der Mensch kann aufgrund seiner Selbstbestimmungsfähigkeit Werte und Gründe kreieren, die er für sein Leben bedeutsam hält. Diese wiederum können ihm dabei helfen, ein aus seiner Sicht gutes Leben zu führen. Dazu gehört auch, Werte und Gründe zu schaffen, die das eigene Wohlbefinden steigern. Somit läuft das Argument der Selbstverwirklichung mit dem der Beförderung des Wohls zusammen. Doch es ist wiederum darauf aufmerksam zu machen, dass ein Mensch auch Werte und Gründe aufbauen kann, die er für sein Leben als wichtig erachtet, ohne dass er sie selbstbestimmt kreiert hat. Mitmenschen können eine Person dazu führen, Werte und Gründe zu schätzen, von denen er ursprünglich angenommen hatte, sie für unwichtig zu halten.

Es gibt eine weitere Interpretation des Wohlergehens, wie es zu Anfang des Abschnitts genannt wurde. Dieser gemäß könnten Menschen in der Regel die beste Wahl bezüglich ihres Wohlergehens treffen.[229] Das erlaube ihnen, ihre eigenen Entscheidungen in ihrem besten Interesse zu fällen. Dabei handle es sich nicht mehr um eine stark subjektive Annahme, sondern um eine, die objektiv beurteilt werden könne. Es könne von Außenstehenden erkannt werden, ob die Wahl im besten Interesse des Handelnden stattfinde oder nicht. Die selbstbestimmte Entscheidung sei nur dann wertvoll, wenn sie das objektive Wohlergehen befördere: „This means that in as far as people`s choices do not promote their well-being, there is no reason to respect this right, so that interference with people`s choices

---

228 *Raz*, morality of freedom, 387.

229 Vgl. *Schermer*, different faces of autonomy, 11.

becomes admissible."[230] Eine Bewertung der genannten Aussagen hängt davon ab, wie Wohlergehen bestimmt wird. Wohlergehen wird hier objektiv festgelegt, d.h. Außenstehende bewerten, ob die Handlung der Person dem Wohlergehen dieser Person dient. Das Wohlergehen wird objektiv bestimmt, ohne die Konsequenzen für das subjektive Empfinden bezüglich des eigenen Wohlergehens angemessen zu berücksichtigen. Dann sind aber schnell Handhabungen möglich, die die Sicht des Subjekts nicht wahrnehmen. So sollte Skepsis hinsichtlich des Vorhabens bestehen, Wohlergehen allein objektiv zu fassen, ohne die subjektive Wahrnehmung der betroffenen Person zu beachten.

Weitere Kritiker sprechen sich für die Anerkennung objektiver statt subjektiver Zugänge zum Wohlempfinden aus. Demnach könne von außen objektiv festgelegt werden, was für eine Person von Wert sei,[231] so dass der selbstbestimmten Stellung zu Präferenzen und Entscheidungen weniger Bedeutung zukommen müsse. Die Kritik geht teils so weit, dass nicht die Befriedigung individueller Präferenzen, sondern das gemeinschaftliche Wohl im Mittelpunkt stehen müsse.[232] Dieser Punkt lässt sich in drei Einzelfragen gliedern: (1) Es ist auf einer *epistemischen* Ebene zu klären, wer überhaupt *einsehen* kann, was für ein Individuum gut ist. (2) Weiterhin stellt sich auf einer *evaluativen* Ebene die Frage, wer die *Deutungshoheit* hat, wer also am besten *beurteilen* kann, was für eine Person gut ist. (3) Schließlich handelt es sich auch um eine *moralische* Frage, nämlich ob individuelles Wohl überhaupt erstrebt werden sollte. Die bisherigen Darlegungen demonstrieren, dass das individuelle Wohl als Bezugspunkt genommen werden sollte, bei dem aber nur das Individuum selbst einsehen kann, was gut für es ist, so dass ihm die Deutungshoheit zukommen sollte. Demnach ist eine solche objektive Bestimmung nicht tragfähig.

Abschließend ist festzuhalten: Autonomie ist ein instrumenteller Wert, in der Hinsicht, dass sie zur Selbstverwirklichung und zum subjektiven Wohlbefinden beitragen kann. Der Mensch hat in vielen, wenn auch nicht in allen Fällen ein epistemisches, affektives und evaluatives Privileg zum Guten für das eigene Leben. Diese letzten drei Aspekte sind nicht in einer starken, sondern in einer schwächeren Lesart aufzufassen.

---

230 *Schermer*, different faces of autonomy, 11.

231 Vgl. *Krones, Tanja/Richter, Gerd*, Die Arzt-Patient-Beziehung, in: Schulz, Stefan/Steigleder, Klaus/Fangerau, Heiner u. a. (Hg.), Geschichte, Theorie und Ethik der Medizin. Eine Einführung, Frankfurt a. M. 2006, 94–116, 97.

232 Vgl. *Callahan, Daniel*, What kind of life: The limits of medical progress, New York 1991.

3.2.2.2 Begründung von Autonomie als intrinsischer Wert

Autonomie als intrinsischen Wert zu definieren, unterscheidet sich von der vorangegangenen Position. Die Bedeutung von Autonomie in diesem Sinne kann beschrieben werden als „the value that autonomy has in itself or for its own sake, as opposed to its being valuable for the sake of something else"[233]. Schermer führt diesen Gedanken mit der Aussage fort, dass beim Verständnis von Autonomie als intrinsischer Wert nur die Begründung gelten könne, dass Autonomie *in sich wertvoll* sei.[234] Diese werde also um ihrer selbst willen geschätzt. „So wünsch[e] ein jeder, von seinen Mitmenschen als Wesen anerkannt zu werden, das in der Lage [sei], sein eigenes Schicksal zu bestimmen."[235] So behauptet Raz:

> „The value of personal autonomy is a fact of life. Since we live in a society whose social forms are to a considerable extent based on individual choice, and since our options are limited by what is available in our society, we can prosper in it only if we can be successfully autonomous."[236]

Wird Autonomie in diesem Sinn interpretiert, steht es für ein subjektives Streben nach Selbstbestimmung. Diese Argumentation entspricht den Annahmen im anthropologischen Teil dieser Arbeit (vgl. Abschnitt 2.3). Bei diesem Ansatz zielt die Autonomie nicht ausschließlich auf das Wohlergehen einer Person. Vielmehr ist die Realisierung der Autonomie gut in sich, unberührt von der Frage, ob die autonome Handlung das Wohlergehen steigere.

Eine andere Begründung des intrinsischen Werts von Autonomie liegt dann vor, wenn sie als notwendige Bedingung für die Existenz von etwas anderem fungiert. Hierbei ist Autonomie dann zugleich eine Fähigkeit als auch eine aktuelle Bedingung.[237] Hildt sieht mit der Möglichkeit zu autonomen Handlungen Inhalte wie das Festhalten an Prinzipien oder die Übernahme von Verantwortung in konzeptioneller Weise verbunden.[238] Ebenso nennt Dworkin eine konzeptuelle Verbindung von Kreativität, Risikoübernahme und Verantwortung zu Autonomie.[239] Aber nicht nur zu diesen Fähigkeiten könnten Beziehungen gezogen werden, sondern auch zum Handelnden selbst, sprich: zu seiner eigenen Identität.

---

233 *Varelius, Jukka*, The value of autonomy in medical ethics, in: Medicine, Health Care and Philosophy 9/3 (2006), 377–388, 378.

234 Vgl. *Schermer*, different faces of autonomy, 12.

235 *Hildt*, Autonomie in der biomedizinischen Ethik, 51.

236 *Raz*, morality of freedom, 394.

237 *Schermer*, different faces of autonomy, 12.

238 Vgl. *Hildt*, Autonomie in der biomedizinischen Ethik, 51.

239 Vgl. *Dworkin*, theory and practice of autonomy, 21.

Allerdings kann an dieser Vorstellung Kritik geäußert werden: „If concepts such as autonomy, having a life or being a person are all conceptually linked, it may be impossible to explain the value or meaning of any of them without referring to the others."[240] Somit bestehen Vorbehalte gegen diese Denkweise der Autonomie als intrinsischer Wert. Es stellt sich zudem die Frage, wenn Autonomie intrinsisch interpretiert wird in dem Sinne, dass sie als Bedingung von etwas Anderem bereitsteht, ob Autonomie dann nicht doch wieder eine instrumentelle Funktion (im Sinne von Steigerung des Wohlergehens) einnimmt. Dieser Einwand trifft jedoch nicht zu. Autonomie wird hierbei nicht als instrumenteller Wert aufgefasst; sie ist dann vielmehr ein *konditionaler* oder *transzendentaler* Wert im Sinne der „Bedingung der Möglichkeit". Außerdem spielt es keine Rolle, ob Autonomie als Bedingung für die Existenz von etwas Anderem fungiert, wenn Autonomie als intrinsischer Wert aufgefasst wird: Autonomie bliebe ohnehin ein Wert, der in sich wertvoll ist.

Eine weitere Argumentation liefern Rachels und Ruddick. Ihrer Meinung nach sei Autonomie notwendig, um ein „Leben zu haben". Dies meine nicht im biologischen Sinne zu leben, sondern ein Leben selbst führen zu können: Intentionen und Pläne zu haben, selbst Entscheidungen treffen und Handlungen vollziehen zu können, dies alles würde dazu verhelfen, das Leben zu gestalten.[241] Raz zufolge sehe Autonomie vor, „that people should make their own lives. The autonomous person is a (part) author of his own life. The ideal of personal autonomy is the vision of people controlling, to some degree, their own destiny, fashioning it through successive decisions throughout their lives."[242] Wenn das nicht möglich sei, folge daraus: „He is like a robot or a tool; we can describe the part he plays in his master´s life, but he has no life of his own. [...] Liberty *constitutes* our lives through the free choices and actions that embody it."[243] Allerdings bleibt bei Rachels und Ruddick offen, was sie unter *liberty* verstehen. In ähnlicher Weise argumentiert Dworkin. Die Pläne und Projekte für das eigene Leben würden die einzelnen Individuen zu dem machen, was sie seien. Daher könne Autonomie als konstitutiv betrachtet werden für das, was ein Handelnder sei sowie was seinen Charakter ausmache, womit letztlich erkennbar werde, dass durch die Ausübung von Autonomie das Leben einer Person zu dem eigenen gemacht werde.[244] Young

240 *Schermer*, different faces of autonomy, 13.

241 Vgl. *Rachels, James/Ruddick, William*, Lives and liberty, in: Christman, John (Ed.), The inner citadel. Essays on individual autonom, New York 1982, 221-233.

242 *Raz*, morality of freedom, 369.

243 *Rachels/Ruddick*, Lives and liberty, 230f.

244 Vgl. *Dworkin*, theory and practice of autonomy, 31f.

bringt dies mit dem Begriff der Selbstachtung in Verbindung, wenn er schreibt: „In exercising it [autonomy], in being self-directing we make lives […] our own, and this it conductive to self-esteem.“[245] Dworkin sieht dies ähnlich und schließt daraus, dass jedem Einzelnen Respekt entgegengebracht werden müsse: „Moral respect is owed to all because all have the capacity for defining themselves.“[246] Bei dieser gesamten Begründung scheint jedoch der Fall vorzuliegen, dass Autonomie wiederum als ein Instrument für etwas betrachtet wird, nämlich um die Selbstverwirklichung einer Person zu sichern. Somit fallen an dieser Stelle die Begründungslinien von Autonomie in instrumenteller und intrinsischer Hinsicht zusammen.

Bei all diesen Begründungen ist ein weiterer Aspekt bezüglich Autonomie als intrinsischer Wert anzusprechen: Wenn Autonomie in sich wertvoll sei, hätte sie eine so starke Stellung, dass bei einem Abwägen von verschiedenen Werten der der Autonomie immer aufrechterhalten bleiben müsste. Als Beispiel kann unter anderem das Abwägen von Autonomie und Wohlergehen dienen: Eine Person könnte selbstbestimmt sich selbst auf die schwerwiegendste Weise verletzen, da ihre Autonomie höher als ihr Wohl stehen würde. Solche Szenarien würden daran zweifeln lassen, dass es möglich sei, Autonomie als intrinsischen Wert zu begründen. Allerdings kann diesem Einwand entgegengehalten werden, dass das Problem nicht mit dem „in sich Wertvollem“ entsteht, sondern durch die Absolutsetzung der Autonomie über alle anderen Werte. Wird das vermieden, ist es möglich, von Autonomie als intrinsischen Wert zu sprechen.[247]

Zudem weist Schöne-Seifert darauf hin, dass manche Autonomie als intrinsischen Wert dann heranziehen, wenn sie als Grundvoraussetzung aller Moral gefasst werde.[248] Das scheint nicht treffend zu sein: Auch wenn Menschen nicht selbstbestimmt handeln, können sie eine sittlich richtige Tat[249] ausüben. Zum Beispiel kann jemand unter Zwang, d.h. fremdbestimmt, ein Kind vor dem Ertrinken retten und damit eine sittlich richtige Tat ausüben.

---

245 *Young, Robert*, Autonomy and the inner self, in: American Philosophical Quarterly 1 (1980), 35–43, 42.

246 *Dworkin*, theory and practice of autonomy, 1988, 31.

247 Zudem kann es gute Gründe geben für die Verletzung der eigenen Person geben. Z. B. könnte sich ein Soldat dafür entscheiden, eine Selbstverstümmelung vorzunehmen, um nicht (mehr) andere Menschen töten zu müssen.

248 Vgl. *Schöne-Seifert*, Präimplantationsdiagnostik und Entscheidungsautonomie, 96.

249 Bei einer Tat ist zwischen sittlich gut/sittlich böse und sittlich richtig/sittlich falsch zu unterscheiden, vgl. *Schüller, Bruno*, Die Begründung sittlicher Urteile. Typen ethischer Argumentation in der Moraltheologie, Düsseldorf [2]1980, 141.

Damit bleibt abschließend zu sagen, dass Autonomie als intrinsischer Wert seine Begründung hat. Diese liegt in der Beschaffenheit des Menschen, der die Fähigkeit zur Selbstbestimmung lernen kann und nach Möglichkeit auch ausüben möchte. Daneben fällt die Begründung der Autonomie als intrinsischer Wert mit der Begründung als instrumenteller Wert zusammen, wenn es um die Steigerung des Wohlergehens und der Selbstverwirklichung geht.

3.2.3 Autonomie als Wert in der Ethik aus einer theologisch-ethischen Perspektive

In einem weiteren Schritt kann von einem theologisch-ethischen Standpunkt aus auf Autonomie als Wert geblickt werden. Auch von diesem Blickwinkel aus ist ein instrumentelles Verständnis von Autonomie[250] ebenso begründungsfähig wie ein intrinsisches Verständnis.[251]

3.2.3.1 Autonomie als instrumenteller Wert – theologisch-ethisch begründet

Es gibt mehrere Argumentationsstränge bzw. -ebenen, nach denen eine theologische Ethik den Wert der Autonomie als instrumentell bezeichnen kann. Autonomie wird als Wert herangezogen in Verbindung mit *(1) der Antwort auf den Ruf Gottes, (2) der Übernahme von Verantwortung, (3) der Beteiligung an der Welterhaltung und -gestaltung* und *(4) der Steigerung des Wohlergehens.*

Der Mensch hat, den biblischen Aussagen folgend, einen Ruf Gottes erfahren. Er ist es, der als Statue Gottes auf der Erde agieren und entscheiden soll. Der Mensch ist nicht nur das Wesen, das seine Existenz Gott zu verdanken hat. Es ist vielmehr auch der von Gott angesprochene und der von ihm beanspruchte Mensch.[252] Doch solch ein Ruf ist eine Forderung, die ins Leere geht, wenn es dem Menschen nicht möglich sein sollte, auf diesen reagieren zu können. Dies

---

250 Im Folgenden (Abschnitt 3.2.3.1 und 3.2.3.2) wird auffallen, dass keine klare Abgrenzung von Freiheit und Autonomie vorliegt. Dies ist dem Umstand geschuldet, dass die Autoren, auf die nachfolgend Bezug genommen wird, oft mit dem Begriff der Freiheit und nicht mit dem Autonomiebegriff arbeiten.

251 Im Folgenden kann der Eindruck entstehen, es gehe um moralische, nicht um lokale Autonomie. Dies ist jedoch nicht der Fall. Aus theologisch-ethischer Betrachtungsweise hat die Begründung des Werts der Autonomie eine inhaltliche Nähe zu Vorstellungen über die generelle Moralität des Menschen. Das soll aber nicht bedeuten, dass es nachfolgend um die Begründung moralischer Autonomie gehen soll.

252 Vgl. *Dirscherl*, Über spannende Beziehungen nachdenken, 51.

trifft aber gerade nicht zu. Der Mensch ist ein Wesen, das fähig ist, auf den Ruf Gottes zu antworten.[253] Zwar kann der Mensch nicht darüber bestimmen, ob er überhaupt geboren wird oder sterben muss. Dies sind Ereignisse, die außerhalb seines Handlungsspielraumes liegen: „Der Mensch hat nicht das erste und letzte Wort über die Schöpfung, sondern er ist der von Gott angesprochene und zur Antwort befähigte Mensch. Diese Antwort geschieht in der Zeit und konstituiert Geschichte. Die Gabe der Schöpfung wird zur Aufgabe für den Menschen."[254] Um dem Ruf nachzukommen, um eine Antwort zu geben, um die ihm anvertraute Aufgabe übernehmen zu können, benötigt der Mensch die Fähigkeit, selbstbestimmt Handlungen vollziehen zu können. Ansonsten würde er in einen Starre-Zustand fallen, der es ihm nicht erlaubt, auf den Ruf zu reagieren.

Die Beziehung zwischen Gott und Mensch weist auf eine weitere Begründung der Autonomie als instrumentellen Wert hin. Der Mensch ist von Gott ins Leben gesetzt. Er ist Gott überantwortet und auf diesem Wege in eine Verantwortung als Subjekt gesetzt.[255] Autonomie dient demnach als Instrument für die Verwirklichung von Verantwortung. So führt Merks an, dass Autonomie „die Verantwortung des Menschen für seine Freiheit"[256] sei. Der Mensch könne nur selbst entscheiden, welche Verhaltensweise als die richtige zu realisieren sei, weshalb er Verantwortung für seine Handlungen übernehmen könne, sofern er sie frei und bewusst vollziehe.[257] Somit eröffnet Gott dem Menschen die Zeit und den Raum, in dem dieser in Freiheit auf seinen Ruf reagieren kann. Dadurch kann eben jeder in Eigenständigkeit die Übernahme von Verantwortung realisieren. Die Verantwortung kann dabei auf vielerlei Weisen verstanden werden: (1) als Verantwortung gegenüber sich selbst, (2) gegenüber Gott, (3) den Mitmenschen und (4) schließlich gegenüber der gesamten Schöpfung. Mithilfe der Fähigkeit zur Autonomie kann es dem Menschen – als Erstes – gelingen, Eigenverantwortung zu übernehmen, so wie es in Gen 3,22 vom Menschen geschrieben steht.[258] Für Merks bedeutet Autonomie unter anderem, dass Moral im Ausgang von Freiheit und Verantwortlichkeit des Menschen zu denken sei.[259] Das moralische

---

253 Vgl. *Cameron*, introduction to „theological anthropology", 56.

254 *Dirscherl*, Über spannende Beziehungen nachdenken, 53.

255 Vgl. *Dirscherl*, Über spannende Beziehungen nachdenken, 50.

256 *Merks*, Sittliche Autonomie, 48.

257 Vgl. *Privitera, Salvatore*, Zum Verständnis der Diskussion um die „autonome Moral", in: Holderegger, Adrian (Hg.), Fundamente der Theologischen Ethik. Bilanz und Neuansätze (Studien zur theologischen Ethik 72), Fribourg 1996, 221–236, 224.

258 Vgl. *Dohmen*, Zwischen Gott und Welt, 37.

259 Vgl. *Merks*, Sittliche Autonomie, 34.

Sollen des Menschen begründe sich nicht in Gegebenheiten außerhalb seiner selbst (Natur, Schrift, Autorität, Kirche, Gesellschaft), sondern dieses finde er in Bezug zu sich selbst, d.h. in der Verwirklichung seiner verantwortlichen Freiheit, so dass sich echte Moralität dadurch zeige, dass der Mensch Verantwortung auf sich nehme und von dieser aus handle.[260] Wofür der Mensch darüber hinaus Verantwortung trägt, bringt Marquardt zum Ausdruck:

> „In Hinsicht auf die Gottesebenbildlichkeit des Menschen und ihre responsorische Struktur ergeben sich daraus auch zwei Richtungen seiner Verantwortung, die unlösbar miteinander verknüpft sind: die Mit-Verantwortung für seine Gottesbeziehung und die Mit-Verantwortung für die Beziehung zu seinen Mitmenschen. Warum ist jeweils von einer Mit-Verantwortung die Rede? Weil in der Selbstwahrnehmung des Menschen als zu Gottes Bild und Partner geschaffenen keine der beiden Beziehungen mehr ohne die andere wahrgenommen werden kann und keine von beiden ohne Auswirkung auf die andere bleibt, sondern beide miteinander erst die Lebenspraxis des Glaubens als Liebe ausmachen."[261]

Die Übernahme von Verantwortung auf der Erde soll aber nicht zur Überforderung des Einzelnen führen. Ganz im Gegenteil – das Leben ist als Geschenk zu betrachten. Der Mensch hat von Gott eine Gabe erhalten, das Geschenk des Lebens. Ebenso wenig wie es von einem Beschenkten abhängt, ob er ein Geschenk erhält, hängt es vom Menschen ab, dass er von Gott das Geschenk des Lebens bekommt. Doch wie der Mensch mit dem Geschenk umgeht, liegt in seiner Verantwortung.[262] Das Miteinander der Menschen soll dabei so ausgerichtet sein, dass es jedem ermöglicht wird, Verantwortung zu übernehmen: „Freiheit trägt Verantwortung für eine Welt, durch deren Verhältnisse die Bestimmung aller Menschen zur Freiheit gefördert wird und ihre Anerkennung eine gemeinsame Darstellung findet."[263] Wenden die Menschen ihre Selbstbestimmungsfähigkeit an, helfen sie dabei, die Freiheit zu sichern, um Verantwortung zu tragen. Merks führt weiter aus, dass Autonomie nicht allein eine Theorie des Subjekts mit seiner unverfügbaren Eigenverantwortung sein könne, sondern dass die Ausübung seiner Handlungen auch immer Auswirkungen auf die Beziehungen des Handelnden zu seiner materiellen, sozialen und politischen sowie kulturellen

---

260 Vgl. *Merks*, Sittliche Autonomie, 34f.

261 *Marquardt*, Gottes Bild, 166.

262 Vgl. *Dirscherl*, Über spannende Beziehungen nachdenken, 57.

263 *Pröpper, Thomas*, Autonomie und Solidarität. Begründungsprobleme sozialethischer Verpflichtung, in: Holderegger, Adrian (Hg.), Fundamente der Theologischen Ethik. Bilanz und Neuansätze (Studien zur theologischen Ethik 72), Fribourg 1996, 168–183, 175.

Mit-, Um- und Nachwelt habe.[264] Die Begründungsstrategie scheint nachvollziehbar zu sein: Der Mensch kann sich aufgrund der Selbstbestimmungsfähigkeit selbst verwirklichen und Verantwortung für sich selbst, die Mitmenschen und die Umwelt übernehmen.

Durch Autonomie kann sich der Mensch daran beteiligen, an der Welterhaltung und -gestaltung im Sinne einer *creatio continua* mitzuwirken.[265] So meint Dohmen: „Dem Wesen des Menschen ist der Auftrag zur ‚kreativen' Begegnung mit der Schöpfung eigen."[266] Die Fähigkeit zur Selbstbestimmung ermögliche es dem Menschen, kreativ zu agieren, sie verhelfe ihm sozusagen als Instrument zu Kreativität. Das drücke sich in seinem Denken, Handeln und Verhalten aus.[267] Wie hoch der Stellenwert der Autonomie in dieser Hinsicht ist, kann einer Aussage von Merks entnommen werden:

> „Ein nuanciertes Bewusstsein zu entwickeln von dem, was nun in den Gesellschaftsprozessen als unentrinnbare Eigengesetzlichkeit zu gelten hat, wo der Raum möglicher Gestaltung und Veränderung liegt, und woraufhin Veränderung und Gestaltung nötig und erwünscht sind, stellt eine eminente Aufgabe sittlicher Autonomie dar."[268]

Dieses Bewusstsein kann dazu dienen, die Welt zu erhalten. Hierbei ist noch einmal auf das Verständnis des Menschen als Statue Gottes zurückzugreifen. Diese, so Schoberth, sei nicht als *ontologische*, sondern als *funktionale* Auszeichnung des Menschen zu interpretieren: Der Mensch sei dazu berufen, Gottes Willen in der Welt zu repräsentieren und dementsprechend sein Handeln daran auszurichten.[269] Die imago dei impliziert die Aufgabe, „Bewahrer der Ordnung, Aufrechterhalter des Kosmos gegenüber dem Chaos, Schützer der Lebensordnung, Anwalt der Schwachen und Beschützer zu sein."[270] Hier zeigt sich seine Fähigkeit zum Gestalten: Er kann die Erde bebauen und bewahren, wodurch er sich von den anderen Lebewesen in gewisser Weise unterscheidet.[271] Dieses Handeln dient nicht der Ausbeutung anderer Lebewesen oder der Umwelt. Dieses

---

264 Vgl. *Merks*, Sittliche Autonomie, 12.

265 Vgl. *Dohmen*, Zwischen Gott und Welt, 39.

266 *Dohmen*, Zwischen Gott und Welt, 41.

267 Vgl. *Dohmen*, Zwischen Gott und Welt, 39.

268 *Merks*, Sittliche Autonomie, 46.

269 Vgl. *Schoberth*, theologische Anthropologie", 119.

270 *Frevel, Christian*, [Menschsein] Altes Testament, in: Frevel, Christian/Wischmeyer, Oda, Menschsein (Perspektiven des Alten und Neuen Testaments 11), Würzburg 2003, 7–60, 59.

271 Vgl. *Dirscherl*, Grundriss Theologischer Anthropologie, 56.

Tätigsein soll dem gemeinsamen Fortschritt zuträglich sein.[272] Von einem Auftrag zur willkürlichen Zerstörung kann dementsprechend keine Rede sein. Somit ist Kessler zu folgen: „Man is at the same time appointed by God to be his co-creative custodian (co-creator Dei). It is his task to 'reproduce' God's image, to act not exploitatively, but gently like a gardener of the earth and to rule over the animals caring like a shepherd."[273] Darum ist eben nicht Schoberth zuzustimmen, wenn er behauptet: „Glaube ist der Vollzug von Geschöpflichkeit, indem er sich auf Gottes Handeln verläßt und nicht das Leben unter die Kontrolle menschlicher Aktivität bringen will."[274] Der Mensch soll nicht nur eine passive Rolle einnehmen und sich dem Schicksal hingeben, in der Erwartung, dass alles gut wird, weil Gott alles macht. Die Selbstbestimmungsfähigkeit sieht eben vor, dass der Mensch aktiv in der Welt agiert. Darum hat es Gott dem Menschen ermöglicht, selbstbestimmt Handlungen zu vollziehen, um an der Gestaltung der Welt mitzuwirken. Bei dieser Begründung lässt sich aber bei genauerer Überlegung feststellen, dass ihr die gleichen Argumente zugrunde liegen wie in der zuvor genannten Sichtweise, nämlich dass die Selbstbestimmungsfähigkeit zur Selbstverwirklichung und so auch zur Verantwortungsübernahme beiträgt. Demnach liegt hier keine neue Begründung vor.

Die Welterhaltung ist ein begleitender Aspekt der Autonomie, ein anderer, und von dem gerade genannten noch einmal zu unterscheiden, ist der der Steigerung des Wohlergehens aller. Es lohnt sich, auf die Interpretation Zengers bezüglich der imago dei zu blicken. Dieser sieht eine dreifache Bedeutung der Metapher „Bild Gottes":

> „(1) Wie ein König die Lebensordnung der Schöpfung zu sichern und zu schützen; (2) wie ein Götterbild Erscheinungsweise und Offenbarungsmedium göttlicher Wirkmächtigkeit auf der Erde zu sein; (3) wie ein Verwandter/Sohn Gottes die Welt als das ihm zugewiesene Heimathaus/Vaterhaus zu verwalten und liebevoll zu gestalten."[275]

---

272 Vgl. *Marquardt*, Gottes Bild, 160.

273 *Kessler*, Evolution and creation, 69.

274 *Schoberth*, theologische Anthropologie", 144. An anderer Stelle schreibt Schoberth: „Der theologische Einspruch gegen das Autonomiekonzept der Neuzeit wendet sich gegen seine Überforderung gerade um der Freiheit willen. Die Einsicht in die wesentliche Passivität des Lebens eröffnet die Wahrnehmung der Würde auch des Schwachen und Beschädigten, das jeder Lebensgeschichte innewohnt", *Schoberth*, theologische Anthropologie", 146.

275 *Zenger, Erich*, Gottes Bogen in den Wolken. Untersuchungen zu Komposition und Theologie der priesterchristlichen Urgeschichte, Stuttgart 1983, 90.

Bezugspunkt des menschlichen Handelns ist demnach die gesamte Schöpfung. Sie ist liebevoll zu behandeln und zu schützen. Dohmen schließt daran an: „Es geht also um eine Tätigkeit, die zum Wohl der Lebewesen eingesetzt ist und sich gegen das von Gott durch seine Schöpfung zurückgewiesene Chaos richtet.“[276] Autonomie kann also als Instrument für die Verwirklichung von Wohlergehen ihre Bedeutung haben. Das Zweite Vatikanische Konzil (1962–1965) hat bezüglich dieses Verknüpfungspunktes in seinem Dokument „Gaudium et Spes“ Folgendes dargelegt:

> „Richtschnur für das menschliche Schaffen ist daher, dass es gemäß dem Plan und Willen Gottes mit dem echten Wohl der Menschheit übereinstimme und dem Menschen als Einzelwesen und als Glied der Gesellschaft gestatte, seiner ganzen Berufung nachzukommen und sie zu erfüllen.“[277]

Ebenso weist Dirscherl, nicht mit dem Autonomiebegriff, aber mit Begriff der Freiheit, darauf hin, dass der Mensch in seiner Freiheit in eine Verantwortung für das Gute gestellt sei, die als aktive Teilhabe an dem Wohlergehen aller Lebewesen gesehen werden könne.[278] Nun kann befürchtet werden, dass der Einsatz für das Wohlergehen aller der Sicherung des eigenen Wohlergehens widerstrebt. Doch Autiero folgend muss das Individual- nicht mit dem Gesamtwohl in Konflikt geraten, weil „das Schicksal des einzelnen mit dem Schicksal der gesamten Gemeinschaft verbunden ist“[279]. Hier ist der gleiche Hinweis zu geben wie bei dem vorherigen Punkt: Dieser Sichtweise liegt ebenfalls die Selbstbestimmungsfähigkeit als Instrument für Selbstverwirklichung und Verantwortungsübernahme zugrunde.

Werden die dargestellten Argumentationslinien betrachtet, so unterscheidet sich eine theologisch-ethische Begründung der Autonomie als instrumenteller Wert von einer philosophisch-säkularen Begründung. Doch ergeben sich gute Gründe für die Annahme der Autonomie als instrumenteller Wert: Der Mensch kann aufgrund der Ermöglichung der Selbstbestimmung – als Antwort auf den Ruf Gottes – eben diese Autonomie zur Ausübung von Selbstverwirklichung und

---

276 *Dohmen*, Zwischen Gott und Welt, 30.

277 Pastoralkonstitution über die Kirche in der Welt von heute „Gaudium et spes“, zitiert nach: Rahner, Karl/Vorgrimler, Herbert, Kleines Konzilskompendium. Sämtliche Texte des Zweiten Vatikanums, Freiburg/Basel/Wien [26]1994, 449–552, Gaudium et spes 35.

278 Vgl. *Dirscherl*, Grundriss Theologischer Anthropologie, 171.

279 *Autiero, Antonio,* Der Beitrag der Theologie zu einer Ethik in der Medizin, in: Ausserer, Oskar/Paris, Walter (Hg.), Medizin und Glaube, Bozen 1993, 155–174, 167.

Verantwortung nutzen, um sein eigenes Wohlergehen und das Wohlergehen Anderer zu erhalten.

3.2.3.2 Autonomie als intrinsischer Wert – theologisch-ethisch begründet

Autonomie als intrinsischer Wert kann in der theologisch-ethischen Perspektive verstanden werden, wenn über (1) *Autonomie als Ausdruck der imago dei* oder (2) *Autonomie als von Gott geschenkte Option auf offene Zukunft* gesprochen wird. Beide Aspekte sind genauer zu erläutern.

Gott gibt den Menschen Raum für freie Antworten auf seinen Ruf. Hierbei ist nicht eine bestimmte Gruppe oder Gemeinschaft an Menschen angesprochen, sondern jede einzelne Person habe die Möglichkeit, auf die ihr anvertraute Aufgabe zu reagieren:

> „In seinem Handeln aus der Freiheit heraus ist jeder Mensch individuum ineffabile (unaussprechliches Individuum), und zwar deshalb, weil Gott einen jeden bei seinem Namen gerufen hat. Der sittliche Akt, in dem ein Mensch auf den einmaligen Ruf Gottes antwortet, bedeutet das In-Erscheinung-Treten der ineffablen sittlichen Individualität in ihrer Unvertretbarkeit."[280]

Mit der Option, frei auf den Ruf Gottes antworten zu können, wird dem Menschen das Vertrauen geschenkt, sein Leben in Form einer offenen Zukunft zu gestalten. Die Bedeutung des Vertrauens bringt Marquardt zum Ausdruck:

> „Gott schafft den Menschen als seinen Beauftragten und Ansprechpartner. Gott spricht die zu seinem Bild geschaffenen Menschen an, die ihre Antwort dadurch geben, dass sie sind und tun, wozu sie geschaffen wurden: Gottes Geschöpfe und Beauftragte gegenüber den anderen Mitgeschöpfen, der ganzen ihnen anvertrauten Schöpfung."[281]

Selbstbestimmt zu handeln heißt dann, das angebotene Vertrauen, Freiheit in Zeit und Raum auszuleben, anzunehmen. Hierin findet die imago dei dann ihren Ausdruck, denn „[i]n der Herrschaft über sein Tun ist der Mensch imago Dei"[282]. Die Autonomiefähigkeit kann dann dabei helfen, der Doppelbestimmung des Menschen zu nachzukommen, „einerseits die Würde und den besonderen Wert jedes Menschen, von Gott in der Verantwortung für die Schöpfung, für sich selbst und die Beziehung zu seinen Mitmenschen gestellt zu sein, und andererseits im

---

280 *Dirscherl*, Grundriss Theologischer Anthropologie, 154.

281 *Marquardt*, Gottes Bild, 153.

282 *Merks, Karl-Wilhelm*, Gott und die Moral. Theologische Ethik heute (Schriften des Instituts für Christliche Sozialwissenschaften der Westfälischen Wilhelms-Universität Münster 35), Münster 1998, 25.

Sinne des Schöpfers wahrzunehmen, ‚gerecht' zu sein"[283]. Das hat positive Auswirkungen auf die Beziehung des Menschen zu Gott: „Nicht obwohl, sondern *weil* er frei ist, ist der Mensch auf Gott hingeordnet und kann dies eben im Maße der Bewußtheit seiner Freiheit als eigene Bestimmung erfahren."[284] Wenn der Mensch sich aber weigert, selbstbestimmt zu handeln, entzieht er sich der imago dei.[285]

Es gibt eine weitere Begründung dafür, dass Autonomie als in sich wertvoll zu betrachten ist. Schließlich kommt der Mensch nicht umhin, in seinem Leben wählen zu müssen.[286] Er kann nicht handeln. Er ist dazu genötigt, zwischen verschiedenen Verhaltensalternativen auszusuchen, sich durch sein Handeln zu sich selbst zu verhalten und sich damit letztlich selbst zu bestimmen.[287] Dass Gott dem Menschen den Auftrag gegeben hat, als sein Bild zu wirken, demonstriert, dass der Mensch nicht *passiv* auf sein Schicksal warten soll, sondern *aktiv* und selbstbestimmt Handlungen zu vollziehen hat. Dadurch ist der Mensch freies Gegenüber Gottes auf der Erde.[288] Es besteht also ein Aufruf zur Ausübung der Selbstbestimmung, wenn es zur Bestimmung des Menschen gehört aktiv zu agieren. Gott hat dem Menschen aus theologisch-ethischer Sicht den Raum gegeben frei zu handeln. Dirscherl schreibt, auf Thomas von Aquin Bezug nehmend, zu den Möglichkeiten des Menschseins: „Vernunft und Freiheit werden von Thomas als Tätigkeitsvermögen aufgefasst, die ihre Bedeutung erst erreichen, wenn sich der Mensch ihrer bedient."[289] Wenn sich der Mensch der Selbstbestimmungsfähigkeit bedient, kommt sie erst zu ihrem wirklichen Entfaltung und das demonstriert die Gabe Gottes an den Menschen, den Raum zum freien Handeln zu nutzen. Zugleich bedeutet dies, dass der Mensch auch für die Folgen seines Handelns zur Rechenschaft gezogen werden kann, so dass er mit dem Tun gegenüber sich selbst und seiner Mitwelt konfrontiert wird.[290] Dem Menschen ist insgesamt die Möglichkeit auf eine offene Zukunft gegeben.

Abschließend lässt sich festhalten, dass die theologische Ethik Autonomie auch als intrinsischen Wert versteht. Autonomie wird in dieser Hinsicht dann

---

283 *Marquardt*, Gottes Bild, 153.
284 *Pröpper*, Autonomie und Solidarität, 179.
285 Vgl. *Marquardt*, Gottes Bild, 155.
286 Vgl. *Dirscherl*, Über spannende Beziehungen nachdenken, 56.
287 Vgl. *Marquardt*, Gottes Bild, 154.
288 Vgl. *Pröpper*, Theologische Anthropologie, 146.
289 *Dirscherl*, Über spannende Beziehungen nachdenken, 67.
290 Vgl. *Marquardt*, Gottes Bild, 154.

herangezogen, weil sie den Menschen als Gottes Bild auszeichnet und weil sie die von Gott geschenkte Option auf eine offene Zukunft zeigt.

3.2.4 Paternalismus – Fremdbestimmung für die Sicherung des Wohlergehens

Im Rahmen der Ausübung selbstbestimmter Handlungen wird diskutiert, ob es Gründe geben kann, Menschen in bestimmten Fällen davon abzuhalten, sich ihrer Fähigkeit zur Selbstbestimmung zu bedienen. Zugleich wird gefragt, was getan werden soll, wenn Menschen nicht mehr in der Lage sind (aufgrund von Krankheit o. ä.), autonom zu handeln. Es kommt nicht mehr zu einer Selbst-, sondern zu einer *Fremd*bestimmung, die es zu rechtfertigen gilt. Die Begründung für ein solches Vorgehen, das als *Paternalismus* bezeichnet wird, argumentiert mit dem Wohlergehen derjenigen Person, über die bestimmt wird.

Doch was genau zeichnet diesen Paternalismus aus? Das *Oxford English Dictionary* (OED) hat bereits in den 1880er Jahren[291] eine Definition für Paternalismus gegeben: „[T]he principle and practice of paternal administration; government as by a father; the claim or attempt to supply the needs or to regulate the life of a nation or community in the same way a father does those of his children."[292] Hierbei werden zwei Eigenschaften als Vorannahmen bezüglich der Vater-Analogie zugrunde gelegt: (1) Der Vater handelt fürsorglich (in Übereinstimmung mit seiner Vorstellung von den Interessen des Kindes) und (2) der Vater entscheidet im Sinne des kindlichen Wohlergehens. Diese Definition zeigt bereits an, dass es beim Paternalismus um Wohlergehen und Fürsorge geht. Dies ist auch in einer Formulierung Schöne-Seiferts zu lesen: „Ein ‚Paternalist' durchkreuzt bewußt die ihm bekannten Präferenzen, Entscheidungen und Handlungen eines anderen, weil er meint, anderenfalls diesem – und nur diesem – anderen selbst zu schaden."[293] Es handelt sich um ein Verhalten, bei dem (1) fürsorglich und mit Absicht (2) die Ansichten einer anderen Person überstimmt werden, um dieser (3) einen Schaden zu ersparen. Auch Beauchamp und Childress geben eine Definition, die neutral gefasst ist und keine Vorannahmen darüber macht, ob Paternalismus gerechtfertigt ist oder nicht:

---

291 Zude hat das genaue Jahr der Erstveröffentlichung des Begriffs „Paternalismus" des OED genauer untersucht, vgl. *Zude, Heiko U.*, Paternalismus. Fallstudien zur Genese des Begriffs (Angewandte Ethik 5), Freiburg i. Br. 2010, Abschnitt 1.1.1.2.

292 Oxford English Dictionary 1880, zitiert nach *Beauchamp/Childress*, Principles of biomedical ethics, 207f.

293 *Schöne-Seifert*, Medizinethik, 711.

„[W]e define ‚paternalism' as the intentional overriding of one person's preferences or actions by another person, where the person who overrides justifies this action by appeal to the goal of benefiting or of preventing or mitigating harm to the person whose preferences or actions are overridden."[294]

Solch paternalistische Eingriffe kommen in der Gesellschaft immer wieder vor. Dabei ist an ganz alltägliche Ereignisse von Menschen zu denken, z.B. an eine Situation von einer Person unter massivem Drogen- oder Alkoholeinfluss. Ein Fall, anhand dessen aufgezeigt werden kann, dass paternalistische Eingriffe in der Gesellschaft bestehen, ist die „Gurtpflicht" beim Autofahren. Es wird nicht den einzelnen Bürgern überlassen, ob sie sich beim Autofahren anschnallen oder es unterlassen. Aus Sicherheitsgründen, im Sinne des Wohlergehens aller am Verkehr teilnehmenden Personen, ist es eine Pflicht, sich den Gurt anzulegen.[295] Dieser Fall demonstriert klar, dass hier nicht die Autonomie des Einzelnen an höchster Stelle steht, sondern das Wohlergehen dieser Person, welches durch eine paternalistische Anordnung durch das Gesetz erwirkt wird. Sehr deutlich treten paternalistische Handlungen bei psychiatrischen Erkrankungen auf, insbesondere bei urteilsfähigen Personen, die rechtlich zulässig in eine Einrichtung zwangseingewiesen werden können.

Gegenwärtig wird von verschiedenen Formen paternalistischen Handelns gesprochen. Eine wichtige Unterscheidung hat Feinberg herausgearbeitet.[296] Dieser unterscheidet „schwachen" und „starken" Paternalismus: Beim *schwachen* Paternalismus werden die Präferenzen, Entscheidungen einer Person durchkreuzt, die selbst gar keine oder lediglich in Frage zu stellende selbstbestimmte Entscheidungen treffen kann.[297] Dies wird damit begründet, dass es mit Hilfe einer fürsorglichen Tat gelingen kann, jemanden vor einer selbstschädigenden Tat zu schützen. Doch es ist umstritten, ob es sich bei diesem Verhalten tatsächlich um

---

294 *Beauchamp/Childress*, Principles of biomedical ethics, 208.

295 Zudem kann vermutet werden, dass hinter der Gurtpflicht der Wunsch besteht, die Ausgaben des Gesundheits- und Verkehrswesens zu senken, oder um die Hoffnung, dass Angeschnallte am Umfallort noch reagieren und z.B. Leben retten können.

296 Neben der Unterscheidung zwischen weichem und hartem Paternalismus lassen sich noch weitere Differenzierungen finden, z.B. *broad* und *narrow* paternalism oder *moral* and *welfare* paternalism, vgl. *Dworkin, Gerald*, Paternalism, in: Stanford Enzyclopedia of Philosophy (^{2}2010), in: http://plato.stanford.edu/entries/paternalism/ [abgerufen am 05.11.2014]. Diese Unterscheidungen spielen jedoch keine zentrale Rolle für die folgenden Darlegungen und werden daher nicht erläutert.

297 Vgl. *Feinberg, Joel*, Legal paternalism, in: Canadian Journal of Philosophy 1/1 (1971), 105–121. 113.

Paternalismus handelt. Schließlich sei es ein zentrales Merkmal des Paternalismus, dass gegen die Präferenzen einer Person verstoßen werde.[298] Beim schwachen Paternalismus ist eine Person aber nicht mehr in der Lage, selbstbestimmt zu handeln. Die *starke* Form des Paternalismus hat dementsprechend ihre Bedeutung gegenüber der erstgenannten darin, dass die Präferenzen, Handlungen und Entscheidungen einer Person überstimmt werden, obwohl sie noch fähig wäre, selbstbestimmt zu entscheiden.[299] Methoden des Paternalismus sind unter anderem Beeinflussung von Informationen, Manipulation, Zwang oder Gewalt.[300] Es wird also bewusst versucht, verfügbare Informationen zu verschweigen oder auf anderem Wege die informierte und freie Wahl zu verhindern. Um *scheinbaren* Paternalismus handelt es sich, wenn eine Person eine andere bittet, notwendige Entscheidungen für sie zu fällen.[301] Hierbei gilt die Bedingung, dass die Person, die die Entscheidungsmacht an eine andere übergeben hat, nicht absichtlich von der Person, der sie die Entscheidungsmacht übergeben hat, durch Druck oder Manipulation zur Abgabe verleitet worden sein darf. Wäre diese Bedingung nicht erfüllt, würde es sich doch um tatsächlichen Paternalismus handeln.

Schermer sieht bei dieser Spannung von Autonomie und Wohlergehen ein grundsätzliches Problem. Ihrer Meinung nach ist die Verbindung des speziellen Werts der Autonomie mit Wohlergehen nicht plausibel, weil das einen kompatiblen Ansatz mit dem Paternalismus nicht erlaube.[302] Zwar gebe es Situationen, in denen das Prinzip des Wohlergehens vom Respekt vor der Autonomie begleitet werde, aber es existierten ebenso Momente, in denen beide nicht korrespondieren würden.[303] Das ist dann der Fall, wenn eine autonome Entscheidung scheinbar nicht zum Wohlergehen der entscheidenden Person beitrage. Hier könne eine paternalistische Intervention dem Wohlergehen der Person mehr dienen. Jedoch hat in der medizinischen Tradition die Betonung der Selbstbestimmung des Einzelnen an Bedeutung gewonnen, worauf die vermehrte Ablehnung paternalistischer Interventionen zurückzuführen ist. Im Sinne des Paternalismus meinte in früheren Zeiten meist der Arzt am besten zu wissen, was für die erkrankte Person gut sei.[304]

298 Vgl. *Beauchamp/Childress*, Principles of biomedical ethics, 208; *Feinberg, Joel*, Harm to self, New York 1986, 14; *Schöne-Seifert*, Medizinethik, 712.

299 Vgl. *Feinberg*, Legal paternalism, 116.

300 Vgl. *Beauchamp/Childress*, Principles of biomedical ethics, 208.

301 Vgl. *Schöne-Seifert*, Medizinethik, 712.

302 Vgl. *Schermer*, different faces of autonomy, 11.

303 Vgl. *Schermer*, different faces of autonomy, 11.

304 Vgl. *Buchanan/ Brock*, Deciding for other, 35.

Beim Paternalismus kommt es nun zur Abwägung von Autonomie und Wohlergehen eines Individuums in einer konkreten Situation. Ethisch unproblematisch ist dabei die schwache Form des Paternalismus: Wenn keine Autonomiefähigkeit mehr vorliegt, kann nicht mehr zwischen Autonomie und Wohlergehen abgewogen werden. Schließlich wird in diesen Fällen das Ziel verfolgt, die Person vor verletzenden Konsequenzen ihrer Handlung zu schützen.[305] Bei fehlender Autonomiefähigkeit sind Fürsorge als normatives Prinzip heranzuziehen. Für die starke Form des Paternalismus spielt es eine gewichtige Rolle, welchen Stellenwert der Selbstbestimmung einer Person zugewiesen wird. Denn Autonomie kann, wie bereits dargelegt, im intrinsischen Sinne als in sich wertvoller Wert verstanden werden, aber auch zugleich als instrumenteller Wert im Sinne eines Instrumentes zur Realisierung des Wohls der Person. Wird Autonomie als Instrument angenommen, kann weiterhin gefragt werden, ob das Wohl einer Person besser durch eine dritte Person als durch sie selbst bestimmt werden kann bzw. ob Autonomie und Wohlergehen subjektiv oder objektiv gefasst werden sollte. Es stellt sich die Frage, ob eine Person selbst oder jemand Anderes darüber bestimmen soll, was gut für sie ist. Meist ist sie es selbst, die dies am besten entscheiden kann. Dies liegt daran, dass in einer pluralistischen Gesellschaft zunehmend unterschiedliche Weltanschauungen, Moralvorstellungen und Auffassungen von Wohlergehen vorherrschen, und in diesem Rahmen eine Person selbst am besten über ihre eigene Vorstellung eines guten Lebens entscheiden kann (vgl. Kap. 3.2.2 und 3.2.3). Doch es gibt Momente, in denen das auch anders sein kann (vgl. Kap. 3.2.2.1), d.h. es können Situationen eintreten, in denen jemand nicht in der Lage ist, über sein Wohl reflektieren zu können. Auch bei einer subjektiven Theorie von Wohlergehen kann es epistemische Schwierigkeiten geben. Der Wertepluralismus lässt nicht den Schluss zu, jeder könne am besten für sich selbst entscheiden. Autonomie und Wohlergehen müssen letztlich in der jeweiligen konkreten Situation kontrolliert werden: „Generell läßt sich natürlich eine paternalistische Position – wenn überhaupt – mit um so größerer Überzeugungskraft vertreten, je kontextspezifischer und damit in ihrem beabsichtigten Fürsorge-Effekt überprüfbarer sie ist."[306] Hierbei sollte das angestrebte Wohlergehen der Person durch die paternalistische Intervention möglichst groß und eindeutig sein, wohingegen die Verletzung der Autonomie möglichst geringfügig ausfallen sollte.[307] Letztlich appelliert die theoretische Rechtfertigung an den

---

305 Vgl. *Beauchamp/Childress*, Principles of biomedical ethics, 210.

306 *Schöne-Seifert*, Medizinethik, 712f.

307 Vgl. *Schöne-Seifert*, Grundlagen der Medizinethik, 54.

Verhältnismäßigkeitsgrundsatz und an die moralische Urteilskraft derjenigen Person, die zwischen Autonomie und Wohlergehen abwägen muss.[308] Hierbei kann auch der Zeithorizont bedacht werden. So könnte es z. B. durch die Unterscheidung zwischen kurz-, mittel- und langfristigen Präferenzen zu unterschiedlichen Einschätzungen kommen: Wenn jemand etwa gegen das Anliegen eines älteren Menschen, befürchtete Schmerzen durch das Setzen einer Infusionsnadel vermeiden zu wollen, verstößt, um sein unausgesprochenes, aber zu unterstellendes Interesse, am Leben bleiben zu wollen, zu wahren.

Zur gesamten Paternalismus-Debatte lässt sich abschließend auf die Aussage von Childress verweisen:

> „[T]hus principles of care and beneficence are necessary. But without the limits set by the principle of respect for autonomy, these other principles may support arrogant enforcement of the 'good' for others. Nevertheless, these and other principles sometimes outweigh or override the principle of respect for personal autonomy."[309]

Die Rechtfertigung von paternalistischen Eingriffen wird weiterhin Gegenstand der Arbeit sein, wenn auf Autonomie in der medizinischen Praxis eingegangen wird (vgl. Kapitel 4). Denn gerade bei der Behandlung erkrankter Personen ist es oftmals eine schwierige Frage, ob diese noch selbstbestimmt entscheiden können und ab wann – ob zulässig und unzulässig – paternalistisch interveniert werden darf bzw. muss. Inwieweit sich die oben genannten Einwände gegen eine starke Stellung des Autonomie-Prinzips in solchen Situationen rechtfertigen lassen, ist Gegenstand der dann folgenden Arbeit in Abschnitt 4.4.

3.3 Verantwortung – notwendiges Korrelat zu Selbstbestimmung

Mit dem Autonomiebegriff tritt an vielen Stellen in der Ethik ein weiterer Begriff auf: Verantwortung. Teilweise werden diese beiden Begriffe eng miteinander verknüpft, oder es liegen der Ausübung von Autonomie und der Übernahme von Verantwortung die gleichen Bedingungen zugrunde.[310] Abgesehen von der

---

308 Vgl. *Beauchamp/Childress*, Principles of biomedical ethics, 213–216.

309 *Childress*, Place of autonomy in bioethics, 15.

310 Hildt schreibt z. B.: „So kommt die Frage nach der Verantwortung immer dann ins Spiel, wenn eine Person nicht den Zufall, das Schicksal oder andere Personen über künftige Entwicklungen bestimmen lässt, sondern aktiv in den Verlauf der Dinge eingreift und selbst eine Wahlentscheidung trifft", *Hildt*, Autonomie in der biomedizinischen Ethik, 90. Hier scheint der Verantwortungsbegriff sehr nah an den der Autonomie herangerückt zu werden. Ähnlich formuliert es Haji: „Some of the very requirements favored by libertarians for responsibility then, seem just as compelling

Frage, wie Autonomie und Verantwortung zusammenhängen, wird der Verantwortung ein eigener Wert zugeschrieben:

> „In unserer Zeit, in der Verantwortung von Personen und Gruppen immer häufiger auf widrige Umstände oder vielerlei ‚Zwänge', auf biografische Prägungen und hirnphysiologische Prozesse, auf wirtschaftliche, politische und militärische ‚Gesetzmäßigkeiten' geschoben wird, ist der Hinweis auf die Verantwortungsfähigkeit und Rechenschaftspflicht vor allem für den ethischen Aspekt menschlichen Handelns unverzichtbar."[311]

Der Bereich, in dem über Verantwortung gesprochen wird, kann unterschiedlich weit gefasst werden. Entgegen einem engen Verständnis, nach dem eine Einzelperson nur für ihr Privatleben verantwortlich ist, kann sich die Verantwortung eines Menschen auch von der individuellen Situation bis hin zu den Institutionen und Strukturen der Gesellschaft erstrecken. Im Mittelpunkt steht das Subjekt:

> „Die Verantwortungsethik plädiert nicht einfachhin für Individualität und Subjektivität moralischer Entscheidungen. Sie bringt wohl zum Ausdruck, dass moralische Optionen immer Stellungnahmen von Subjekten sind, die sich mit ihrer Freiheit und Macht verantwortlich für ein gutes, sinnvolles Leben engagieren (oder dies nicht tun)."[312]

---

as requirements for autonomy", *Haji, Ishtiyaque*, Alternative possibilities, personal autonomy and moral responsibility, in: Taylor, James Stacey (Ed.), Personal autonomy: New essays on personal autonomy and its role in contemporary moral philosophy, Cambridge 2005, 235–257, 236.

311 *Marquardt*, Gottes Bild, 153. Hinsichtlich der Verantwortungsübernahme sehen einige Autoren einen Wechsel von einer reinen Verfolgung von Normen zu einer Verantwortungsethik. Merks umschreibt die Entwicklung mit der Formel „von Normenethik zur Verantwortungsethik", *Merks*, Sittliche Autonomie, 35. Auch Holderegger nimmt eine Ablösung des Pflichten-Begriffes durch den Verantwortungsbegriff wahr, vgl. *Holderegger, Adrian*, Verantwortung, in: Wils, Jean-Pierre/Mieth, Dietmar (Hg.), Grundbegriffe der christlichen Ethik, Paderborn 1992, 199–208, 201.
Merks beurteilt eine Normethik für die heutige Zeit nicht mehr als angemessen. Er führt das auf das gegenwärtige Verständnis des menschlichen Wesens zurück. „Der Mensch wird nicht mit Normen geboren, sondern mit dem Vermögen, eine normative Ordnung zu schaffen. Und wenn Menschen auf Normen treffen, sind es immer schon Normen, die durch Menschen gemacht sind und die wir aufgrund unseres moralischen Vermögens auf ihre Legitimität beurteilen können. Wir dürfen Normen daher nicht ansehen als ‚absolute', d.h. an sich seiende Entitäten, sondern müssen sie als Resultate menschlicher Ideen, Erfahrungen und menschlichen Nachdenkens über das wahre und gute Leben verstehen. Als solche erscheinen sie wohl als Entitäten, als soziale Fakten, sagen wir, aber sie sind und bleiben menschliche Produkte, die daher auch prinzipiell auf ihre Berechtigung befragt werden können", *Merks*, Gott und die Moral, 41.

312 *Merks*, Sittliche Autonomie, 39.

Entscheidend für die nachfolgenden Überlegungen ist die These, dass Verantwortung ein notwendiges Korrelat zur Selbstbestimmung ist: Selbstbestimmung steht in enger Verbindung zum Verantwortungsbegriff. Daher ist zu erläutern, dass *Eigenverantwortung* mit der Realisierung der Selbstbestimmung zusammenhängt, aber auch, dass *soziale Verantwortung* für die Verwirklichung autonomer Handlungen einer Person eine wichtige Rolle zukommt, wenn z. B. *Grenzen der Eigenverantwortung* auftreten. Es kann zudem gezeigt werden, dass die Verwirklichung von Selbstbestimmung zur sozialen Verantwortung beitragen kann. Es geht demnach in der folgenden Untersuchung nicht mehr ausschließlich um eine individualethische, sondern auch um eine *sozial*ethische Perspektive. Um die aufgestellte These zu begründen, bedarf es einer genauen Differenzierung des Verantwortungsbegriffs.[313]

3.3.1 Eine Begriffsbestimmung von Verantwortung

Wovon ist die Rede, wenn es um Verantwortung geht?[314] Ganz allgemein lässt sich sagen, dass jemand, der Verantwortung für etwas trägt, *für etwas zuständig*

---

313 Holderegger attestiert dem Verantwortungsbegriff eine gewisse Unschärfe und unbestimmte Vieldeutigkeit, vgl. *Holderegger*, Verantwortung, 199. Die Problematik liegt klar auf der Hand: „Der intuitiv so klare Begriff ‚Verantwortung' verschwimmt in seinen Konturen, sobald man sich seiner Voraussetzungen, Randbedingungen und Konsequenzen bewusst wird", *Stier, Marco*, Neuro-Enhancement und das Problem der Verantwortung, in: Schöne-Seifert, Bettina/Ach, Johann S./Oploka, Uwe u. a. (Hg.), Neuro-Enhancement. Ethik vor neuen Herausforderungen, Paderborn 2009, 277–293, 278. Dieser Umstand macht eine Erläuterung des Verantwortungsverständnisses erforderlich: „Das Dickicht lichtet sich, wenn man eigentliche und uneigentliche Verwendungen von Verantwortung unterscheidet", *Stier, Marco*, Verantwortung und Strafe ohne Freiheit, Paderborn 2011, 20. Dieser Schritt ist nachfolgend zu vollziehen.

314 Die Verwendung des Begriffes „Verantwortung" ist noch recht jung, da erst ab dem 19. Jahrhundert eine weitere Verbreitung ausgemacht werden kann. Sicherlich gibt es dieses Wort bereits länger und auch dessen Bedeutung wurde schon in der Vergangenheit definiert. Nachweislich lässt sich der Verantwortungsbegriff seit der Mitte des 15. Jahrhunderts im Hochdeutschen im rechtlichen Kontext finden, in Form eines Ausdrucks für die Rechtfertigung/Verteidigung einer Tat vor Gericht bzw. vor Gott, vgl. *Korff, Wilhelm/Wilhelms, Günter*, Verantwortung, in: Lexikon für Theologie und Kirche, Band 10 (2009), 597–600, 597. Aber als ethisches Prinzip ist Verantwortung erst seit zwei Jahrhunderten im Gebrauch (eine Übersicht über die Herkunft des Verantwortungsbegriffs ist zu finden bei Bayertz, vgl. *Bayertz, Kurt*, Eine kurze Geschichte der Herkunft der Verantwortung, in: Bayertz, Kurt (Hg.), Verantwortung. Prinzip oder Problem?, Darmstadt 1995, 3–71.) Im 20. Jahrhundert ist Verantwortung zu

ist: die konkrete Erledigung einer Aufgabe oder das Vollziehen einer bestimmten Entscheidung. Während hierbei eine Zukunftsgerichtetheit vorliegt, kann es aber auch von Bedeutung sein, Verantwortung für etwas Vergangenes zu tragen, z.B. für eine vollzogene Handlung „gerade zu stehen". Es gilt, eine Person danach zu

---

einer „ethischen Schlüsselkategorie" und zu einem „terminus technicus" geworden, vgl. *Bayertz*, kurze Geschichte der Herkunft der Verantwortung, 3. Hans Jonas bezeichnet ihn gar als „Grundprinzip einer unserem Zeitalter angemessenen Philosophie der Moral", *Jonas, Hans*, Das Prinzip Verantwortung. Versuch einer Ethik für die technologische Zivilisation, Frankfurt a. M. 1984, 27 und Kaufmann als „Schlüsselkategorie unseres gegenwärtigen Selbstverständnisses", *Kaufmann, Franz-Xaver*, Der Ruf nach Verantwortung. Risiko und Ethik in einer unüberschaubaren Welt, Freiburg i. Br. 1992, 11. Zudem wird der Begriff häufig als Synonym für ethisches Handeln gebraucht, vgl. *Heimbach-Steins, Marianne*, Verantwortung – ein ethisches Schlüsselwort, in: Lücking-Michel, Claudia/Wohlmuth, Josef (Hg.), Inspirationen. Beiträge zu Wissenschaft, Kunst, Gesellschaft und Spiritualität, Paderborn 2006, 173–186, 173. Verantwortung wird heute oftmals konsequentialistisch verstanden, indem sie auf die Folgen einer Handlung bezogen wird, d.h. es werden nicht die Handlungen, sondern die Folgen der Handlungen moralisch beurteilt. Birnbacher schreibt hierzu: „Während eine deontologische Ethik bestimmte Handlungen und Unterlassungen ohne Ansehen der Zwecke gebietet und verbietet, um derentwillen sie ausgeführt werden, macht die ‚Verantwortungsethik' die moralische Vertretbarkeit der Mittel von einer Abwägung des Werts und Unwerts von Mitteln und Zwecken abhängig", *Birnbacher, Dieter,* Grenzen der Verantwortung, in: Bayertz, Dieter u.a. (Hg.), Verantwortung – Prinzip oder Problem? Darmstadt 1995, 143–183, 148.
Darüber hinaus hat Weber erstmals zwischen einer Gesinnungs- und Verantwortungsethik unterschieden, vgl. *Weber, Max*, Politik als Beruf, in: Mommsen, Wolfgang J./Schluchter, Wolfgang (Hg.), Max Weber Gesamtausausgabe, Abteilung I, Band 17, Tübingen 1992, 157–252, 249. Einige Autoren bringen mit dieser Differenzierung jeweils eine ethische Theorie in Verbindung. Fischer, Gruden und Imfog schreiben: „Die Unterscheidung zwischen Gesinnungsethik und Verantwortungsethik ist damit identisch mit der Unterscheidung zwischen deontologischer und konsequentialistischer Ethik. Verantwortungsethik ist konsequentialistische Ethik", *Fischer, Johannes/Gruden, Stefan/Imhof, Ester*, Grundkurs Ethik. Grundbegriffe philosophischer und theologischer Ethik, Stuttgart 2007, 383. Weber schreibt z.B., dass Politiker für die voraussehbaren Folgen ihres Handelns die Verantwortung tragen müssen, vgl. *Weber, Max*, Der Beruf zur Politik, in: Winckelmann, Johannes (Hg.), Soziologie, Weltgeschichtliche Analysen, Politik, Stuttgart [4]1968, 175. Es geht also nicht mehr um die Gesinnung, d.h. den Charakter oder das Selbstverständnis einer Person, nicht um die guten oder schlechten Absichten eines Akteurs, sondern ausschließlich um die *tatsächlichen* Folgen, seien sie positiv oder negativ, vgl. *Bayertz*, kurze Geschichte der Herkunft der Verantwortung, 47.

befragen, warum sie eine Handlung vollzogen oder unterlassen hat.[315] Im Wort der Verantwortung steckt „Antwort". Antworten werden üblicherweise auf Fragen gegeben. „Wenn ‚sich jemand verantwortet', dann kann damit gemeint sein, dass er in einem moralischen Problemfall Stellung bezieht und sich ggf. rechtfertigt oder Entschuldigungsgründe vorbringt."[316] Heimbach-Steins führt diesen Gedanken fort:

> „Was geschieht [...], ist nicht ein dem Menschen, seiner Zuständigkeit und seinem gestaltenden Zugriff entzogenes Schicksal, es ist auch nicht schlechthin dem menschlichen Handeln – sei es von Natur aus, sei es von Gott oder einer anderen externen Instanz – vorgegebene Ordnung. Vielmehr wird eine fundamentale Relation hergestellt zwischen dem Menschen und dem, was ihm an- und aufgetragen ist als das, *wofür* er sich zu verantworten oder *wovor* er sich zu verantworten hat."[317]

Wie das Kapitel 2 bereits demonstrierte, sind die anthropologischen Annahmen, auf denen ethische Überlegungen basieren, und damit auch die Reflexionen zum Thema Verantwortung, dynamisch, kontext- und zeitabhängig.[318] Aus diesem

---

315 In manchen Fällen kommt dies einem Vorwurf gleich, aber die Befragung hinsichtlich der Ausführung bzw. Unterlassung einer Tat muss nicht mit einem Vorwurf deckungsgleich sein.

316 *Stier*, Verantwortung und Strafe ohne Freiheit, 25.

317 *Heimbach-Steins*, Verantwortung, 173. Das kann in ganz unterschiedlichen Bereichen passieren: im Privatleben oder im Beruf, im Sozialsektor, in der Wirtschaft oder in der Politik. Oftmals wird dann von Verantwortung gesprochen, wenn die Handlungsfelder komplex werden und die Wirkungen kaum noch nachzuvollziehen sind, aber dennoch signalisiert werden soll, dass jemand für eine Handlung verantwortlich ist, vgl. *Holderegger*, Verantwortung, 200. Eine Person kann sich dann entweder rechtfertigen oder um Entschuldigung (durch eine andere Person) bitten, doch beides zugleich scheint nicht möglich zu sein: „Rechtfertigung und Entschuldigung schließen sich gegenseitig aus, denn wenn jemand seine Handlungsweise rechtfertigen kann, dann kann man ihn nicht mehr ‚entschuldigen', denn er hat ja keine Schuld auf sich geladen. Umgekehrt schließt auch die Entschuldigung die Rechtfertigung aus, denn die logische Voraussetzung für eine Entschuldigung ist Schuld, und Schuld kann man nur tragen, wenn eine Handlung nicht zu rechtfertigen ist. Insofern ist eine gerechtfertigte Handlung ‚unendschuldbar'", *Stier*, Verantwortung und Strafe ohne Freiheit, 89.

318 So betont auch Bayertz, dass die Entwicklung des Begriffs der individuellen Verantwortung nicht ohne Probleme verlaufen sei, sondern eine erhebliche Abstraktionsleistung der Menschen erforderte, vgl. *Bayertz*, kurze Geschichte der Herkunft der Verantwortung, 7f. Es ist wichtig, sich vor Augen zu führen, dass Verantwortung nicht etwas ist, was in der biologischen Ausstattung des Menschen direkt vorzufinden ist. Der Mensch hat nicht von seiner biologischen Ausstattung aus Verantwortung.

Grund ist, wie Lenk und Mahring schreiben, Verantwortung als Interpretationsprodukt zu betrachten:

> „Der Konstruktcharakter der Verantwortung zeigt sich insbesondere bei der moralischen Verantwortung: Verantwortung im Sinne der Idee der Selbstachtung des Menschen, der Idee und Integration (Erhaltung und Einheit) der Menschheit oder gegenüber der Gesellschaft ist notwendig ein Deutungsprodukt. Die Verantwortung ‚gegenüber' solchen Referenten von abstrakten Begriffen ist nur metaphorisch, also indirekt und interpretativ zu verstehen: als eine moralische Konstruktion, die allerdings durchaus sozial sehr wirksam sein kann. Da sie auch Appellcharakter hat, ist sie nicht bloß deskriptiv zu erfassen, sondern sie ist nur durch normenbezogene Deutung zugänglich."[319]

Mit dieser Aussage ist auf einen wichtigen Aspekt hingewiesen: Es ist zu unterscheiden zwischen einer normativen und einer deskriptiven Ebene. Wenn eine Person ein Ereignis oder einen Zustand verursacht hat, kann dies als „kausale Verantwortung" bezeichnet werden.[320] Die bloße Verursachung beinhaltet noch keine moralische Beurteilung, so dass es sich um Verantwortung auf der deskriptiven Ebene handelt. Auf der normativen Ebene kommt die moralische Verantwortung ins Spiel: Eine Person wird moralisch verantwortlich für etwas gemacht. Doch jemand ist nicht automatisch moralisch verantwortlich, wenn ein

---

Vielmehr hat es sich in der biologischen und sozialen Evolution so entwickelt, dass Menschen das Bedürfnis haben, andere Menschen für bestimmte Taten zur Rechenschaft zu ziehen. Lenken wir den Blick von der Verantwortung auf das Konzept der Verantwortung, dann ergibt sich eine weitere Differenzierung. Wenn nämlich die Entstehung dieses Bedürfnisses sich evolutionstheoretisch erklären lässt, ist zudem klar, dass das Konzept der Verantwortung keines sein kann, das naturgegeben und unveränderbar ist. Der Mensch hat selbst dieses Konzept entwickelt und kann auch weiterhin Veränderungen dieses Modells vornehmen. Er definiert sich selbst als verantwortlich, was im Zuge seiner kulturellen Entwicklung geschieht, vgl. *Kaufmann*, Ruf nach Verantwortung, 40. Das Verständnis der Verantwortung hängt davon ab, wie der Mensch sich selbst versteht. Verantwortung als Konzept ist also als eine Konstruktion aufzufassen. Diese Annahme sagt aber noch nichts darüber aus, nach welchen Regeln konstruiert wird, vgl. *Stier, Marco*, Das Handeln in den Zeiten der Neurotechnologie. Von der Technisierung des Gehirns zur Technisierung der Verantwortung, in: Müller, Oliver/Clausen, Jens/Maio, Giovanni (Hg.), Das technisierte Gehirn, Neurotechnologien als Herausforderung für Ethik und Anthropologie, Freiburg i. Br. 2009, 273–298, 280.

319 *Lenk, Hans/Maring, Matthias*, Verantwortung – Normatives Interpretationskonstrukt und empirische Beschreibung, in: Eckensberger, Lutz H./Gähde, Ulrich (Hg.), Ethische Norm und empirische Hypothese, Frankfurt a. M. 1993, 222–243, 225.

320 Vgl. *Erk, Christian*, Verantwortung und Ethik, in: Zeitschrift für medizinische Ethik 58/1 (2012), 23–36, 26.

unerwünschtes Ereignis eintritt. Selbst wenn er moralisch dafür verantwortlich ist, bedeutet dies nicht zwingend, dass er Schuld auf sich geladen hat: „Moralisch verantwortlich kann ferner nur ein moralischer Akteur sein, und auch dann ist dies nicht gleichbedeutend mit moralischer Schuld."[321] „Schuld" und „Verantwortung" sind also nicht deckungsgleich. Letztlich kann zwischen moralischer Schuld und rechtlicher Verantwortung differenziert werden, da z. B. die Möglichkeit besteht, dass jemand im moralischen Sinne schuldig geworden ist, dafür aber nicht rechtlich belangt werden kann.[322] Insgesamt sind kausale, moralische und rechtliche Verantwortung sowie moralische und rechtliche Schuld auseinanderzuhalten.[323] Im Folgenden geht es um Verantwortung auf der normativen Ebene, also ob jemand moralisch verantwortlich für etwas ist.[324] Wenn jemandem moralische Verantwortung zugesprochen wird, impliziert dies stets ein *Werturteil.* Hierbei sollte die Verantwortungszuschreibung eine innere Konsistenz besitzen, um als gerechtfertigt gelten zu können.

Es geht bei der Verantwortung darum, wie Handlungen gegenwärtig und zukünftig verantwortet werden können.[325] Dazu werden Praxisnormen benötigt: Diese lassen sich aus idealen Normen herleiten, dienen dabei aber für die konkrete Praxis, so dass „sie die Fehlbarkeit ihrer Adressaten von vornherein

---

321 *Stier*, Verantwortung und Strafe ohne Freiheit, 21.

322 Beispielsweise wird in manchen Gesellschaften ein Mann, der seine Ehefrau mit anderen Frauen betrügt, moralisch schuldig gesprochen, wohingegen er für dieses Verhalten juristisch nicht angeklagt wird. Im Rechtsbereich bedeutet Verantwortlichkeit, zur Rechenschaft verpflichtet zu sein, sozusagen jemanden Rechenschaft zu schulden. Die Normen, die bestimmen, wann und wem gegenüber Rechenschaft geschuldet ist, sind dabei Rechtsnormen, vgl. *Vossenkuhl, Wilhelm*, Verantwortung, in: Lexikon der Bioethik, Band 3 (2000), 671–677, 672.

323 Darüber hinaus werden noch weitere Unterscheidungen getroffen. Hart nennt vier Arten von Verantwortung: (1) Role-Responsibility, (2) Causal-Responsibility, (3) Liability-Responsibility und (4) Capacity-Responsibility. (1) bezieht sich auf prospektive und (2) auf retrospektive Verantwortung. Bei (3) differenziert er zudem zwischen moralischer und rechtlicher Verantwortung. Variante (4) ist am ehesten als Verantwortungsfähigkeit aufzufassen, vgl. *Hart, Herbert L. A.*, Punishment and responsibility, Oxford 1968, 212–215.

324 Hierbei soll nicht die retributive Verantwortung als Ausgangslage angenommen werden. Diese kann, erstens, so verstanden werden, dass Verantwortung lediglich an die Handlung gebunden wird und diese somit Lob oder Strafe verdient; oder, zweitens, kann Retributivität im Sinne von Gleichgewicht oder Rache interpretiert werden, vgl. *Stier*, Handeln in den Zeiten der Neurotechnologie, 276.

325 Vgl. *Vossenkuhl*, Verantwortung, 674.

berücksichtigen und Anwendungsdefiziten zuvorkommen."[326] Es gilt also: Verantwortung bezieht sich auf eine Person oder ein Kollektiv an Personen in Bezug auf eine konkrete Situation/Handlung/Entscheidung.[327] Die Verantwortung, die Menschen übernehmen, kann nicht nur auf die eigene Person beschränkt sein, sondern kann auch als Sorge für Mitmenschen verstanden werden.[328] Hierbei sollte keine Entgrenzung der Verantwortungsübernahme stattfinden, weil dies den Einzelnen überfordern könnte, wenn er mehr Aufgaben übernimmt, als es seine Kapazitäten zulassen. Eine entsprechende Grenze lässt sich benennen: „Die Verbindlichkeiten, also der konkrete Gehalt der Verantwortung, sind jeweils durch die Ansprüche derer bestimmt, auf die sich die Sorge bezieht."[329]

Wie schon festgestellt, ist die Zuschreibung von Verantwortung sowohl vergangenheits- als auch zukunftsbezogen möglich. Es wird hierbei zwischen *retrospektiver* und *prospektiver* Verantwortung unterschieden. Erstere, die oftmals als die klassische Form oder *Reputations-*, *Zurechnungs-*, *Rechtfertigungs-* oder

---

326 *Birnbacher, Dieter*, Verantwortung für zukünftige Generationen. Stuttgart 1988, 18.

327 Problematisch kann sein, wenn die Verantwortung eines Einzelnen weit gefasst wird. Lévinas sieht Verantwortung als „Verantwortung gegenüber dem Anderen": Dies schließe ein, dass das Individuum auch für die Schuld und das Unglück des Anderen verantwortlich ist, vgl. *Lévinas, Emmanuel*, Jenseits des Seins oder anders als Sein geschieht, Freiburg i. Br./München 1992, 40. Nach diesem Verständnis hat Verantwortung nichts mehr mit Verursachung und zuschreibbaren Folgen zu tun, da sie unbegrenzt auftritt und über das eigene Dasein hinaus das des Anderen einbezieht, vgl. *Vossenkuhl*, Verantwortung, 673. Lévinas' Variante läuft darauf hinaus, dass es keinen Sinn ergibt, jemandem für eine situative Handlung Verantwortung zuzurechnen, da immer für alles Verantwortung übernommen werden müsste. Nicht so weit wie Lévinas geht Jonas, auch wenn seine Vorstellung von Verantwortungsübernahme zu weit gefasst ist. Ihm zufolge müssten im Rahmen einer Zukunftsehik alle unsere Handlungsmaximen mit der „Permanenz echten menschlichen Lebens auf Erden" verträglich sein, vgl. *Jonas*, Prinzip Verantwortung, 36. Hier lassen sich grundsätzliche Einstellungen mit dem Prinzip der Verantwortung in Verbindung bringen, doch geben sie keine konkreten Handlungs- oder Entscheidungsanweisungen.

328 Doch können uns die metaphysischen Modelle, wie sie Lévinas und Jonas darlegen, auf einen wichtigen Aspekt hinweisen, nämlich die „Bestimmung von *Verantwortung als Sorge* für diejenigen Bereiche, die uns jeweils anvertraut sind und für die wir tatsächlich Sorge tragen können: die eigene Person, die Person des Anderen, die Umwelt, die berufliche Umwelt", *Vossenkuhl*, Verantwortung, 675.

329 *Vossenkuhl*, Verantwortung, 675.
Mehr zur Frage, inwieweit Menschen Verantwortung dafür tragen, dass eine Einzelperson dazu fähig ist, selbstbestimmte Handlungen vollziehen zu können in Abschnitt 3.3.3.

Rechenschaftsverantwortung beschrieben wird,[330] liegt vor, wenn bereits eingetretene Wohltaten oder Schäden im Zentrum stehen, also positiv/negativ bewertete Folgen vorliegen; letztere meint spezifische Aufgaben, Ziele oder Rollen, die zu realisieren sind.[331] Es wird dann häufig von *Fürsorge- und Zuständigkeitsverantwortung*[332] und von *Aufgabenverantwortung*[333] gesprochen. Unklar ist jedoch, ob Rollenverantwortung (z.B. Mutter-Kind-Beziehung) tatsächlich zur prospektiven Verantwortung gehört. Waller gibt an, dass Rollenverantwortung nicht als moralische zu verstehen sei, weil nichts vorgefallen und damit noch nichts zu verantworten sei.[334] Bayertz sieht in der Verantwortung für eine bestimmte Aufgabe erst einmal „einen rein *funktionalen* Charakter und keinen *moralischen* Gehalt.“[335] Es handelt sich um eine Verpflichtung.[336] Moralisch relevant werde die Verantwortung dann, wenn bestimmte negative oder positive Folgen aus den Handlungen resultierten. Zudem lassen sich die retrospektive und prospektive Perspektive nicht eindeutig voneinander trennen, da dort, wo jemand der prospektiven Verantwortung nicht gerecht wird und ein Schaden hierdurch entsteht, die prospektive zu einer retrospektiven Verantwortung wird. Grundsätzlich wird retrospektive Verantwortung *ex post* zugeschrieben, ist dabei primär *ereignis- und zustandsbezogen*; prospektive Verantwortung hat den Charakter einer *ex ante*-Zurechnung und ist hierbei *teleologisch* strukturiert.[337] Schlussendlich kann zum Verantwortungsbegriff festgehalten werden:

> „Jemandem Verantwortungsbewusstsein oder Verantwortlichkeit als Praxisqualität zu attestieren, verweist auf eine grundlegende Einstellung, ein Verhältnis des einzelnen Menschen zu seinem eigenen Tun (Verantwortung für das eigene Handeln) und zu dem,

330 Vgl. *Werner, Micha H.*, Verantwortung, in: Düwell, Marcus/Hübenthal, Christoph/Werner, Micha H. (Hg.), Handbuch Ethik, Stuttgart/Weimar 2002, 521–527, 521. Auch wenn vom klassischen Modell gesprochen wird, ist dies nicht naturgegeben: „[E]s enthält doch Voraussetzungen und Implikationen, die als Resultat eines geschichtlichen Lernprozesses, als Ausdruck moralischer Einsichten oder als soziale Konstruktion begriffen werden können“, *Werner*, Verantwortung, 521.

331 Vgl. *Stier*, Verantwortung und Strafe ohne Freiheit, 22.

332 Vgl. *Bayertz*, kurze Geschichte der Herkunft der Verantwortung, 33/43/55.

333 Vgl. *Höffe, Otfried*, Moral als Preis der Moderne, Frankfurt a. M. [3]1995, 20.

334 Vgl. *Waller, Bruce N.*, Freedom without responsibility, Philadelphia 1990, 63; ähnlich: *Birnbacher*, Grenzen der Verantwortung, 154.

335 *Bayertz*, kurze Geschichte der Herkunft der Verantwortung, 35.

336 Vgl. *Erk*, Verantwortung und Ethik, 25.

337 Vgl. *Birnbacher*, Grenzen der Verantwortung, 145.

was ihn – in mehr oder weniger weiträumigen Lebenskreisen – umgibt und was er als ihn ethisch angehend identifiziert (Verantwortung für die Welt)."[338]

Bislang wurde Verantwortung als Begriff bestimmt. Es ist zu erläutern, wie Verantwortung in der konkreten Situation auszubuchstabieren ist.[339]

3.3.2 Verantwortung als relationales Modell

Bei der Rechtfertigung für eine Tat wird jemandem eine Antwort auf eine Frage gegeben. Da einer Befrager und einer Befragter ist, handelt es sich nicht nur um eine individuelle Angelegenheit, sondern um eine soziale Interaktion. Sicherlich kann sich eine Person auch selbst eine Frage stellen, doch eine Antwort darauf zu geben, ist nur durch die Ableitung aus dem sozialen, intersubjektiven Kontext verständlich.[340] Somit ist anzunehmen, dass es bei der Zuschreibung von Verantwortung um mindestens zwei Personen geht: Person x befragt Person y. Die Frage bleibt jedoch leer, wenn sie nicht mit einem Inhalt gefüllt wird, d.h. es ist nach einem bestimmten Gegenstand, z.B. eine Handlung, zu fragen. Damit ergibt sich eine Trias von Subjekt (Person y) – Objekt (die Tat oder Unterlassung z, wegen der jemand befragt wird) – Instanz/Adressat (Person x).[341] Eine zweistellige Relation zwischen Subjekt und Objekt ist nicht ausreichend, da die Instanz, vor der sich zu rechtfertigen ist, fehlen würde. Ferner lässt sich dieses relationale Modell durch weitere Differenzierungen nochmals untergliedern. Lenk und Maring zufolge bestehen sechs Aspekte: (1) *Jemand* muss sich (2) für seine *Handlungen, Handlungsfolgen, Aufgaben, Rollen, Entscheidungen* (3) gegenüber einem *Adressaten* (4) vor einer *Instanz* (5) unter einem *normativen Kriterium bzw. Bewertungsmaßstab* (6) im Rahmen eines bestimmten *Handlungs- und Entscheidungsbereichs* verantworten.[342] Für die Frage nach selbstbestimmten

338 *Heimbach-Steins*, Verantwortung, 175.

339 Würde dieser Aufgabe nicht nachgegangen, bestünde eine Lücke, da die Problematik besteht, „dass der Begriff der ‚Verantwortung' ein ethisch weitgehend *leerer Begriff* ist, der noch unterbestimmt lässt, worin die Verantwortung genau besteht. Um anzugeben, wer für wen oder was man verantwortlich ist, bedarf es eines theoretischen Rahmens", *Düwell*, Bioethik, 168.

340 Vgl. *Stier*, Verantwortung und Strafe ohne Freiheit, 27.

341 Der Komplex lässt sich in zwei grundsätzliche Fragen fassen: (1) Verantwortung gegenüber wem? Und (2) Verantwortung wofür?, vgl. *Kaufmann*, Ruf nach Verantwortung, 24.

342 Vgl. *Lenk/Maring*, Verantwortung, 229. Etwas anders hat es Erk formuliert: Ihm zufolge müsste die Frage lauten: „Wer (Verantwortungssubjekt) muss sich vor oder gegenüber wem (Verantwortungsinstanz) wofür (Verantwortungsobjekt) mit welcher

Entscheidungen und Handlungen bedeutet dies, dass *(1) die handelnde Person* sich (2) für ihre *selbstbestimmte Entscheidung* (3) *gegenüber ihrem Gewissen/ihren Mitmenschen* (4) *vor sich/Dritten* (5) *unter einem bestimmten Maßstab (z. B. das Strafgesetzbuch)* (6) *im Bereich der Medizin (oder anderen)* zu verantworten hat. Die wichtigsten Aspekte sind das Handlungssubjekt, das Handlungsobjekt und die Instanz, weil ohne diese Trias die Untersuchung von Verantwortung nicht denkbar ist. Jeder Teil dieser dreistelligen Relation kann genauer betrachtet werden.

3.3.2.1 Verantwortungssubjekt

Wenn eine Person für etwas verantwortlich gemacht werden soll, dann ist das nur möglich, wenn die Person zum Antworten fähig ist. Laut Düwell und Nida-Rümelin kann Verantwortung abgestuft werden, so dass Menschen in unterschiedlichen Maß verantwortlich sein können.[343] Beispielsweise ist ein Kind für etwas in anderer Hinsicht als ein Erwachsener verantwortlich. Inwieweit jemand verantwortlich ist, hängt davon ab, in welchem Ausmaß er fähig ist, eine Antwort zu geben. Was aber sind die Bedingungen dieser Fähigkeit?

Von der Mehrheit der Wissenschaftler werden nur Menschen als Handlungssubjekte betrachtet.[344] Es wird nicht hinsichtlich jeder beliebigen Art der Verursachung von Verantwortung gesprochen, sondern nur wenn der Mensch die Ursache ist und die Folgen der Handlung auf den Menschen zurückführbar sind.[345] Das bedeutet auch: Es wird keinen anderen Lebewesen oder Dingen Verantwortung im normativen Sinn zugesprochen. Die Verantwortungsidee setzt eine scharfe Differenz zwischen Mensch und außermenschlicher Natur voraus: „Wenn nur der Mensch ‚verantwortlich' ist, dann ist damit unterstellt, daß sein Handeln etwas anderes ist als ein beliebiges kausales Geschehen."[346] Zwar wird der Mensch als ein Wesen gesehen, das Teil der kausalen Welt ist, zum einen

sich an welcher moralischen bemessenden Theorie (Verantwortungsstandard) Konsequenz (Verantwortungskonsequenz) verantworten?", *Erk*, Verantwortung und Ethik, 28.

343 Vgl. *Düwell*, Bioethik, 167; Nida-Rümelin, Verantwortung, 29f.

344 Allerdings gibt es Autoren, die neben dem Menschen auch anderen Lebewesen die Rolle von Handlungssubjekten zusprechen. Dies fällt in die tierethische Debatte. Eine tierethische Diskussion ist in dieser Arbeit nicht zu leisten, sondern muss in einem eigenen Werk vollzogen werden.

345 Vgl. *Bayertz*, kurze Geschichte der Herkunft der Verantwortung, im Folgenden Bezug auf: 5–8.

346 *Bayertz*, kurze Geschichte der Herkunft der Verantwortung, 6.

passiv (wenn er Schäden erleidet), zum anderen aktiv (wenn er Schäden verursacht), aber zugleich ist er nicht vollkommen durch die natürlichen Prozesse determiniert, z. B. ist nicht die glühende Zigarette, sondern der Raucher, der die Zigarette angezündet und nicht ausreichend aufgepasst hat, für einen Brand verantwortlich.

Das Subjekt muss sich selbst als in Zeit und Raum distinktes Wesen verstehen: Wäre das nicht gegeben, könnte es nicht begreifen, dass es befragt wird und dass jemand fragt.[347] Dann also verstünde sich das Subjekt nicht als Handlungssubjekt, das einem Handlungsadressaten Antworten zu geben habe, so dass die fundamentale Relation von Subjekt, Objekt und Adressat (vgl. Abschnitt 3.3.2) nicht bestünde. Dadurch, dass sich das Subjekt als distinktes Wesen versteht, wird überhaupt erst die Zuschreibung von Verantwortung möglich.

Es bestehen weitere Bedingungen, die erfüllt sein müssen. Hierunter fällt die Absichtlichkeit einer Handlung: Das Handlungssubjekt muss eine Handlung gewollt haben bzw. wollen. Dies betont auch Bayertz: „Der Wille des Handlungssubjekts ist es, der die Handlung zu seiner Handlung macht und über den Status eines bloßen Naturgeschehens hinaushebt."[348] Für Holderegger zählt hierzu, dass das Handlungssubjekt bewusst Gründe für das Handeln angeben kann.[349] Nida-Rümelin versteht das Abwägen von Gründen und ihre konkrete Anwendung auf

347 Vgl. *Stier*, Verantwortung und Strafe ohne Freiheit, 28.

348 *Bayertz*, kurze Geschichte der Herkunft der Verantwortung, 10. Dazu vermerkt Stier: „Verantwortlichkeit ist daher immer mit der Fähigkeit verbunden, auf einen Zustand oder Prozess einzuwirken, also zu handeln. Eine Handlung setzt eine Handlungsentscheidung voraus und eine Entscheidung, so scheint es, wiederum Entscheidungsfreiheit", *Stier*, Neuro-Enhancement, 279.

349 Vgl. *Bayertz*, kurze Geschichte der Herkunft der Verantwortung, 8; *Holderegger*, Verantwortung, 203. Nida-Rümelin schreibt hierzu: „Wir haben Verantwortung für unser Verhalten, sofern wir Gründe haben, uns so und nicht anders zu verhalten. Es ist unsere Fähigkeit, Gründe zu wägen, die uns zu verantwortlichen Akteuren macht. Wir sind verantwortlich für dasjenige, für das wir Gründe haben. Menschen lassen sich von Gründen affizieren. Das macht sie zu verantwortlichen Wesen. Wesen, denen die Fähigkeit abgeht, sich von Gründen affizieren zu lassen, haben keine Verantwortung. Wir haben Gründe dafür, etwas zu tun, wenn dieses Tun Handlungscharakter hat, und wir äußern diese Gründe gegenüber anderen, wenn diese nachfragen", *Nida-Rümelin, Julian*, Verantwortung, Stuttgart 2011, 32. Ähnlich formuliert Beck: „Wenn jemand keinen (guten) Grund für eine Entscheidung oder Handlung angeben kann, erscheint uns diese irrational und nicht nachvollziehbar. Eine solche (reziproke) Nachvollziehbarkeit ist jedoch unverzichtbar für einen gelingenden interpersonalen Austausch. Insofern ist Intelligibilität auch eine wesentliche Voraussetzung für die Zuschreibung von Verantwortung", *Beck*, Ein neues Menschenbild, 112.

die Praxis als *Urteilskraft*.[350] Menschen, die keinen freien Willen hätten und keine Gründe für ihr Handeln angeben könnten, seien auch nicht dazu in der Lage, Verantwortung zu tragen. Demnach ist *Willensfreiheit* eine notwendige Bedingung für moralische Verantwortung.[351]

Über die Willensfreiheit hinaus muss *Handlungsfreiheit* vorliegen. Handlungsfreiheit ist keine empirisch feststellbare Tatsache, sondern eine Eigenschaft, die dem Menschen grundsätzlich unter-stellt wird.[352] Sie ist von der

---

350 Vgl. *Nida-Rümelin*, Verantwortung, 29. Neben der Urteilskraft sieht Nida-Rümelin die Ich-Stärke als Voraussetzung für die Übernahme von Verantwortung. Er sieht diese als die Fähigkeit, kohärent zu handeln und zu leben, vgl. *Nida-Rümelin*, Verantwortung, 29.

351 Laut Bayertz wird – bei der Übernahme von Verantwortung – Willensfreiheit vorausgesetzt und der Mensch so angesehen, als ob er frei wäre, vgl. *Bayertz*, kurze Geschichte der Herkunft der Verantwortung, 12; ähnlich *Nida-Rümelin*, Verantwortung, 52.
In den letzten Jahren ist die Debatte um Willensfreiheit sehr intensiv geführt worden und hat eine Fülle an Positionen und Unterpositionen hervorgebracht, die hier nicht detailliert dargelegt werden können. Es gibt Vertreter, die für Willensfreiheit einstehen und Determiertheit ablehnen, andere, die sich für Determiniertheit und gegen Willensfreiheit aussprechen und wiederum andere, die Willensfreiheit und Determiniertheit für kompatibel halten. In dieser Arbeit wird angenommen, dass Willensfreiheit und Determination zugleich vorliegen, wenn Willensfreiheit so gefasst wird, dass freies Handeln mit Verantwortlichkeit verträglich ist. Dies wird – in Anlehnung an Marco Stier – als „Semikompatibilismus“ bezeichnet, vgl. *Stier*, Handeln in den Zeiten der Neurotechnologie und *Stier*, Neuro-Enhancement. Für die weiteren Positionen in der Willensfreiheits-Debatte vgl. z. B. *Beck*, Ein neues Menschenbild?; *Klein, Andreas*: „Ich bin so frei!“. Willensfreiheit in der philosophischen, neurobiologischen und theologischen Diskussion, Neukirchen-Vluyn 2012; *Merkel, Reinhard*, Willensfreiheit und rechtliche Schuld. Eine strafrechtsphilosophische Untersuchung, Baden-Baden 2008; *Pauen, Michael*, Illusion Freiheit? Mögliche und unmögliche Konsequenzen der Hirnforschung, Frankfurt a. M. 2004; *Pauen, Michael*, Was ist der Mensch? Die Entdeckung der Natur des Geistes, München 2007; *Pauen, Michael/Roth, Gerhard*, Freiheit, Schuld und Verantwortung. Grundzüge einer naturalistischen Theorie der Willensfreiheit, Frankfurt a. M. 2008; *Roth, Gerhard*, Fühlen, Denken, Handeln. Wie das Gehirn unser Verhalten steuert, Frankfurt a. M. 2001; *Roth, Gerhard*, Willensfreiheit, Verantwortlichkeit und Verhaltensautonomie des Menschen aus Sicht der Hirnforschung, in: Dölling, Dieter (Hg.), Jus Humanum. Grundlagen des Rechts und Strafrechts. Festschrift für Ernst-Joachim Lampe zum 70. Geburtstag, Berlin 2003, 43–63; *Singer, Wolf*, Der Beobachter im Gehirn. Essays zur Hirnforschung, Frankfurt a. M. 2002; *Stier*, Handeln in den Zeiten der Neurotechnologie; *Stier*, Neuro-Enhancement.

352 Vgl. *Bayertz*, kurze Geschichte der Herkunft der Verantwortung, 21.

Willensfreiheit zu differenzieren, weil es bei der Handlungsfreiheit um Fähigkeiten geht, die durch von der Person unabhängige Faktoren beeinträchtigt werden können, während bei der Willensfreiheit möglicherweise intrapersonale Fähigkeiten Minderungen erfahren. So muss eine Person bei vorliegender Willensfreiheit zusätzlich die Möglichkeit haben, Handlungen möglichst ohne externe Einschränkungen ausführen zu können, damit Handlungsfreiheit gewährleistet ist (vgl. Abschnitt 3.2.1).[353]

Des Weiteren muss *Zurechnungsfähigkeit* als Voraussetzung für die Übernahme von Verantwortung betrachtet werden. Wenn jemand vorübergehend oder dauerhaft an mentalen Defiziten leidet, kann es sein, dass keine ausreichenden Fähigkeiten vorliegen, um verantwortlich zu sein.[354] Die innere Verfassung des Handlungssubjekts ist damit eine weitere *notwendige*, aber allein keine *hinreichende* Bedingung für Verantwortungsfähigkeit, da die bereits genannten Bedingungen ebenfalls erfüllt sein müssen. Für Vossenkuhl muss hierbei der „deontische Grundsatz gelten, dass Sollen Können einschließt; d.h. es dürfen keine Ansprüche erhoben werden, die eine Person aktuell oder auf Dauer überfordern."[355] Birnbacher benennt darüber hinaus fehlendes Grundwissen, fehlende Intelligenz und Orientierungslosigkeit als Belastungen für die Übernahme einer ex-ante- bzw. ex-post-Verantwortung.[356]

Weiterhin muss das Subjekt fähig sein, sich als Träger von Verantwortung zu sehen.[357] Das impliziert, dass die Person weiß, was es mit der Rolle des Verantwortungsträgers auf sich hat. Dazu gehört, das Gegenüber, von dem sie befragt wird, als die Instanz zu verstehen, vor der sie sich zu verantworten hat. Auch muss sie sich der Handlung und ihrer Folgen bewusst sein. Die möglichen Folgen sind angemessen abzuwägen (im Sinne einer Güter- und Übelabwägung), um sie als Grundlage des Handelns zu nehmen.[358] Es ist jedoch davon abzusehen, immer einer Person allein die gesamte Verantwortung zuzuweisen. Schließlich besteht die Option, dass Handlungsfolgen nicht durch ein, sondern mehrere

---

353 Beispielsweise kann sich die Absichtlichkeit einer Handlung dann zur Unabsichtlichkeit ändern, wenn erzwungene Handlungen vorliegen oder aber eine Unkenntnis bzw. Fehleinschätzung einer oder mehrerer Rahmenbedingungen dazu führt, dass eine vollzogene Handlung nicht der Intention des Handelnden entspricht, vgl. *Stier*, Verantwortung und Strafe ohne Freiheit, 29.

354 Vgl. *Stier*, Verantwortung und Strafe ohne Freiheit, 24.

355 *Vossenkuhl*, Verantwortung, 675.

356 Vgl. *Birnbacher*, Grenzen der Verantwortung, 153.

357 Vgl. *Stier*, Verantwortung und Strafe ohne Freiheit, 28.

358 Vgl. *Heimbach-Steins*, Verantwortung, 179.

Handlungssubjekte zu verantworten sind.[359] Gleichzeitig ist davor zu warnen, individuelle Einschränkungen als Ausreden für unterlassene Übernahme von Verantwortung zu nutzen.

3.3.2.2 Verantwortungsobjekt

Das Handlungsobjekt ist diejenige Tat oder Unterlassung, für die sich das Handlungssubjekt zu verantworten hat.[360] Dies kann, wie gesagt, sowohl retrospektiv als auch prospektiv erfolgen. Nida-Rümelin verbindet die Begriffe der Handlung und Verantwortung:

> „Wir sind für alle unsere Handlungen verantwortlich. Wenn etwas als Handlung einer Person gilt, ist diese Person dafür verantwortlich. Handlung und Verantwortung sind zwei eng miteinander verknüpfte Begriffe. Keine Handlung ohne Verantwortung und keine Verantwortung für ein Verhalten, wenn dieses keinen Handlungscharakter hat."[361]

Wir können für alle Handlungen jedoch nur verantwortlich sein, wenn die Kriterien bezüglich des Handlungssubjekts (vgl. Abschnitt 3.3.2.1) erfüllt sind. Auf die Zeitstruktur bezogen kann festgehalten werden: Zurückblickend geht es dabei um entstandene Schäden durch die vollzogene Handlung, vorausschauend liegt der Fokus auf den Kosten, die durch die kommende Tat entstehen können.[362] Es gilt zu beachten, dass entstandene/entstehende Schäden auch auf mehrere Akteure zurückgehen können. Ein genauer Blick darauf, worum es sich bei diesen Schäden tatsächlich handelt, ist daher dringend geboten.

3.3.2.3 Verantwortungsinstanz

Die Handlungsinstanz ist diejenige, vor der sich das Handlungssubjekt zu rechtfertigen hat. Sie stellt die Fragen, auf die eine Antwort gegeben werden muss. Düwell fasst darunter z. B. soziale und politische Einrichtungen, das eigene Gewissen oder Gott.[363] Die Instanzen lassen sich noch weiter unterteilen. Es gibt *autoritative* und *nichtautoritative* Adressaten. Zu ersteren führt Stier aus:

> „Dabei handelt er sich nicht nur um ‚Instanzen' im engeren Sinn einer gesellschaftlichen Institution vor Gericht, sondern um solche Personen und Personengruppen, die traditionell oder durch soziale Übereinkunft gegenüber allen Personen einer Gesellschaft

359 Vgl. *Holderegger*, Verantwortung, 202.
360 Vgl. *Düwell*, Bioethik, 168.
361 *Nida-Rümelin*, Verantwortung, 25.
362 Vgl. *Stier*, Verantwortung und Strafe ohne Freiheit, 30.
363 Vgl. *Düwell*, Bioethik, 168.

> oder auch nur gegenüber bestimmten Personen eine herausragende Stellung innehaben, welche sie in einem jeweils spezifischen Rahmen berechtigt, Weisungen zu geben und zu intervenieren."[364]

Diese lassen sich nochmals in zwei Formen unterscheiden, nämlich in *institutionelle* und *nichtinstitutionelle* Instanzen. Auch die nichtautoritativen Instanzen können in zwei Formen auftreten. Zum einen können dies jene sein, die durch die Folgen einer Handlung eines Anderen selbst geschädigt wurden und nun vom Verursacher, dem Handlungssubjekt, eine Rechtfertigung verlangen (*objektidentische* Adressaten). Zum anderen gibt es Instanzen, die nicht mit der Person identisch sind, die durch die Folgen einer Handlung eines Anderen einen Schaden erfahren hat. Diese Instanzen besitzen keine autoritative Stellung und stellen deshalb keine Instanz dar (*objektfremde* nichtautoritative Instanzen). Hier ist jemand gemeint, der eine unbeteiligte und keine explizit autoritative Person ist, die einem Handlungssubjekt die Verantwortung für einen Schaden zuspricht, der für jemanden Dritten entstanden ist.[365]

Eine Sonderform stellt die Verantwortung vor sich selbst als nichtautoritative Form dar. Hierbei sind Verantwortungssubjekt und Verantwortungsadressat identisch (*subjektidentische* Instanz). Das Handlungssubjekt muss die Fragen beantworten, die es sich als eigene Instanz stellt. Das findet in der Gestalt eines Selbstgespräches statt, da ohne eine zweite Person ein Gegenüber fehlt, mit der eine sprachliche Kommunikation stattfinden könnte.[366]

---

364 *Stier*, Verantwortung und Strafe ohne Freiheit, 34f.

365 *Stier*, Verantwortung und Strafe ohne Freiheit, 35. Zugleich weist Stier darauf hin, dass auch objektfremde Adressaten Instanzen darstellen können, weshalb sowohl autoritative als auch nichtautoritative objektfremde Adressaten existieren können, vgl. *Stier*, Verantwortung und Strafe ohne Freiheit, 35. Er kommt insgesamt zu dem Schluss: „Weil Verantwortungszuschreibung (anders als Zuschreibung) immer mit einer Intervention verbunden ist, eine legitime Intervention aber weder Rache noch Angelegenheit ‚bloß' moralisch entrüsteter Beobachter ist, kann als Standardmodell nur die dreistellige Konstellation gelten, in welcher der Adressat eine normvertretende, autoritative Instanz darstellt, also nicht mit dem Geschädigten identisch und auch kein gleichgestellter Dritter ist. Gleichwohl ändert das nichts an der Tatsache, dass die Zuschreibung von Verantwortung, das Einfordern einer Rechtfertigung, nicht von einer gesonderten Position dessen abhängt, der jemanden verantwortlich macht", *Stier*, Verantwortung und Strafe ohne Freiheit, 36.

366 Wenn sich die Person vor sich selbst verantwortet, wird auch vom Gewissen gesprochen: „[A]ls die Instanz, vor der sich der Mensch zu verantworten hat, erscheint sein eigenes Gewissen, das in der Verantwortung seiner Freiheit und damit seiner selbst bewusst wird. So wandelt sich Verantwortung vor Gott zur Selbstverantwortung: das

Somit ist Verantwortung entweder als Art einer Selbstverpflichtung oder einer sozialen Zuschreibung möglich. So wie ein Individuum durch sich oder soziale Interaktionspartner verantwortlich gemacht wird, kann es auch Verantwortung für sich oder Interaktionspartner übernehmen. Dies gilt es im Folgenden zu erläutern.

3.3.3 Eigenverantwortung und soziale Verantwortung für Selbstbestimmung

Die Struktur Handlungssubjekt-Handlungsobjekt-Instanz offenbart, dass Verantwortung in Relationen stattfindet. Allein auf die einzelne Person zu schauen, ist in diesem Rahmen nicht mehr ausreichend. Es spielen unabweisbar soziale Aspekte mit hinein, die nicht übergangen werden dürfen. Es lassen sich – in Bezug auf Selbstbestimmung – einige zentrale Fragen benennen, die teilweise schon angeklungen sind: (1) Trägt eine Person für sich Verantwortung? (2) Trägt eine Person *auch für Mitmenschen* Verantwortung? (3) Tragen *Mitmenschen* Verantwortung *für die einzelne Person*?

Die Untersuchungen zur Selbstbestimmung haben gezeigt, dass Selbstbestimmung als wertvoll anzusehen ist. Autonomie als Wert lässt sich sowohl intrinsisch als auch instrumentell begründen. Der Wert der Autonomie wird damit hochgehalten, dass autonom vollzogene Handlungen dabei helfen, ein Leben nach den eigenen Vorstellungen zu führen und selbst zu bestimmen, was für das eigene Wohlergehen am besten ist. Das passiert gerade in einer Zeit, in der die Vorstellungen von einem guten und gelingenden Leben immer pluraler werden. So sollte jeder Einzelne auch selbst, soweit es ihm möglich ist, die Verantwortung für die Folgen seiner Handlungen tragen. Jedes Individuum sollte demnach *größtmögliche Eigenverantwortung* übernehmen. Es werden aber keine Vorgaben gemacht, mit welchem Inhalt der Handelnde sein Leben zu füllen hat. Werner hat festgestellt, dass oftmals nur *allgemeine* Zuständigkeiten durch Verantwortungszuschreibungen angesprochen werden, für deren praktische Ausarbeitung aber der Träger der Verantwortung eigenverantwortlich zuständig ist.[367] Der Mensch trägt für die Folgen der Handlungen, die sein eigenes Leben betreffen, Verantwortung. Damit wird noch nichts dazu gesagt, wie die konkrete Ausgestaltung

Selbst verdoppelt sich und erscheint zugleich als Angeklagter und Richter", *Picht, Georg,* Rechtfertigung und Gerechtigkeit – Zum Begriff der Verantwortung, in: Picht, Georg, Hier und Jetzt – Philosophieren nach Ausschwitz und Hiroshima, Band 1, Stuttgart 1980, 202–217, 202.

367 Vgl. *Werner,* Verantwortung, 521.

dessen aussieht, was genau er in seinem Leben verantwortet. Dies obliegt allein dem Menschen selbst, der die entsprechende Verantwortung trägt. So kann hier Vossenkuhl gefolgt werden: „[J]eder ist verpflichtet, diejenigen Ansprüche zu erfüllen, die er allein, aus eigener Kraft und nach eigenen Urteil erfüllen kann."[368] Hierzu zählt dann aber auch, dass jede Einzelperson Verantwortung dafür trägt, dass sie auch zukünftig fähig ist, selbstbestimmt Handlungen vollziehen zu können. Dadurch ergibt sich eine Spirale: Selbstbestimmung kann die Fähigkeit zur Übernahme von Verantwortung befördern und Verantwortung zu übernehmen heißt, Sorge dafür zu tragen, auch künftig selbstbestimmt Handlungen ausüben zu können. Wenn diese Verantwortung von dem einzelnen Individuum verlangt wird, sollte zugleich die Situation respektiert werden, in der die Person Handlungen vollzieht und Verantwortung für Folgen ihrer Handlungen übernimmt, die den eigenen Präferenzen widerstreben:

> „Die wechselseitige Anerkennung als verantwortlich Handelnde, der Respekt vor der Autonomie, der verantworteten Selbstbestimmung unserer Mitmenschen, beschränkt unsere legitimen Handlungsoptionen auch dann, wenn unsere Motive nicht egoistischer, sondern altruistischer Art sind. […] Der Respekt vor der Selbstbestimmung anderer verlangt, dass ich auch dann von einer Handlung absehe, wenn ich mit guten Gründen annehmen kann, dass sie bei umfassender Folgenabwägung optimal ist."[369]

Wird dem Einzelnen nicht dieser Respekt entgegengebracht, so sind die vorausgegangen Überlegungen ohne Wert: Wenn es als so wertvoll angesehen wird, selbstbestimmt agieren und Verantwortung übernehmen zu können, muss die volle Anerkennung dieses Rechts gewährleistet werden. Somit ist Nida-Rümelin zu folgen:

> „Die Eigen-Verantwortung anderer ernst zu nehmen heißt nicht, an ihrer Stelle zu entscheiden. Jeder entscheidet, soweit es ihm möglich ist, für sich selbst. Niemand sollte Entscheidungen treffen, die den Entscheidungsspielraum anderer einschränkt. Ich darf nur solche Entscheidungen treffen, die mit gleicher Freiheit aller […] vereinbar sind, dass alle gleichermaßen ein selbstbestimmtes Leben führen können."[370]

Eine Analyse der Bedingungen der Verantwortung bringt noch weitere Erkenntnisse. Einem Handlungssubjekt kann es nicht gelingen, allein aus sich heraus die Fähigkeit zu erlangen, Verantwortung übernehmen zu können. Die subjektiven Fähigkeiten, Gründe zu haben und angeben zu können, sich von anderen Menschen unterscheiden zu können usw., sind solche Fähigkeiten, die der Mensch

---

368 *Vossenkuhl*, Verantwortung, 675.

369 *Nida-Rümelin*, Verantwortung, 117.

370 *Nida-Rümelin*, Verantwortung, 116.

nicht von Geburt an hat, sondern die erst im Laufe des Lebens erlernt werden. Dafür, dass ein Mensch sich diese Fähigkeiten aneignet, kann er nicht selbst verantwortlich sein, sondern es braucht Mitmenschen, die dafür Sorge tragen, dass der Einzelne dazu befähigt wird. Erst mit diesen Fähigkeiten kann der Mensch in die Lage kommen, selbstbestimmt Handlungen vollziehen zu können. Doch nicht nur zu Anfang des Lebens, sondern auch im Fortlauf der Lebensgeschichte scheint die Übernahme von Verantwortung durch Mitmenschen für das einzelne Individuum notwendig zu sein. Wenn es z. B. zur Verantwortungsübernahme des Handlungssubjekts gehört, nicht zu bestimmten Handlungen gezwungen zu werden, die bestimmte Folgen nach sich ziehen, dann zählt dazu, dass die Mitmenschen dem Individuum den Raum lassen, in dem es seine Handlungen ausüben kann, die nicht aufgrund von Zwang oder Manipulation stattfinden. Zwang gehört zu den Verhaltensweisen, die eine selbstbestimmt durchgeführte Handlung, aber auch die Übernahme von Verantwortung verhindern. Es zeigt sich, dass Mitmenschen Verantwortung tragen für die Folgen ihrer Handlungen, die das einzelne Individuum betreffen. Dies kann als *soziale Verantwortung* bezeichnet werden. Um das Individuum zur Selbstbestimmung zu befähigen, ist die soziale Verantwortung sowohl *global* als auch *lokal* notwendig: global im Sinne des Bezugs auf das ganze Leben, lokal im Sinne des Bezugs auf eine Handlung. Ersteres kann z. B. durch Erziehung zu den Fähigkeiten selbstbestimmten Handelns geschehen, letzteres durch die Vermittlung ausreichender Informationen für eine autonom vollzogene Handlung.

Somit offenbaren die Überlegungen, dass eine Person neben der Verantwortung für die Folgen ihrer Handlungen, die sie nur selbst berühren, ebenfalls Verantwortung trägt für diejenigen Folgen ihrer Handlungen, die die Gesellschaft betreffen. Wie können nun die Fragen, die zu Eingang dieses Abschnitts hinsichtlich der Fähigkeit zur Selbstbestimmung gestellt wurden, beantwortet werden? Es ging um die Fragen: (1) Trägt eine Person für sich Verantwortung? (2) Trägt eine Person auch für Mitmenschen Verantwortung? (3) Tragen Mitmenschen Verantwortung für die einzelne Person? Alle Fragen können nach den oben skizzierten Darlegungen bejaht werden. Ähnlich sieht es Jonas, demzufolge der Mensch auch immer Verantwortung für seine Mitmenschen hat:

> „Doch die Auszeichnung des Menschen, daß nur er allein Verantwortung haben kann, bedeutet zugleich, daß er sie für andere *seinesgleichen* – selber mögliche Verantwortungssubjekte – auch haben muß und im einen oder andern Verhältnis immer schon hat: die Fähigkeit dazu ist die zureichende Bedingung ihrer Tatsächlichkeit.“[371]

371 *Jonas*, Prinzip Verantwortung, 185.

Jetzt stellt sich die Frage, was diese Überlegungen für die Praxis bedeuten. Was einzelne Autoren fordern, ist eine Erweiterung des Handlungssubjekts von einem Individuum auf kollektive Akteure in Form von Institutionen oder Organisationen. Für Holderegger bricht die Verantwortung „die individualistische und auf eigene Bedürfnisse konzentrierte Freiheit auf und bindet sie in ein soziales Gefüge, in gemeinsame Aufgaben und Ziele."[372] Ebenso sieht Kaufmann eine Lösung der Verantwortung von konkreten Personen, die zu einer Verantwortung ganzer Organisationen geworden ist, denen bestimmte Folgen zugeordnet werden.[373] Es wird dann als Vorteil gesehen, nicht einem Individuum, sondern einem Kollektiv Verantwortung abzuverlangen. Laut *Fischer/Gruden/Imhof* wird es – aufgrund der zunehmend vernetzten Welt und einer wachsenden Arbeitsteilung – immer schwieriger, Handlungsfolgen einer einzelnen Person zuzurechnen, so dass Kooperationen und Institutionen als Träger von Verantwortung angenommen werden müssten.[374] Es ist denkbar, dass bei solchen Arbeitsteilungen und Handlungen mit globalen Folgen die eindeutige Bestimmung eines Handlungssubjekts nicht erfolgen kann. Für Bayertz muss in diesen Fällen das Kollektiv der Individuen auch als Subjekt der Verantwortung betrachtet werden können.[375] Allerdings ist die Annahme einer kollektiven Verantwortung mit Problemen versehen. Sie bietet dem Einzelnen die Möglichkeit, sich hinter dem Kollektiv zu verstecken und dieses dafür zu nutzen, die Verantwortung für Folgen der eigenen Handlungen auf dieses Kollektiv „abzuwälzen". Für Werner muss die Verantwortung von Kooperationen daher stets an personale Verantwortung rückgebunden werden können.[376] Einen anderen Kritikpunkt hat Bayertz herausgearbeitet. Entgegen seiner oben aufgeführten Aussage sieht er zugleich Probleme, wenn als Handlungssubjekt nicht mehr Individuen, sondern Systeme von Individuen (Kollektive, Institutionen oder Organisationen) gefasst werden. Diese Systeme könnten versagen, weil die Verursachung der Folgen einer Handlung nicht mehr eindeutig auf die beteiligten Individuen zurückgeführt werden könnten.[377] Dabei ist es eine Voraussetzung von Verantwortung, dass die Handlungsfolgen einem Individuum zugeordnet werden können. Den geäußerten Kritikpunkten ist allerdings entgegenzuhalten, dass es Bereiche gibt, in denen nicht ein einzelnes Handlungssubjekt allein Verantwortung übernehmen kann. Für Vossenkuhl

---

372 *Holderegger*, Verantwortung, 207.
373 Vgl. *Kaufmann*, Ruf nach Verantwortung, 53.
374 Vgl. *Fischer/Gruden/Imhof*, Grundkurs Ethik 2007, 387.
375 Vgl. *Bayertz*, kurze Geschichte der Herkunft der Verantwortung, 54.
376 Vgl. *Werner*, Verantwortung, 525.
377 Vgl. *Bayertz*, kurze Geschichte der Herkunft der Verantwortung, 31.

sind es Institutionen, die in vielen Bereichen die Verantwortung in Form der Sorge übernehmen:

> „Innerhalb dieser Institutionen gelten zwar für jeden einzelnen Menschen die Verbindlichkeiten der individuellen Verantwortung. Die Ansprüche, die mit den genannten Bereichen verbunden sind, können aber nur Institutionen und nicht Individuen allein erfüllen. Es handelt sich jeweils um Güter, die das gute, sichere und gesunde Leben […] der einzelnen Menschen ermöglichen. Sie bilden insgesamt das, was wir unter Gemeinwohl verstehen."[378]

Es scheint, dass auch bezüglich der Sicherung selbstbestimmt vollzogener Handlungen jedes Menschen Vorkehrungen getroffen werden müssen, die ein einzelnes Individuum nicht tragen kann. Zum Beispiel werden im deutschen Grundgesetz Rechte festgehalten, die zur Ermöglichung von Selbstbestimmung beitragen, z.B. dass jemand zum Beten in die Kirche, Synagoge oder Moschee gehen darf. Die Schaffung solcher Rechte liegt aber nicht in der Hand eines einzelnen Menschen, sondern in der Verantwortung vieler Menschen. Demnach ist, wie Werner sagt, festzuhalten, dass auch Kooperationen Verantwortungsträger sein müssen.[379]

3.3.4 Theologisch-ethische Betonung individueller und sozialer Verantwortung

Abschließend soll die Verantwortung aus theologisch-ethischer Perspektive in den Blick genommen werden. Bayertz zufolge ist in der jüdisch-christlichen Tradition die Vorstellung der Verantwortungsübernahme vor der Instanz Gott präsent.[380] Die Beziehung zwischen Mensch und Gott ist hierbei bedeutsam, wie bereits in Abschnitt 2.5.1 ausgeführt. Für den Menschen ist diese Beziehung fundamental, so dass die Verantwortung in der theologischen Ethik eine immense Bedeutung einnimmt. „Verantwortung wird (daher) insbesondere in der christlichen Theologie gebraucht und bedeutet das Sich-Rechtfertigen-Müssen vor dem höchsten Richter am Jüngsten Tag."[381] Wenn vom Jüngsten Tag gesprochen wird, deutet dies an, dass es sich um eine vergangenheits- und zukunftsbezogene Verantwortung handelt, wie Autiero schreibt:

> „Sittliche Verantwortung ist im theologischen Verständnis eine Verantwortung gegenüber Vergangenheit, Gegenwart und Zukunft. Die Theologie läßt den geschichtlichen

378 *Vossenkuhl*, Verantwortung, 675.
379 Vgl. *Werner*, Verantwortung, 525.
380 Vgl. *Bayertz*, kurze Geschichte der Herkunft der Verantwortung, 17.
381 Vgl. *Holderegger*, Verantwortung, 203.

> Einsatz des Menschen als Kontinuität mit dem Gestern, Präsenz im Heute, Kreativität für das Morgen begreifen."[382]

Es lassen sich hier Bedeutung der retrospektiven sowie der prospektiven Verantwortung wiederfinden. Das Handlungssubjekt, das sich zu rechtfertigen hat, ist auch aus theologischer Sicht das Individuum. Allerdings kommt hinsichtlich der Instanz eine neue Schwerpunktsetzung ins Spiel, wie es oben bereits angedeutet wurde und durch eine weitere Aussage bekräftigt wird: „Nähert man sich dem Verantwortungsbegriff theologisch, so ist von dem elementaren Befund auszugehen, daß es Gott ist, vor dem sich der Mensch als dem Grund und Ziel alles Geschaffenen letztendlich zu *verantworten* hat."[383] Verantworten kann dann verstanden werden als Antwort auf die vorausgegangene Anrede Gottes, der jeden einzelnen Menschen beim Namen gerufen hat, so dass sich jedes Individuum verantworten muss. Jedoch darf nicht vorschnell der Schluss gezogen werden, dass theologisch gesehen nur Gott als Instanz in Frage kommt. Dies wäre eine reduktionistische Sichtweise, weil auch und vor allem das Gewissen als Instanz beansprucht wird. In theologisch-ethischer Hinsicht ist diese die *entscheidende* Instanz, vor der sich der Mensch zu rechtfertigen hat. Im Gewissen spreche Gott den Mensch an und fordere ihn heraus: Das Gewissen nimmt die Rolle der „verborgenen Mitte" und des „Heiligtums des Menschen" an.[384]

Der Mensch steht nicht nur als Geschöpf in einer Beziehung zu Gott. Vielmehr ist auch die Beziehung zu den anderen Lebewesen ein konstitutives Merkmal menschlicher Existenz.[385] Darum werden die Mitmenschen als Instanz wahrgenommen. Dem Menschen ist es nicht nur möglich, vor all diesen Instanzen Verantwortung zu übernehmen, sondern er *soll* dies auch tun. Damit kommt eine Aufforderung zum Ausdruck:

> „Die Verantwortung des Menschen für und in der Welt ergibt sich nach Gen 2/3 folglich in erster Linie aufgrund seiner ‚Ausstattung'. Als Wesen, das Gut und Böse erkennen kann und damit unterscheiden kann, ist er gleichzeitig auch in der Entscheidung gerufen, er kann sich nicht mehr indifferent verhalten, sondern jede seiner Handlungen ist eingebunden in diese ‚Erkenntnis'."[386]

Auch von einem theologisch-ethischen Standpunkt aus kann also davon ausgegangen werden, dass der Mensch Verantwortung übernehmen soll. Er ist dazu

---

382 *Autiero*, Beitrag der Theologie zu einer Ethik in der Medizin, 171.
383 *Korff/Wilhelms*, Verantwortung, 599.
384 Vgl. *Dirscherl*, Grundriss Theologischer Anthropologie, 153.
385 Vgl. *Dohmen*, Zwischen Gott und Welt, 41.
386 *Dohmen*, Zwischen Gott und Welt, 38.

fähig, Verantwortung zu tragen, kann also Eigenverantwortung übernehmen. Wird dieser Gedanke mit der theologisch-ethischen Begründung des Wertes der Autonomie in Verbindung gebracht (vgl. Abschnitt 3.3.3), dann ergibt sich das gleiche Bild wie im säkularen Diskurs (vgl. Abschnitt 3.2.2). Der Mensch gebraucht die Fähigkeit, selbstbestimmte Handlungen zu vollziehen, damit er sich selbst verwirklichen kann, indem er Verantwortung für sich selbst, die Mitmenschen und anderen Lebewesen übernimmt. Der Mensch kann also Verantwortung für das eigene Leben haben. Hierzu zählt auch die Übernahme der Verantwortung in dem Sinne, dass er weiterhin selbstbestimmte Handlungen ausüben kann, um kontinuierlich verantwortlich sein zu können. Auch hier gilt: Die Mitmenschen haben die Selbstbestimmung des Einzelnen sowie die Verantwortung, die der Einzelne für sein eigenes Leben trägt, zu respektieren. Jeder Einzelne besitzt den gleichen Wert, so dass allen gleichermaßen Rechte zukommen, die alle anzuerkennen haben. Merks schreibt dementsprechend: „So ist der Mensch nirgendwo mehr er selbst als da, wo es um […] die eigene Verantwortung seiner Taten geht.“[387]

In Abschnitt 3.3.3 wurde zudem behauptet, dass eine soziale Verantwortung für die Fähigkeit zur Selbstbestimmung notwendig ist. Diese wirkt, wenn das einzelne Individuum nicht allein der Lage ist, selbstbestimmte Handlungen ausführen und Verantwortung übernehmen zu können. Zugleich besitzt die soziale Verantwortung im gesamten Leben eine bedeutsame Rolle, damit Autonomie und Verantwortung gesichert werden können. Die theologische Ethik betont im starken Maße die Beziehungen unter den Menschen. Sie betrachtet den Menschen als ein Sozialwesen und als solches kann er in unterschiedlichen Phasen seines Lebens nicht ohne die Interaktion mit Anderen existieren. Die Beziehung zu Gott und den Mitmenschen ist konstitutiv für das Menschsein. Jeder hat seine einzigartige und unvertretbare Bedeutung in sich, aber auch für die Anderen und somit für die Gemeinschaft, in der der Einzelne immer schon lebt: Die unverwechselbare Einzigartigkeit und Gemeinschaftsbezogenheit schließen sich hinsichtlich biblischer Aussagen nicht aus, im Gegenteil, sie haben unmittelbar miteinander zu tun.[388] Das freie Mit- und Füreinander-Sein Gottes mit den Menschen findet hier seine zwischenmenschliche Entsprechung. Denn wie Gott für den Menschen da ist, ist es der Mensch für den Menschen.[389] Es ist nicht

387 *Merks*, Gott und die Moral, 24.

388 Vgl. *Dirscherl*, Grundriss Theologischer Anthropologie, 88.

389 Vgl. *Pröpper*, Theologische Anthropologie, 153.

zu übersehen, dass die theologische Ethik die soziale Verantwortung besonders hervorhebt. Diese ist unter anderem in der Bibel festgehalten:

> „Das stellvertretende Handeln für die Welt und für den anderen Menschen bedeutet eine einzigartige Verantwortung, die unvertretbar ist. Der Einzelne lebt für den Anderen in der Gemeinschaft des Gottesvolkes, und die Erwählung und Berufung des Einzelnen vollzieht sich in der Erwählung und Berufung der Gemeinschaft des Volkes Gottes, die wiederum für die Erwählung der gesamten Menschheit steht. Die Heilige Schrift erzählt von einem einzigartigen Beziehungsgeschehen der Vielen füreinander."[390]

Hinsichtlich der Verantwortung ist also auch der zwischenmenschliche und (welt-)gesellschaftliche Bereich von großer Bedeutung. Zudem spricht die theologische Ethik neben der Beziehung zwischen den Menschen das Verhältnis zu den anderen Mitgeschöpfen an. Vom Verhältnis des Menschen und der Mitgeschöpfe ist unter anderem in der zweiten Schöpfungserzählung die Rede, als dem Menschen die Aufgabe gestellt wird, den Garten (in) Eden zu dienen/ihn zu bebauen und ihn zu bewahren/zu hüten (Gen 2,15). Insgesamt wird aus der theologisch-ethischen Perspektive versucht, eine Gemeinschaft der vielen und der vielen für das Individuum zu leben, in der die Einzigartigkeit des Individuums nicht aufgehoben, aber die individuelle Bedeutung für die Vielen stark gemacht wird.[391] Es gilt, die Mitmenschen zu begleiten und sie dabei zu unterstützen, bei der Erfüllung der von Gott gegebenen Bestimmung zu helfen.[392] „There is to be a humble acknowledgement of God's gift, and a caring commitment to exercise our God-given stewardship responsibly."[393] Um das zu verwirklichen, spricht sich die theologische Ethik für Institutionen aus, die Träger von Verantwortung sein können. Institutionen werden von Menschen aufgebaut und von ihnen organisiert. Hierbei kommt den Institutionen eine bestimmte Funktion zu: das Wohlergehen der Menschen und ihrer Mitwesen zu befördern.[394] Hiermit sind wir letztlich dort angekommen, womit auch der Abschnitt 3.3.3 endete: beim Gemeinwohl. Dies lässt sich unter anderem dadurch erweitern, dass soziale Verantwortung übernommen wird, um den Einzelnen dazu zu befähigen, selbstbestimmte Handlungen zu vollziehen und Verantwortung für die Folgen der eigenen Handlungen übernehmen zu können.

---

390 *Dirscherl*, Grundriss Theologischer Anthropologie, 118.

391 Vgl. *Dirscherl*, Grundriss Theologischer Anthropologie, 89.

392 Vgl. *Marquardt*, Gottes Bild, 170.

393 *Cameron*, introduction to „theological anthropology", 59.

394 Vgl. *Dirscherl*, Grundriss Theologischer Anthropologie, 88.

3.4 Zwischenresümee: Sozial verantwortete Selbstbestimmung

Auch zum Abschluss des dritten Kapitels soll ein Zwischenresümee gezogen werden. Es haben sich verschiedene Differenzierungen sowohl bezüglich des Autonomiebegriffs und des Prinzip des Respekts vor der Autonomie als auch für den Verantwortungsbegriff ergeben. Die Ergebnisse sollen hier in Form von Thesen knapp resümiert werden. Hieraus ergibt sich ein Konzept, das sich gleichermaßen *säkular-ethisch* als auch *theologisch-ethisch* begründen lässt. Dieses Konzept wird *sozial verantwortete Selbstbestimmung* genannt:

(1) Selbstbestimmung ist ein soziales Konstrukt. Sie besteht nicht „von biologischer Natur aus", sondern sie ist eine Fähigkeit, die durch kulturelle Leistungen (z. B. Erziehung) erlangt oder nicht erlangt wird.

(2) Bei der Betrachtung der Autonomie muss zwischen *allgemeinem Gebrauch*, *Begriff* und *Wert* differenziert werden. Begriff und Wert müssen in einem Verhältnis stehen, so dass sie miteinander kompatibel sind. Für den ethischen Diskurs ist insbesondere von Bedeutung, wie sich Autonomie als Wert begründen lässt. Autonomie lässt sich als intrinsischer Wert (subjektiver Wunsch nach Selbstbestimmung) und auch als instrumenteller Wert (Hilfe zur Selbstverwirklichung, zur Verantwortungsübernahme und zur Steigerung des Wohlergehens) verstehen, wobei sich der Verfasser für die Begründung von Selbstbestimmung als instrumentellen *und* als intrinsischen Wert ausspricht.

(3) Den Wert der Autonomie eines Individuums zu respektieren ist Inhalt des Prinzips des Respekts vor der Autonomie. Dem Prinzip geht es dabei nicht darum, ob eine Person als Person autonom ist, sondern darum, ob deren Handlung selbstbestimmt ausgeübt wird. Die Mitmenschen haben selbstbestimmte Handlungen, wenn durch sie nicht Dritte verletzt werden, zu *respektieren* und *nicht* durch unberechtigten Paternalismus zu *konterkarieren*. Sollte es zu einem schwerwiegenden Konflikt zwischen der Selbstbestimmung und dem Wohlergehen eines Individuums kommen, ist dieser situationsbezogen zu untersuchen und auf die Notwendigkeit möglicher fremdbestimmter Eingriffe hin zu überprüfen.

(4) Die Fähigkeit der Selbstbestimmung kann dabei helfen, Verantwortung zu übernehmen. Wenn Autonomie nun aber als hoher Wert beansprucht wird, kann und sollte von dem Individuum gefordert werden, auch Verantwortung dafür zu übernehmen, weiterhin dazu in der Lage zu sein, selbstbestimmt Handlungen vollziehen zu können.

(5) Zugleich zeigt sich, dass die Herausbildung selbstbestimmter Akteure nur durch das Zusammenleben mit anderen Menschen möglich ist. Das soziale Umfeld trägt durch eine (frühkindliche) Erziehung Verantwortung dafür, dass ein (späterer) Akteur zur Selbstbestimmung fähig werden kann. Hierbei ist Bergareche/Casado da Rocha zu folgen: "[W]e are not born autonomous: We are made autonomous, and therefore responsible, by interacting with other agents. Moral development requires social interaction; it is in this process that we learn (or not) what responsibility is and what it requires from us."[395] Soziale Unterstützung wird unabdingbar, sowohl global als auch lokal, für die Entwicklung und Aufrechterhaltung der Fähigkeit zur Selbstbestimmung benötigt.

(6) Auch im weiteren Verlauf des Lebens tragen andere Menschen Verantwortung dafür, dass eine Person selbstbestimmt handeln kann. Sie verhelfen dem Individuum dazu, die Fähigkeiten aufrechtzuerhalten, die benötigt werden, um selbstbestimmte Handlungen ausüben zu können. Zudem dürfen die Mitmenschen selbstbestimmte Handlungen durch unangemessene Maßnahmen wie Zwang verhindern. Das Prinzip des Respekts vor der Autonomie beinhaltet also eine *positive* und *negative* Verpflichtung: *negativ* in dem Sinne, einem Individuum die Möglichkeit der Selbstbestimmung zu überlassen und sie nicht zu zerstören; *positiv* in dem Sinne, das Individuum zur Selbstbestimmung zu befähigen.

(7) Aus den zuvor genannten Punkten ergibt sich somit die *sozial verantwortete Selbstbestimmung*: Im Zentrum steht die Selbstbestimmung, d.h. es geht darum, den Einzelnen zur Selbstbestimmung zu befähigen und ihm die Selbstbestimmungsfähigkeit im Leben zu erhalten. Demnach kann von einem *Befähigungsansatz*[396] gesprochen werden. Der Autonomie kommt aus

---

395 *Bergareche, Alvaro M./Casado da Rocha, Antonio*, Autonomy beyond the brain. What neuroscience offers to a more interactive, relational bioethics, in: American Journal of Bioethics – Neuro-science 2/3 (2011), 54–56, 54.

396 Der Begriff der Befähigung verweist darauf, dass Individuen durch den Erhalt materieller Güter – im Sinne einer Verteilungsgerechtigkeit – nicht im jeden Fall zugleich selbstbestimmt agieren können. Individuen müssten erst dazu befähigt werden, eigene Talente usw. zu entwickeln, um zu wissen, wie und wozu die materiellen Güter genutzt werden können. Der Befähigungsansatz geht auf Amartya Sen zurück, vgl. *Sen, Amartya*, Ökonomie für den Menschen. Wege zu Gerechtigkeit und Solidarität in der Marktwirtschaft, München [5]2011; *Sen, Amartya*, Die Idee der Gerechtigkeit, München 2012; aktuell: *Dabrock, Peter*, Befähigungsgerechtigkeit. Ein Grundkonzept konkreter Ethik in fundamentaltheologischer Perspektive, Gütersloh 2012; *Herriger, Norbert*, Empowerment in der Sozialen Arbeit: Eine Einführung, Stuttgart [5]2014.

verschiedenen Gründen ein hoher Wert zu (intrinsisch und instrumentell), so dass es das Anliegen einer Gesellschaft sein sollte, die Ausübung der Selbstbestimmung sicherzustellen. Zu einer Gesellschaft gehört jedes Individuum und somit sollte auch als Erstes bei jedem einzelnen Individuum angesetzt werden, dabei dass es Verantwortung für sich trägt, selbstbestimmte Handlungen vollziehen zu können. Schließlich ist es sein eigenes Leben, um das es primär geht. Zugleich gehören zur Gesellschaft die Mitmenschen, die ebenfalls eine Verantwortung für die Folgen ihrer Handlungen tragen, die die Selbstbestimmung eines Individuums betreffen können. Wenn nun von *sozial verantwortet* gesprochen wird, impliziert dies insbesondere die Verantwortung des Individuums, um dessen Selbstbestimmung es geht, aber auch die Verantwortung des sozialen Umfelds für die Befähigung zur Selbstbestimmung sowie für die Aufrechterhaltung und Sicherung der Selbstbestimmung des Einzelnen. Das Individuum soll dabei aber nicht mit anderen Menschen „verschmelzen", so dass es seine Separatheit verliert. Dann wäre anderen Menschen die Möglichkeit eröffnet, eine Entscheidung für ein Individuum zu treffen, welches selbstbestimmte Entscheidungen treffen kann. Somit läge Paternalismus vor. Solche paternalistische Interventionen stellen das Gegenteil von dem dar, was eine sozial verantwortete Selbstbestimmung vorsieht. Die Entscheidungsautorität soll allein beim Individuum liegen. Diese in Form selbstbestimmter Handlungen letztlich zu nutzen, ist nur möglich, wenn das Individuum durch Eigenverantwortung *und* soziale Verantwortung dazu befähigt ist.

4. Individualistische versus relationale Autonomie in der Medizin – eine kritische Analyse

Die Verwendung der Formel „sozial verantwortete Selbstbestimmung" aus Abschnitt 3.4 deutet bereits an, dass bei der Selbstbestimmungsfähigkeit auch soziale Beziehungen eine Rolle spielen. Die Frage dabei ist, was unter sozialen Beziehungen zu verstehen ist, zu wem diese bestehen und welche exakte Funktion ihnen tatsächlich zukommt: Benötigt der Mensch in seinem gesamten Leben wirklich *immer* soziale Beziehungen, um selbstbestimmt zu handeln? Was passiert, wenn der Mensch sich selbstbestimmt gegen die Eingebundenheit in soziale Beziehungen entscheidet? Welchen Einfluss können soziale Beziehungen auf die Selbstbestimmung eines Individuums nehmen? Zählen nur Menschen oder auch Institutionen und Strukturen zu den sozialen Beziehungen, die den Menschen umgeben? In Kapitel 4 werden nun die relationalen Bezüge in den Blick genommen und kritisch diskutiert.

Nachdem erste Orientierungen für den Autonomiebegriff in der Medizin gelegt worden sind (Abschnitt 4.1), geschieht die kritische Diskussion von Autonomie anhand des individualistischen Autonomie-Verständnisses von Beauchamp und Childress im Bereich der Medizin(ethik) (Abschnitt 4.2). Erste Grundlagen dieses Autonomie-Verständnisses wurden bereits in Kapitel 3 vorgestellt. Eine weitere Differenzierung ist jedoch notwendig, um die einzelnen Ebenen der Kritik hinsichtlich dieses Verständnisses auseinanderzuhalten. Indem zwischen lokaler und globaler sowie prozeduraler und substantieller Autonomie unterschieden wird, kann das Konzept von Beauchamp und Childress kritisch untersucht werden.

Dem individualistischen Verständnis von Autonomie steht das Konzept der relationalen Autonomie gegenüber. Die Motivation, Autonomie relational aufzufassen, ist zu erläutern (Abschnitt 4.3). Zentraler Bestandteil dieser Motivation ist die feministische Kritik, dass Autonomie ein „männliches Ideal" sei, welches für Frauen in dem derzeitigen individualistischen Verständnis nicht passe. Gerade für Frauen, die unter repressiven und unterdrückenden Strukturen leben müssten, sei es nicht möglich, selbstbestimmt handeln zu können. Neben der Motivation sind die Inhalte, die unter diesem Label zusammengefasst werden, zu benennen und genauer zu spezifizieren. Dazu zählt, dass im individualistischen Autonomie-Konzept die Kompetenz-Bedingung mit zu wenig Inhalt gefüllt werde, grundsätzlich die sozialen Beziehungen außen vor gelassen würden und auch nicht das Selbstkonzept eines Individuums beachtet werde. Grundtenor der Vertreter der relationalen Autonomie ist daher, dem Einfluss von sozialen Beziehungen, Strukturen und Institutionen auf die Selbstbestimmungsfähigkeit nachgehen zu müssen.

Daran anschließend wird das individualistische Standardverständnis von Autonomie auf die Einwände der Vertreter der relationalen Autonomie hin untersucht (Abschnitt 4.4). Es wird dargelegt, welche Inhalte unter dem Begriff der relationalen Autonomie gefasst werden. Das legt die Möglichkeit offen, auf einzelne Argumente für relationale Autonomie detaillierter einzugehen. Es lassen sich fünf Ebenen der Kritik an Beauchamp und Childress herausarbeiten: (1) allgemeine Kritik am Konzept, (2) Kritik bezüglich der Kompetenz-Bedingung, (3) Kritik bezüglich der Freiwilligkeitsbedingung, (4) Notwendigkeit der Erweiterung der Bedingungen und (5) Missachtung der Bedeutung von einzelnen Formen sozialer Beziehungen. Es ist vor diesem Hintergrund einerseits aufzudecken, warum bestimmte Konzepte der relationalen Autonomie Forderungen stellen, die trivial oder inakzeptabel sind. Andererseits soll erarbeitet werden, welche relationalen Aspekte Selbstbestimmung eben doch aufzuweisen hat, wenn den zuvor entwickelten Thesen über die fundamentale Bedeutung relationaler Aspekte für das Handlungssubjekt gefolgt wird. Die Auseinandersetzung mit der Debatte um individualistische und relationale Autonomie kann helfen, dass ursprüngliche individualistische Verständnis von Beauchamp und Childress an einzelnen Stellen (1) zu präzisieren, (2) manche Aspekte stärker zu betonen, (3) zu konkretisieren und (4) zu erweitern. Es wird darüber nachgedacht werden müssen, ob es insbesondere Aspekte der intersubjektiven Anerkennung sind, denen bei der Frage nach den relationalen Bezügen der Autonomie nachgespürt werden muss.

Abgerundet wird das Kapitel 4 mit einer Zusammenfassung (Abschnitt 4.5). Diese bündelt die verschiedenen Kritikpunkte und verweist darauf, inwieweit die Konfrontation des individualistischen Autonomie-Verständnisses mit dem Konzept der relationalen Autonomie zu fruchtbaren Ergebnissen und Schlussfolgerungen für eine weitere Untersuchung der relationalen Autonomie geführt hat.

4.1 Autonomie in der Medizin – Eine erste Orientierung

Die Selbstbestimmung der Patienten in medizinischen Fragen zu achten, ist gegenwärtig eines der Kernelemente im Verhältnis zwischen Arzt und Patient. Dass der Selbstbestimmung gerade in der Medizin eine so hohe Bedeutung zukommt, liegt in der historischen Entwicklung des 20. Jahrhunderts[397] und in der medizinischen Gesamtsituation begründet. Demnach ist die Neuartigkeit medizinethischer Problemlagen bedingt durch die gewachsene Macht der Medizin, „Einfluß zu nehmen auf physiologische Grundlagen der leiblich-psychischen Konstitution und Entwicklung des Menschen in Übergangsphasen am Anfang und Ende des Lebens sowie in Grenzbereichen der Bewußtlosigkeit oder psychischen und mentalen Störungen."[398] Die Möglichkeiten, in die psychische und physische Verfasstheit des Menschen einzugreifen, nehmen stetig zu. So lassen die Forschungen im Bereich der Neurowissenschaften vermuten, dass viele der derzeit als nicht behandelbar geltenden Erkrankungen sich zukünftig therapieren lassen werden.[399] Dies bleibt jedoch nicht ohne Auswirkung auf die Fähigkeit zur Selbstbestimmung: „Die Autonomie des Patienten ist in der Gegenwart gerade deshalb so wichtig geworden, weil sie unter Bedingungen der modernen Medizin besonders bedroht ist."[400]

Nicht nur aufgrund der neuen technischen Möglichkeiten, sondern auch bedingt durch den grundlegenden Wandel des *Arzt-Patienten-Verhältnisses* kommt der Autonomie eine zunehmende Bedeutung in der Medizin zu. Lange Zeit galt der „Hippokratische Eid", um das Verhältnis von Arzt und Patient darzulegen. Nach diesem hatte der Arzt darüber zu entscheiden, ob eine medizinische Intervention durchgeführt oder unterlassen wird. Er galt als Experte und hatte als solcher die Fähigkeit, die Gesamtsituation am besten einzuschätzen. Zugleich verpflichtete sich der Arzt, fürsorglich – im Sinne des Wohls der zu

---

397 Beispielhaft ist die missbräuchliche medizinische Forschung in der NS-Zeit zu erwähnen, bei der von Ärzten leidvolle, oft mit dem Tod endende Menschenversuche durchgeführt wurden. Diese sind in den Nürnberger Ärzteprozessen von 1946 und 1947 untersucht worden. Diese und weitere Missbrauchstaten führten zu dem Verlangen, medizinethische Standards einzuführen, bei denen vor allem das Recht auf Selbstbestimmung in den Mittelpunkt gerückt wurde: Forschung solle nicht mehr ohne Zustimmung des Patienten stattfinden, vgl. *Schöne-Seifert*, Grundlagen der Medizinethik, 13–16.

398 *Rehbock*, Personsein in Grenzsituationen, 31.

399 Als Beispiele können Erkrankungen dienen, die mittels der tiefen Hirnstimulation behoben werden können. Dabei werden einem Menschen in bestimmte Gehirnareale Elektroden implantiert. Diese sind mit einem Stimulator verbunden, der sich häufig am Schlüsselbein befindet. Über einen externen Programmierer kann der Stimulator mithilfe des Patienten eingestellt werden: Spannung, Impulsbreite, Frequenz und Elektrodenverstellung. Erkrankungen, die damit bereits therapiert werden konnten, sind unter anderem das Tourette-Syndrom, Parkinson oder therapieresistente Depression, vgl. z. B. *Clausen*, Gehirn-Computer-Schnittstellen.

400 *Rehbock*, Personsein in Grenzsituationen, 316.

behandelnden Person – zu agieren.[401] Damit wurde dem Arzt die alleinige Entscheidungsgewalt über einen medizinischen Eingriff überlassen. Diese Vorstellung wird heute größtenteils kritisiert, weil die Selbstbestimmung des Patienten nicht berücksichtigt werde. Die Entscheidungshoheit gegenwärtig der Person zu, in deren Körper eingegriffen wird. Es bestehen aktuell verschiedene Formen der Zusammenarbeit von Arzt und Patient. Entscheidend ist, dass jedes dieser Konzepte in unterschiedlicher Weise versucht, den Patienten dazu zu befähigen, eine (selbstbestimmte) Entscheidung treffen zu können. So schreibt Wiesemann:

> „Nicht der Arzt als wissenschaftlich ausgewiesener und überlegener Experte, sondern der Patient als Experte seines eigenen Lebens soll letztlich über die Mittel und Ziele ärztlichen Handelns entscheiden. Dem Patienten steht es zu, das ärztliche Handeln durch seine Einwilligung zu autorisieren. Diese Autorität in Fragen des eigenen Lebens sollte möglichst vielen, auf jeden Fall aber allen selbstbestimmungsfähigen Patienten zustehen."[402]

Ein Modell, das kritisch betrachtet wird, ist das *paternalistische Modell.*[403] Nach diesem hat ein Arzt aufgrund seines Expertenwissens die Entscheidungshoheit, weil er wisse, was die beste Entscheidung für den Patienten sei. Der Patient nimmt nur eine abhängige und passive Rolle ein. Maßstab der Entscheidung ist also allein das fachliche Wissen des Arztes. Zwar handelt der Arzt hierbei als fürsorgender Helfer, doch besteht im starken Maß die Gefahr, dass die Selbstbestimmung des Patienten vollkommen übergangen wird, weil allein der Arzt die Behandlung bestimmt. Neben diesem Modell gibt es das *partnerschaftlich-deliberative* Modell, das auch als *patientenzentrierte Arzt-Patienten-Beziehung* (patient-centredness) oder *partizipatorische Entscheidungsfindung* (shared decision making) bezeichnet wird. Hierbei teilen Arzt und Patient Informationen über die Rollenpräferenz des Patienten, die Erkrankung und mögliche Behandlungsoptionen. Dadurch gelangen sie gemeinsam zu einer verantworteten Entscheidung im Sinne eines Konsenses, bei dem womöglich auch Familienmitglieder eingebunden sind. Die Selbstbestimmung der zu behandelnden Person wird dabei insgesamt beachtet. Letztlich gibt es noch das *Vertragsmodell*, das auch *Informationsmodell* (informed (evidence-based) choice) oder *Kundenmodell* (consumerism) genannt wird. Dieses Modell billigt dem Patienten die größtmögliche Autonomie zu. Die Patienten treffen allein

---

401 Vgl. *Schubert, Charlotte*, Der hippokratische Eid. Medizin und Ethik von Antike bis heute, Darmstadt 2005.

402 *Wiesemannn, Claudia*, Die Autonomie der Patienten in der modernen Medizin, in: Simon, Alfred/Wiesemann, Claudia (Hg.), Patientenautonomie. Theoretische Grundlagen – Praktische Anwendungen, Münster 2013, 13–26, 14.

403 Vgl. *Krones/Richter*, Arzt-Patient-Beziehung, im Folgenden Bezug auf: 97–106.

die Entscheidung über therapeutische Maßnahmen, nachdem sie selbst Informationen eingefordert und recherchiert sowie diese mit ihren eigenen Präferenzen abgeglichen haben. Dem Arzt kommt nur die Rolle des technischen Experten zu. Es spricht vieles für ein deliberatives Arzt-Patient-Beziehungsmodell, welches „situativ flexibel und kontextsensitiv auf der Basis eines ganzheitlichen Gesundheits- und Krankheitsmodells die größtmögliche Autonomie des Patienten zu realisieren versucht, ohne dass sich der Arzt aus der Verantwortung verabschieden muss."[404]

Die starke Betonung der Autonomie hat dazu geführt, dass einige Autoren kritisieren, Autonomie habe im Laufe der Zeit eine übergeordnete Kategorie gegenüber anderen Prinzipien eingenommen: „[A]utonomy has emerged as the most powerful principle in American bioethics, the basis of much theory and most regulation, and has become the 'default' principle of applied principlism, the principle to be appealed to when principles conflict."[405] Dabei beziehen sich diese Autoren vor allem auf Beauchamp und Childress, die Autonomie als eines von vier mittleren Prinzipien – neben Fürsorge, Nichtschädigen und Gerechtigkeit – sehen.[406]

404 *Krones/Richter*, Arzt-Patient-Beziehung, 112f.

405 Vgl. *Wolpe, Paul R.*, The triumph of autonomy in american bioethics: A sociological view, in: DeVries, Raymond/Subedi, Janardan (Eds.), Bioethics and society, constructing the ethical enterprise, New Jersey 1998, 38–59, 43. Ebenso schreibt Tauber: „In short, medical ethics generally, and patient autonomy in particular, filled an ethical lacuna left by the abandonment of trust, and patient autonomy became the sacrosanct principle governing medical ethics in most dire need of protection", *Tauber, Alfred I.*, Sick autonomy, in: Perspectives in Biology and Medicine 46/4 (2003), 484–495, 485.

406 Vgl. *Beauchamp, Tom L./Childress, James F.*, Principles of biomedical ethics, New York/Oxford [7]2013. Der kohärentistische Prinzipien-Ansatz entstammt dem Werk von Childress und Beauchamp, das 1979 zum ersten Mal herausgegeben wurde. In weiteren Auflagen ist es bis heute immer wieder neu überarbeitet worden, Beauchamp/Childress, Principles of biomedical ethics. Ansatzpunkt der Moraltheorie bilden moralische Überzeugungen, die anhand wohldurchdachter moralischer Urteile rekonstruiert werden, um sie anschließend zur Begründung moralischer Prinzipien einzusetzen, vgl. *Zimmermann-Acklin, Markus*, Bioethik in theologischer Perspektive. Grundlagen, Methoden, Bereiche, Fribourg [2]2010, 38. Die moralischen Überzeugungen bilden sich bei Menschen im alltäglichen Leben, sie entstammen sozusagen ihren Lebenserfahrungen. So kann jeder Einzelne als „Experte" gelten, indem die jeweiligen Urteile Ausgangspunkt der ethischen Überlegung und Reflexion sind. In diesem Sinne sprechen die Verfasser von einer *common morality*. Hierunter verstehen sie eine allgemeine von allen Menschen geteilte Moral, eine Art Minimalliste von Handlungsvorschriften und Tugenden, denen jeder zustimme, dem es um die Ziele der Moral gehe, vgl. *Schöne-Seifert*, Grundlagen der Medizinethik, 35. Daher sei das Modell universal und gelte

Diesem Vorwurf widersprechen Beauchamp und Childress jedoch, da sie, wie sie sagen, dem Prinzip der Autonomie zwar eine bedeutende, aber keine übergeordnete

---

für alle (vernünftigen) Wesen. Die vier Prinzipien Autonomie, Nichtschädigen, Wohltun und Gerechtigkeit entstammen der common morality und bilden den Kern des kohärentistischen Ansatzes. Die Prinzipien sollen nicht als konkrete Verpflichtungen definiert, sondern als allgemein gehaltene Verhaltensnormen betrachtet werden, die wiederum Verpflichtungen, erlaubte Handlungen und Handlungsideale beschreiben, vgl. *Beauchamp, Tom L.*, Prinzipien und andere aufkommende Paradigmen in der Bioethik (übersetzt von Oliver Rauprich und Daniela Förtsch), in: Rauprich, Oliver/Steger, Florian (Hg.), Prinzipienethik in der Biomedizin. Moralphilosophie und medizinische Praxis (Kultur der Medizin. Geschichte – Theorie – Ethik 12), Frankfurt a. M./New York 2005, 48–73, 49. Wenn die Prinzipien angemessen formuliert werden, können von ihnen spezifischere moralische Regeln und Urteile unterstützt und womöglich abgeleitet werden, vgl. *Beauchamp*, Prinzipien und andere aufkommende Paradigmen in der Bioethik, 49. Die vier Prinzipien bedeuten im Einzelnen:
Prinzip des *Nichtschadens* (nonmaleficence): Dem Patienten soll nicht geschadet werden. Die Maxime des Prinzips äußert sich in der Formel *primum nil nocere.*
Prinzip der *Wohltuns* (beneficence): Das Arztpersonal soll Krankheiten vermeiden, sie lindern und möglichst heilen.
Prinzip der *Autonomie* (autonomy): Der Arzt soll den Willen der zu behandelnden Person respektieren und diese nicht bevormunden. Die Selbstbestimmung des Patienten ist zu sichern, so dass eine Unabhängigkeit der Einzelnen gegenüber Autoritäten besteht. Die Entscheidungen des Patienten dürfen keiner äußeren Kontrolle und keinen externen Einflüssen unterliegen.
Prinzip der *Gerechtigkeit* (justice): Hiermit ist die Gleichbehandlung der Patienten gemeint. Es wird unterschieden zwischen der distributiven Gerechtigkeit (Verteilung von Gütern), der Strafgerechtigkeit (Angemessenheit von Strafen) und der ausgleichenden Gerechtigkeit (Wiederherstellung des Rechts zum Beispiel bei einem Vertragsbruch), vgl. *Quante, Michael/Vieth, Andreas*, Welche Prinzipien braucht die Medizinethik? Zum Ansatz von Beauchamp und Childress, in: Düwell, Markus/Steigleder, Klaus (Hg.), Bioethik. Eine Einführung, Frankfurt a. M. 2003, 136–151, 137–139.
Die aufgestellten Prinzipien sind weder als bloße Faustregeln noch als absolute Erfordernisse zu verstehen, sondern dienen vielmehr als Orientierungen. Keines von ihnen soll vorrangig dominieren und sie können nur dann aufgehoben werden, wenn sie untereinander in Konflikt geraten, vgl. *Beauchamp/Childress*, Principles of biomedical ethics, 57. Da die vier Prinzipien zur kritischen Begutachtung einzelner Urteile herangezogen werden, muss immer wieder aufs Neue ein Reflexionsgleichgewicht, eine Kohärenz, gebildet werden, vgl. *Düwell*, Bioethik, 40. Das Bestehen der Prinzipien soll den Handelnden nicht die Aufgabe abnehmen, ein eigenes Urteil zu fällen, das der jeweils vorliegenden Situation gerecht wird. Die Anwendung der Prinzipien erfordert Urteile, die wiederum abhängig sind von Charakter, moralischer Einsicht, einem Bewusstsein für persönliche Verantwortung und Integrität, vgl. *Schöne-Seifert*, Grundlagen der Medizinethik, 34.

Rolle zuweisen.[407] Trotz mancher Vorbehalte kann festgehalten werden, dass der Autonomie in medizinischen Fragen zumindest ein hoher Stellenwert zukommt. So betont z. B. Düwell: „Die Befähigung, ein Leben zu führen, das wir als lebenswert erfahren können und in dem wir uns als selbstbestimmte Wesen verwirklichen können, ist gewissermaßen der Wert, den wir mit der Hochschätzung der Autonomie schützen und realisieren wollen.“[408] Im Rahmen medizinischer Behandlungen kann Autonomie in dem Sinne verstanden werden, dass eine Person ihr eigenes Leben nach ihren eigenen Vorstellungen und Wünschen lebt[409] beziehungsweise einen selbstgewählten Lebensplan verfolgt. Der Respekt vor der Autonomie des Patienten ist ein Grundprinzip, an dem sich ärztliches Handeln zu orientieren hat. Autonomie wird heute als individuelle Entscheidungshoheit in Fragen persönlicher Belange verstanden, zu denen medizinische Eingriffe zählen.[410] Die Fähigkeit zur Autonomie im Kontext der Medizin wird nachfolgend am individualistischen Standardkonzept von Beauchamp und Childress genauer untersucht.

---

407 Vgl. *Beauchamp/Childress*, Principles of biomedical ethics, 105–107. Weiterhin betont Childress die Bedeutung der anderen Prinzipien: „When these signs of nonautonomy occur, and people are at risk of harm or loss of benefits to themselves, interventions based on beneficence can be justified, and they do not violate the principle of respect for autonomy even if the person refuses. This is limited beneficence or limited paternalism“, *Childress*, Place of autonomy in bioethics, 15. Jedoch kann festgestellt werden, dass Autonomie als Gegenstand am häufigsten in der gegenwärtigen Literatur zu medizinethischen Fragen aufgenommen wird. Dadurch wird sie in der Tiefe und Breite intensive diskutiertiert als die anderen drei Prinzipien von Beauchamp und Childress.

408 *Düwell*, Bioethik, 178.

409 Vgl. *Jennings*, Autonomy, 77.

410 Vgl. *Schöne-Seifert*, Grundlagen der Medizinethik, 40. Steinfath und Pindur sprechen hierbei von einem Recht: „In einer Lesart ist dies zunächst das moralische (und möglichst auch juristische) *Recht* von Patienten, selbst zu entscheiden, ob und gegebenenfalls auch wie sie medizinisch behandelt werden. Der Patient soll die Möglichkeit haben, zu einer ärztlichen Empfehlung zustimmend oder ablehnend Stellung zu nehmen und so ihre Umsetzung zuzulassen oder zu verhindern“, *Steinfath, Holmer/Pindur, Anne-Marie*, Patientenautonomie im Spannungsfeld philosophischer Konzentrationen von Autonomie, in: Simon, Alfred/Wiesemann, Claudia (Hg.), Patientenautonomie. Theoretische Grundlagen – Praktische Anwendungen, Münster 2013, 27–41, 27.

4.2 Individualistisches Autonomie-Konzept nach Beauchamp und Childress

Ein weithin anerkanntes Autonomie-Konzept, das heutzutage als Standardauffassung in der medizinischen Praxis gelten kann, stammt von Beauchamp und Childress.[411] Ach und Schöne-Seifert schreiben bezüglich der beiden Autoren: „Sie haben Maßstäbe für alle weiteren Auseinandersetzungen mit der Autonomie von Patient/-innen gesetzt, seien diese affirmativ, erweiternd oder kritisch."[412] Einzelne Elemente dieses Konzepts sind bereits in Abschnitt 3.2.1 angeklungen, werden nun noch weiter differenziert. Nach diesem Konzept begründet das Prinzip des Respekts vor der Autonomie den ethischen Anspruch, in medizinischer Hinsicht selbst entscheiden zu können, was mit einem geschehen oder was an einem unterlassen werden soll. Mit diesem Prinzip ist darüber hinaus die Forderung verbunden, dass man die für diese Entscheidung relevanten Informationen erhält.[413] Die Respektierung der Autonomie beinhaltet zugleich eine positive wie eine negative Verpflichtung: *negativ* in dem Sinne, dass der Patient frei sein soll, seine Entscheidung selbst zu fällen; *positiv* in dem Sinne, dass Ärzte fürsorglich mit ihren Patienten umgehen und deren Fähigkeit zur selbstbestimmten Entscheidung fördern sowie bestärken sollen.[414]

Das Recht auf Selbstbestimmung ist dabei ein *Abwehr-*, nicht ein *Anspruchsrecht.* Der Patient darf ärztlich empfohlene und prinzipiell zugängliche Maßnahmen oder Forschungsvorhaben ablehnen – auch wenn dies noch so unvernünftig erscheint.[415] Die Grenze ärztlichen Handelns wird also zunächst negativ bestimmt: Dem Arzt ist es untersagt, gegen den Willen des Patienten zu handeln. Dagegen hat die erkrankte Person kein Anrecht darauf, die Durchführung oder Bezahlung von Maßnahmen zu verlangen, die medizinisch nicht indiziert, ethisch problematisch oder sogar rechtswidrig sind oder die nicht solidarisch finanziert werden.[416] Dies würde sonst bedeuten, dass der Arzt sich ganz an die

---

411 Die Arbeiten von Beauchamp und Childress beruhen auch auf der Kooperation von Beauchamp mit Faden, vgl. *Beauchamp/Faden*, history and theory of informed consent.

412 *Ach/Schöne-Seifert*, Relationale Autonomie, 42.

413 Vgl. *Beauchamp/Childress*, Principles of biomedical ethics, 103; ebenso *Schöne-Seifert*, Grundlagen der Medizinethik, 40.

414 Vgl. *Beauchamp/Childress*, Principles of biomedical ethics, 104.

415 Vgl. *Schöne-Seifert*, Grundlagen der Medizinethik, 40.

416 Vgl. *Schöne-Seifert*, Grundlagen der Medizinethik, 40.

Wünsche des Patienten zu halten hätte und diese somit für ihn handlungsleitend wären.[417]

Im Folgenden sind weitere Differenzierungen hinsichtlich des Autonomie-Verständnisses vorzunehmen, denn es „ist von grundlegender Bedeutung, ob man Autonomie prozedural oder sub-stanziell, lokal oder global, auf persönliche Motive oder Vernunftgründe gestützt, individuell oder sozial versteht."[418]

4.2.1 Lokaler und globaler Autonomie-Begriff

Hinsichtlich des Autonomie-Verständnisses lässt sich zwischen lokaler und globaler Autonomie unterscheiden. *Lokale* (Handlungs-/Entscheidungs-)Autonomie kann in zweierlei Hinsicht verstanden werden: (1) in dem Sinne, dass es um einzelne Entscheidungen und Handlungen geht, oder (2) in dem Sinne, dass es eine zeitliche Zuschreibung meint, also eine „punktuelle Zuschreibung von Autonomie an die ganze Person zu einem bestimmten Zeitpunkt"[419]. Ist von *globaler* Autonomie die Rede, handelt es um die generelle Lebensführung einer Person, mit der sich eine „globalere Sicht auf einzelne Entscheidungen und Handlungen einnehmen [lässt], indem man zur Beurteilung dieser eben jene diachronen Dispositionen und weitere Fähigkeiten der Person heranzieht."[420] Aus der Sicht eines liberalen Verständnisses von Autonomie, so Pindur und Steinfath, „sei die Überprüfung einzelner Entscheidungen noch machbar, während die Beurteilung der Lebensführung eines Patienten schon epistemisch ausgeschlossen erscheint."[421] Eine situationsbezogene Autonomie kann auch dann noch vorliegen, wenn die globale Autonomie bereits eingeschränkt ist. Nach Wiesemann spricht daher einiges dafür, Autonomie „als ein sich in einer einzelnen Handlung manifestierendes Vermögen zu verstehen und dieses rein prozedural (vgl. Abschnitt 4.2.2), also nur über das Verfahren der Entscheidungsfindung zu definieren."[422] Dies entspricht dem Denken von Beauchamp und Childress: Ihr Standardkonzept beschäftigt sich mit der Frage, wann einer Person in einer konkreten Entscheidungssituation die normative Entscheidungsautorität zusteht.[423] Bei der Person gehen sie von einem „normal agent"/„normal chooser" aus. Eine Person, die in

417 Vgl. *Düwell, Bioethik*, 177.
418 *Wiesemann*, Autonomie der Patienten in der modernen Medizin, 15.
419 *Steinfath/Pindur*, Patientenautonomie im Spannungsfeld, 29.
420 *Steinfath/Pindur*, Patientenautonomie im Spannungsfeld, 30.
421 *Steinfath/Pindur*, Patientenautonomie im Spannungsfeld, 40.
422 *Wiesemann*, Autonomie der Patienten in der modernen Medizin, 15.
423 Vgl. *Beauchamp/Childress*, Principles of biomedical ethics, 101f.

der Lage ist, alltägliche Aufgaben wie zum Beispiel die Eröffnung eines Bankkontos zu vollziehen, könne auch über die Einwilligung in eine Operation entscheiden, vorausgesetzt, ihr wurden die dafür notwendigen Informationen in hinreichendem Maße vermittelt.[424] Solch ein Verständnis ist hilfreich, da es erst einmal keine allzu hohen Anforderungen stellt. Allerdings weist Wiesemann darauf hin, dass hierbei bereits ein bestimmtes Ideal des autonom handelnden Individuums vorliege: „Es sind dies typischer Weise Handlungen, über die von Einzelnen, ohne Zeitdruck, ohne Not und ohne besondere Berücksichtigung ihrer sozialen Situierung entschieden werden kann. Dieser ‚normal chooser' und ein Patient in der Medizin haben oft nicht mehr viel gemeinsam."[425] Diese Gegebenheit soll in dieser Arbeit berücksichtigt, aber erst später weiter thematisiert werden.[426]

Der „normal chooser" ist dem Standardkonzept nach nun in einer konkreten Entscheidungssituation. Diese sieht vor, dass der Patient einer medizinischen Maßnahme zustimmen oder sie ablehnen kann. Das meint, dass nicht auf die Autonomie des Patienten oder auf eine autonome Lebensführung geblickt wird. Es geht um intentionales Handeln, um einzelne Handlungen.[427] Es handelt sich also um *lokale* Autonomie: Wenn eine Person in anderen Zusammenhängen ihres Lebens hinreichend autonom agiert, garantiert dies allerdings noch nicht, dass sie auch im Hinblick auf medizinische Entscheidungen autonom ist. Menschen können z.B. die grundsätzliche Fähigkeit besitzen, ihre Lebensaufgaben gut zu organisieren, aber zugleich kann diese Fähigkeit durch vorübergehende Erkrankungen wie Depression oder aufgrund anderer Bedingungen wie zum Beispiel Zwang eingeschränkt oder schlichtweg nicht ausübbar sein.[428] Im Zentrum der

---

424 Vgl. *Beauchamp/Childress*, Principles of biomedical ethics, 101f.

425 *Wiesemann*, Autonomie der Patienten in der modernen Medizin, 18. Ebenso kritisiert Maio: „Eine Medizin, die sich der Hilfe von in Not geratenen Menschen verschreibt, müsste idealiter ein Menschenbild voraussetzen, das nicht den gesunden, autonomen, souveränen Menschen zum Leitbild macht, sondern das gerade die Abhängigkeit, die Hilfsbedürftigkeit und Angewiesenheit des Menschen als seine eigentlich konstitutiven Merkmale betrachtet. Nur von diesem Ausgangspunkt, dass das Krankwerden zum Menschsein dazu gehört, nur von hier aus eröffnet sich die Möglichkeit, auf diese Existenzformen nicht mit blindem technischen Aktionismus, sondern mit einer verstehenden Grundhaltung zu reagieren, die das Sosein erst einmal als ein in sich wertvolles und von sich aus grundsätzlich zu bejahendes Sein stehen lässt", *Maio*, Medizin und Menschenbild, 226.

426 Hierzu mehr in Abschnitt 6.1.

427 Vgl. *Ach/Schöne-Seifert*, Relationale Autonomie, 47.

428 Vgl. *Beauchamp/Childress*, Principles of biomedical ethics, 100.

Überlegungen steht daher die Handlungsautonomie in medizinischen Belangen: Es geht um die Suche nach Kriterien oder Bedingungen, die Patientenentscheidungen erfüllen müssen, wenn sie als autonome Weisungen respektiert werden sollen; um Kriterien oder Bedingungen also, die situationsbezogen zu überprüfen sind.[429]

4.2.2 Prozedurales und substantielles Verständnis autonomen Handelns

Es kann eine weitere Unterscheidung eingeführt werden. Bei dieser handelt es sich um diejenige zwischen prozeduralen und substantiellen Autonomiekonzepten. Erstere beanspruchen, die Autonomie einzelner Handlungen sowie den Respekt vor diesen Handlungen nicht von ihren Inhalten abhängig zu machen. Autonomie soll hierbei *inhaltsneutral* verstanden werden.[430] Mackenzie und Stoljar verdeutlichen dies: „On procedural, or concent-neutral, accounts, the *content* of a person's desires, values, beliefs, and emotional attitudes is irrelevant to the issue of whether the person is autonomous with respect to those aspects of her motivational structure and the actions that flow from them."[431] Der Patient muss im Rahmen einer Prozedur zeigen können, dass er seine Motivationen und Handlungen angemessen kritisch reflektiert hat. Wichtig ist dabei, dass der Reflexionsprozess nicht durch Zwang oder Manipulation von Dritten beeinflusst wird.[432] In Kontexten der Medizin werden die prozeduralen Kriterien meist niedrigschwellig angesetzt, um möglichst viele Entscheidungen als selbstbestimmt bewerten zu können.[433]

Der *substantielle* Ansatz lässt sich in zwei Formen unterscheiden: Die *starke substantielle* Form fordert, im Gegensatz zur postulierten Inhaltsneutralität von prozeduralen Ansätzen, eine Spezifizierung der Inhalte von autonomen Präferenzen und Handlungen; die *schwache substantielle* Form dagegen beinhaltet, dass es (zusätzlich zu prozeduralen Kriterien) weiterer notwendiger Bedingungen für

---

429 Vgl. *Schöne-Seifert*, Grundlagen der Medizinethik, 42.

430 Vgl. *Steinfath/Pindur*, Patientenautonomie im Spannungsfeld, 31.

431 *Mackenzie, Catriona/Stoljar, Natalie*, Autonomy refigured, in: Mackenzie, Catriona/Stoljar, Natalie (Eds.), Relational autonomy. Feminist perspectives on autonomy, agency, and the social self, New York/Oxford 2000, 3–31, 13.

432 Vgl. *Friedman, Marilyn*, Autonomy, social disruption, and women, in: Mackenzie, Catriona/Stoljar, Natalie (Eds.), Relational autonomy. Feminist perspectives on autonomy, agency, and the social self, New York/Oxford 2000, 35–51, 40.

433 Vgl. *Steinfath/Pindur*, Patientenautonomie im Spannungsfeld, 31.

Autonomie bedarf, die den Inhalt der Wünsche und Präferenzen des autonom Handelnden eingrenzen.[434]

Der individualistische Autonomiebegriff bei Beauchamp und Childress ist nicht nur ein lokaler, sondern auch ein *prozeduraler*. Wenn auf einzelne Handlungen geschaut wird, werden keine sub-stantiellen Vorgaben gemacht. Das bedeutet, dass bei ihnen Autonomie unabhängig von den Inhalten der Entscheidung definiert wird.[435] Es muss demnach weder ein bestimmtes Ergebnis bei einer Entscheidung herauskommen, noch müssen bestimmte Inhalte bei der Entscheidungsfindung reflektiert werden. Die Person, die eine Entscheidung trifft, muss in einer Prozedur bestimmte Kompetenzen aufweisen können, um die Entscheidungsautorität zugewiesen zu bekommen.

4.2.3 Bedingungen für selbstbestimmtes Handeln

Dem Standardkonzept zufolge muss Verhalten vier Bedingungen erfüllen, damit es autonomes Handeln genannt werden kann: Es muss (1) intentional ausgeführt und (2) von einer entscheidungskompetenten Person vollzogen werden, wobei die Person (3) so informiert sein muss, dass sie versteht, worum es geht, und (4) die Entscheidung muss ohne steuernde Einflussnahme durch andere Personen getroffen und ebenso geltend gemacht werden.[436] Da bereits erläutert wurde (vgl. Abschnitt 3.2.1), dass sich dieses Autonomieverständnis auf intentionales Verhalten bezieht, es also um bewusste Handlungen geht, braucht diese Bedingung im Folgenden nicht weiter ausgeführt werden. Die anderen drei Bedingungen sind Bestandteil des *informed consent*.[437] Dieser ist vom *effective consent* zu unterscheiden, welcher besagt, dass die Person dann autonom entscheidet, wenn die Einwilligung den institutionellen Erfordernissen entspricht, d.h. denen des Gesundheitswesens bzw. der Rechtsprechung.[438] Der informed consent besteht dagegen aus den drei Bestandteilen (1) Voraussetzungen, (2) Aufklärung und (3) Einverständnis:

---

434 *Mackenzie, Catriona/Stoljar, Natalie*, Autonomy refigured, 19

435 Vgl. *Beauchamp/Childress*, Principles of biomedical ethics, 107–111.

436 Vgl. *Beauchamp/Childress*, Principles of biomedical ethics, 112–134. Ähnlich schreibt unter anderem Hildt, dass „die Person in der Lage sein [müsse], die erhaltenen Informationen zu verstehen, in adäquater Weise zu gewichten und die Bedeutung für die anstehende Entscheidung zu erfassen", *Hildt*, Autonomie in der biomedizinischen Ethik, 95.

437 Vgl. *Beauchamp*/Childress, Principles of biomedical ethics, 107.

438 Vgl. *Beauchamp/Faden*, history and theory of informed consent, 280f.; *Beauchamp/Childress*, Principles of biomedical ethics, 119f.

I. Voraussetzungen
   1. Fähigkeit (zu verstehen und zu entscheiden)
   2. Freiwilligkeit des Entscheidens
II. Aufklärung
   3. Erläuterung (der relevanten Informationen)
   4. Empfehlung (einer Vorgehensweise)
   5. Verständnis (der Elemente 3 und 4)
III. Einverständnis
   6. Entscheidung (für eine Vorgehensweise)
   7. Erteilung des Behandlungsauftrags[439]

Der informed consent soll grundsätzlich bei jeder Entscheidung zwischen Arzt und Patient eingegangen werden, um die informierte Einwilligung des Patienten zu gewährleisten. In dieser Vereinbarung findet die Selbstbestimmung der zu behandelnden Person ihren Ausdruck. Allerdings eröffnet die Diskussion um den informed consent ein neues Feld, welches hier für die Fragestellung der Arbeit nicht weiter notwendig ist.[440] Vielmehr ist an dieser Stelle ausreichend, die Bedingungen einer autonomen Entscheidung zu betrachten.

4.2.3.1 Kompetenz

Die Bedingung der Kompetenz muss erfüllt sein, bevor die Prozedur der Entscheidung nach Aufklärung in Gang gesetzt werden kann. Ihr kommt sozusagen eine *gatekeeper function* zu. Dabei setzt sich die Entscheidungskompetenz aus verschiedenen kognitiven und emotionalen Aspekten zusammen: Der Patient muss verstehen, bewerten, abwägen und zu einer Entscheidung kommen können.[441] Beauchamp und Childress zufolge muss ein Arzt eine Person als kompetent betrachten, „[if the person] can understand a therapeutic or research procedure, deliberate regarding its major risks and benefits, and make a decision in light of this deliberation. If a person lacks any of these capacities, then his or her competence to decide, consent, or refuse is questionable."[442]

---

439 Vgl. *Beauchamp/Childress*, Principles of biomedical ethics, 120f.

440 Mehr zum informed consent z.B. bei *Beauchamp/Faden*, history and theory of informed consent.

441 Vgl. *Schöne-Seifert*, Grundlagen der Medizinethik, 44.

442 *Beauchamp/Childress*, Principles of biomedical ethics, 114. Angesichts dessen, dass Beauchamp und Childress sagen, dass keine bestimmten Inhalte reflektiert werden müssten, lässt sich fragen, ob „major risks and benefits" nicht doch bestimmte Inhalte darstellen. Zumindest kann dies als eine minimale inhaltliche Angabe gesehen

Eine Schwierigkeit kann bestehen, wenn eine Person widersprüchliche Präferenzen äußert. Das hat zur Folge, dass der Arzt festlegen muss, ob in solchen Momenten die entscheidende Person voll autonome Entscheidungen fällen kann, oder ob diese Person beeinträchtigt ist.[443] Besteht der Verdacht, es liege unzureichende Einsichtsfähigkeit bzw. Kompetenz vor, muss diese im konkreten Fall – situationsbedingt und jeweils aufs Neue – mit professionellem Rat und gegebenenfalls mit Testverfahren ermittelt werden.[444]

4.2.3.2 *Informiertheit*

Die Bedingungen der Informiertheit und der Freiwilligkeit betreffen nicht die Kompetenz der Person, sondern gelten als Orientierung für den Umgang mit einer handelnden Person. Zur Bedingung der Informiertheit ist zu sagen, dass der Entscheider die Bedeutung seiner Einwilligung oder seiner Ablehnung und die damit verbundenen Folgen, Alternativen, Chancen sowie Risiken überschauen können muss.[445] Um die selbstbestimmte Entscheidung treffen zu können, müssen erkrankten Personen also die für diese Entscheidung relevanten Informationen angemessen, verständlich und im ausreichenden Maße vermittelt werden.

4.2.3.3 *Freiwilligkeit*

Im Standardkonzept der Autonomie von Beauchamp und Childress werden die sozialen Kontexte keineswegs ignoriert, sondern sie werden, so schreibt Christman, sogar ausdrücklich zum Gegenstand gemacht.[446] Die Entscheidung muss bei der erkrankten Person bleiben, und darf nicht – etwa durch eine „Durchlässigkeit" der Grenze zwischen erkrankter Person und ihren Angehörigen – an die Angehörigen abgetreten werden. Dieser Gedanke leitet zu einer weiteren Bedingung von autonomen Handlungen über: die Freiwilligkeit.

Beauchamp und Childress nennen drei Möglichkeiten, wie die Freiwilligkeit der Entscheidung einer Person beeinflusst werden kann (wenn auch nicht muss): (1) Zwang, (2) Überredung und (3) Manipulation.[447] Zwang tritt nach ihrer

---

werden. Jedoch werden diese soweit offen gehalten, dass sie nicht vorgeben, was unter den Risiken und Nutzen konkret verstanden werden soll.

443 Vgl. *Childress*, Place of autonomy in bioethics, 13.

444 Vgl. *Talbot*, Tiefenhirnstimulation und Autonomie, 173.

445 Vgl. *Schöne-Seifert*, Grundlagen der Medizinethik, 45.

446 Vgl. *Christman, John*, Relational autonomy, liberal individualism, and the social constitution of selves, in: Philosophical Studies 117/1–2 (2004), 143–164, 148–150.

447 Vgl. *Beauchamp/Childress*, Principles of biomedical ethics, 133.

Definition auf, wenn ein Arzt einem Patienten durch eine Behandlung absichtlich schadet oder ihn durch die Behandlung kontrolliert.[448] Die Überredung besteht „im argumentierenden Anführen von vermeintlich ernsthaften Gründen, sich so oder so zu entscheiden, die der Patient, im Falle glücklicher Überredung, für hinreichend gut hält."[449] Schließlich wird bei der Manipulation dafür gesorgt, dass eine erkrankte Person exakt das macht oder unterlässt, was von Dritten gefordert wird, obwohl es nicht ihr wirklicher Wille ist.[450]

Was Beauchamp und Childress nicht unter diese Bedingung fassen, sind die möglichen internen Einflüsse (z. B. psychische Erkrankung), die eine Entscheidung zu einer nicht freiwilligen machen können. Sie zählen zu der Freiwilligkeit einer Entscheidung nur jene Einschränkungen, die sich *außerhalb* der Grenzen des Körpers ereignen, also in den Beziehungen zu anderen Menschen.

4.2.4 Gradualität der Autonomiebedingungen

Beauchamp und Childress sind nicht der Auffassung, dass die genannten Bedingungen alle in vollem Umfang erfüllt sein müssen. Die erste Bedingung ist eine *nicht-graduelle* Bedingung: Jemand kann oder kann nicht intentional handeln (vgl. Abschnitt 3.2.1). Die weiteren drei Bedingungen haben einen Kernbereich, der vorliegen muss, um selbstbestimmt entscheiden zu können. Beauchamp und Childress fordern, mit anderen Worten, „substantielle" Autonomie (vgl. Abschnitt 3.2.1).[451] Die gerade dargelegten Bedingungen des Autonomie-Konzepts sind insofern als graduell zu verstehen. Von Patienten zu erwarten, dass sie die Bedingungen in allen Fällen im Höchstmaß erfüllen können, ist ein Anspruch, der in der Praxis wohl selten erfüllt wird. Vielmehr würde es zu einer Überforderung führen, wenn die volle Erfüllung in jedem Fall gegeben sein müsste.

Mit dem Verweis auf die Gradualität ist das letzte Element benannt, das zentral für das individualistische Verständnis von Beauchamp und Childress ist. Die Voraussetzungen und Bedingungen des Konzepts wurden somit vorgestellt. Dementsprechend ist es nun möglich, auf einzelne Einwände gegen dieses Konzept einzugehen. Dies geschieht insbesondere am Beispiel der Kritik von Vertretern der relationalen Autonomie. Es gilt, diese näher zu beleuchten.

---

448 Vgl. *Beauchamp/Childress*, Principles of biomedical ethics, 133.

449 *Schöne-Seifert*, Grundlagen der Medizinethik, 93.

450 Vgl. *Beauchamp/Childress*, Principles of biomedical ethics, 133f.

451 Vgl. *Beauchamp/Childress*, Principles of biomedical ethics, 101f.; *Beauchamp/Faden*, history and theory of informed consent, 240.

4.3 Relationale Autonomie – „Umbrella term“ für die relationalen Erweiterungen des individualistischen Autonomie-Begriffs

Vertreter der relationalen Autonomie üben Kritik an dem individualistischen Autonomie-Verständnis von Beauchamp und Childress. Die Gründe sind dabei vielfältig und müssen im Einzelnen angesehen werden. Bevor auf die Einzelpunkte eingegangen wird, ist allerdings zu klären, was unter dem Label „relationale Autonomie“ gefasst wird. Zunächst einmal ist zu betonen, dass, wenn im Folgenden von relationaler Autonomie gesprochen wird, eine *nicht-ideale* Theorie zu Autonomie zugrunde gelegt wird:

> „[I]ts starting point is the individual as situated in, shaped, and constrained by her sociorelational context in all its complexity; that is, its starting point in non-ideal agents in a non-ideal world, characterized by social oppression, injustice, and inequality. Given this starting point, the aim of relational autonomy is to theorize the kind of autonomy that is possible for non-ideal human agents; to diagnose how social domination, oppression, stigmatization, and injustice can thwart individual autonomy; and to hypothesize possible solutions, in the form of proposing how specific social relations, practices and institutions might be reformed in such a way as to protect and foster individuals' autonomy.“[452]

Warum es überhaupt zur Entwicklung eines Konzepts der relationalen Autonomie gekommen ist, thematisiert Mackenzie. Ihr zufolge waren Vertreter der relationalen Autonomie ursprünglich durch drei Überzeugungen motiviert:[453] (1) Autonomie sei ihnen zufolge ein individualistisches und männliches Ideal. (2) Dieses Ideal führe zur Geschlechter-Unterdrückung: Auf verschiedenen

---

452 *Mackenzie, Catriona*, Three dimensions of autonomy: A relational analysis, in: Piper, Mark/Veltman, Andrea (Eds.), Feminism and autonomy. New York 2014, 15–42, 23; vgl. ebenso *Piper, Mark/Veltman, Andrea*, Introduction, in: Piper, Mark/Veltman, Andrea (Eds.), Feminism and autonomy, New York 2014, 1–14, 4.

453 Vgl. *Mackenzie*, Three dimensions of autonomy, im Folgenden Bezug auf: 20; vgl. auch *Boyd, Susan B.*, Autonomy for mothers? Relational theory and parenting a part, in: Feminist Legal Studies 18/2 (2010), 137–158; *Freeman, Lauren*, Reconsidering relational autonomy. A feminist approach to selfhood and the other in the thinking of Martin Heidegger, in: Interdisciplinary Journal of Philosophy 54/4 (2011), 361–383; *Hashiloni-Dolev, Yael/Shkedi-Rafid, Shiri*, Egg freezing for non-medical uses: the lack of a relational approach to autonomy in the new Israeli policy and in academic discussion, in: Journal of Medical Ethics 38/3 (2012), 154–157, 156; *Oshana, Marina*, A commitment to autonomy is a commitment to feminism, in: Piper, Mark/Veltman, Andrea (Eds.), Feminism and autonomy, New York 2014, 141–162.

Wegen, in verschiedenen Kontexten und in unterschiedlichen Graden werde die Fähigkeit der Frau zur Selbstbestimmung beeinträchtigt. Es gehe den Kritikern der Unterdrückung um Systemmuster der hierarchisch strukturierten sozialen Beziehungen, Institutionen und Praktiken der geschlechtsbasierten Unterdrückung und Diskriminierung. (3) Eine Reformulierung der Autonomie solle in diesem Zusammenhang als Antwort auf die feministische Kritik dienen. Dabei gelte es, das individualistische Ideal zu überwinden. Die ursprüngliche Motivation, eine relationale Autonomie zu vertreten, hat sich inzwischen weiterentwickelt. Auch wenn die Anfangsmotive noch heute von einigen Theoretikern angeführt werden, sind die Gründe für das Einstehen einer relationalen Autonomie vielfältiger geworden. Das Feld der relationalen Autonomie ist mittlerweile sogar so breit geworden, dass es unmöglich ist, alle Motivationen umfassend aufzulisten. Stattdessen ist es zielführender, die gemeinsamen Punkte der relationalen Autonomie herauszuarbeiten.

Aus der Sicht Mieths wird mit der Betonung der individuellen Freiheit und Selbstbestimmung des Menschen seine soziale Angewiesenheit nicht ausreichend beachtet; ebenso wenig seine Fehlerhaftigkeit und -fähigkeit, seine Hinfälligkeit sowie die Begrenztheit seines Lebens.[454] Schoberth knüpft an diese These an, indem er behauptet, dass alles menschliche Handeln sowohl durch Umstände, die dem Menschen vorgegeben sind, bedingt ist, als auch durch das Handeln und die Bedürfnisse anderer Menschen: „Darum muß der Autonomiebegriff und das ihm korrespondierende Freiheitskonzept in seiner Begrenztheit wahrgenommen werden, soll es nicht zur Leerformel werden."[455]

Beauchamp und Childress, an deren Adresse die Kritik seitens der Relationalisten gerichtet ist, sind sich der Einwände gegen ihr eigenes Konzept bewusst. Sie schreiben hierzu: „These conceptions of ‚relational autonomy' derive from the conviction that persons' identities are shaped through social relationships and complex intersecting social determinants such as [origin], class, gender, ethnicity, and authority structures."[456] Diese Überzeugung der Relationalisten ist nicht erst in den letzten Jahren aufgetreten, sondern sie ist bereits Ende der

---

454 Vgl. *Mieth*, Theologische Anthropologie, 250f.

455 *Schoberth*, theologische Anthropologie", 140. Eine Zeile weiter schreibt Schoberth: „Wenn anders der Begriff der Autonomie sinnvoll gebraucht werden soll, so eignet ihm die Dialektik von Selbstsein und Freiheit. Die Individualität eines Menschen ist aber durch biologische, soziale, kulturelle und viele weitere Faktoren bestimmt, die sich zu dieser unverwechselbaren Biographie zusammenfügen und spezifische Grenzen und Abhängigkeiten bilden", *Schoberth*, theologische Anthropologie", 140.

456 *Beauchamp/Childress*, Principles of biomedical ethics, 103.

80er Jahre zu finden. Nedelsky vertrat 1989 die Ansicht, dass Autonomie eine Fähigkeit sei, „that exists only in the context of social relations that support it and only in conjunction with the internal sense of being autonomous.“[457] Diese Ansicht teilen in der gegenwärtigen Diskussion viele Autonomietheoretiker. Unter anderem vertreten Honneth und Anderson die Meinung, dass Selbstbestimmung nur unter sozial unterstützenden Bedingungen erreichbar sei.[458] Eine systematische Auseinandersetzung mit relationaler Autonomie erfolgt seit der Jahrtausendwende.

4.3.1 Systematisierung des Bereichs der relationalen Autonomie seit 2000

Eine Systematisierung der Inhalte, die unter dem Begriff der relationalen Autonomie diskutiert werden, findet insbesondere seit dem Jahr 2000 statt, in dem Mackenzie und Stoljar ihr Werk „Relational Autonomy“[459] veröffentlichten. Dieses Werk ist bis heute das wohl meist beachtete im Diskurs über relationale Autonomie. In diesem fassen die beiden Herausgeberinnen die relationale Autonomie als einen „umbrella term“, wie bereits in der Einleitung geschrieben wurde. Demnach verstehen sie „Autonomie:Autonomie, relationale“ nicht als ein singuläres, einheitliches Konzept, sondern als Sammelbegriff, der mit mehreren Perspektiven verbunden sei. Diese Perspektiven würden die Überzeugung teilen, dass Personen sozial eingebettet seien und dass die Identität der Handelnden in sozialen Beziehungen geformt sowie durch komplexe intersubjektiv verlaufende Determinanten gestaltet würden. Daher liege der Fokus der relationalen Ansätze auf der Analyse der Bedeutung der intersubjektiven und sozialen Dimensionen des Selbst und seiner Identität für die individuelle Autonomie.[460]

---

457 *Nedelsky, Jennifer,* Reconceiving autonomy. Sources, thoughts, and possibilities, in: Yale Journal of Law and Feminism 1/7 (1989), 7–36, 32.

458 Vgl. *Anderson, Joel/Honneth, Axel,* Autonomy, vulnerability, recognition, and justice, in: Anderson, Joel/Christman, John (Eds.), Autonomy and the challenges to liberalism, New York 2005, 127–147, 130.

459 *Mackenzie/Stoljar*, Relational autonomy.

460 Vgl. *Mackenzie/Stoljar*, Autonomy refigured, 4. An anderer Stelle schreiben sie zur relationalen Autonomie: „The critiques emphasize that an analysis of the characteristics and capacities of the self cannot be adequately undertaken without attention to the rich and complex social and historical contexts in which agents are embedded; the point out to the need to think of autonomy as a characteristic of agents who are emotional, embodied, desiring, creative, and feeling, as well as rational, creatures; and

Diese Orientierung kann als gemeinsamer Ausgangspunkt der verschiedenen Theorien zur relationalen Autonomie verstanden werden. Wie Schöne-Seifert und Ach feststellen, geht es diesen Theorien darum, „dass Personen in sozialen Beziehungen aufwachsen und leben, und dass ihre Vorlieben, Grundeinstellungen, und Werte in Auseinandersetzung mit anderen Menschen erworben und durch soziale Einflüsse geprägt sind."[461] Relationalisten bedenken hierbei besonders auch die negativen Folgen von Beziehungen. Schließlich könne Autonomie durch unterdrückende interpersonale Beziehungen und durch soziale sowie politische Umgebungen, die durch Unterdrückung, Ungerechtigkeit und Ungleichheit charakterisiert seien, beeinträchtigt oder gar zerstört werden.[462] Sowohl die Feststellung, dass Menschen überwiegend in Beziehungen leben, als auch die Aussage, dass Beziehungen Autonomie beeinträchtigen können, sind Gegebenheiten, die wahrscheinlich nicht widerlegt werden können. Das individualistische Verständnis von Autonomie be-

---

they highlight the ways in which agents are both psychically internally differentiated and socially differentiated from others", *Mackenzie/Stoljar*, Autonomy refigured, 21.

461 *Ach/Schöne-Seifert*, Relationale Autonomie, 49. Die Autoren betonen aber, diese Sichtweise vertreten zu können, ohne von ihrer individualistischen Position zu Autonomie abweichen zu müssen.
Mackenzie schreibt bereits in einem früheren Aufsatz: „We are social creatures who are formed and transform ourselves in our intimate and nonintimate relationships with other people. We become persons and live our lives in particular social, cultural, and historical communities. Our sense of our lives as temporal, our points of view, our self-conceptions and our values, are therefore shaped by these relationships and these communities", *Mackenzie, Catriona*, Imagining oneself otherwise, in: Mackenzie, Catriona/Stoljar, Natalie (Eds.), Relational autonomy. Feminist perspectives on autonomy, agency, and the social self, New York/Oxford 2000, 124–150, 139.

462 Vgl. *Mackenzie, Catriona*, Relational autonomy, normative authority and perfectionism, in: Journal of Social Philosophy 39/4 (2008), 512–533, 519. In einem Paper macht Mackenzie darauf aufmerksam, dass vor allem die feministische Ethik der relationalen Autonomie zugeneigt sei. Das liege vor allem daran, dass sie gerade Frauen als diejenige Gruppe sehe, die von Unterdrückung und Ungerechtigkeit betroffen sei und somit Einschränkungen ihrer Autonomie erlebe, vgl. *Mackenzie, Catriona*, Feminist bioethics and genetic termination, in: Bioethics 21/9 (2007), 515–516.
Manche Relationalisten vertreten die Meinung, dass Autonomie soziale Beziehungen zerstöre. Dem hält Friedman entgegen, dass „it is not *autonomy* (as a dispositional capacity) that disrupts social relationships; it is *people* who disrupt social relationships", *Friedman*, Autonomy, social disruption, and women, 42. Sie verstärkt ihre Aussage sogar noch: „Thus, someone's autonomy is not a *sufficient* condition for the disruption of her social relationships. Nor is it a *necessary* condition", *Friedman*, Autonomy, social disruption, and women, 43.

rücksichtige nun aber, so der Vorwurf, die soziale Einbettung des Menschen nicht in angemessener Weise.[463] Um diesen Punkt kreisen all die Konflikte, die zwischen Vertretern von individualistischen sowie relational(istisch)en Autonomie-Konzepten stattfinden. Anderson zufolge müsse man sich klarmachen, dass die Frage, „‚wer man in Wahrheit ist' nicht von den sozialen Beziehungen zu trennen ist, in denen man steht."[464] Damit nennt er einen Grund, warum Autonomie relational verstanden werden solle. Darüber hinaus nennt Mackenzie drei weitere Gründe für ein relationales Autonomieverständnis:[465] (1) Ein Autonomie-Konzept müsse auf die Tatsache der menschlichen Vulnerabilität und Abhängigkeit verweisen, anstatt einen unabhängigen, ausschließlich rational Handelnden zu deklarieren. Das Konzept der relationalen Autonomie habe als Grundlage eine Person, die in gewissem Grad vulnerabel und abhängig sei. Dies führe dazu, dass im Kontext des medizinischen Bereichs diese Vulnerabilität und Abhängigkeit bei der Respektierung der Autonomie berücksichtigt werden müssen (vgl. Abschnitt 6.1). (2) Personen seien körperliche, soziale, historisch und kulturell eingebettete Wesen. Vor diesem Hintergrund seien auch ihre Identitäten in Beziehung zu diesen Faktoren konstituiert. Daher sei das interpersonale, soziale und institutionelle Gerüst notwendig für die Entwicklung und die fortlaufende Anwendung der komplexen kognitiven, volitionalen, imaginativen und emotionalen Fertigkeiten, die für Selbstbestimmung unabdingbar seien. (3) Soziale Beziehungen, die die Ausübung der Selbstbestimmung verhindern würden, seien Mackenzie zufolge ungerecht. Dies gelte für jedes Individuum jeglicher sozialer Gruppe. Aus diesem Grund habe eine gerechte Gesellschaft die Verpflichtung, soziale, gesetzliche und politische Institutionen zu entwickeln, die die Autonomie ihrer Bürger, insbesondere wenn sie Teil historisch unterdrückter und ausgegrenzter sozialer Gruppen seien, befördern.

4.3.2 Kernpunkte der relationalen Autonomie: Kompetenzen – Selbstkonzept – soziale Beziehungen

Werden die Aspekte, die unter dem Label der relationalen Autonomie angeführt sind, genauer differenziert, lassen sich drei Bereiche herauskristallisieren, die bei

---

463 Zum Beispiel erklären Stirrat/Gill, dass die individualistische Fassung der autonomen Handlung grundlegend falsch sei, vgl. *Stirrat, Gordon M./Gill, Robin*, Autonomy in medical ethics after O'Neill, in: Journal of Medical Ethics 31/3 (2005), 127–130, 127f.

464 Vgl. *Anderson, Joel*, Relationale Autonomie 2.0, in: Simon, Alfred/Wiesemann, Claudia (Hg.), Patientenautonomie. Theoretische Grundlagen – Praktische Anwendungen, Münster 2013, 61–75, 63.

465 Vgl. *Mackenzie*, Three dimensions of autonomy, 21f.

der relationalen Autonomie immer wieder anzutreffen sind. Es handelt sich dabei um (1) Kompetenzen, (2) Selbstkonzept und (3) soziale Beziehungen. Kurz gefasst meint dies:

(1) *Kompetenzen*: Unter diesem Oberbegriff wird diskutiert, ob die Kompetenzen, die dem individualistischen Verständnis von Autonomie zugrunde liegen, ausreichend sind. Zudem werden die Kompetenzen, die das individualistische Autonomie-Verständnis für eine selbstbestimmte Entscheidung voraussetzt, hinterfragt. Darüber hinaus wird in Frage gestellt, ob Kompetenzen grundsätzlich eine so hohe Bedeutung bei selbstbestimmten Entscheidungen zukommen soll.

(2) *Selbstkonzept*: Unter diesem Aspekt wird die Frage gestellt, welches Verhältnis das Individuum zu sich selbst haben muss. Dies betrifft unter anderem Fragen der Identität. In diesem Zusammenhang wird insbesondere diskutiert, ob Selbstvertrauen, Selbstachtung und Selbstwertschätzung notwendige Voraussetzungen für selbstbestimmte Entscheidungen sind.

(3) *Soziale Beziehungen*: Gegenstand dieses Bereichs sind die Fragen danach, welche Rolle soziale Normen, Institutionen, kulturelle Praktiken und soziale Beziehungen für die Entwicklung von Gefühlen, Wünschen und Einstellungen spielen. Häufig werden hierbei gesellschaftliche Strukturen angesprochen, innerhalb derer vor allem Frauen ausgeschlossen oder sogar misshandelt werden.

Auch wenn es einen gemeinsamen Kern dieser drei Bereiche geben mag, beruhen die Theorien zu diesen Bereichen auf je unterschiedlichen Begriffen und Annahmen, die auseinanderzuhalten sind:

> „Diese Auseinandersetzung [um relationale Autonomie] weist ein beträchtliches Maß an Unübersichtlichkeit auf – teils deshalb, weil Relationstheoretiker traditionelle Autonomieverständnisse infrage stellen, teils weil es eine Reihe unterschiedlicher Auffassungen davon gibt, was hier mit ‚relational' gemeint ist, und schließlich auch deshalb, weil Theorien dieser Familie nicht nur als ‚relational', sondern mitunter auch als ‚dialogisch', ‚sozial' oder ‚intersubjektiv' bezeichnet werden. Es bedarf deshalb dringend einer erneuten Erläuterung davon, was relationale Theorien eigentlich auszeichnet."[466]

---

466 *Anderson*, Relationale Autonomie 2.0, 61. Mackenzie und Stoljar vertreten die Ansicht, dass es auch kein einheitliches Modell brauche: „However, there is no convergence among the contributors toward a single conception of relational autonomy, nor does there need to be. These questions are still open as far as relational approaches are concerned", *Mackenzie/Stoljar*, Autonomy refigured, 22. Entgegen der Meinung der beiden Autorinnen wird in dieser Arbeit jedoch versucht, ein Konzept der rela-

Je nachdem, welcher Theorie gefolgt wird, ergeben sich Folgerungen, die mehr oder weniger tragbar sind. Diese sind im Einzelnen zu betrachten. Dabei gilt es, das Potential von Ansätzen relationaler Autonomie herauszuarbeiten und aufzuzeigen, welche Rolle soziale Beziehungen bei der Befähigung zur Selbstbestimmung und ihrer Aufrechterhaltung spielen.

4.4 Kritik der relationalen Autonomie-Theoretiker am individualistischen Autonomie-Konzept

Auf deren Grundlagen zum Verständnis der relationalen Autonomie können die einzelnen Kritikpunkte, die an das individualistische Verständnis von Autonomie gerichtet werden, differenziert untersucht werden. Beauchamp und Childress wird entgegengehalten, dass sie in ihrem Autonomie-Konzept die große Bedeutung der personalen Beziehungen vernachlässigen und ein falsches Bild eines unabhängigen Selbst entwickelten. Das habe zur Folge, dass das Konzept mangelhaft sei: „[T]he individualist framework of autonomy ignores some very important factors that affect people's decision-making."[467] Maio zufolge führt diese Ignoranz sogar zu einem individualistischen Menschenbild:

> „Nur sehr wenig ist bei der Doktrin des informed consent berücksichtigt worden, dass der Mensch seine Entscheidungen nur als soziales Wesen fällen kann und dass diese Entscheidungen ganz wesentlich von seinem sozialen Netz abhängen und nicht vom Individuum allein. Schon die Ausblendung des Beziehungsgeflechts des Adressaten in der Medizin zeigt auf, dass die moderne Medizin implizit ein individualistisches Menschenbild voraussetzt."[468]

Die Beziehungen würden Beauchamp und Childress auf zwei Ebenen vernachlässigen: zum einen im Arzt-Patient-Verhältnis, zum anderen auf der Makroebene, also hinsichtlich der gesellschaftlichen Einflüsse auf das individuell selbstbestimmte Handeln.[469] Dodds bringt die Kritik an Beauchamp und Childress auf den Punkt:

---

tionalen Autonomie zu entwickeln, dass die Gemeinsamkeiten mehr betont als die Unterschiede.

467 *Ho, Anita*, The individualist model of autonomy and the challenge of disability, in: Journal of Bioethical Inquiry 5/2–3 (2008), 193–207, 202.

468 *Maio*, Medizin und Menschenbild, 221.

469 Vgl. *Donchin, Anne*, Autonomy and interdependence. Quandaries in genetic decision making, in: Mackenzie, Catriona/Stoljar, Natalie (Eds.), Relational autonomy. Feminist perspectives on autonomy, agency, and the social self, New York/Oxford 2000, 236–258, 238.

„[T]he conception of autonomy used in bioethics is rationalistic, atomistic, and individualistic. It assumes something like an atomistic individual, making a choice wholly for herself or himself. It assumes that, paradigmatically, individuals are equally rational and able to reflect on complicated choices once given adequate information. It ignores the social circumstances and power relations that affect choice contexts."[470]

Ob die Kritikpunkte der Relationalisten tatsächlich zutreffen, ist zunächst einmal abzuwarten. Es ist auf jeden Fall notwendig, wie Stoljar[471] fordert, dass genau untersucht wird, inwieweit Beziehungen die Entwicklung der Fähigkeit zur Selbstbestimmung affizieren. Als Orientierung für die Abarbeitung der Kritikpunkte an dem individualistischen Autonomie-Konzept von Beauchamp und Childress kann folgende Übersicht dienen:

Abb. 1: Ebenen der Kritik am individualistischen Autonomie-Konzept.

Ebene der Kritik	Kritik im Einzelnen
Gesamtkonzeption	Kritik 1: Nicht-Beachtung der Transzendenz der Individualität Kritik 2: Nicht-Beachtung der Fürsorge Kritik 3: Fehlende Befähigungspflichten
Kompetenz-Bedingung	Kritik 4: Unzureichende Kompetenz-Bedingung Kritik 5: Erweiterung um relationale Fähigkeiten Kritik 6: Erweiterung um Dialogfähigkeit Kritik 7: Erweiterung um Bedingung der Selbstautorisierung
Freiwilligkeits-Bedingung	Kritik 8: Nicht-Beachtung sozialer Kontrolle
Erweiterung der Bedingungen	Kritik 9: Fehlende Authentizitätsbedingung Kritik 10: Fehlende Nicht-Entfremdungs-Bedingung
Bedeutung von sozialen Beziehungen	Kritik 11: Notwendigkeit bestimmter Beziehungen Kritik 12: Nicht-Beachtung des sozial konstituierten Selbstwerts

Quelle: Eigene Darstellung

470 *Donchin,* Autonomy and interdependence, 216.

471 Vgl. *Stoljar, Natalie*, Informed consent and relational conceptions of autonomy, in: Journal of Medicine und Philosophy 36/4 (2011), 375–384, 377. Friedman unternimmt den Versuch, ein Verständnis von Autonomie zu entwickeln, welches individualistische als auch relationale Aspekte umfasst, vgl. *Friedman, Marilyn*, Relational autonomy and independence, in: Piper, Mark/Veltman, Andrea (Eds.), Feminism and autonomy. New York 2014, 42–60. Die folgende Untersuchung verfolgt auch eben dieses Ziel.

Die Kritikpunkte stehen keinesfalls getrennt nebeneinander, sondern können sich verbinden oder miteinander verzahnt sein. Sie sollten dennoch getrennt diskutiert werden, um ihre Gehalte sauber auseinanderhalten zu können.

4.4.1 Kritik 1: Nicht-Beachtung der Transzendenz der Individualität

Zuallererst kann auf das Argument der Transzendenz der Individualität geschaut werden. Hierbei handelt es sich um die Forderung, dass die Grenze zwischen Individuum und Angehörigen durchlässig zu machen sei:

> „The claim that the self is constitutively social incorporates the claim that the self is socially determined, for it certainly suggests that the self's aims and aspirations are determined by the communities of which one is a part. However, the constitutively social self is also meant to capture the idea that the content of the self's ends are social, in the sense that they represent not just my ends but also our shared ends."[472]

Dieser Gedanke kann in die Richtung weiter ausbuchstarbiert werden, dass es zur Annahme kommt, dass das Individuum mit den Angehörigen verschmelze, so dass beide zu einem gemeinsamen „Eins" würden. Daraus kann die Behauptung entspringen, dass ein Individuum nicht selbst die Entscheidung treffen müsse, sondern dass genauso gut Angehörige für das Individuum entscheiden könnten. Die Separatheit von Individuen als Entitäten wird somit bestritten.[473] Hier lässt sich die Frage stellen, weshalb dann überhaupt noch von (einzelnen) Angehörigen gesprochen werden sollte, weil diese letztlich auch keine eigenständigen Individuen wären. Ebenso ist offen, warum der Patient nur mit Angehörigen und nicht auch mit anderen Individuen, z. B. Ärzte oder andere Patienten, verschmelzen können sollte. Werden diese beiden Anfragen beiseitegeschoben, kann weiterhin die Begründung für die Verschmelzungsthese fokussiert werden. Diese Lesart der Verschmelzung basiert auf der Annahme, dass Individuen durch den sozialen Kontext vollständig konstituiert seien. Dies steht im Horizont des ursprünglichen relationalen Verständnisses von Autonomie. Diesem zufolge ist das Selbst bzw. die Identität des Handlungssubjekts unvermeidbar durch die eigenen sozialen Beziehungen konstituiert (vgl. Abschnitt 4.4.12). Daher müsse „eine Theorie der Autonomie Formen von Lebensführung zulassen, in denen

---

472 *Barclay, Linda,* Autonomy and the social self, in: Mackenzie, Catriona/Stoljar, Natalie (Eds.), Relational autonomy. Feminist perspectives on autonomy, agency, and the social self, New York/Oxford 2000, 52–71, 61.

473 Vgl. *Whitbeck, Caroline,* A different reality. Feminist ontology, in: Gould, Carol (Ed.), Beyond domination, Totowa 1983, 64–88; vgl. auch: *Zutlevics, Tamara L.,* Relational selves, personal autonomy, and oppression, in: Philosophia 29/1-4 (2002), 423–436.

das, was man als Individuum [wolle], untrennbar mit dem verbunden [sei], was man etwa als Teil einer Gemeinschaft oder Partnerschaft [wolle].“[474]

Wenn dem so wäre, müsste nicht nur dem Individuum selbst geholfen werden, sondern dann wären auch einzelne Formen der Gemeinschaft notwendigerweise zu fördern, damit sich das Individuum in ihnen entfalten könnte.[475] Um die Plausibilität dieser Annahme zu überprüfen, ist zu klären, was Individualität heißt.

4.4.1.1 Vier Lesarten von Individualität

An dieser Stelle kann auf eine Analyse von Mackenzie und Stoljar Bezug genommen werden, in der mehrere Verständnisweisen von Individualität unterschieden werden. Ihnen zufolge kann Individualität interpretiert werden als

> „first, that agents are causally isolated from other agents; second, that agent's sense of themselves is independent of the family and community relationships in which they participate; third, that agent's essential properties [...] are all intrinsic and are not comprised, even in part, by the social relations in which they stand; and fourth, that agents are metaphysically separate individuals.“[476]

Gegen das erste Verständnis, die kausale Isolation von Anderen, spricht sich Baier aus. Sie vertritt die Ansicht, dass Personen „second-persons“ seien. Damit behauptet sie, dass die Entwicklung einer Person die Beziehung mit und Abhängigkeit von Anderen erfordere.[477] Sie schreibt: „Persons are essentially successors, heirs to other persons who formed and cared for them, and their personality is revealed both in their relations to others and in their response to their own recognized genesis.“[478] Wird dieser Aussage gefolgt, kann Individualität nicht in dem ersten Verständnis gefasst werden. Dies würde den Darlegungen im anthropologischen Teil dieser Arbeit widersprechen (vgl. Abschnitt 2.3), in dem die soziale Verwiesenheit des Menschen als fester Bestandteil des menschlichen Wesens betont wurde.

Ebenso scheinen die zweite und dritte Verständnisweise nicht treffend zu sein. Bei diesen geht es darum, dass es eine logische, wenn nicht sogar empirische Tatsache sei, dass Menschen außerhalb eines sozialen Kontextes existieren

---

474 *Anderson*, Relationale Autonomie 2.0, 63.

475 Vgl. *Anderson*, Relationale Autonomie 2.0, 63.

476 *Mackenzie/Stoljar*, Autonomy refigured, 7.

477 Vgl. *Baier, Annette,* Cartesian persons, in: Baier, Annette, Postures of the mind. Essays on mind and morals, Minneapolis 1985, 74–92, 85.

478 *Baier, Annette,* Cartesian persons, 85.

könnten.[479] Hierzu kann gesagt werden: „Either it means that an agent's sense of herself is constituted by her social context, which denies individualism in the second sense, or it means that social relations are essential components of an agent's identity, which denies individualism in the third sense."[480] Sowohl die zweite als auch die dritte Deutungsweise erwecken den Eindruck, problematisch zu sein, da – wie zuvor erläutert – der soziale Kontext durchaus einen wesentlichen Einfluss auf das Individuum hat.

Mit einem Blick auf die vierte Interpretation von Individualität ist zu erkennen, dass diese die richtige zu sein scheint, „because the phrase ‚individual autonomy' implies that agents are sepe-rate entities with a capacity for autonomy."[481] Aus diesem Grund ist der vierten Behauptung zu Individualität zu folgen. Diese Interpretation von Individualität entspricht insgesamt den anthropologischen Darlegungen dieser Arbeit (vgl. Abschnitt 2.3), wonach ein Mensch ein Individuum ist, das als solches psychische und physische Elemente besitzt, aber auch durch soziale Verwiesenheit geprägt ist.

4.4.1.2 Separatheit menschlicher Wesen

Wenn Menschen separate Wesen sind, wie es gerade propagiert wurde, scheint die Behauptung der Verschmelzung von Individuum und Angehörigen zu einem Eins nicht zielführend zu sein. Es müssen schließlich zwei Punkte auseinandergehalten werden: „Es ist eine Sache zu behaupten, dass Personen in ihrem Selbstverständnis von den sozialen Kontexten, in denen sie groß geworden sind und in denen sie sich bewegen, geprägt sind [...]. Etwas ganz anderes aber ist es, die Separatheit von Individuen als Entitäten zu bestreiten."[482] Diese Unterscheidung wird übersehen, wenn eine Verschmelzung zwischen Individuum und Kollektiv angenommen wird. Der Verschmelzungstheorie will Atkins entgegenwirken, indem er erklärt, dass die Respektierung der Patientenautonomie den irreduziblen subjektiven Charakter der Erste-Person-Erfahrung umfasse, durch den die Menschen separate Wesen seien:

> „Respect for autonomy is an acknowledgement of the limitations of our knowledge of other people and a willingness to incorporate that understanding into our worldviews.

---

479 Vgl. *Jaggar, Alison*, Feminist politics and human nature, Totowa/New York 1983, 29.

480 *Mackenzie/Stoljar*, Autonomy refigured, 8.

481 *Mackenzie/Stoljar*, Autonomy refigured, 8.

482 *Ach/Schöne-Seifert*, Relationale Autonomie, 56. Ebenso schreibt Friedman: „[Humans, F. K.] are differentiated as distinct particular persons", *Friedman, Marylin*, Autonomy, gender, politics, Oxford 2003, 15.

When we respect autonomy we don't simply observe another's freedom from a distance, as it were; we accede to our fundamental fallibility and epistemological humility. It is in recognition of the fact that we cannot experience from another's perspective that we normally refrain from judging what will make another's life good *for them*."[483]

Es ist eine Sache, den subjektiven Standpunkt einer Person zu verstehen. Es ist jedoch eine andere Sache, die normative Autorität einer Person über ihren eigenen Willen und eigenen Handlungen anzuerkennen.[484] Die erste Kritik bewirkt keine Revidierung des individualistischen Autonomie-Verständnisses. Zutlevics schreibt dementsprechend: „If the self is constituted by a matrix of relations, it would appear that the boundaries between self and other have been erased. This conception of the self is highly problematic for any conception of personal autonomy."[485] Auch wenn konstituierende soziale Beziehungen bestehen sollten, bleiben Menschen separate Wesen. Das bedeutet letztlich für Entscheidungen in der Medizin, dass praktisch immer nur eine Person eine finale Entscheidung fällen sollte.[486]

4.4.2 Kritik 2: Nicht-Beachtung der Fürsorge

Eine weitere Kritik zielt darauf, dass das Standardkonzept die Bedeutung von Fürsorge vernachlässige. Tauber zufolge würde ein individualistisches Verständnis von Autonomie in der Praxis fehllaufen; stattdessen könne die relationale Autonomie dazu verhelfen, fürsorgende Beziehungen angemessener in den Blick zu nehmen.[487] Demnach habe der Begriff der Fürsorge insbesondere Verbindungen zu relationalen Aspekten. Aus diesem Grund schreibt Dodds: „The care

---

483 *Atkins, Kim,* Autonomy and the subjective character of experience, in: Journal of Applied Philosophy 12/1 (2000), 71–79, 75.

484 Vgl. *Mackenzie*, Relational autonomy, normative authority and perfectionism, 516.

485 *Zutlevics*, Relational selves, personal autonomy, and oppression, 427.

486 Vgl. *Gilbar Roy/Gilbar, Ora*, The medical decision-making process and the family; The case of breast cancer patients and their husbands, in: Bioethics 23/3 (2009), 183–192, 185; vgl. ebenso *Hirschmann, Nancy J.*, Autonomy? Or freedom? A return to psychoanalytic theory, in: Piper, Mark/Veltman, Andrea (Eds.), Feminism and autonomy, New York 2014, 61–85, 74f. Dies verdeutlicht auch Keller: „Although a friend may help one to make an autonomous decision by weighing various solutions, it is up to the agent alone to be attuned to self-referential responses such as shame and pride; [...] A friend who tries to answer these questions for the agent has overstepped her bounds. Rather than facilitating the agent's autonomy, at this point the friend precludes it by claiming to know and express the agent's values for her", *Keller, Jean*, Autonomy, relationality, and feminist ethics, in: Hypatia 12/2 (1997), 152–164, 161.

487 Vgl. *Tauber*, Sick autonomy, 484.

focus gives us an awareness of relationships between people and the ways these relationships are affected by health care."[488] Feministische Ethikerinnen gehen sogar noch weiter: Sie behaupten, dass mit der Betonung der Autonomie (im individualistischen Verständnis) weibliche Erfahrungen und Werte im Bereich der Fürsorge abgewertet würden, wie z.B. Liebe, Loyalität und Freundschaft.[489] Es ist im Folgenden aufzuzeigen, inwieweit diese Kritik tatsächlich zutrifft.

4.4.2.1 Der Begriff der Fürsorge

Unter dem Begriff der Sorge ist zunächst einmal „Kummer, Besorgnis um etwas/jemanden" zu verstehen.[490] Es handelt sich um eine praktische Sorge für etwas/jemanden, mit der Menschen tagtäglich beschäftigt sind. In der Sorge um jemanden entsteht eine Verbindung zwischen zwei Personen, so dass der Aspekt der Relationalität von Bedeutung ist. Laut Rehbock kann das praktische *Sorgen-für* aber auch in zwei Hinsichten als *Selbstsorge* interpretiert werden:[491] (1) Selbstsorge im Sinne des *Sorgens für uns selbst* meine, dass es dem Menschen, indem er *für etwas* sorge, immer *um ihn selbst gehe*, um sein eigenes gutes und gelingendes Leben. (2) Jeder sei *selbst* für die Sorge um sich *verantwortlich*. Jeder sei genötigt, sich um sich selbst zu sorgen, was beinhalte, das Leben *selbst zu bestimmen und zu führen*, so dass das eigene Leben die Struktur der Selbstsorge und damit der Autonomie erfülle.

Selbstsorge und Autonomie können aber in der heutigen Zeit schnell als *individualistisch* missverstanden werden, in dem Sinne, dass jeder Einzelne eine völlig autarke Insel darstellt und keine Hilfe Anderer bedarf.[492] Dass der Mensch selbst sein Leben führt und dafür Sorge trägt, impliziert nicht automatisch, dass er das alles alleine schaffen kann. Der Mensch ist schließlich betroffen durch Bedürftigkeit, Vulnerabilität und Sterblichkeit, so dass er sein ganzes Leben auf Fürsorge Anderer angewiesen ist. „Diese wechselseitige Angewiesenheit auf Fürsorge beschränkt und bedroht nicht nur unser je eigenes, selbstbestimmtes Leben, sie ermöglicht es vielmehr überhaupt erst."[493]

---

488 *Dodds, Susan*, Choice and control in feminist bioethics, in: Mackenzie, Catriona/Stoljar, Natalie (Eds.), Relational autonomy. Feminist perspectives on autonomy, agency, and the social self, New York/Oxford 2000, 213–235, 222.

489 Vgl. *Mackenzie/Stoljar*, Autonomy refigured, 9; vgl. auch *Nedelsky, Jennifer*, Law's relations. A relational theory of self, autonomy, and law, Oxford 2011, 29.

490 Vgl. *Rehbock*, Personsein in Grenzsituationen, 323.

491 Vgl. *Rehbock*, Personsein in Grenzsituationen, 323.

492 Vgl. *Rehbock*, Personsein in Grenzsituationen, 323.

493 *Rehbock*, Personsein in Grenzsituationen, 323.

Aus dieser Betrachtungsweise ist eine Selbstsorge allein nicht ausreichend. Es braucht darüber hinaus Fürsorge von Dritten, damit es einem selbst gut gehen kann. Zwar nicht immer, aber zumindest in vielen Phasen und auch Einzelsituationen ist das der Fall (z.B. Kindesalter). Insgesamt scheint es so zu sein, dass Selbstbestimmung nur möglich ist, wenn Fürsorge geleistet wird, da der Mensch trotz Selbstsorge nicht dauerhaft jedes Problem alleine bewältigen kann.

4.4.2.2 Fürsorge als Stütze der Autonomie mit Gefahr der Paternalismusfalle

Die Verbindung zwischen Autonomie und Fürsorge, so nun die Kritik, werde von Beauchamp und Childress nicht angemessen berücksichtigt. Stattdessen bestünde eine einseitige Betrachtung ausschließlich auf die Autonomie, so dass Fürsorge unberücksichtigt bleibe. Rehbock betont dabei, dass die moralischen Verpflichtungen zur Achtung der Autonomie und zur Fürsorge nicht immer gleichermaßen bestehen müssten, sondern situationsbezogen zu bedenken seien.[494] Hierzu ist zu sagen, dass es Beauchamp und Childress durchaus um die Beachtung der konkreten Einzelsituation geht, da sie ausdrücklich von Handlungsautonomie sprechen (vgl. Abschnitt 4.2.1). Childress geht darüber hinaus auf die Kritik der mangelnden Berücksichtigung der Fürsorge ein. Er vertritt nämlich die Meinung, dass die Prinzipien der Fürsorge und des Wohlergehens zwar notwendig seien, aber durch das Prinzip des Respekts vor der Autonomie limitiert werden müssten, denn „these other principles may support arrogant enforcement of the 'good' for others. Nevertheless, these and other principles sometimes outweigh or override the principle of respect for personal autonomy."[495]

Das zeigt, dass Beauchamp und Childress keineswegs die Fürsorge unberücksichtigt lassen. Schließlich sehen sie neben dem Prinzip der Autonomie auch das der Fürsorge, des Nichtschädigens und der Gerechtigkeit als zentrale Orientierungspunkte für den medizinischen Bereich (vgl. Abschnitt 4.2). Somit nehmen sie Fürsorge als wichtigen Aspekt auf. Außerdem fürchten sie, dass durch eine zu starke Betonung der Fürsorge paternalistisches Handeln entstehen könne. Beispielsweise spricht Rehbock über den Zusammenhang von Fürsorge und Paternalismus:

> „Es wäre daher zu fragen, ob [...] auch ein ‚milder Paternalismus' moralisch gerechtfertigt sein könnte, mit dem man keinen *Zwang* ausübt, aber doch durch Überzeugungskraft mit einem gewissen *Nachdruck* den Patienten, auch gegen etwaige aktuelle und

494 Vgl. *Rehbock*, Personsein in Grenzsituationen, 322.
495 *Childress*, Place of autonomy in bioethics, 15.

vorübergehende Widerstände, von einer gravierenden selbstschädigenden Entscheidung abzubringen versucht. Auch ein solcher Paternalismus (im engeren Sinne) achtet die Autonomie des Patienten als personales Gegenüber, indem er – mit dem notwendigen Respekt und ohne Anspruch auf unfehlbare Expertenautorität – an seinen vernünftigen Willen appelliert. Die so verstandene nicht-paternalistische Fürsorge eröffnet dem Kranken Möglichkeiten autonomer Selbstsorge. Zwar hat letztlich der Patient selbst seine Entscheidung zu treffen. Die *Entscheidungsfindung* aber erfolgt nicht einsam und allein, sondern wesentlich *intersubjektiv*, im Dialog oder Gespräch."[496]

Tauber spricht sich gegen solch eine „paternalistische" Fürsorge aus, da er es für die Ausbalancierung von Fürsorge und Autonomie für angemessener hält, das Arzt-Patienten-Verhältnis zu überdenken, statt paternalistischen Handlungen die Tür zu öffnen.[497] Allerdings ist anzuzweifeln, ob es sich beim geschilderten Fall von Rehbock wirklich um Paternalismus handelt. Es scheint dabei nicht um Zwang, sondern um ein konstruktives Gespräch zwischen Arzt und Patient zu gehen. Zugleich ist auf die Gefahr hinzuweisen, dass das, was Rehbock fordert, in Einzelfällen doch zu einem Akt von starkem Paternalismus führen kann. Denn hier kann eine paternalistische Falle gelegt werden, wenn nämlich der Einzelne fälschlicherweise annimmt, dass das, was für ihn selbst gut und erstrebenswert ist, auch automatisch für den Anderen gut sein muss. Solch eine Einstellung kann die radikale Differenz und Fremdheit zwischen Personen übersehen, gar das eigenständige „Selbst-Sein" und individuelle „Anders-Sein" einer anderen Person missachten.[498] Dies ist dann problematisch, wenn das Individuum noch zu selbstbestimmtem Handeln fähig sein sollte. Doch die Entscheidung widerstrebt den Vorstellungen Dritter, die sich ein anderes Handeln des Individuums wünschen. Schließlich bedeutet Fürsorge, wie Rehbock selbst schreibt, bei der Behandlung eines Erkrankten die eigenen Vorstellungen des Richtigen nach hinten zu rücken, dafür zugleich das Anderssein des Anderen zu respektieren, auch wenn uns dieses als unverständlich, falsch oder irrational erscheint.[499] Die Paternalismus-Falle, wie sie oben beschrieben wurde, kann insbesondere bei Fürsorge in medizinischen Fragen greifen. Dementsprechend sollte eine nicht-paternalistische Fürsorge ermöglicht werden. Diese erfordert

„ein aufmerksames *Wahrnehmen* des Anderen, ein genaues Hinsehen und Hinhören auf das, was er wirklich *braucht* und *will*. Sie erfordert eine Zurückhaltung im Handeln, die sich auf das Notwendige beschränkt, die nicht darauf ist, dem Anderen ‚alles

496 *Rehbock*, Personsein in Grenzsituationen, 330.
497 Vgl. *Tauber*, Sick autonomy, 488.
498 Vgl. *Rehbock*, Personsein in Grenzsituationen, 327.
499 Vgl. *Rehbock*, Personsein in Grenzsituationen, 328.

> abzunehmen' und ihn so von der Stelle zu verdrängen, die ihm als dem Subjekt seines eigenen Lebens zukommt."[500]

Es kann also festgehalten werden: Die Kritik der mangelnden Beachtung von Fürsorge im Standardkonzept ist nicht haltbar. Beauchamp und Childress sind sich der Bedeutung der Fürsorge bewusst, sehen aber auch die Gefahren, die durch Fürsorge auftreten können. Der paternalistische Charakter, den Fürsorge in Einzelsituationen annehmen kann, ist für das Standardkonzept aber auch noch deshalb störend, weil es die Bedingung der Freiwilligkeit tangiert. Dieser zufolge sollen die Personen möglichst frei von „kontrollierenden" Einflüssen Dritter selbstbestimmt entscheiden können (vgl. Abschnitt 4.2.3.3). Dass die Betonung von Fürsorge wichtig ist, gerade in Fällen, in denen Menschen durch schwere Erkrankungen stark beeinträchtigt sind, ist zweifelsfrei richtig. Beauchamp und Childress könnten diesen Punkt zwar durchaus noch stärker betonen, allerdings ist eine Revision des individualistischen Autonomie-Verständnisses in dieser Hinsicht nicht von Nöten.

4.4.3 Kritik 3: Fehlende Befähigungspflichten

Ein nächster Einwand gegen das Standardverständnis lautet, dass die selbstbestimmten Entscheidungen von Patienten nicht nur zu respektieren seien, sondern dass die Patienten durch das ärztliche und pflegerische Personal zu selbstbestimmten Entscheidungen befähigt werden sollten.[501] Dies betreffe, so Wiesemann, insbesondere vulnerable Personen: „Dabei ist der Patient jedoch in besonderem Maße auf den Respekt und die Ermutigung des Arztes angewiesen. Dies gilt auch für jene vulnerablen Patienten, die ihre Selbstbestimmungsfähigkeit noch entwickeln, wie Kinder und Jugendliche, oder zu verlieren drohen, wie Demenzkranke."[502] So vertritt Mackenzie die Meinung, dass ein Ärzteteam die Pflicht habe, die Autonomie von Patienten zu fördern, wobei dies keineswegs ein paternalistischer Vorgang des Zwangs sei.[503] Es sind Verbindungen zur Kritik 2

---

500 *Rehbock*, Personsein in Grenzsituationen, 327f.

501 Vgl. *Ach/Schöne-Seifert*, Relationale Autonomie, 49.

502 *Wiesemann*, Autonomie der Patienten in der modernen Medizin, 24.

503 Vgl. *Mackenzie*, Relational autonomy, normative authority and perfectionism, 518f.; vgl. ebenso *Entwistle, Vikki A./Carter, Stacy M./Cribb, Alan et al.*, Supporting patient autonomy: The importance of clinical-patient relationships, in: Journal of General Internal Medicine 25/7 (2010), 741–745, 743; *Nedelsky*, Law's relations, 46; *Shalev, Carmel*, Reclaiming the patient's voice and spirit in dying: An insight from Israel, in: Bioethics 24/3 (2010), 134–144, 143.

klar zu erkennen. Die Fürsorge kann helfen, Individuen zur Selbstbestimmung zu befähigen. Nimmt Fürsorge aber Überhand, kann dies zu Paternalismus führen. Dies muss es aber nicht, wie Mackenzie schreibt.

Schwerwiegend ist es außerdem, wenn jemandem nicht beigebracht wird, was es heißt, selbstbe-stimmt zu handeln: „If you don't know what rights and obligations follow from appropriately attributing autonomy to someone, you don't really know what it is to be autonomous."[504] Dieses Informieren ist als Teil der Befähigung zu sehen. Zur Befähigung gehören noch weitere Aspekte, wie z.B. ein angenehmes Gesprächsklima, ein offener Austausch zwischen Patient und Arzt sowie geringe bürokratische Hürden. Geisler spricht im Zusammenhang mit den Befähigungspflichten von einer „gestützten Autonomie"[505], der Deutsche Ethikrat verwendet den Begriff der „assistierten Selbstbestimmung"[506]. Es lohnt sich, den Blick hierauf noch einmal zu schärfen.

4.4.3.1 Vernachlässigung der positiven Pflichten

Im Standardkonzept, so nun die Kritik, würden die Befähigungspflichten nicht oder nur ungenügend berücksichtigt werden. Demnach schreibt O'Neill:

> „In short, the focus of biomedical discussions of autonomy is not on patient autonomy or individual autonomy of any distinctive sort. What is rather grandly called ‚patient autonomy' often amounts simply to a right to choose or refuse treatments on offer, and the corresponding obligations of practitioners not to proceed without patient's consent. Of course, some patients may use this liberty to accept or refuse treatment with a high degree of reflection and individuality, hence (on some accounts) with a high degree of individual or personal autonomy. But this need not generally be the case. Requirements for informed consent are relevant to specifically autonomous choice only because they are relevant to choice of all sorts. What passes for patient autonomy in medical practice is operationalised by practices of informed consent: the much-discussed triumph of autonomy is mostly a triumph of informed consent requirement."[507]

504 *Anderson, Joel,* Regimes of autonomy, in: Ethical Theory and Moral Practice 17/3 (2014), 355–368, 357.

505 *Geisler, Linus S.*, Patientenautonomie – eine kritische Begriffsbestimmung, in: Deutsche Medizinische Wochenschrift 129 (2004), 453–456, 454.

506 *Deutscher Ethikrat (Hg.),* Demenz und Selbstbestimmung. Stellungnahme, Berlin 2012, 50.

507 *O'Neill,* Autonomy and trust in bioethics, 37f. Ebenso schreibt Ho: „Discussions regarding self-determination, or autonomy, often focus on two dimensions – the capacity of the patient and the freedom from external coercion. The practice of obtaining informed consent, for example, has become a standard procedure in therapeutic and research medicine. On the surface, it appears that patients now have more

Dieser Aussage nach hat Autonomie lediglich die Funktion, den Menschen ein Recht auf „Nicht-Einmischung" zu geben, das mitunter einem „Alleingelassen-Werden" gleich kommen könne. Dabei handle es sich dann nur noch um eine legalistische Anwendung des informed consent, was entsprechende Folgen für die allein gelassenen Patienten hätte. Schließlich würden sich diese Menschen auszeichnen durch „self-centered, selfish, lacking in fellow-feeling or solidarity with others – in short the very people in whom one would have least reason to place trust and who might encourage a culture of mistrust"[508].

Was heißt diese Aussage für Überlegungen über Autonomie? Sie erweckt den Eindruck, dass O'Neill das Prinzip des Respekts vor der Autonomie einseitig und damit auch falsch versteht. Sie nimmt nur die negative Verpflichtung des Prinzips in den Blick, lässt die positive Verpflichtung aber unerwähnt. Aber es wäre ein „eklatantes Fehlverständnis von PRA [Prinzip des Respekts vor der Autonomie], dieses als reine Respektierungspflicht, als Pflicht zur Nichtbehinderung autonomer Handlungen aufzufassen."[509] Wie bereits in Abschnitt 4.2 dargelegt wurde, handelt es sich beim Prinzip sowohl um eine negative, als auch um eine positive Verpflichtung. Es muss nochmals auf die entscheidende Passage im Werk „Principles of Biomedical Ethics" von Beauchamp und Childress hingewiesen werden: „As a *negative* obligation: Autonomous actions should not be subjected to controlling constraints by others. [...] As a *positive* obligation, this principle requires both respectful treatment in disclosing information and actions that foster autonomous decision making."[510] Dies entspricht den Forderungen von Dodds. Ihrer Überzeugung nach könne die Gesellschaft, insbesondere medizinische Einrichtungen, bei der Entwicklung von Kompetenzen für Autonomie helfen: „Health-care systems are clearly part of this provisioning, insofar as good health and decent access to health-care facilities will be a precondition for the pursuit of a very great range of autonomous projects."[511]

Bis hierhin ist die Kritik an Beauchamp und Childress ins Leere gelaufen, mehr noch: Das, was gegen Beauchamp und Childress erhoben wird, ist fester Bestandteil ihres eigenen individualistischen Autonomie-Konzepts.

---

opportunities to exercise their self-determination than ever. Nonetheless, discussions of patient autonomy in the bioethics literature, which focus on individual patients making particular decisions, neglect the social structure within which health-care decisions are made", *Ho*, individualist model of autonomy, 193.

508 *O'Neill*, Autonomy and trust in bioethics, 24.

509 *Ach/Schöne-Seifert*, Relationale Autonomie, 51.

510 *Beauchamp/Childress*, Principles of biomedical ethics, 104.

511 *Dodds*, Choice and control in feminist bioethics, 228.

4.4.3.2 Bereitstellung von Optionen

Aus der Sicht Mackenzies ist obige Antwort auf den Einwand der fehlenden Befähigungspflichten noch nicht ausreichend. Sie spricht davon, dass es zur Befähigung gehöre, auch Optionen für das Handeln bereit zu stellen. Hierbei kommt die Frage um negative und positive Freiheit ins Spiel. Die Befähigung, wie sie im Konzept von Beauchamp und Childress beschrieben werde, führe noch nicht dazu, dass jemand tatsächlich seine positive Freiheit ausleben könne. Dabei sollte sich aber aus der Sicht Taylors an der positiven Freiheit orientiert werden, weil diese „involves essentially the exercising of control over one's life. […] one is free to the extent that one has effectively determined oneself and the shape of one's life."[512] Beauchamp und Childress würden jedoch ausschließlich die negative Freiheit beachten. Das nimmt Mackenzie als Anlass, Bezug auf *Optionen* zu nehmen. Dabei knüpft sie an Raz an, indem sie in Bezug auf ihn schreibt:

> „Theorists who understand freedom in terms of negative liberty are likely to give more weight to freedom conditions than to opportunity conditions, and hence to interpret the freedom conditions quite expansively. Theorists who emphasize the importance of substantive equality of opportunity think that what is important is not the promotion of freedom per se, since not all kinds of freedom are either important or desirable, but those freedoms that enable equality of opportunity. According to this view, which freedom conditions count as important will be determined by the opportunity conditions for self-determination. On my interpretation, theories of relational autonomy prioritize opportunity conditions, and hence fall into this latter category of theory."[513]

„Opportunity conditions" würden die personalen, sozialen und politischen Möglichkeiten spezifizieren, die als Vorbedingung für Selbstbestimmung dienten. Daher schreibt Boyd insbesondere in Bezug auf Frauen: „[E]nhancing a woman's autonomy might mean not an absence of state interference, but also ‚the positive provision of ressources to enable someone to have a meaningful set of options'."[514]

Die Theoretiker, die auf Wahlmöglichkeiten abheben, beziehen sich insbesondere auf Raz, weil er es gewesen ist, der die Bereitstellung von Optionen gefordert hat. Raz vertritt die Meinung, dass Selbstbestimmung einen angemessenen

---

512 *Taylor, Charles*, Philosophy and human sciences (Philosophical Papers 2), Cambridge 1985, 213.

513 *Mackenzie*, Three dimensions of autonomy, 27.

514 *Boyd*, Autonomy for Mothers, 141; vgl. auch *MacDonald, Chris*, Relational professional autonomy, in: Cambridge Quarterly of Healthcare Ethics 11/3 (2002), 282–289, 283; *MacDonald, Chris*, Nurse autonomy as relational, in: Nursing Ethics 9/2 (2002), 194–201, 197f.; *Friedman, Marylin*, Autonomy, gender, politics, Oxford 2003, 14.

Bereich an signifikanten Möglichkeiten brauche.[515] Er entwickelt eine nuancierte Analyse der Optionen, in der er Optionen als komplexe und multi-dimensionale Aktivitäten, Praktiken und Beziehungen versteht, die das Leben wertvoll machen würden. Spezifische Optionen seien nur für diejenigen möglich, die die relevanten Fertigkeiten entwickelt hätten, als diejenigen Individuen, die in sozialen Beziehungen eingebettet seien.[516] Die Optionen müssten genuin wertvoll und effektiv verfügbar sein. Raz' Analyse hebt die Bedeutung der sozialen Umgebung für die Selbstbestimmung hervor. Dementsprechend argumentiert er: „If having an autonomous life is an ultimate value, then having a sufficient range of acceptable options is of intrinsic value, for it is constitutive of an autonomous life that is lived in circumstances where acceptable alternatives are present."[517] Eine autonomie-fördernde Kultur zeichnet sich für ihn dadurch aus, dass sie den Bürgern adäquate Bereiche signifikanter Optionen eröffne, indem eine angemessene institutionelle Infrastruktur geschaffen werde. Diese müsse gesetzliche, erzieherische, ökonomische und politische Bereiche umfassen. Auf diesem Weg könnten und sollten insbesondere Marginalisierten und Benachteiligten Optionen an die Hand gegeben werden. Friedman zufolge werden dem Individuum damit Vorgaben gegeben, was erlaubt und was verboten sei: Dabei seien die Optionen für Individuen vor dem Hintergrund gemeinsamer kultureller Praktiken zu verstehen.[518]

Die Bereitstellung von Optionen thematisiert Entwistle für den klinischen Bereich in der Medizin. Dort werde empfohlen, dass Ärzte die Patienten über ein Menü an Optionen informieren als auch sie darüber aufklären sollten, welche Optionen wertvoll oder nicht wertvoll seien.[519] Es liege also eine doppelte Aufgabe für das medizinische Personal vor. Allerdings ist solch eine Annahme zurückzuweisen: Optionen in der Medizin ergeben sich durch medizinisch sinnvolle („indizierte") Behandlungen und Unterlassungen.

4.4.3.3 Subjektiv und objektiv wertvolle Optionen

Die Bereitstellung von Optionen wird auch von Christman diskutiert. Dieser macht klar, dass es wichtig ist, zwischen zwei Formen von Optionen für

515 Vgl. *Raz*, morality of freedom, 171–173.

516 Vgl. *Raz*, morality of freedom, 177.

517 *Raz*, morality of freedom, 205; ebenso *Raz*, morality of freedom, 373–380.

518 Vgl. *Friedman*, Autonomy, gender, politics, 15.

519 Vgl. *Entwistle/Carter/Cribb et al.*, Supporting patient autonomy, 742.

Autonomie zu unterscheiden:[520] Zum einen könne es um Optionen gehen, die eine Person für das Verfolgen ihrer Ziele und Handlungen für wertvoll halte. Das beinhalte, mehrere Optionen zu haben, die aber nicht alle gewählt würden. Zum anderen könne es um Optionen gehen, die objektiv wertvoller als andere seien, unabhängig von den Wünschen des Handelnden. Die erste Form von Optionen scheint in der Tat eine nachvollziehbare Forderung zu sein: Mehrere Optionen zur Hand zu haben, die ein Individuum selbst für wertvoll hält, bietet diesem Individuum mehrere Möglichkeiten. Die zweite Form von Optionen ist kritischer zu betrachten: Wenn Individuen Optionen zur Hand gegeben werden, die angeblich objektiv wertvoller sind als diejenigen, die ein Individuum unabhängig vom Einfluss Anderer wählen könnte, hieße das, dass ihnen vorgeschrieben würde, welche Optionen überhaupt wertvoll sein können. Das meint nichts anderes als die Gegebenheit, dass ein Individuum nicht mehr selbst entscheidet, welche Optionen für sein eigenes Leben wertvoll sind. Anders ausgedrückt: Hier werden Optionen aufgedrückt, über die von Dritten bereits entschieden wurde. Wenn es dem Individuum dann nicht ermöglicht wird, über diese Optionen von Dritten nachdenken zu dürfen oder weitere Optionen, die der Arzt nicht in Betracht gezogen hat, zu wählen, führt das nicht mehr zu einer selbstbestimmten Handlung, sondern zu einem manipulierenden Akt. Liberale sehen dabei – und das zu Recht – perfektionistische Implikationen. Einem Individuum werde eine substantielle Konzeption davon aufgedrängt, wie eine Persönlichkeit selbstbestimmt Handelnder konzipiert sein müsste.[521] Zugleich ist jedoch zu fragen, ob nicht auch Liberale Individuen eine substantielle Konzeption von Persönlichkeit aufdrängen, indem sie voraussetzen, dass sie in jedem Fall selbstbestimmt Handelnde sein müssen. Das Problem scheint nicht darin zu liegen, dass die einen eine substantielle Konzeption voraussetzen und die anderen nicht, sondern dass verschiedene substantielle Konzeptionen (liberalistische und perfektionistische) miteinander konkurrieren.

Zum dritten Einwand ist festzuhalten: Die Bereitstellung von mehreren Optionen, die ein Individuum selbst für wertvoll halten kann, bietet dem Individuum mehrere Möglichkeiten. Dem Individuum aber vermeintlich objektiv wertvolle Optionen an die Hand zu geben, ist problematisch. Das soll nicht heißen, dass Ärzte nicht sehr gut wissen können, welche Optionen einzelne Patienten in der Regel für wertvoll halten können. Ihnen sind die Optionen bekannt und sie

---

520 Vgl. *Christman, John*, The politics of persons. Individual autonomy and socio-historical selves, Cambridge 2009, im Folgenden Bezug auf: 170.

521 Vgl. *Anderson*, Relationale Autonomie 2.0, 71.

erleben, welche Optionen in der Regel gewählt werden. Aber diese gemachten Erfahrungen lassen sich nicht automatisch auf den jeweiligen Einzelfall übertragen. Patienten sind jeweils individuell anders, so dass es ihnen auch überlassen bleiben muss, welche Optionen (vorausgesetzt, sie sind medizinisch sinnvoll) sie selbst für wertvoll halten. Daher sollte auch keine Beschränkung der Optionen vollzogen werden, bevor der Patient selbst über den Wert der einzelnen Option geurteilt hat. Beauchamp und Childress schreiben, dass es zur Bedingung der Informiertheit gehöre, Patienten über alle Optionen aufzuklären (vgl. Abschnitt 4.2.3.2). Aus diesem Grund führt auch die Kritik 3 zu keiner Revision des individualistischen Autonomie-Verständnisses. Gleichzeitig ist darauf hinzuweisen, dass eine zu große Auswahl an Optionen Autonomie auch einschränken kann. In diesen Fällen ist dem Individuum eventuell nicht mehr möglich, zwischen der Vielzahl an Optionen diejenige auszusuchen, welche sie für am wertvollsten hält. Ein einfaches Beispiel führt dieses Dilemma vor Augen: Je länger die Liste der Menüs in einem Restaurant wird, umso schwieriger fällt es jemanden manchmal, dasjenige Essen auszuwählen, was er wirklich am liebsten essen würde. Dieser Hinweis ist bei der Bereitstellung von Optionen zu beachten.

4.4.4 Kritik 4: Unzureichende Kompetenz-Bedingung

Die Kompetenz-Bedingung bezeichnen Beauchamp und Childress als Türöffner für eine selbstbestimmte Handlung. Sie fassen darunter mehrere einzelne Fertigkeiten wie z.B. reflektieren oder Handlungsoptionen abwägen. Diese Bedingung ist von besonderem Interesse, weil sie eben als Bedingung gilt, die es einem grundsätzlich erst ermöglicht, selbstbestimmt handeln zu können. Wenn diese Bedingung also nicht hinreichend erfüllt wird, handelt ein Patient nicht selbstbestimmt.

4.4.4.1 Schwelle der Kompetenzbedingung

Gegen die Bedingung der Kompetenz wird der Vorwurf erhoben, dass durch die Achtung der Autonomie anhand von Kompetenzfeststellungen eine paternalistische Haltung bestärkt werde: Zwar könne man dafür sorgen, dass der Patient eine seinem Wohl dienende und wirklich autonome Entscheidung fälle, aber: Je weniger kompetent ein Patient sei, desto größer sei die Gefahr, ohne Wahrung seiner Autonomie Interventionen durchzuführen.[522] Hier stellt sich die Frage, wie anspruchsvoll die Bedingungen für eine selbstbestimmte Handlung gestaltet

522 Vgl. Z.B. *Rehbock*, Personsein in Grenzsituationen, 320.

werden sollen. Je höher die Ansprüche hinsichtlich der Kompetenz-Bedingung sind, umso exklusiver wird das Autonomie-Konzept. Dies hätte zur Folge, dass viele Menschen nicht mehr selbstbestimmt entscheiden dürften, sondern dass Dritte über sie bestimmen könnten. Dies hätte wohl noch schwerwiegendere Folgen, als im gerade genannten Einwand beschrieben. Zudem argumentieren Beauchamp und Childress, dass die Kompetenz zwar eine graduelle Bedingung sei, die Bedingung aber zumindest in einem hinreichenden Maß vorliegen müsse, um selbstbestimmt entscheiden zu dürfen. Sei dies der Fall, dürften Dritte keinesfalls über die handelnde Person bestimmen. Wenn die Kompetenz-Bedingung nicht erfüllt sei, müssten andere Wege für die Entscheidungsfindung beschritten werden. Demnach wirkt der Einwand Rehbocks problematisch, dass die Paternalismus-Gefahr größer wäre, wenn die Kompetenz geringer sei.

4.4.4.2 Kompetenz und praktische Realisierung

Nach der Widerlegung eines ersten Einwandes ist die Problematik um die Kompetenz-Bedingung jedoch noch nicht beendet. Stoljar äußert zwei weitere Kritikpunkte: (1) Die Kompetenz-Bedingung führe dazu, dass man zwar auf der *theoretischen* Ebene die Möglichkeit habe, selbstbestimmt zu entscheiden, was aber nicht bedeute, dass dies dann automatisch auch *praktisch* möglich sei; (2) zudem sei in der Kompetenz-Bedingung nach Beauchamp und Childress noch nicht ausreichend erfasst, dass der Handelnde seine Situation evaluieren müsse.[523] Zum ersten Punkt kann gesagt werden, dass Beauchamp und Childress erwähnen, dass sie die Kompetenz-Bedingung auf der einen Seite als Eingangsbedingung für selbstbestimmte Handlungen sehen, auf der anderen Seite aber klar betonen, dass diese Bedingung allein noch keine selbstbestimmte Entscheidung ermöglicht. Hierzu gehören noch die anderen Bedingungen. Außerdem wird im informed consent darauf verwiesen, dass eine Person ihren Wunsch auch tatsächlich in die Tat umsetzen können müsse.[524] Dem zweiten Punkt ist entgegenzuhalten, dass die Evaluation durch den Handelnden fester Bestandteil des informed consent ist. Beauchamp und Childress wollen, dass im Rahmen des informed consent der Handelnde seine Situation ausreichend bewertet.

Aber auch dann ist die Kritik an der Kompetenz-Bedingung noch nicht komplett aus dem Weg geräumt. Die Vertreter der relationalen Autonomie versuchen vielmehr, die Kompetenz-Bedingung durch zusätzliche Fertigkeiten aufzustocken. So schreibt Mackenzie: „Relational theorists argue that philosophers have

523 Vgl. *Stoljar*, Informed consent, 381.
524 Vgl. *Beauchamp/Childress*, Principles of biomedical ethics, 120ff.

overly rationalized the competences required for critical reflection, while neglecting an array of other skills, including emotional skills, [...] imaginative skills [...] and social or dialogical skills [...].“[525] Diese Einwände werden im Folgenden aufgenommen und unter eigenen Kritikpunkten diskutiert. Bis hierhin ist festzuhalten, dass die Kritik an der Kompetenz-Bedingung bislang nicht berechtigt gewesen ist.

4.4.5 Kritik 5: Erweiterung um relationale Fähigkeiten

Im Folgenden wird eine Kritik geäußert, in der es um die inhaltliche Erweiterung der Kompetenz-Bedingung geht. Demnach wird das, was unter der Kompetenz-Bedingung gefordert wird, ausgedehnt. Eine solche Lesart der relationalen Autonomie sieht vor, dass eine Person relationale Fähigkeiten benötige, um überhaupt selbstbestimmte Entscheidungen treffen zu können. Inwieweit diese Kritik zutrifft, kann in Auseinandersetzung mit einem Ansatz von Christman diskutiert werden.

4.4.5.1 Christmans Forderung nach relationalen Fähigkeiten

Zu den eingeforderten relationalen Fähigkeiten gehören unter anderem „Fürsorglichkeit, Beziehungsfähigkeit oder die Bereitschaft, soziale Einbettungen, Nähe- und auch Abhängigkeitsverhältnisse als Bereicherung des Lebens zu schätzen.“[526] Diese Position vertritt Christman:

> „Competence conditions typically refer to such things as self-control, capacities for rational thought, and freedom from debilitating pathologies, systematic self-deception, and so on. But, as feminists and other ‘relational’ theorists have been insisting, many life patterns (particularly for women and marginalized groups, according to some) crucially involve intertwined personalities, close relations of care and dependence, embedded cultural identities and values, and the like. For autonomy to pick out the ability of persons to lead lives that they can fully embrace as their own, then surely people need to develop those abilities that are central to interpersonal relations of a variety of sorts. [...] it is competency conditions in proceduralist views of autonomy that are problematic insofar as they do not include or make room for the wide variety of capacities for care, intimacy, social interaction, and the like that will be crucial for socially embedded persons to flourish.”[527]

525 *Mackenzie*, Three dimensions of autonomy, 33.

526 *Ach/Schöne-Seifert*, Relationale Autonomie, 53.

527 *Christman*, Relational autonomy, liberal individualism, and the social constitution of selves, 155; vgl. ebenso *Christman*, politics of persons, 177.

Befürworter des individualistischen Autonomie-Verständnisses haben sich der Kritik der fehlenden Berücksichtigung relationaler Fähigkeiten angenommen. Ach und Schöne-Seifert etwa äußern Zweifel hinsichtlich der Erforderlichkeit der relationalen Fähigkeiten. Sie stellen die Befürchtung in den Raum, dass mit solchen zusätzlichen Kompetenzbedingungen Vorstellungen von einem gelingenden Leben durch eine paternalistische Hintertür eingeführt werden könnten.[528] Sie bestreiten allerdings nicht, dass ein weit geteiltes Idealbild vorsehe, dass Menschen in engen Beziehungen zu Anderen leben und Freundschafts-/Liebesbeziehungen pflegen und dass mit Wegfall der relationalen Fähigkeiten die Optionen für solche Beziehungen größtenteils wegfallen würden. So lasse sich sicherlich auch empirisch nachweisen, dass der Wegfall von relationalen Fähigkeiten solche negativen Auswirkungen haben könnten. Doch die relationalen Fähigkeiten als Teil der Kompetenz zu betrachten, bringe eine indirekte substantielle Restriktion mit sich, da solche Forderungen darauf hinauslaufen könnten, dass z.B. die Entscheidungen eines gefühlskalten, gefühlsarmen oder beziehungsunfähigen Patienten, auch wenn man solch ein Leben für noch so wenig erstrebenswert halte, keine normative Autorität mehr besäßen.[529] Solch eine Exklusion ist nur schwer zu rechtfertigen – wenn sie überhaupt gerechtfertigt werden kann.

4.4.5.2 Weitere Kritik an der Erweiterung um relationalen Fähigkeiten

Relationalisten können versuchen, dieser Behauptung zu widersprechen, was in der Tat auch passiert. Das gerade Dargelegte widerstrebt der Meinung einiger Relationalisten, denen zufolge ein Individuum ausschließlich sozial motiviert sei.[530] Das meint, dass das, was das Individuum als wertvolle Option evaluiere, nicht *ex nihilo* komme, sondern aus einem intersubjektiv geteilten Rahmen resultiere, so dass auch die anderen Individuen bei der Entscheidung Berücksichtigung finden müssten. Doch dieser Einwand greift nicht, da er nicht den Kern der Sache trifft: Sicherlich sind viele Menschen sozial motiviert. Dennoch gibt es Menschen, die, aus welchen Gründen auch immer, gefühlskalt und ausschließlich auf sich bedacht sind. Ihnen soziale Fähigkeiten aufzuzwängen, damit sie selbstbestimmt handeln können, scheint unangemessen zu sein. Zugleich ist es denkbar, dass solch eine auf sich bezogene Einstellung, wenn sie nicht pathologisch ist, sozial geprägt sein kann, da sie z.B. aus den neoliberalen, individualistischen

528 *Ach/Schöne-Seifert*, Relationale Autonomie, 54.
529 Vgl. *Ach/Schöne-Seifert*, Relationale Autonomie, 54.
530 Vgl. *Barclay*, Autonomy and the social self, 59.

Werten einer Gesellschaft als eigene internalisiert wurde. Wiederum kann die Feststellung gemacht werden, dass ein gegen das individualistische Autonomie-Verständnis geäußerter Einwand nicht zu einer Revision führt.

4.4.6 Kritik 6: Erweiterung um eine Dialogfähigkeit

In der nächsten Kritik wird die Dialogfähigkeit als Teil der Kompetenz-Bedingung diskutiert. Im individualistischen Konzept von Beauchamp und Childress wird der Dialog nicht ausdrücklich als Teil der Kompetenz benannt. Daher kritisieren einzelne Vertreter der relationalen Autonomie, dass im Standardkonzept die Bedeutsamkeit des Dialoges für die Selbstbestimmung nicht angemessen reflektiert werde.[531] Diesem Einwand zufolge entscheidet eine Person nie allein für sich in einer „dunklen Kammer", sondern sei immer auch auf Gespräche angewiesen, um letztlich zu einer selbstbestimmten Entscheidung kommen zu können. So behauptet Westlund: „Autonomy [...] requires an irreducibly dialogical form of reflectiveness and responsiveness to others."[532] Es gehe nicht nur darum, dass eine Person einen Dialog für die selbstbestimmte Handlung benötige, sondern dass die handelnde Person im Dialog auch als selbstbestimmt Agierende anerkannt werden könne:

> „Diese personale Wahrnehmung bzw. *Anerkennung* des Anderen als *autonome Person* ist nicht völlig *unbeteiligt* aus einer reinen *Beobachterperspektive* der dritten Person, nur anhand spezieller Kriterien, möglich. Sie erfolgt vielmehr primär *dialogisch* und *interaktiv* in der *Teilnehmerperspektive* der ersten Person, das heißt: durch direkte Begegnung und Kommunikation mit dem Anderen, im konkreten Kontext einer bestimmten Situation und im Sinnhorizont der gemeinsam geteilten menschlichen Existenzform."[533]

Inwieweit diese Überlegung zutrifft, muss in einem nächsten Schritt untersucht werden. Schließlich bleiben bislang einige Fragen offen, unter anderem warum ein Dialog für selbstbestimmtes Handeln notwendig sein soll und welche Rolle das Gegenüber für den Handelnden spielen soll.

---

531 Vgl. *Anderson/Honneth*, Autonomy, vulnerability, recognition, and justice, 130.

532 *Westlund, Andrea*, Rethinking relational autonomy, in: Hypatia 24/4 (2009), 26–49, 28, ähnlich 35.

533 *Rehbock*, Personsein in Grenzsituationen, 326.

4.4.6.1 Selbsterkenntnis durch das Gespräch mit einem Gegenüber

Mackenzie vertritt die Ansicht, dass der Dialog fundamental für Selbstbestimmung sei, weil er helfe, ein eigenes Verständnis von sich selbst zu entwickeln.[534] Ein solcher Dialog ist aus Sicht der Vertreter dieses Arguments nicht nur für eine globale Autonomie im Sinne einer selbstbestimmten Lebensführung notwendig, sondern vielmehr brauche es auch in Einzelsituationen den Dialog, um selbstbestimmt handeln zu können. Die Notwendigkeit des Dialogs betreffe also durchaus die lokale Autonomie, wie sie Beauchamp und Childress vertreten. So meint Rössler, dass ein Handelnder in partikularen Situationen das Gespräch mit Anderen, wie z.B. mit Freunden und der Familie, brauche, um sich selbst besser verstehen zu können.[535] Zugleich wird angenommen, dass die Isolierung von Anderen den Prozess der Selbsterkenntnis verzerren könnte.[536] Dabei wird vorausgesetzt, dass gerade der Dialog zur Befähigung selbstbestimmter Entscheidungen beitrage. Meyers schreibt, dass der dialogische Prozess zur Selbstentdeckung, Selbstdefinition und Selbstführung verhelfe: „Anstatt so zu tun, als sei Selbstkenntnis ausschließlich durch den privilegierten Zugang zu einem streng privaten Bereich mentaler Zustände zu gewinnen, sollten Personen sich um die Eindrücke und Vorschläge anderer bemühen und diesen Beachtung schenken.“[537] Mackenzie führt diese Gedanken fort, indem sie argumentiert, eine Person müsse wissen, wer sie sei und was sie wolle. Für solch eine Selbsterkenntnis brauche sie den Dialog. In diesem komme es zum Selbstverständnis und zur Selbstinterpretation: „However, our sense of who we are is intrinsically bound

534 Vgl. *Mackenzie*, Three dimensions of autonomy, 36. Tauber spricht in diesem Fall davon, dass eine Person durch einen Dialog zur Selbst-Aktualisierung komme, vgl. *Tauber*, Sick autonomy, 489.

535 Vgl. *Rössler, Beate*, Problems with autonomy, in: Hypatia 17/4 (2002), 143–162, 145; vgl. auch *Gilbar, Roy*, Communicating genetic information in the family: the familial relationship as the forgotten factor, in: Journal of Medical Ethics 33/7 (2007), 390–393; *Laufer-Ukeles, Pamela*, Reproductive choices and informed consent: Fetal interests, women's identity and relational autonomy, in: American Journal of Law and Medicine 37/4 (2011), 567–623; *Perkins, Molly M./Ball, Mary M./Whittington Frank J. et al.*, Relational autonomy in assisted living: A focus on diverse care settings for older adults, in: Journal of Aging Studies 26/2 (2012), 214–225, 215.

536 Vgl. *Anderson*, Relationale Autonomie 2.0, 65.

537 *Meyers, Diana T.*, Self, society, and personal choice, New York 1989, 183; vgl. auch *Meyers, Diana T.*, Decentralizing autonomy: Five faces of selfhood, in: Anderson, Joel/Christman, John (Eds.), Autonomy and the challenges to liberalism, New York 2005, 27–55, 28.

up with, and vulnerable to, our relationships with others in all different spheres of our lives. And self-interpretation is thoroughly relational and social […].“[538]

Dass ein Dialog die Selbsterkenntnis bewirken oder verbessern kann, lässt sich in zweierlei Hinsicht auffassen: Zum einen als *schwache* Form, wonach man ein besseres Verständnis von sich selbst gewinnt und von dem, was man wirklich will; zum anderen als *stärkere* Form, wonach die Entwicklung der Fähigkeit zur dialogischen Selbstprüfung mit Anderen eine notwendige Voraussetzung der Selbstbestimmung ist.[539] Diese beiden Formen bringen jeweils eigene Folgen mit sich, wie im Weiteren zu sehen ist.

4.4.6.2 Paternalistische Einflüsse durch Dialogpartner – Beispiel Familie

Zunächst ist auf die schwache Form hinsichtlich des Dialogs zu blicken. Es ist kaum zu bezweifeln, dass sich ein Individuum über seine eigenen Vorstellungen, Wünsche und Werte im Gespräch mit einer ihr vertrauten Person austauschen kann und dadurch lernt, sich besser selbst zu verstehen. Ein verbessertes Selbstverständnis trägt bei dieser Person wiederum dazu bei, dass sie selbstbestimmt handeln kann.

Der Dialog als notwendiger Bestandteil selbstbestimmten Handelns steht von Seiten mancher Autoren in der Kritik. Es wird befürchtet, dass es zu Fehl- und Missverständnissen im Dialog kommen könne, wodurch der Dialog nicht zu selbstbestimmten Handlungen führe, sondern möglicherweise zu unangemessenen Formen des Paternalismus.[540] Die Respektierung der Autonomie einer Person, die eigentlich durch den Dialog befördert werden solle, sorge entsprechend für das Gegenteil von dem, was sie zu bewirken habe. Die Gefahren des Dialoges liegen dabei vor allem bei den Personen, mit denen der Dialog geführt wird. So fordern einzelne Wissenschaftler einen stärkeren Einbezug der Familie bei Ausübung der selbstbestimmten Handlung einer Person. Moser/Houtepen/Spreeuvenberg. merken vor diesem Hintergrund an, dass „family-care-giving“ immer wichtiger für Patienten mit chronischen Leiden werde: In patientenzentrierten Theorien sollten Familien ihnen zufolge fester Bestandteil des Arzt/Pflege-Patient-Verhältnisses werden.[541] Mag der Dialog zwar einerseits dazu verhelfen, sich

538 *Mackenzie*, Relational autonomy, normative authority and perfectionism, 527, vgl. ebenso *Hirschmann*, Autonomy or freedom, 76.

539 Vgl. *Anderson*, Relationale Autonomie 2.0, 65.

540 Vgl. *Entwistle/Carter/Cribb et al.*, Supporting patient autonomy, 744.

541 Vgl. *Moser, Albine/Houtepen, Rob/Spreeuvenberg, Cor et al.*, Realizing autonomy in responsive relationships, in: Medical Health Care and Philosophy 13/3 (2010), 215–223, 220.

selbst verstehen zu können, so kann der Dialog von Dritten andererseits auch dafür genutzt werden, jemandem ein Verständnis von sich aufzudrängen, das „eigentlich“ nicht seins ist. Dies entspräche einer Form des Zwangs. Solch ein negativer Einfluss ist vor allem in Familien möglich: „In emphasising the importance of care, relationships and connection, there is a danger that a women's interests and her autonomy may be overridden in the name of the family (and all the assumed social norms about women's roles within families).“[542] Das soll nicht heißen, dass die Familie dies aus bösartigen Absichten macht. Oft sind Beeinflussungen seitens der Familie gut gemeint, erfolgen (vermeintlich) im Sinne und zum Wohl der erkrankten Person, und werden von dieser selbst manchmal gar nicht als Beeinflussung wahrgenommen.[543] Tatsächlich herrscht auch auf die Angehörigen ein großer psychischer Druck, wenn die von ihnen geliebte Person z.B. psychisch krank ist. Die Rolle der Familienangehörigen gestaltet sich dann oft schwierig. Beispielsweise ziehen sich depressive Patienten häufig stark zurück. Es kann zu akuten Einschränkungen der sozialen und beruflichen Rollenaufgaben kommen und dadurch auch zu gravierenden Belastungen für das unmittelbare Umfeld. So nehmen Depressive oftmals die Unterstützung Nahestehender nicht an. Dies macht es für die Familienangehörigen nicht leichter, weshalb sie – bewusst oder unbewusst – dazu tendieren können, der erkrankten Person eine Entscheidung aufzuzwingen. Manche sprechen dann von einem paternalistischen Vorgehen. Ob der paternalistische Akt tragbar ist oder nicht, hängt davon ab, was als vorrangiger Wert angesehen wird: Wenn die „Freiwilligkeit“ Vorrang hat, wird Paternalismus offenbar negativ konnotiert, wenn es aber in erster Linie darum geht, das Wohlergehen der depressiven Person zu befördern, indem sie dazu gebracht wird, Maßnahmen zu ergreifen, die sie eventuell heilen können, dann ist der paternalistische Akt „als solcher“ nicht unbedingt schlecht. Beauchamp und Childress folgend führt der angesprochene Dialog zu einem paternalistischen Akt und ist als solcher nicht tragbar, da er der Bedingung der Freiwilligkeit widerspricht. Wie viel Einfluss die Familie ausüben kann, betonen Gilbar und Gilbar:

> „The influence of family involvement may vary: it may promote patient autonomy, enabling the patient to reach the decision he/she prefers the most, but it can also have a detrimental effect: the family members may express different views and wishes which contradict the patient's preference. Furthermore, it may strengthen the doctor-patient-

---

542 *Boyd*, Autonomy for mothers, 149.

543 Vgl. zum Folgenden *Krause, Felix*, Der Einsatz der tiefen Hirnstimulation bei therapieresistenter Depression und die Frage nach der Selbstbestimmung, in: Ach, Johann (Hg.), Grenzen der Selbstbestimmung in der Medizin, Münster 2013, 229–256.

relationship, for example by leading the doctor to be more informative and emphatic, but it may also harm this relationship, especially when the family doubts the authority of the doctor, for example by requiring a second medical option."[544]

Es ist eine ambivalente Situation erkennbar: Auf der einen Seite kann ein Dialog die Selbstbestimmung fördern, auf der anderen Seite kann der Dialog auch zu einem paternalistischen Akt führen. Grundsätzlich dürften Beauchamp und Childress mit der schwachen Form des Dialogs keine Schwierigkeiten haben, da ihnen zufolge im Rahmen des informed consent ein Dialog geführt werden soll.

4.4.6.3 Epistemischer Individualismus versus kollektive Erkenntnis

Befürwortern einer stärkeren Form des Dialogs wird vereinzelt entgegengehalten, dass ein solcher Dialog auf eine paternalistische Manipulation hinauslaufen könnte, wenn z.B. versucht werde, eine Person zu einer anderen als eigentlich von ihr gewollten Entscheidung zu verleiten.[545] Dieser Einwand schließt die Kritik ein, dass eine Person nicht notwendigerweise auf einen Dialog angewiesen sein müsse, um selbstbestimmt entscheiden zu können. Vertreter der relationalen Autonomie könnten nun empirische Beweise vorlegen, wonach ein gut strukturierter Dialog Verzerrungen und Fehler im Prozess der kritischen Reflexion verhindern könnte. Doch wie unter der schwachen Form des Dialogs bereits angesprochen, kann sich eben auch das Gegenteil ereignen: Ein Dialog kann auch mehr Verzerrungen und Fehler hervorrufen, weshalb diese Argumentation nicht überzeugend scheint.

Zudem könnten Relationalisten darauf verweisen, dass der Dialog ein vollständigeres Verständnis davon abbilde, was kritische Reflexion beinhalte. Dies ist zwar eine schwächere Behauptung als diejenige zuvor, besitzt aber Potential, um die liberale Position widerlegen zu können. Einzelne Liberale vertreten die Annahme, dass ausschließlich interne Prozesse des Handelnden für die selbstbestimmte Handlung entscheidend seien. Personen könnten demnach selbst bestimmen, ob ihre Wünsche wirklich ihre eigenen seien. Das könnten sie durch ein selbst gewähltes internes Kriterium, im Rahmen eines Denkablaufs, machen.[546] Relationalisten könnten dieser Annahme wiederum entgegenhalten, dass zu dem Denkablauf das Gespräch mit einer anderen Person gehöre, so dass es den epistemischen Individualismus gar nicht gebe. Es sei schlichtweg falsch,

544 *Gilbar/Gilbar*, Medical decision-making process and the family 2009, 185.

545 Vgl. *Anderson*, Relationale Autonomie 2.0, im Folgenden Bezug auf: 65f.

546 Vgl. *Nelsen, Peter*, Oppression, autonomy and the impossibility of the inner citadel, in: Studies in Philosophy and Education 29/4 (2010), 333–349, 335.

zu glauben, der Mensch könne allein verstehen, wer er wirklich sei und welche Entscheidungen seine eigenen seien.[547] Vielmehr bräuchte es zuerst die evaluative Bestätigung seiner Annahme über sich selbst durch jemand Anderes. Aus diesem Grund gebe es keinen *epistemischen Individualismus*, sondern nur eine *kollektive Erkenntnis*. Dies gelte auch für Entscheidungen im medizinischen Bereich: Ob jemand wirklich eine Handlung selbstbestimmt vollziehe, hänge davon ab, ob sie jemand im Dialog getroffen habe, bei der die eigene Entscheidung durch jemand Anderen evaluativ bestätigt wurde. Hier lässt sich fragen, ob dieser Dialog tatsächlich immer aktualiter stattfinden muss oder ob er auch eine hypothetische Auseinandersetzung im gedanklichen „Selbstgespräch" sein kann, z.B. wenn sich jemand überlegt, wie seine verstorbene Großmutter seine Entscheidung bewertet hätte, und sein Handeln an ihrem vorgestellten evaluativen Urteil ausrichtet. Das Selbstgespräch scheint allerdings unzureichend zu sein, weil das Individuum letztlich nicht sicher einschätzen kann, welches evaluative Urteil die Großmutter treffen würde. Das Individuum maßt sich nämlich an, für die Großmutter sprechen zu können. Doch besteht eine Diskrepanz zwischen einem „geglaubten" Urteil von einer dritten Person und dem „tatsächlichen" Urteil eines Individuums selbst.

Anderson argumentiert darüber hinaus, dass Autonomie relational sei, weil Menschen beim Bewerten verschiedener Vorstellungen notwendigerweise auf sozial kreierte epistemische Werkzeuge zurückgreifen würden.[548] Diese Werkzeuge würden im Dialog gewonnen. Außerdem sei der Dialog notwendig, damit eine andere Person seine eigenen Urteile verstehen könne:

> „The object of critical reflection is an internalized version of the validity claims raised in speech acts. Someone trying to clarify how important it is for her to stay close to her hometown (or leave for the big city) is best understood as considering the justifiability of various assertations she could make. Even if she never utters a word to anyone while

547 Das kommt darauf an, ob die relationalen Beziehungen als kausal (schwache Lesart) oder konstitutiv (starke Lesart) für das jeweilige Selbstverständnis angesehen werden. Im ersten Sinne gibt es Individuen, deren Selbstverständnis von der Interaktion mit Anderen geprägt wurde/wird. Im zweiten Sinne gibt es Individuen nur als relationale Individuen, vgl. dazu Abschnitt 4.4.12. An dieser Stelle beziehen sich die Darlegungen auf die starke Lesart, also auf konstitutive Relationalität.

548 Vgl. *Anderson, Joel,* Autonomy and the authority of personal commitments: From internal coherence to social normativity (Philosophical Explorations 6/2), Abingdon 2003, 90–108, 100.

making her decision, the question of justification is the question of whether she could warrant the assertation that such a choice is appropriate."[549]

Dass die kritische Reflexion unter anderem eine Fähigkeit ist, die durch frühere Dialoge mit anderen Personen entstanden ist, steht außer Frage. Genauso wenig in Frage gestellt wird die Tatsache, dass eine Person in einem Dialog einem Anderen besser skizzieren kann, warum seine Entscheidung auch tatsächlich seine eigene ist. All das scheint dafür zu sprechen, dass der Dialog dazu verhilft, ein vollständigeres Bild von einer kritischen Reflexion zu erhalten, die für eine selbstbestimmte Handlung gebraucht wird. Ob ein Dialog aber tatsächlich *immer* abgehalten werden muss, ist zweifelhaft: Schließlich kann die kritische Reflexion auch ohne Dialog so vollständig sein, dass sie für eine selbstbestimmte Entscheidung ausreicht. So kann ein Individuum vielleicht nicht auf lange Sicht, aber doch zumindest kurzzeitig ohne Dialog auskommen, weil die epistemischen Werkzeuge in der Regel nicht von einem auf den anderen Moment wegfallen. In diesem Fall bräuchte es keine evaluative Bestätigung durch jemand Anderen. Somit kann ein Dialog für die Selbstbestimmung zuträglich sein, muss es aber nicht unbedingt.

Beauchamp und Childress werden auch die starke Form des Dialoges nicht zwingend zurückweisen müssen. Schließlich ist es, wie bereits gesagt, Bestandteil des informed consent, ein Gespräch zwischen Arzt und Patient zu führen, in dem die Elemente auftreten, die sowohl für eine schwache als auch eine starke Form des Dialogs gefordert werden. Der Einbezug des Dialogs könnte bei Beauchamp und Childress zwar stärker hervorgehoben werden, führt aber nicht zur Revision des individualistischen Autonomie-Verständnisses.

4.4.7 Kritik 7: Erweiterung um Bedingung der Selbstautorisierung

In Abschnitt 3.2.2 wurde angesprochen, dass es bei selbstbestimmtem Handeln darum geht, dass einem Individuum die Autorität zukommt, über eine es betreffende Behandlung selbst entscheiden zu dürfen. Sich selbst als autorisiert zu betrachten, beinhaltet die Ausübung der praktischen Kontrolle über das eigene Leben und über die eigenen Handlungen, die eigenen Gründe für das eigene Handeln selbst zu bestimmen und die eigenen Werte und identitätsprägenden Bindungen zu definieren.[550] Benson schreibt hierzu, dass der Besitz der eigenen

549 *Anderson, Joel,* A social conception of personal autonomy: Volitional identity, strong evaluation, and intersubjective accountability. Unpublished Dissertation, Northwestern University, Chicago 1996, 217.

550 Vgl. *Mackenzie*, Three dimensions of autonomy, 18.

Handlungen und Wünsche eine Angelegenheit des Einklagens der Autorität sei, mit der man für die eigenen Intentionen und Haltungen sprechen könne.[551] So vertreten Mackenzie und Rogers die Ansicht, dass,

> „to be autonomous a person must be capable of both understanding and responding to this social demand to be accountable to others. Being accountable does not mean that those others to whom we are accountable must agree with our reasons and decisions. But accountability does require that we are responsive to other's requests for explanations of our decisions, that we can make our reasons comprehensible to others, and that we are prepared to take responsibility for our decisions and their consequences. It also requires, in turn, that we are able to hold others account for their decisions and actions."[552]

In dieser Aussage stecken mehrere Elemente, die zwar einerseits miteinander in Verbindung stehen, andererseits aber auseinanderzuhalten und im Folgenden einzeln zu bewerten sind.

4.4.7.1 Rechtfertigung vor sich und Anderen

Selbstautorisierung beinhaltet, sich als verantwortlich für sich selbst zu betrachten sowie sich rechenschaftspflichtig gegenüber Anderen zu verstehen. Das umfasst die eigenen Vorstellungen, Werte und Beweggründe. Das Individuum ist rechenschaftspflichtig für die eigenen Entscheidungen, hat seine Gründe für diese zu erklären und dafür die Verantwortung zu übernehmen. Doch das Individuum muss sich nicht vor sozialen Anfragen rechtfertigen, sondern hat sich als jemand zu verstehen, der es wert ist, selbst autorisiert zu sein. Dies meint dabei nicht, in jeder Situation gegenüber jedem rechenschaftspflichtig zu sein. Vielmehr soll jemand fähig sein, Verantwortung für seine eigenen Entscheidungen übernehmen zu *können*.[553] Benson verbindet dabei den Begriff „ownership" mit Autorisierung: „Identification, evaluative self-disclosure, psycholo-gical integration, and critical reflection are purported to be constitutive means by which

---

551 Vgl. *Benson, Paul*, Taking ownership: Authority and voice in autonomous agency, in: Anderson, Joel/Christman, John (Eds.), Autonomy and the challenges to liberalism, New York 2005, 101–126, 102; ebenso *Benson, Paul*, Feminist commitments and relational autonomy, in: Piper, Mark/Veltman, Andrea (Eds.), Feminism and autonomy, New York 2014, 87–113, 105f.

552 *Mackenzie, Catriona/Rogers, Wendy*, Autonomy, vulnerability and capacity: a philosophical appraisal of the Mental Capacity Act, in: International Journal of Law in Context 9/1 (2013), 37–52, 45.

553 Vgl. *Mackenzie*, Three dimensions of autonomy, 18; vgl. ebenso *Westlund*, Rethinking relational autonomy, 35f.

agents *authorize* their intentions as their own and thereby acquire genuine ownership of them."[554]

Wie Wiesemann betont, sollte in diesem Zusammenhang darauf geachtet werden, dass die Kriterien für die Selbstbestimmungsfähigkeit nicht zu hoch angesetzt werden. Denn wer von einer Person verlange, zu jedem Zeitpunkt vernünftige Gründe für ihre Handlungen benennen zu können, um als selbstbestimmt anerkannt zu werden, erwartete zu viel.[555] Darüber hinaus kann auf Pindur und Steinfath verwiesen werden. Diese kritisieren am Standardkonzept der Autonomie, dass es zu sehr auf rein kognitive Fähigkeiten ausgerichtet sei und somit andere Fähigkeiten nicht berücksichtige.[556] Das gelte insbesondere für Emotionen. Aus dem Grund behauptet auch Ells: „A focus on rational decisions as characteristic of autonomy and a failure to make use of social relations in decision-making effectively assumes that emotional and partial decisions, and those giving substantive credence to social factors, cannot be autonomous."[557] Die Gefahr der Überbetonung der kognitiven Fähigkeiten besteht auch bei der Autorisierung, wie sie hier gefordert wird. Doch geht es den Vertretern solch einer Autorisierung nicht darum, allein kognitive Fähigkeiten hochzuhalten, sondern es ist ihnen wichtig, dass man sich gegenüber anderen rechtfertigen *kann*. Damit wurde keine Aussage darüber getätigt, dass auch andere Fähigkeiten als die kognitiven von Bedeutung sein können.[558]

4.4.7.2 Selbstautorisierung zur Erlangung des Status eines autonom Handelnden

Das Individuum lässt, wenn es um die Selbstautorisierung geht, nicht alles mit sich machen, was Andere wollen, sondern es versucht, selbstbestimmt handeln. Hierbei ist nun zu klären, welche Bedeutung die Beziehung zu Anderen einnimmt, wenn es darum geht, die Autorität aufrecht-zuerhalten und abzusichern. Es ließe sich zum einen behaupten, dass es reiche, sich selbst Rechenschaft über das eigene Handeln abzulegen, weshalb eine Rechtfertigung vor Anderen nicht notwendig sei; zum anderen könnte allerdings auch propagiert werden, dass es

554 *Benson*, Taking ownership, 106.

555 Vgl. *Wiesemann*, Autonomie der Patienten in der modernen Medizin, 14.

556 Vgl. *Steinfath/Pindur*, Patientenautonomie im Spannungsfeld, 38.

557 *Ells, Caroylin*, Lessons about autonomy from the experience of disability, in: Social Theory and Practice 27/4 (2001), 599–615, 610.

558 Darüber hinaus würden auch Beauchamp und Childress nicht zustimmen, dass sie nur kognitive Fähigkeiten berücksichtigen würden. Sie geben auch der emotionalen Seite durchaus eine Rolle.

intersubjektive Bewertungsmaßstäbe gebe, nach denen personale Autorität die Fähigkeit umfassen müsse, für sich selbst vor Anderen einstehen zu können.[559]

Sich selbst Rechenschaft über die eigenen Handlungen abzulegen ist eine Aufgabe, der Beauchamp und Childress wohl zustimmen würden. Ihnen zufolge müssen Patienten aufweisen können, dass sie ihre Entscheidung angemessen überdenken. Dieser Reflexionsprozess führt dazu, dass sich eine Person selbst darüber klar wird, was sie will, so dass sie sich selbst autorisiert.

Bei der Behauptung, es gebe intersubjektive Bewertungsmaßstäbe, wird es allerdings kritischer. Es kann der Einwand erhoben werden, dass intersubjektive Bewertungsmaßstäbe eine „Gefahr" darstellen, weil persönliche Entscheidungen „Geschmackssache" seien und sich die Richtigkeit der Reflexionsprozesse intersubjektiv nicht feststellen lasse.[560] Dieser Einwand kann jedoch entkräftet werden, wenn die Rechtfertigung nochmals genauer differenziert wird. Es wird behauptet, dass im Rahmen der Autorisierung vorgesehen werde, sich prinzipiell rechtfertigungs- und erklärungsfähig gegenüber Anderen zu begreifen. Es ist allerdings eine Sache, sich jeder Zeit und vor jeder Person rechtfertigen zu müssen, was wohl eine Überforderung des Individuums darstellen würde und dementsprechend nicht akzeptabel wäre. Die Selbstautorisierung bedeutet schließlich nicht, rechenschaftspflichtig gegenüber bestimmten spezifischen Anderen zu sein oder mit ihnen über die Vorstellungen, Werte und Gründe für eine Entscheidung übereinstimmen zu müssen.[561] Einzelne Liberale könnten der Auffassung sein, dass man nicht bereit sein müsse, sich vor Anderen zu rechtfertigen, und zwar prinzipiell nicht, wenn man das nicht möchte. Jede Aufforderung zur Rechtfertigung würde dementsprechend einen Eingriff in die Autonomie darstellen. Es sei aber eine völlig andere Sache, so die Gegenseite, sich innerhalb starker rechtlicher, institutioneller und kultureller Grenzen rechtfertigen zu müssen: Ein Mangel an grundsätzlicher Bereitschaft zur Selbstrechtfertigung wäre dann mit selbstbestimmtem Handeln nicht vereinbar.[562]

Anderson behauptet, dass solch eine Selbstautorisierung ein Modus der Selbstvergewisserung und somit ein performativer Vorgang sei: „Indem wir handeln und entscheiden, behaupten wir uns selbst und verbürgen uns für die Angemessenheit und Verständlichkeit unseres Handelns. Indem ich für mich selbst sorge – indem ich für mich selbst die Autorität reklamiere, sprechen zu

559 Vgl. *Anderson*, Relationale Autonomie 2.0, 68.
560 Vgl. *Anderson*, Relationale Autonomie 2.0, 82.
561 Vgl. *Mackenzie*, Three dimensions of autonomy, 36.
562 Vgl. *Anderson*, Relationale Autonomie 2.0, 83.

dürfen – appelliere ich an andere, diesen Status anzuerkennen.“[563] Aus diesem Grund brauche es nicht nur bestimmte Kompetenzen um autonom zu handeln, sondern auch den generellen *Status* eines autonom Handelnden.[564] Dieser Status erlaube es dem Individuum, gewisse Dinge zu tun oder nicht zu tun. Aber auch Anderen werde damit angezeigt, was sie gegenüber einem Individuum machen oder nicht machen dürfen.[565] Solch ein Status sei schließlich intersubjektiv konstituiert. Anderson unterscheidet hierbei „what gets you autonomy“ (conditions) und „what autonomy gets you“ (practical implications).[566] Folgendes Beispiel führt er für diese Unterscheidung an:

> „[I]t is widely held that qualifying as autonomous (at some threshold-level) thereby *licences* one to refuse (or authorize) certain medical procedures or psychiatric treatments. Having autonomy ascribed to you gets you a ticket – you are empowered thereby to make certain moves in certain social practices, such that the failure of others to respect these entitlements is subject to appropriate sanctions.“[567]

Wird auf das individualistische Konzept von Beauchamp und Childress geblickt, lässt sich in diesem der Gedanke des Status wiederfinden. Wenn ein Patient mit einem Arzt im Gespräch ist und es dabei zu einer informierten Einwilligung kommt, dann steht dem Patienten ein gewisser Status zu, nämlich einer, der es ihm erlaubt, in eine Behandlung selbstbestimmt einzuwilligen oder sie abzulehnen. Sowohl die Bedingungen als auch die praktischen Implikationen, die Anderson anspricht, sind also bei Beauchamp und Childress enthalten. Die Benennung der Selbstautorisierung kann die Kompetenz-Bedingung weiter konkretisieren, doch zu einer kompletten Überarbeitung des individualistischen Ansatzes nötigt sie nicht.

4.4.8 Kritik 8: Nicht-Beachtung sozialer Kontrolle

In der folgenden Kritik spielen soziale Bedingungen und Kontexte eine gewichtige Rolle. Gegen das Standardkonzept wird der Einwand erhoben, dass die

---

563 *Anderson*, Relationale Autonomie 2.0, 69.

564 Vgl. *Mackenzie, Catriona*, The importance of relational autonomy and capabilities for an ethics of vulnerability, in: Mackenzie, Catriona/Rogers, Wendy/Dodds, Susan (Eds.), Vulnerability. New essays in ethics and feminist philosophy, New York 2014, 33–59, 44. Ebenso sagt Anderson: „[B]eing autonomous is a socially attributed, claimed, and contested status“, *Anderson*, Regimes of autonomy, 355.

565 Vgl. *Anderson*, Regimes of autonomy, 355.

566 Vgl. *Anderson*, Regimes of autonomy, 358.

567 *Anderson*, Regimes of autonomy, 359.

Entscheidungen von Patienten nicht unter kontrollierenden sozialen Zwängen stehen dürften, was Beauchamp und Childress nicht beachten würden.[568] Aber gerade die Nicht-Beachtung sozialer Kontrolle würde häufig in der Medizin stattfinden. Patienten seien inhärent vulnerabel für Manipulation und Zwang, da sie in Beziehung zu Bezugspersonen und Pflegepersonal stünden.[569] Stoljar kritisiert in diesem Zusammenhang, dass der prozedurale Ansatz zwar die internen und formalen Prozesse der kritischen Reflexion betrachte, aber nicht die externen, sozialen Bedingungen als notwendige Bedingungen für Selbstbestimmung wahrnehme.[570] Diesen Vorwurf gilt es genauer zu untersuchen.

4.4.8.1 „Oppression" – Unterdrückung von Personen

Insbesondere der Begriff „oppression" kommt bei der Kritik 8 ins Spiel.[571] Der Einwand, der hierbei erhoben wird, lautet, dass das individualistische Autonomie-Konzept Unterdrückungen übersehe: „Oppression may itself involve dimensions of coercion, compulsion, and ignorance, but it functions in complex and often largely invisible ways, affecting whole social groups rather than simply disrupting isolated individuals […]."[572] Die Unterdrückung könne dabei nicht nur durch soziale Beziehungen – Familie, Freunde oder Pflegepersonal –, sondern auch durch bestimmte Handlungsabläufe und Vorgehensweisen, wie sie in Kliniken bestünden, zustande kommen. Diese festgelegten Normen könnten unterdrückend auf einzelne Patienten wirken.[573] Unterdrückung könnte dann schwerwiegende Auswirkungen auf das Individuum haben. Hierzu zählen Piper und Veltman die Beeinträchtigung der Selbsterkenntnis und die Entwicklung

568 Vgl. z.B. *Oshana, Marina*, Personal autonomy in society, London 2006, chapter 3.

569 Vgl. *Ho*, individualist model of autonomy , 194.

570 Vgl. *Stoljar*, Informed consent, 376.

571 Vgl. vor allem *Oshana, Marina* (Ed.), Personal autonomy and social oppression. Philosophical perspectives, routledge studies in contemporary philosophy, New York 2015.

572 *McLeod, Carolyn/Sherwin, Susan*, Relational autonomy, self-trust, and health care for patients who are oppressed, in: Mackenzie, Catriona/Stoljar, Natalie (Eds.), Relational autonomy. Feminist perspectives on autonomy, agency, and the social self, New York/Oxford 2000, 259–279, 259. Ebenso vertritt Friedman die These, dass „oppression" zu beachten sei: „An account of autonomy should incorporate a recognition of the impact of social injustice and oppression on autonomy, and to do this it must take particular notice of social conditions that suppress people's options for living in ways that accord with what deeply matters to them", *Friedman*, Autonomy, gender, politics, 18.

573 Vgl. *Entwistle/Carter/Cribb et al.*, Supporting patient autonomy, 742.

kognitiver Fähigkeiten, z.B. Selbstreflexion oder die kritische Begutachtung sozialer Normen.[574]

Zu der Kritik gehört die Annahme, dass Beauchamp und Childress davon ausgingen, dass eine Person ausschließlich durch die eigenen Werte und Vorstellungen (und somit nicht durch den Einfluss anderer Menschen) im selbstbestimmten Handeln limitiert werden könnten.[575] Wenn Selbstbestimmung also nicht durch Andere beeinflusst werden könnte, bräuchte man sich über diese auch keine weiteren Gedanken machen. Das verneinen jedoch die Relationalisten. Im Gegensatz zum Konzept von Beauchamp und Childress werde in dem Konzept der relationalen Autonomie angemessen auf die Auswirkungen der sozialen und politischen Strukturen eingegangen, vor allem im Hinblick auf Sexismus und andere Formen der Unterdrückung, die die Lebensmöglichkeiten des Individuums negativ beeinflussen würden.[576] Ho zufolge gebe es viele subtile und starke Formen von Einflüssen, die eine selbstbestimmte Entscheidung verletzen könnten und mit einem individualistischen Verständnis von Autonomie nicht aufgefangen werden könnten.[577]

Um auf die von Ho geäußerte Kritik zu reagieren, muss man sich noch einmal auf die Bedingungen einer selbstbestimmten Entscheidung nach Beauchamp und Childress berufen. Hier lässt sich eindeutig erkennen, dass die Bedingung der Freiwilligkeit vorsieht, dass ein Patient eine Entscheidung frei von kontrollierenden Einflüssen zu fällen hat (vgl. Abschnitt 4.2.3.3). In dieser Bedingung steckt also der Fakt, dass Beauchamp und Childress nicht nur interne Aspekte des Menschen beachten, sondern auch auf externe Einflüsse für eine selbstbestimmte Handlung eingehen. Sie sind sich demnach durchaus bewusst, dass gewisse interpersonale, politische oder gesellschaftliche Strukturen den Einzelnen

574 Vgl. *Piper/Veltman*, Introduction, 2.

575 Vgl. *MacDonald*, Nurse autonomy as relational, 197. So erhebt auch Nelsen gegen das liberale Model diesen Vorwurf: „Autonomous agents are likewise not governed by external control through oppressive circumstances like indoctrination or coercion [...]. Instead, autonomous individuals intentionally and rationally claim options, make decisions and undertake self-claimed projects", *Nelsen*, Oppression, autonomy and the impossibility of the inner citadel, 334.

576 Vgl. *McLeod/Sherwin*, Relational autonomy, self-trust, and health care for patients, 260.

577 Vgl. *Ho*, individualist model of autonomy, 195. An anderer Stelle bekräftigt Ho ihre Sichtweise: „Direct coercion or explicit use of power over another is only one way to violate people's autonomy. Many other social influences and system factors can also significantly distort a person's ability to freely form and make reproductive decisions according to his/her value system", *Ho*, individualist model of autonomy, 197.

unterdrücken und somit eine die Einschränkung oder Verhinderung von Selbstbestimmung bewirken können.

4.4.8.2 Differenzierung zwischen begrifflicher Klärung und praktischer Realisierung

Ein Grund, warum die Kritik der fehlenden Berücksichtigung sozialer Kontrolle an dem individualistischen Autonomie-Konzept geäußert wird, mag in der Schwierigkeit der klinischen Praxis liegen. Ach und Schöne-Seifert weisen darauf hin, dass hier zwei Ebenen auseinanderzuhalten werden müssten: Zum einen die Ebene der begrifflichen Klärung, was konstitutiv zum Autonomiebegriff gehöre, und zum anderen die Ebene der praktischen Realisierung und Adjustierung.[578] Ihrer Ansicht nach ist es die praktische Umsetzung, die Schwierigkeiten bereiten kann. Über diese Problematik schauen Beauchamp und Childress jedoch nicht hinweg, sondern erkennen vielmehr selbst, wie schwer die Setzung des *cut-off point* in Einzelfällen sein kann. Sie nennen unterschiedliche Einflüsse: vom akzeptablen Überreden bis zu inakzeptablem physischem oder psychischem Zwang.[579]

Sicherlich können soziale Bedingungen extreme Auswirkungen darauf haben, wie eine Person ihre Möglichkeiten nutzen kann, um ihre Fähigkeit zur Autonomie in die Tat umzusetzen. Aber die genannten Darlegungen bringen das Standardkonzept nicht ins Wanken. Die praktischen Schwierigkeiten sollten beachtet werden, wie es Beauchamp und Childress machen, jedoch scheint eine begriffliche Erweiterung des Autonomieverständnisses vorerst nicht von Nöten zu sein. An den Einfluss sozialer Bedingungen wird weiterhin in Kritik 11 und 12 angeschlossen.

4.4.9 Kritik 9: Fehlende Authentizitätsbedingung

Beauchamp und Childress geben, wie oben dargelegt, vier Bedingungen für autonome Entscheidungen an: (1) Intentionalität, (2) Kompetenz, (3) Informiertheit und (4) Freiheit von kontrollierenden Einflüssen. Nun gibt es Autoren, denen diese Bedingungen nicht ausreichen. Ihrer Meinung nach greifen die drei genannten Bedingungen nicht weit genug und würden noch nicht all das umfassen, was eine autonome Entscheidung ausmache. Insbesondere ein Aspekt steht hierbei zur Diskussion: die Bedingung der *Authentizität*. Atkins spricht

---

578 Vgl. *Ach/Schöne-Seifert*, Relationale Autonomie, 51.

579 Vgl. *Beauchamp/Childress*, Principles of biomedical ethics, 101.

diese Bedingung an: „[T]he exercise of autonomy consists in reflecting upon and acting upon what you *really* want to do or be in order or free yourself from the restrictive effects of beliefs and attitudes that you have been socialized or indoctrinated to hold.“[580] Hierbei handelt es sich zwar um keine genuin relationalistische Kritik, jedoch bemängeln einzelne Relationalisten, dass dem Standardkonzept eine solche Bedingung fehle. Einige feministische Ethikerinnen vertreten, das „authentische Selbst" sei mit anderen Personen verbunden. Diese Aussage kann in zwei Weisen verstanden werden: Das kann entweder heißen, dass das „authentische Selbst“ in sozialen Beziehungen steht, was trivial ist, weil es keine Neuerung zu den bisherigen Darlegungen ist; oder dass das „authentische Selbst“ durch diese Beziehungen konstituiert wird, was nicht so trivial ist, weil das impliziert, dass dieses Selbst abzüglich der Beziehungen nicht existieren würde. Die Aussage Christmans weist auf letzteres hin: „Authenticity conditions that fail to mention the contributory role of those relationships serve to valorize the life of the separated individual and to denigrate the social and interpersonal aspects of many or all of our lives.“[581] Für feministische Ethikerinnen ist das Fehlen der Authentizitätsbedingung in dem Maße problematisch, wie dadurch die Bedeutung von relationalen Beziehungen nicht ausreichend beachtet werde. Ob überhaupt eine solche Bedingung notwendig für Selbstbestimmung ist, gilt es zu erläutern.

4.4.9.1 Bestimmung der Authentizitätsbedingung

Ursprünglich geht die Authentizitätsbedingung insbesondere auf Frankfurt[582] und Dworkin[583] zurück. Im Konzept zur Authentizität wird einem anderen Ansatz als den von Beauchamp und Childress gefolgt. Dworkin und Frankfurt fragen danach, ob die Person *als Person* autonom sein müsse. Laut Pindur und Steinfath „muss oft schon die Einschätzung einer Maßnahme als dem Willen des Patienten entsprechend auf die Persönlichkeit des Patienten und seine

580 *Atkins, Kim,* Autonomy and autonomy competencies: a practical and relational approach, in: Nursing Philosophy 7/4 (2006), 205–215, 208.

581 *Christman*, Relational autonomy, liberal individualism, and the social constitution of selves, 149.

582 Vgl. *Frankfurt, Harry G.*, Freedom of the will and the concept of a person, in: The Journal of Philosophy 68/1 (1971), 5–20.

583 Vgl. *Dworkin, Gerald*, Acting freely, in: Nous 4/4 (1970), 367–383. In *The theory and practice of autonomy* von 1988 bekennt sich Dworkin jedoch dazu, dass er Authentizität nicht mehr als notwendige Bedingung für Autonomie betrachtet.

biographische Identität Rücksicht nehmen."[584] Es ist nun die Verbindung zwischen Person und Autonomie herzustellen. Autonomie sei Frankfurt zufolge dann realisiert, wenn sich eine Person mit ihren handlungsleitenden Wünschen nach kritischer Überprüfung einverstanden erkläre.[585] Erst dann wären die Wünsche einer Person *wirklich* ihre eigenen und erst dann hätte sich eine Person *authentisch* selbstbestimmt entschieden.

Bei diesem Konzept wird darüber hinaus auf die Unterscheidung von Mensch und Tier eingegangen. Nach Frankfurt sei es nur dem Menschen (und nicht dem Tier) möglich, eine kritische Reflexion der eigenen Wünsche und Bewertungen zu vollziehen.[586] „Willensfrei (authentisch) handelt (hier: entscheidet) danach jemand immer dann, wenn er bei kritischer Reflexion (zweiter Stufe) mit seinen handlungswirksamen Wünschen und Bewertungen (erste Stufe) einverstanden ist."[587] Personen könnten auch auf der zweiten Ebene noch weitere Wünsche haben, jedoch geht es den Autoren vorrangig um einen Willen („volition"), der sich bei einem Individuum entwickle, nachdem es die Wünsche erster Ordnung reflektiert habe.[588] Die Autonomie einer punktuellen Handlung werde somit an die Überzeugungen und Wertvorstellungen einer Person rückgebunden. Das Konzept könne als Illustration der menschlichen Fähigkeit gelten, eine Persönlichkeit und eine biografische Identität zu bilden.[589] Schlussendlich geht es Frankfurt darum, dass ein Mensch, der nicht fähig sei, handlungswirksame Wünsche auf zweiter Ebene zu entwickeln, nicht selbstbestimmt entscheiden könne.[590] Die Wünsche, die eine Person entwickle, könnten dabei aus mehreren Quellen stammen. Entscheidend sei, dass die Person ihre Wünsche durch Reflexion zu ihren eigenen mache. Auf diesem Weg identifiziere sie sich mit ihnen und könne sie letztlich akzeptieren.[591]

---

584 *Steinfath/Pindur*, Patientenautonomie im Spannungsfeld, 30.

585 Vgl. *Frankfurt*, Freedom of the will and the woncept of a person, 10.

586 Vgl. *Frankfurt*, Freedom of the will and the woncept of a person, 6f.
Ob Tiere Wünsche haben und Urteile fällen sowie möglicherweise kritische Reflexionen vollziehen, ist eine Frage, die in dieser Arbeit nicht behandelt werden kann.

587 *Schöne-Seifert*, Grundlagen der Medizinethik, 46.

588 Vgl. *Frankfurt*, Freedom of the will and the woncept of a person, 10; ähnlich: *Dworkin*, Acting freely, 371–373.

589 Vgl. *Quante, Michael*, Personales Leben und menschlicher Tod. Personale Identität als Prinzip der biomedizinischen Forschung, Freiburg i. Br. 2002, 177.

590 Vgl. *Frankfurt*, Freedom of the will and the woncept of a person, 11.

591 Vgl. *Christman, John*, Procedural autonomy and liberal legitimacy, in: Taylor, James St. (Ed.), Personal autonomy. New essays on personal autonomy and its role in contemporary moral philosophy, Cambridge 2005, 277–297, 278.

Quante führt hinsichtlich der Identifikation weitere Unterscheidungen ein. Zum einen spricht er von Identifikation in der deskriptiven Form des „sich identifizieren *als*", zum anderen in der evaluativen Form des „sich identifizieren *mit*".[592] Wer sich auf einem früheren Schulbild wiederfinde, könne sich im deskriptiven Sinn *als* die Person identifizieren, die er auf dem Foto sehe. Dagegen könne sich eine Person, die am Vortag zu viel auf einer Party getrunken habe und sich dafür nun schäme, nicht *mit* sich identifizieren. „Identifikation mit enthält eine evaluative Stellungnahme zu der erinnerten oder antizipierten Situation, die eine Person sich als auf sie zutreffend zuschreibt."[593] Hierbei differenziert Quante zwischen einer *positiven* und einer *negativen* Identifikation. Die *positive* Identifikation bestehe, wenn sich eine Person mit ihren eigenen Wünschen identifizieren könne und dadurch zur Selbstbestimmung fähig sei. Die Identifikation könne hingegen *negativ* sein, erstens, wenn sich eine Person mit einem Wunsch nicht identifiziere, weil sie keine Reflexion des Wunsches durchführe; oder wenn sie, zweitens, eine negative evaluative Beurteilung fälle und sich daher negativ mit dem Wunsch identifiziere.[594] Bei der negativen Identifikation müsse dann in einem nächsten Schritt überprüft werden, ob es sich um eine tiefe Entfremdung handle, die die Fähigkeit zur Selbstbestimmung verhindere (vgl. auch Abschnitt 4.4.10).[595]

---

592 Vgl. *Quante*, Personales Leben und menschlicher Tod, 171.

593 *Quante*, Personales Leben und menschlicher Tod, 171.

594 Vgl. *Quante*, Personales Leben und menschlicher Tod, 6f.

595 Vgl. *Quante*, Personales Leben und menschlicher Tod, 7.
Nach Hildt ist eine Handlung einer Person dann authentisch, „wenn sie im Einklang steht mit den Werten und Einstellungen sowie den mittel- und langfristigen Lebensplänen dieser Person", *Hildt*, Autonomie in der biomedizinischen Ethik, 104. Hingegen sei eine Handlung nicht authentisch, wenn sie nicht in Übereinstimmung mit den üblichen Einstellungen und Wünschen dieser Person stehe, unerwartet oder ungewöhnlich erscheine oder keine überzeugenden Gründe für sie angegeben würden, vgl. *Hildt*, Autonomie in der biomedizinischen Ethik, 104. Ähnlich charakterisiert Dworkin, über das bereits Genannte hinaus, eine authentische Entscheidung. Seiner Meinung nach müsse die Entscheidung einer Person, um als authentisch bezeichnet zu werden, tatsächlich ihre sein, das heißt, die Entscheidung müsse der entscheidenden Person wirklich zugeordnet werden können, vgl. *Dworkin*, theory and practice of autonomy, 15ff. Es ist unübersehbar, dass hier eine große Nähe zu Frankfurts Vorstellung über Authentizität besteht.

4.4.9.2 Probleme der Authentizitätsbedingung

Wird das Verhältnis von Authentizität und Selbstbestimmung thematisiert, ist zu beachten, dass es um je eigene Konzepte handelt: „Authenticity and autonomy are distinct concepts.“[596] Die Kritik dreht sich nun vor allem um die Frage, ob selbstbestimmten Entscheidungen wohlüberlegte Bewertungen in Form von Volitionen zweiter Ordnung vorausgehen müssen, also ob ein Begründungsverhältnis zwischen Autonomie und Authentizität besteht. Faden und Beauchamp lehnen das Konzept der Authentizität nach Frankfurt ab. Sie nennen dafür drei Gründe:[597]

(1) Es entstehe ein infiniter Regress, d.h. wenn Volitionen auf einer zweiten Stufe angenommen werden, könnte dies auch noch weitergeführt werden auf eine dritte, vierte Stufe usw. Demnach stelle sich die Frage, wie solche weiteren Stufen vermieden werden könnten und wie sich die zwei Stufen überhaupt rechtfertigen ließen.

(2) Eine Reflexionsbedingung, die eine Identifikation der Wünsche erster und zweiter Ordnung benötige, sei zu anspruchsvoll und das entsprechende Autonomiekonzept allzu exklusiv. Viele Entscheidungen würden durch die Authentizitätsbedingung nämlich nicht mehr als autonom bezeichnet werden können, z.B. diejenigen, die automatisch erfolgen oder sich aus soziokulturellen Zusammenhängen ergeben: Bei diesen seien sich die Handelnden der Motivationen für ihre Handlungen nicht ganz bewusst.

(3) Es entstehe ein Interpretationsspielraum für Dritte, die darüber urteilen müssten, ob eine Handlung authentisch sei. Dieser Raum könne dann nach Willkür genutzt und Entscheidungen von Personen letztlich übergangen werden. Es liege also in der Hand der Ärzteschaft, zu bestimmen, ob ein Wunsch eines Patienten als solcher zu verstehen sei, der erster oder zweiter Ordnung angehöre.

---

596 *Taylor*, Practical autonomy and bioethics, 33.

597 Vgl. *Beauchamp/Faden*, history and theory of informed consent, 262–265. Ähnlich schreibt auch Childress: „Nevertheless, as important as the idea of character is, it would be a mistake to make authenticity a criterion of autonomy. At most, actions apparently out of character and inauthentic can be caution flags that warn others to request explanations and justifications to determine whether the actions are autonomous. It is important, however, not to rule out in advance the possibility of change or even a conversion in basic values“, *Childress*, Place of autonomy in bioethics, 14.

Diese Einwände gegen die Authentizitätsbedingung scheinen gut zu begründen, dass diese Bedingung mit Problemen behaftet ist, womit die Authentizitäts-Bedingung nach Frankfurt nicht zu überzeugen vermag.[598]

4.4.9.3 Mitlaufende Authentizitätsbedingung im Standardkonzept

Wenn in dieser Arbeit das Konzept von Frankfurt kritisiert wird, lässt sich fragen, ob der Begriff der Authentizität gänzlich zurückgewiesen werden sollte. Hierfür kann noch einmal darauf verwiesen werden, was der Begriff zum Ausdruck bringen soll. Authentizitäts-Bedingungen schreiben vor, dass die Entscheidungen, Werte und Vorstellungen einer Person *wirklich* ihre sein müssten, und zwar in einem relevanten Sinn, so dass „she must identify herself with them and they must cohere with her ‚practical identity', her sense of who she is and what matters to her"[599]. Erst dann könne eine Person selbstbestimmt handeln.

Eine mögliche Antwort auf die Frage, inwieweit der Begriff der Authentizität im Autonomie-Diskurs verwendet werden kann, geben Mackenzie und Rogers, indem sie auf eine Verwendung des Begriffs verweisen, die in weiten Teilen von Autonomie-Theoretikern gebraucht werde: „[A] decision is authentically a person's own (and hence she is autonomous with respect to that decision) if, upon reflection in the light of the relevant information and in the light of her values, beliefs and commitments, she endorses that decision."[600] Diese Definition hat deutlich erkennbare Nähe zu den Bedingungen des Standardkonzepts. Sowohl die Bedingungen der Intentionalität und der Kompetenz als auch die der Informiertheit sind in der Definition integriert. Mit anderen Worten: Die Bedingungen nach Beauchamp und Childress zeichnen in ihrer Gesamtheit das aus, was unter Authentizität verstanden werden kann. Aus diesem Grund wird der Begriff der Authentizität im Standardkonzept indirekt festgehalten, so dass es sich bei Handlungen, wie sie im Standardkonzept beschrieben werden, letztendlich um authentische Handlungen handelt.

---

598 Die Bedingung der Authentizität hat in den letzten Jahren großen Anklang gefunden und wird viel diskutiert. Eine erhebliche Anzahl an Publikationen ist hierzu veröffentlicht worden. Z. B.: *Janßen, Nathalie,* Der Authentizitätsbegriff in der Enhancement-Debatte, Münster 2010; *Kuhlen, Julius/Luckner, Andreas,* Freies Selbstsein. Authentizität und Regression (Philosophie und Psychologie im Dialog 2), Göttingen 2007; *Quante,* Personales Leben und menschlicher Tod; *Christman,* Relational autonomy, liberal individualism, and the social constitution of selves; *Christman,* politics of persons.

599 *Mackenzie/Rogers,* Autonomy, vulnerability and capacity, 43.

600 *Mackenzie/Rogers,* Autonomy, vulnerability and capacity, 43.

4.4.10 Kritik 10: Fehlende Nicht-Entfremdungs-Bedingung

Der Philosoph John Christman würde der Begriffsbestimmung von Authentizität, wie sie in der Abschnitt 4.4.9.3 genannt wurde, nicht zustimmen. Vielmehr versteht er unter Authentizität die Nichtentfremdung (non-alienation) von den eigenen persönlichen Eigenschaften, die in einer historischen, gefühlsvollen und adäquaten Selbstreflexion hinterfragt würden. Die Selbstreflexion ermögliche dem Individuum eine diachrone praktische Identität und eine eigene Position in der Welt.[601] Die Selbstentfremdung könne, so meinen Piper und Veltman, vor allem durch Unterdrückung in Erscheinung treten.[602]

Christman konzentriert sich auf die Entstehungsgeschichte von Präfenzen für selbstbestimmtes Handeln. Der Grund dafür ist aus seiner Sicht die Intuition, dass einer Person „who thoroughly embraces her current values but does so because of overt past manipulation, oppressive upbringing or severely constricted reflection lacks something essential to autonomy and freedom."[603] Ihm geht es darum, welche Rolle die Historie für die gegenwärtigen Wünsche, Vorstellungen usw. einnimmt. Er bezeichnet den Menschen als ein *sozial-historisches* Wesen, weshalb es notwendig sei, diachrone Prozesse in die gegenwärtigen Bedingungen einzubeziehen.[604]

4.4.10.1 Bestandteile der Nicht-Entfremdungs-Bedingung

Von der Bestimmung des Menschen als sozialhistorisches Wesen kommt Christman zur Selbstbestimmung. Dabei führt er die Bedingung der bereits genannten "non-alienation" ein. Demnach handle eine Person nur dann autonom, wenn sie ihre Vorstellungen, Wünsche und Werte in einem historischen Prozess reflektiere und durch ihn geformt sei, so dass sie sich von diesen nicht entfremdet fühle.[605] Er spricht an dieser Stelle von einer narrativen Kohärenz: Diese sei notwendig für die kritische Reflexion der vergangenen und zukünftigen Einstellungen, die

601 Vgl. *Christman*, politics of persons, 155. Christman gibt einen Überblick in *Christman*, politics of persons, 155, vgl. ebenso *Christman, John*, Coping or oppression. Autonomy and adaptation to circumstance, in: Piper, Mark/Veltman, Andrea (Eds.), Feminism and autonomy, New York 2014, 201–226. Ein ähnlicher Verweis ist bei Berkhout zu finden, vgl. *Berkhout, Suze*, Relational autonomy on the cutting edge, in: The American Journal of Bioethics 12/7 (2012), 59–61, 60.

602 Vgl. *Piper/Veltman*, Introduction, 3.

603 *Christman*, politics of persons, 137.

604 Vgl. *Christman*, Politics of persons, 11.

605 Vgl. *Christman*, politics of persons, 138–142.

dazu dienten, gegenwärtige Entscheidungen treffen zu können. Dementsprechend sagt er: „Memory operates both as a constructive activity in giving us a sense of ourselves [...], but also in grounding current decisions as our own: such decisions cohere with the ongoing autobiographical narrative that grounds our agency."[606] Ihm geht es somit nicht nur darum, sich mit den momentanen Vorstellungen, Wünschen und Werten positiv identifiziert zu haben (, weil diese Identifikation auch durch manipulative Einflüsse zustande gekommen sein könnte), sondern zusätzlich auch mit deren historischer Genese. Das Individuum müsse also sicher sein, ihre Werte usw. nicht aus fremdbestimmten Gründen überhaupt erst angenommen zu haben, in welchem Falle sie sich davon entfremdet fühlen könnte. Er meint mit seinen Gedanken allerdings keine Identifikation der Wünsche auf einer zweiten Ebene, wie es Frankfurt vorschlägt (vgl. Abschnitt 4.4.9). Vielmehr sei notwendig, dass eine Person ihre Vorstellungen und Wünsche weder zurückweise, noch sich von ihnen entfremdet fühle. Ob ein Individuum für Gründe ansprechbar sei, hänge von der Einstellung zum eigenen motivationalen Zustand und der eigenen Geschichte ab. Die Bedingung der Nichtentfremdung beinhalte schließlich Folgendes:

> „Alienation is not simply lack of identification, in that I can fail to identify with a trait but not be alienated from it. [...] Alienation is a stronger reaction; it involves feeling constrained by the trait and wanting decidedly to *repudiate* it. Second, alienation is not simply a cognitive judgement, it is a combination of judgment and affective reaction. To be alienated is to experience negative affect, to feel repudiation and resistance. It is, more-over, to feel a need to repudiate that desire or trait, to reject it and alter it as much as possible, and to resist its effects. If, while feeling alienation and self-repudiation of this sort, a person is unable to rid herself of the characteristic in question, she is heteronomous in relation to it."[607]

Mit dem historischen Aspekt hängt auch die Frage zusammen, ob Autonomie im Rahmen eines synchronen oder diachronen Konzepts zu verstehen ist. Synchrone Konzepte werden teils kritisiert, weil sie die temporale bzw. diachrone Dimension des menschlichen Handelns unterbewerten würden. Dementsprechend schreiben Mackenzie und Rogers:

> „Values, beliefs, and commitments are inherently diachronic; that is, they are manifested in a person's patterns of action over time. It is therefore not possible to determine whether a decision is authentically a person's own – that is, consistent with her practical identity, and in line with her values, beliefs and commitments – by considering only the

606 *Christman*, politics of persons, 138.
607 *Christman*, politics of persons, 143f.

decision at the point of time at which it is made. Rather, the decision must be considered within the broader context of the person's history."[608]

Christman legt seiner Bedingung der „non-alienation", welche ein diachrones Konzept ist, wiederum zwei Bedingungen zugrunde. Zum einen müsse eine Person prozedural unabhängig sein: Sie dürfe nicht unter dem Einfluss von Faktoren stehen, die ihre Fähigkeiten untergrüben und von denen sie sich entfremdet fühle, wenn sie diese angemessen reflektiert habe. Eine Person müsse dabei fähig sein, sich vorzustellen, unter alternativer Position anders zu entscheiden, wenn es ihr offen stünde.[609] Zum anderen fordert Christman, dass die Nicht-Entfremdung in einer robusteren Form (robust manner) vorliegen müsse: Ein epistemischer Test könne die Bedingung überprüfen. Demnach müsse die hypothetische Reflexion die gleichen Resultate unter verschiedenen Umständen hervorbringen.[610] Wenn also eine Person ihre Einstellung zu einer Sache in verschiedenen Situationen und zu unterschiedlichen Zeitpunkten wechsle, werde die Bedingung der Nicht-Entfremdung nicht erfüllt und es würde keine selbstbestimmte Entscheidung vorliegen, weil die Nicht-Entfremdung nicht in robuster Form vorliege. Als relational bezeichnet Christman die Nicht-Entfremdung deswegen, weil soziale Beziehungen dazu führen könnten, sich von den Eigenschaften entfremdet zu fühlen, die in der Selbstreflexion hinterfragt würden.

4.4.10.2 Radikale Lebensumstellung als Herausforderung für die Nicht-Entfremdung

Das Ausschlusskriterium der Selbstentfremdung scheint plausibel zu sein. Zugleich ist die Bedingung der Nicht-Entfremdung als solche nicht im individualistischen Konzept von Beauchamp und Childress zu finden. Das erfordert eine separate Verteidigung der Annahme, dass der historische Kontext einer Person bedeutsam für selbstbestimmtes Handeln sei.

Der Kontext, in dem sich die Präferenzen einer Person entwickelt haben, ist sicherlich von Bedeutung. Das würden individualistische Theorien von Autonomie auch größtenteils nicht bestreiten. Vorstellungen, Wünsche und Werte entstehen nicht ex nihilo, sondern haben in aller Regel eine Vorgeschichte. Die Entscheidung, die von einer Person gefällt wird, sollte also möglichst kongruent

---

608 *Mackenzie/Rogers*, Autonomy, vulnerability and capacity, 44.

609 Vgl. *Christman, John*, Autonomy, history, and subject of justice, in: Social Theory and Practice 33/1 (2007), 1–26, 14; *Christman*, politics of persons, 152.

610 Vgl. *Christman*, Autonomy, history, and subject of justice, 18; *Christman*, politics of persons, 152.

zu der Art und Weise sein, wie eine Person ihr Leben bislang geführt hat. Allerdings gibt es, und damit tritt ein kritischer Punkt bezüglich der Nicht-Entfremdungs-Bedingung auf, einschneidende Ereignisse im Leben, die dazu führen können, sein Leben komplett ändern zu wollen. Ein biographischer Bruch z.B. aufgrund einer Querschnittslähmung oder einer Krebserkrankung kann drastische Folgen haben, die einen radikalen Wandel der Präferenzen eines Patienten nach sich ziehen können: „Wenn Erkrankungen das normale Funktionieren von Körper und Geist langfristig und in hohem Grade beeinträchtigen und damit unsere Identität verändern, stoßen prozedurale Definitionen von Selbstbestimmung auf ernstzunehmende Schwierigkeiten."[611] Wenn sich, aus welchem Grund auch immer, eine Person dazu entschließt, etwas in ihrem Leben fundamental zu ändern, so scheint die Bedingung der Nichtentfremdung an ihre Grenzen zu gelangen. In diesen Fällen ist dann zu bestimmen, ob es sich um eine Entfremdung handelt. Christman gibt sich aber mit diesem Einwand nicht zufrieden und argumentiert:

> „One response to such cases is to revert to the diachronic sense of social embeddedness, and to claim that although many leave their pasts behind, they nevertheless bear eternally the marks of that heritage; they will forever be ‚former'-whatever […]. Either this can be taken in psychological sense, that we are never able to shed the influences or earlier commitments, or in a stronger, ontological sense, that we must always be identified as the person who once was […] this or that."[612]

Die Argumentation Christmans ist treffend. Denn selbst wenn sich jemand für einen radikal neuen oder anderen Lebensweg oder Lebensstil entscheidet, verläuft das vor dem Hintergrund dessen, was er bislang erlebt hat. Wenn nun Christman richtig liegt, hat das Auswirkungen auf das individualistische Verständnis von Autonomie? Im Grunde genommen hat es keine, weil die Bedingung der Nicht-Entfremdung die Bedingung der Kompetenz nicht verletzt, im Gegenteil: Die Überlegungen Christmans können die Bedingung der Kompetenz mit weiteren Annahmen präzisieren. Bei der Nicht-Entfremdung ist zugleich zwischen einer Entfremdung aufgrund historischer sozialer Umstände und bewusst eingesetzter Methoden wie Gehirnwäsche zu unterscheiden. Christman hat bei der Bedingung der Nicht-Entfremdung Ersteres im Blick. Auch Beauchamp und Childress beanspruchen, dass eine Person ihre Entscheidungen auf dem Boden ihrer „eigenen" Vorstellungen, Wünsche und Werte fällen muss. Dass sie sich nicht von diesen entfremdet fühlen darf, ist auch bei ihnen eine Annahme, die allerdings

611 *Wiesemann*, Autonomie der Patienten in der modernen Medizin, 17.
612 *Christman*, politics of persons, 26.

unausgesprochen bleibt. Zu hinterfragen ist jedoch, ob die Nicht-Entfremdungs-Bedingung die Kompetenz-Bedingung tangiert oder nicht etwas der Kompetenz Vorgängiges betrifft. Damit ist ein Selbstverhältnis gemeint, auf das in Kritik 12 genauer eingegangen wird.

Christman betrachtet Autonomie als relational, weil soziale Beziehungen dazu führen könnten, dass sich ein Individuum von ihren Eigenschaften usw. entfremdet fühlt. Entfremdung tritt dann auf, wenn das Individuum merkt, dass es eine seiner im Rahmen sozialer Beziehungen erworbenen persönlichen Eigenschaften unbedingt ablegen möchte, dies allerdings nicht schafft. Das heißt aber nicht, dass die sozialen Beziehungen zur Entfremdung verleitet haben, sondern zur Entfremdung führt vielmehr der Umstand, dass das Individuum diese Eigenschaft, die es nicht haben will, nicht ablegen kann. Deshalb ist das Individuum (zum Teil) sich selbst entfremdet, weil es etwas (Fremdes) an ihm gibt, das es nicht als zu sich gehörig akzeptieren möchte. Dass dieses Fremde von dem Individuum existiert, kann das Resultat spezieller sozialer Beziehungen sein. Dieser Aspekt wird von Beauchamp und Childress nicht komplett übersehen. In ihrer Bedingung der Freiwilligkeit sprechen sie an, dass soziale Beziehungen nicht zu Zwang usw. führen dürfen, also zu interpersonalen Formen, die für eine Entfremdung sorgen. Es kann aber auch sein, dass jemand im Laufe seines Lebens eine persönliche Eigenschaft erworben hat, die nicht aus zwanghaften Relationen resultiert, die ihn aber trotzdem stört und die er nicht ablegen kann. Entfremdung resultiert offenbar nicht nur aus manipulativen oder oppressiven Beziehungen, sondern kann immer auftreten. Ein Beispiel kann hierfür dienen: Hilfsbereitschaft ist eine persönliche Eigenschaft, die man im Rahmen ganz normaler sozialer Beziehungen ausprägen kann und von der man sich normalerweise auch nicht entfremdet fühlen wird. Wenn man aber zu viel für Andere tut und zu wenig für sich selbst, wird man sich womöglich irgendwann wünschen, diese Eigenschaft loszuwerden. Allerdings wird man dies nicht schaffen (wenn man ein wirklich hilfsbereiter Mensch ist). Es kann also eine lokale Entfremdung eintreten, die sogar vielleicht auch (anfangs) gar nicht als globale Entfremdung gelten muss.

Darüber hinaus scheint eine solche Entfremdungserfahrung, wie sie unter nicht-manipulativen sozialen Beziehungen beschrieben wurde, dann überhaupt keinen Einfluss auf lokale Patientenautonomie zu haben. Die Nicht-Entfremdung kann – abschließend zusammengefasst – zwar zur Konkretisierung des individualistischen Autonomie-Verständnisses verhelfen, macht aber keine Revision notwendig.

4.4.11 Kritik 11: Notwendigkeit bestimmter Beziehungen

Soziale Beziehungen sind in den bisherigen Kritikpunkten bereits jedes Mal angeklungen. Es gilt, diese nachfolgend genau unter die Lupe zu nehmen. Im Folgenden geht es um die relationalistische These, dass für die Fähigkeit zum selbstbestimmten Handeln *bestimmte* soziale Beziehungen bzw. eine *bestimmte Art* sozialer Beziehungen *konstitutiv* seien.[613] Damit ist mehr gemeint als die Annahme, dass Menschen in unterschiedlichen sozialen Kontexten eingebettet sind. Es steht nämlich nun die Behauptung im Raum, „dass autonome Entscheidungen nur bei Vorliegen bestimmter, inhaltlich ausgezeichneter sozialer Umstände möglich sind."[614]

Dieser Lesart von Autonomie geht es um Sozialstrukturen, die Menschen negativ beeinflussen. Zu ihren Resultaten gehören die Verletzung der Würde und eben die Gefährdung der Selbstbestimmungsfähigkeit, insbesondere von Frauen. Dies versucht Oshana an Fallbeispielen aufzuzeigen, so etwa an Frauen in einer Taliban-Gesellschaft: Diese hätten „the role of subservience and the abdication of independence that it demands, out of reverence, a sense of purpose, and an earnest belief in the sanctity of this role as espoused in certain passages of the Qur'an."[615] Es ist denkbar, dass Repressionsstrukturen wie die der Taliban moralisch mehr als fragwürdig sein können. Das soll an dieser Stelle nicht diskutiert werden. Entscheidend an den Repressionsstrukturen ist vielmehr, dass sie die Autonomiefähigkeit massiv einschränken können. Die „Schattenseiten" der sozialen Einbettung liegen demnach auf der Hand: Auf der einen Seite können viele Beziehungen die Autonomie befördern, auf der anderen Seite können Beziehungen sie aber auch einengen oder sogar zerstören.[616] Gerade in der Medizin ist es nicht immer einfach, zwischen den fördernden und den zerstörerischen Beziehungen zu differenzieren. Die Krankheit kann vertraute Verhältnisse umkehren, die Identität von Menschen verändern, Biographien mit Brüchen versehen und soziale Rollen neu definieren.[617]

---

613 Vgl. *Ach/Schöne-Seifert*, Relationale Autonomie, 54.
614 *Ach/Schöne-Seifert*, Relationale Autonomie, 54.
615 *Oshana*, Personal autonomy in society, 60.
616 Vgl. *Wiesemann*, Autonomie der Patienten in der modernen Medizin, 19.
617 Vgl. *Wiesemann*, Autonomie der Patienten in der modernen Medizin, 19.

4.4.11.1 *Erstreckung der Handlungsautonomie auf die Wahl sozialer Beziehungen*

Von dem gerade Genannten kann eine weitere Aussage unterschieden werden. Laut Ach und Schöne-Seifert ist es etwas ganz anderes (als das zuvor Dargelegte), *bestimmte* inhaltlich ausgezeichnete soziale Beziehungen als konstitutiv für Autonomie zu betrachten: „Dies nämlich würde zum einen bedeuten, den Betroffenen bestimmte moralische Werte, nämlich die Wertschätzung einer bestimmten Form sozialer Beziehungen, aufzudrängen, und die Realisierung dieser Werte im Zweifelsfall auch gegen sie durchzusetzen."[618] Auch Christman hat solch eine Denkweise als moralisch problematischen Perfektionismus zurückgewiesen.[619] So argumentiert er: „It is one thing to say that models of autonomy must acknowledge how we are all deeply related; it is another to say that we are autonomous only if related in certain idealized ways."[620]

Darüber hinaus würde die Propagierung bestimmter Formen sozialer Beziehungen die Tür für paternalistische Interventionen in unakzeptabler Weise öffnen: Denn zumindest theoretisch müsste angenommen werden können, dass Personen mit dem sozialen Kontext samt den sozialen Beziehungen, in denen sie leben, einverstanden sind.[621] Das hieße, dass zu diesen sozialen Beziehungen auch diejenigen gehören können, die oppressiv sind. Auch unter diesen Umständen müssten die Entscheidungen der Individuen respektiert werden. Das Individuum sei dann mit dem sozialen Kontext, in dem es momentan lebe, partiell einverstanden. Das bedeute aber nicht, dass es an den Relationen, mit denen es nicht einverstanden sei, einfach etwas ändern könne. Oppressive Bedingungen wären dann vom Individuum nicht gewollt, würden aber als unabänderlich wahrgenommen werden. Das Individuum könne selbst dann die unterdrückenden Bedingungen ändern, wenn es ein Individuum sei, das selbstbestimmt agieren könne. Das liege daran, dass es einen komplexen Zusammenhang zwischen den einzelnen (z.B. beruflichen und privaten) sozialen Relationen gebe, in denen sich ein Individuum befinde. Auch im gesellschaftlichen Kontext stehe das Individuum in vielen Relationen, mit denen es womöglich nicht einverstanden sei, z.B. als Konsument. Aber es könne nicht alle Relationen gleichzeitig so gestalten,

---

618 *Ach/Schöne-Seifert*, Relationale Autonomie, 55.

619 Vgl. *Christman*, Relational autonomy, liberal individualism, and the social constitution of selves, 152.

620 *Christman*, Relational autonomy, liberal individualism, and the social constitution of selves, 151.

621 Vgl. *Ach/Schöne-Seifert*, Relationale Autonomie, 55.

dass es mit seinem sozialen Kontext *tout court* einverstanden wäre. Was sagt das über Autonomie? Je nach spezifischem Kontext und in Bezug auf verschiedene Relationskonstellationen sei die Möglichkeit mehr oder weniger gegeben selbstbestimmt zu handeln. Die normative Entscheidungsautorität erstrecke sich also unter Umständen auch auf die Wahl sozialer Beziehungen, in denen sich eine Person begebe, die sie hinnehme, akzeptiere, ablehne oder gegen die sie sich wehre.[622] Doch an dieser Überzeugung wird Kritik geübt:

> „Wer ohne inneren Widerstand in einem Kollektiv aufgeht, sich einer streng hierarchisch organisierten Sekte anschließt, als Frau die Verantwortung für das eigene Leben vollständig in die Hände des Mannes legt oder auch als Patient alles in rückhaltlosem Vertrauen den Ärzten überlässt, mag zwar den Anforderungen prozeduraler Konzeptionen von Autonomie genügen […], seine soziale Position steht jedoch quer zum Vorbild eines selbstbestimmten – und zwar hier verstanden als eines substantiell abhängigen – Lebens als einer distinkten Lebensform."[623]

Darüber hinaus kritisieren einzelne Relationalisten in diesem Zusammenhang, dass es bei dem prozeduralen Ansatz zu einer völligen Neukreation kommen müsse: „A procedural notion of autonomy – which envisions a person critically reflecting on her desires and aspirations could be thought to presuppose that the self can somehow simply transcend the influence of all of these factors and make oneself anew, to become a fully ‚self-made (wo)man'."[624] Doch diese Kritik schlägt deutlich fehl, da ein solches Ideal sicherlich nicht im Sinne des individualistischen Autonomie-Konzepts ist. Vielmehr wird im individualistischen Konzept die Meinung vertreten, dass – bei allen relationalen Bezügen – die Entscheidungsautorität bei dem Individuum liegen soll. Dafür müsse das Individuum sich jedoch nicht „ganz neu schaffen", sondern könne auf Basis seiner Werteinstellungen Handlungen vollziehen. Von einer völligen Ablegung aller Einflussfaktoren ist hingegen nirgends zu lesen.

Es ist also nicht zu bestreiten, dass Individuen für sich selbst festlegen sollen, mit wem sie sich identifizieren und von wem sie sich distanzieren. Doch scheint

---

622 Vgl. *Ach/Schöne-Seifert*, Relationale Autonomie, 55. Ähnlich schreibt Westlund: „But if (*hypothesi*) a fundamentalist woman *does* freely and authentically accept a condition of social and personal subordination, it seems equally problematic to assume that her condition as subordinate, in and of itself, undermines her status as self-governing agent", *Westlund*, Rethinking relational autonomy, 29.

623 *Steinfath/Pindur*, Patientenautonomie im Spannungsfeld, 34.

624 *Barclay*, Autonomy and the social self, 53f. Ebenso sagt Tauber: „So, if the self is so-defined – i. e., self-reliant and severely independent–autonomy exercises radical self-direction", *Tauber*, Sick autonomy, 489.

damit noch nicht der erhobene Einwand zurückgewiesen. Der Aussage von Ach und Schöne-Seifert, dass keine bestimmten sozialen Beziehungen einzufordern seien, kann nun entgegengehalten werden, dass sie die Belege ignorierten, dass „viele Menschen an einer solchen Distanzierung [von Freunden und Beziehungspartnern] kein Interesse haben und dabei ein weniger erfülltes, lohnendes oder abgerundetes Leben führen als jene, die sich an selbstgestalteten Lebensplänen orientieren."[625] Dies allein ist aber ein zu schwaches Gegenargument, da ausreichend Beispiele bekannt sind, in denen Menschen eben doch einer solchen Distanzierung zugeneigt sind.

4.4.11.2 Verzahnung der individuellen Autonomie mit der sozialen Umwelt

Jetzt kann der Anspruch erhoben werden, dass Autonomie gerade in Situationen von besonderer Bedeutung ist, in denen Menschen unterdrückt werden. Aufgrund ihrer Autonomiefähigkeit könnten sich Unterdrückte gegen die widrigen Umstände wehren.[626] Doch so einfach scheint die Situation nicht zu sein. Die Fähigkeit zur Autonomie eines Individuums ist vielfältig mit den Umständen verzahnt, in denen eine Person lebt. Christman schreibt sogar, dass „many of our social relations and the social context in which we define ourselves were not chosen and in some ways cannot be escaped."[627] Die Umstände, in denen eine Person lebt, können unterschiedliche Einflüsse auf sie haben: Auf der einen Seite können sie unterstützend auf die psychologischen Mittel wirken, welche die Autonomieausübung ermöglichen; auf der anderen Seite können sie die Möglichkeit beeinträchtigen, ein eigenes Leben zu führen.[628] Hier eröffnet sich eine Schwierigkeit epistemologischer Art, da die Ermittlung des Vorliegens der autonomierelevanten Fähigkeiten nicht leicht ist.[629] Dies lässt sich nur über eine Triangulation (Dreiecksnetz) zwischen (1) Selbstauskünften der Individuen, (2) den Einzelheiten ihrer sozialen Situation und (3) der Evidenz, dass bestimmte gesellschaftliche Bedingungen die Aufrechterhaltung und Ausübung autonomierelevanter Fähigkeiten verletzen können, ermitteln.[630] Anderson schreibt hierzu:

---

625 *Anderson*, Relationale Autonomie 2.0, 62.

626 Friedman schreibt z.B.: „Since the socially disruptive potential of autonomy can at least sometimes be good for women", *Friedman*, Autonomy, social disruption, and women, 46.

627 *Christman*, politics of persons, 10.

628 Vgl. *Anderson*, Relationale Autonomie 2.0, 70.

629 Vgl. *Anderson*, Relationale Autonomie 2.0, 72.

630 Vgl. *Anderson*, Relationale Autonomie 2.0, 85.

> „Was eine Person überhaupt als eine sinnvolle Art zu leben in Betracht ziehen kann, ist zutiefst von den kulturellen Skripts, den Werthorizonten und den sonstigen semantischen Ressourcen geprägt, die ihr zu Gebote stehen. Schon lange, bevor überhaupt die Frage aufkommt, ob die eigenen Handlungen von anderen bestimmt oder kontrolliert werden, ist man bereits Einschränkungen darin unterworfen, was man überhaupt als wertvolle Optionen wahrnimmt."[631]

Als Beispiel kann ein historisches Ereignis dienen. Im Nationalsozialismus wurden die Menschen einer Politik unterstellt, in der durch Propaganda über verschiedenste Wege auf sie eingewirkt wurde. Durch das Wiederholen bestimmter Rituale wurde den Menschen bestimmtes Denken „indoktriniert". Dabei ist es vielen Menschen nicht gelungen, sich von z.B. antisemitischem Denken frei zu machen, so dass sie in ihrem Handeln dem nationalsozialistischen Denken unterworfen waren, ohne dass sie es bewusst wollten. Einzelne konnten sich jedoch vom NS-Regime befreien.[632] Infolgedessen lassen sich zumindest zwei Szenarien skizzieren. Als Erstes ist es möglich, dass sich eine Person tatsächlich von bestimmten Strukturen ihrer Umwelt freimacht und selbstbestimmt handelt. In diesem Fall würde es nicht zur durchschlagenden Beeinträchtigung der Autonomieausübung durch soziale Kontrolle kommen. Aber auch dann spielen die sozialen Beziehungen zumindest eine Rolle: „Someone who becomes more autonomous concercing some tradition authority view, or value in her life does not stop depending on other persons or relationships, nor does she evade her own neccessarily social history of personal development."[633] Als Zweites ist jedoch

---

631 *Anderson*, Relationale Autonomie 2.0, 72. So sagt auch Friedman: „It is now well recognized that our reflective capacities and our very identities are always party constituted by communal traditions and norms that we cannot put entirely into question without at the same time voiding our very capacities to reflect", *Friedman*, Autonomy, social disruption, and women, 41.

632 Derselbe Mechanismus greift im folgenden Beispiel: In der Demokratie werden Menschen einer Politik unterstellt, in der auf sie durch Propaganda über verschiedenste Wege eingewirkt wird. Durch das Wiederholen bestimmter Rituale wird ihnen bestimmtes Denken „indoktriniert". Dabei gelingt es vielen Menschen nicht, sich von liberalem Denken frei zu machen, so dass sie in ihrem Handeln dem liberalen Denken unterworfen sind, ohne dass sie es bewusst wollen. Einzelne können sich jedoch vom Regime befreien (die werden dann z.B. Relativisten oder Kommunitaristen). Was ist der Unterschied zwischen den Beispielen? Im ersten Fall (Befreiung vom NS-Denken) finden wir es aufgrund impliziter, *substantieller normativer Annahmen* intuitiv *gut*, wenn die Leute sich vom Regime befreien, im zweiten Fall (Befreiung vom liberalen Denken) irrational oder gar anrüchig.

633 *Friedman*, Autonomy, social disruption, and women, 41.

ein Fall vorstellbar, in dem sich eine Person nicht von den Zwängen der Umwelt lösen kann. Es kann daher angezweifelt werden, ob sich eine trennscharfe Unterscheidung zwischen „zuträglichen Hintergrundbedingungen (psychologischen Ressourcen) und den strengen, angeblich wertneutralen Erfordernissen der Autonomie treffen lässt.“[634]

4.4.11.3 Evaluierung der Normen in der sozialen Umwelt

Insgesamt stellt sich die Frage, ob das Individuum die Fähigkeit hat, die Normen zu evaluieren, die es umgeben, und ob es gegebenenfalls Normen und Gründe zurückweisen kann, wenn es sie aus ihrer Sicht für nicht angemessen hält.[635] Benson vertritt die Ansicht, dass sowohl eine unangemessene Sozialisation als auch eine unterdrückende Sozialisation die Fähigkeit zu solch einer Evaluierung zerstören könnten.[636] Cudd geht weiter in die Tiefe und argumentiert, dass solche Unterdrückungen indirekte psychologische Verletzungen seien, aufgrund derer man innerhalb eines kognitiven Prozesses an eine Ideologie glaube, die eine Person unterdrücke und dabei deformierte Wünsche entwickle, die charakterisiert werden könnten als „the combined affective and cognitive process of value formation, in which the oppressed come to desire that which is oppressive to them.“[637] Demnach führe eine unterdrückende Sozialisation zu einem Glauben an ein unterdrückendes System und darüber hinaus sogar zu einem Wunsch nach einer unterdrückenden Situation. Diese Dynamik habe insgesamt zur Folge, dass sie die Fähigkeit zur Selbstbestimmung verzerre oder gar verhindere. Schließlich sei in solchen Fällen nur noch schwer nachvollziehbar, warum

---

634 *Anderson*, Relationale Autonomie 2.0, 72.

635 Vgl. *Stoljar*, Informed consent, 379. Ähnlich Cash: „Some of these are norms and practices we embrace and happily reinforce; some we reject and struggle to revise. Integral to a person's autonomy is the ability to critically reflect (often together with others) on these social norms and to use the skills for resistance they also inherit from their community to autonomously work (often together with others) to undermine problematic values and norms“, *Cash, Mason*, Extended cognition, personal responsibility, and relational autonomy, in: Phenomenology and the Cognition Sciences 9/4 (2010), 645–671, 206.

636 Vgl. *Benson, Paul*, Autonomy and oppressive sozialisation, in: Social Theory and Practice 17/3 (1991), 385–408.

637 *Cudd, Ann E.*, Analyzing oppression, New York 2006, 178. Ebenso erwähnt Zutlevics, dass psychologisch unterdrückte, adaptierte Vorstellungen, Wünsche und Werte nicht die eigenen seien, wenn sie durch ein politisches System beeinflusst würden. Folglich läge dann keine selbstbestimmte Entscheidung vor, vgl. *Zutlevics*, Relational selves, personal autonomy, and oppression, 423.

es sich um ein selbstbestimmtes Entscheiden handle. Nedelsky schreibt hierzu: „People who falsely believe they are independent and falsely believe that their independence means that they are autonomous, are likely to feel autonomous without being so."[638] Somit könnte, wenn die bisherigen Darlegungen plausibel sein sollten, McLeod und Sherwin gefolgt werden, wenn sie sagen:

> „It must begin with understanding the political nature of oppression and recognizing the importance of finding ways to empower patients by helping to restore their autonomy, in addition to dealing with their physical symptoms. […] If health-care providers are to respond effectively to these problems, however, they must understand the impact of oppression on relational autonomy and make that efforts they can do to increase the autonomy of their patients and clients."[639]

Wird McLeod und Sherwin zugestimmt, müssen die sozialen Beziehungen zwingend beachtet werden, da sie Auswirkungen auf die psychologischen Fähigkeiten des Individuums haben können.

4.4.11.4 Selbstbestimmt gewählte substantielle Abhängigkeit

Ging es bisher darum, dass jemand nicht aus eigenem Antrieb heraus in eine substantielle Abhängigkeit geraten ist, so ist nun eine selbstbestimmt gewählte substantielle Abhängigkeit zu hinterfragen. Hierbei ist zu klären, ob eine substantielle Unabhängigkeit für selbstbestimmtes Handeln benötigt wird. Unabhängigkeit meint hierbei, dass sich ein Individuum von den Meinungen Anderer freimachen kann, so dass es das macht, was es will und nicht das, was Andere von ihm verlangen. Ob solch ein Verhalten als moralisch richtig einzustufen ist, soll an dieser Stelle nicht beurteilt werden.[640] An *substantieller Unabhängigkeit* mangelt es, wenn eine Person von sich aus die Unabhängigkeit aufgibt und sich stattdessen in gewisse Abhängigkeiten begibt, in denen – in Form der prozeduralen Unabhängigkeit – sie so handelt, wie Andere es von ihr verlangen.[641]

Nun gibt es vereinzelt Vorstellungen, nach denen sowohl die substantielle als auch die prozedurale Unabhängigkeit unverzichtbar für die Ausübung von Autonomie seien. Dies betonen insbesondere Downie und Telfer. Ihren zufolge

---

638 *Nedelsky*, Law's relations, 139.

639 *McLeod/Sherwin*, Relational autonomy, self-trust, and health care for patients, 276.

640 Es könnte beispielhaft gefragt werden, ob es unhöflich sei, nie das zu machen, was Andere von jemandem verlangen. Es könnte ebenso die Frage aufgeworfen werden, ob es sich bei solch einem Verhalten um ein soziopathisches handelt („Ich zahle keine Steuern, weil Andere das von mir verlangen").

641 Vgl. *Christman*, Procedural autonomy and liberal legitimacy, 281.

müsse ein autonom Handelnder „be independent-minded. He must not have to depend on others for being told what he is to think or do. [...] a person is 'autonomous' to the degree that what he thinks and does cannot be explained without reference to his own activity of mind."[642] Hildt allerdings kritisiert diese Position. Ihrer Meinung nach würden Handlungen einer Person immer bis zu einem gewissen Grad durch die Bedürfnisse, Wünsche und Nöte Anderer mitbestimmt, womit die Möglichkeit einer *völligen* Unabhängigkeit und *rein* selbstbestimmten Entscheidung anzuzweifeln sei.[643] Dworkin geht noch einen Schritt weiter und hinterfragt, ob eine völlige Unabhängigkeit überhaupt wünschenswert sei. Schließlich würde dies bedeuten, dass eine Eingebundenheit in zwischenmenschliche Beziehungen und soziale Zusammenhänge schlichtweg komplett fehle.[644] Eine Vereinbarkeit von Autonomie mit anderen Werten wie Autorität, Loyalität, Verpflichtungen und zwischenmenschlichen Bindungen sei dann nicht mehr möglich.[645]

Bekannt ist der Ansatz Oshanas, nach dem eine Person substantielle Unabhängigkeit für selbstbestimmtes Handeln brauche. Ihrer Meinung nach handelt eine Person autonom, wenn sie Kontrolle über ihr Leben hat und in einer Position der Autorität über fundamental wichtige Angelegenheiten ihres eigenen Lebens ist.[646] Oshana verlangt zwei Bedingungen: (1) *Control conditions*: Diese würden garantieren, dass eine Person aktuelle Kontrolle über sich selbst habe; (2) *Authority conditions*: Unter diesen gehe es darum, dass eine Person selbst ihre eigenen Entscheidungen, Handlungen und Ziele lenke.[647] Zur effektiven Kontrolle und Autorität gehöre darüber hinaus, dass sich eine Person in die Position begeben könne, in der sie sich von sozialen Zwängen und Institutionen freimachen könne: „Autonomy requires a person having the freedom to distance herself, or to step back, from the socially given roles and practices that contribute to her identity."[648] Aber eine Person *könne* sich nicht von diesen Einflüssen befreien, sondern sie müsse substantiell unabhängig sein.[649] Das bedeute: Eine Person „can have, and can pursue, values, interests and goals different from those who

642 *Downie/Telfer*, Autonomy, 301.
643 Vgl. *Hildt*, Autonomie in der biomedizinischen Ethik, 108.
644 Vgl. *Dworkin*, theory and practice of autonomy, 30–33.
645 Vgl. *Dworkin*, theory and practice of autonomy, 24.
646 Vgl. *Dworkin*, theory and practice of autonomy.
647 Vgl. *Dworkin*, theory and practice of autonomy, 3f.
648 *Dworkin*, theory and practice of autonomy, 92.
649 Vgl. *Dworkin*, theory and practice of autonomy, 78f.

have influence and authority over her, without risk of reprisal sufficient to deter her in this pursuit."[650]

Doch gegen solch einen Ansatz werden Einwände erhoben. Sherwin und Winsby geben an, dass solch eine substantielle Unabhängigkeit nicht möglich sei, da man sich nicht vollkommen von den sozialen Mustern lösen könne, um ausschließlich in einem Prozess des rationalen Überlegens zu stehen.[651] Doch an einer völligen Loslösung sind Beauchamp und Childress gar nicht interessiert. Sie machen anhand zweier Beispiele deutlich, dass eine substanzielle Unabhängigkeit nicht notwendig sei, um überhaupt autonome Entscheidungen treffen zu können. Ihnen zufolge sind z.B. Autonomie und Autorität miteinander verträglich, weshalb sie keine fundamentale Inkompatibilität zwischen ihnen sehen. Das könne etwas dann der Fall sein, wenn eine Person unter der Autorität einer Regierung, einer religiösen Gemeinschaft oder anderen gemeinschaftlichen Einrichtung stehe. Die konkreten Beispiele lauten wie folgt:[652] Eine Person könne katholischen Glaubens sein und in Fragen der Abtreibung der lehramtlichen Sichtweise der Kirche nachkommen. Auch wenn sie in diesen Fragen der kirchlichen Autorität folge, könne sie dennoch autonome Handlungen durchführen. Das zweite Beispiel behandelt die Situation eines Zeugen Jehovas. Dieser könne durch eine autonome Entscheidung eine lebensnotwendige Bluttransfusion ablehnen, weil die religiöse Gemeinschaft der Zeugen Jehovas diese grundsätzlich nicht akzeptiere. Auch Dworkin betont, dass Personen autonom handeln könnten, wenn sie ihre substanzielle Unabhängigkeit freiwillig aufgeben hätten. Entscheidend sei die prozedurale Unabhängigkeit: Wenn sich eine Person in einem prozeduralen Prozess dazu entscheide, ihr Leben einer persönlichen, politischen oder religiösen Autorität zu unterstellen, handle sie autonom.[653] Zugleich muss Dworkin allerdings eingestehen, dass es eine gewisse kontingente Verbindung zwischen Autonomie und substanzieller Unabhängigkeit gebe: Es scheine richtig zu sein, dass eine Person, die im alltäglichen Leben kritisch über ihre eigenen Wünsche und Werte reflektiere, auch eine kritische Einstellung gegenüber einer unhinterfragten Akzeptanz von Autorität, Traditionen und Bräuchen einnehme.[654]

650 *Dworkin*, theory and practice of autonomy, 87.

651 Vgl. *Sherwin, Susan/Winsby, Meghan*, A relational perspective on autonomy for older adults residing in nursing homes, in: Health Expectations 14/2 (2011), 182–190, 184.

652 Vgl. *Beauchamp/Childress*, Principles of biomedical ethics, im Folgenden Bezug auf: 102f.

653 Vgl. *Dworkin*, theory and practice of autonomy, 29.

654 Vgl. *Dworkin*, theory and practice of autonomy, 29.

Aber es müsse darauf geachtet werden, dass Abhängigkeiten nicht dennoch die Möglichkeit autonomer Entscheidungen verhindere: „It [autonomy, F. K.] cannot be obtained within societies which support social forms which do not leave enough room for individual choice."[655]

Einige Autoren sehen allerdings eine Notwendigkeit substanzieller Abhängigkeiten, damit eine Person überhaupt autonom entscheiden kann. Ein kontext-neutraler Ansatz selbstbestimmten Handelns sei deshalb alles andere als eine Hilfe für die Ermöglichung autonomen Handelns. Dieser stehe im Kontrast zu substantiellen Ansätzen von Autonomie „which (weakly) [state that] a person cannot endorse certain values (e. g., thoroughgoing servility) if she is to be autonomous, or (strongly) [suppose that] her acceptance of certain values (such as that of her own autonomy) is a necessary precondition for her to be autonomous."[656] Hier ist ein Punkt angesprochen, der bereits im Abschnitt zuvor diskutiert wurde. Ob eine Person selbstbestimmt in Unabhängigkeit geht oder nicht aus eigenem Antrieb in einem bestimmten System lebt – eine selbstbestimmte Entscheidung ist in beiden Fällen gleichermaßen nur dann möglich, wenn eine Person fähig ist, die sie umgebenden Normen kritisch evaluieren zu können. Substanzielle Unabhängigkeit ist keine notwendige Voraussetzung selbstbestimmten Handelns. Dementsprechend schreibt Christman:

> „[I]t is counterintuitive to claim that such a self is only autonomous if she can break away from those very social conditions, authoritarian though they are, that constitute her being. As long as she maintains the ability to adequately reflect on those conditions and embrace them, I argue that we should continue to label her autonomous."[657]

Allerdings ist die Anwendung der Handlungsautonomie auf die Wahl von Sozialstrukturen kritisch zu überdenken. Den Einfluss von Sozialstrukturen allein danach zu bewerten, ob sich jemand in Ausübung von Handlungsautonomie von ihnen distanzieren kann, scheint recht voreilig. Ein solches Vorgehen lässt nicht ausreichend Raum für die kritische Begutachtung der historischen und gesellschaftlichen Umstände, die kurz- oder langfristig auf eine Person einwirken. Es bedarf womöglich noch einer weiteren Bedingung, anhand derer diese Frage beantwortet werden kann. Erst mit dieser kann die Frage nach bestimmten (Formen von) sozialen Beziehungen endgültig beantwortet werden. Damit kommt der letzte Kritikpunkt am Standardverständnis, dem sozial konstituierten

---

655 *Raz*, morality of freedom, 395.

656 *Taylor*, Practical autonomy and bioethics, 64.

657 Vgl. *Christman*, Relational autonomy, liberal individualism, and the social constitution of selves, 155.

Selbstwert, ins Spiel. Die Kritik 11 konnte zugleich deutlich machen, dass soziale Beziehungen zwar eine erhebliche Rolle für die Ausübung von Autonomie spielen, eine Revision des individualistischen Autonomie-Verständnisses wird durch diese Überzeugung jedoch nicht hervorgebracht.

4.4.12 Kritik 12: Nicht-Beachtung des sozial konstituierter Selbstwerts

Als Letztes steht die Frage nach dem Selbstwert im Raum. Dieser Aspekt wird in der Literatur vielfach aufgenommen und breit diskutiert. Im Mittelpunkt steht dabei ein praktisches Selbstverhältnis. Atkins sieht bei der Befähigung der Patienten eine besondere Aufgabe für das Krankenhauspersonal:

> „Because our self-conceptions are formed by processes of socialisation, autonomy is never merely the expression of an individual free will, but rather, the result of a society of thoughtful, literate, and just institutions, inhabited by thoughtful, literate, and just individuals. Perhaps the most effective role that a nurse can play in promoting autonomy is to take steps to ensure that he or she acquires the necessary competencies in order to become a thoughtful, literate, and just individual."[658]

Diese Verantwortung kann aber der Schwester und dem Pfleger ebenfalls nicht individuell aufgebürdet werden. Damit diese Individuen den Wunsch entwickeln, stetig an ihrer Nachdenklichkeit usw. zu arbeiten, müssten sich auch die sozialen Strukturen ändern, z.B. die Verhältnisse in Schulen und Berufsschulen. Das Selbstverhältnis, was hierbei zentral steht, ist genauer zu untersuchen. Pindur und Steinfath betonen, dass die Sicherheit der einzelfallbezogenen Entscheidungen bei Personen von verschiedenen Dimensionen ihres Selbstverhältnisses abhänge: Besonders in bedrängenden Lagen bräuchten Personen ein gewisses Maß an Selbstvertrauen und Selbstwertschätzung, um selbstbewusste Entscheidungen fällen zu können.[659] Selbstvertrauen und Selbstwertschätzung könnten in diesem Zusammenhang beschrieben werden als „affektiv gefärbte Dispositionen von Personen, sich zu sich selbst auf eine eigene Art und Weise zu verhalten, die

658 *Atkins*, Autonomy and autonomy competencies, 214.

659 *Steinfath/Pindur*, Patientenautonomie im Spannungsfeld, 33; vgl. auch *Barvosa-Carter, Edwina*, Mestiza autonomy as relational autonomy. Ambivalence and the social character of free will, in: The Journal of Political Philosophy 15/1 (2007), 1–21; *Goering, Sara*, Postnatal reproductive autonomy: Promoting relational autonomy and self-trust in new parents, in: Bioethics 23/1 (2009), 9–19, 12; *Rössler*, Problems with autonomy, 146.

nur über längere Zeiträume aufgebaut werden können und der Stützung durch ein förderndes Umfeld bedürfen."[660] Ach und Schöne-Seifert schreiben hierzu:

> „Damit eine Person zu autonomem Entscheiden und Handeln fähig ist, [...] muss sie zumindest ein elementares Zutrauen in ihre eigene Verlässlichkeit und ihre grundlegenden Fähigkeiten haben und sich selbst für wert halten, eine (bestimmte) Entscheidung zu treffen bzw. eine (bestimmte) Handlung auszuführen. Sie muss sich selbst als jemanden verstehen können, deren Wünsche und Überzeugungen im Hinblick auf die anstehende Entscheidung und Handlung relevant sind."[661]

Wenn dem so wäre, hätte das zwei weitreichende Konsequenzen: (1) Menschen sollten möglichst in intakten sozialen Beziehungen aufwachsen und auch grundsätzlich im Leben möglichst intakte soziale Beziehungen erleben können, und (2) es sollte dafür gesorgt werden, dass Selbstvertrauen und Selbstwertschätzung nicht systematisch (z.B. durch Missachtung oder Demütigung) verletzt oder zerstört werden.[662] Ach und Schöne-Seifert liefern hierfür eine Begründung. Ihnen zufolge bestehe der autonomiespezifische Grund darin, „dass halbwegs intakte Sozialbeziehungen für den *Erwerb* eines Autonomie ermöglichenden Selbstverständnisses kausal bzw. genetisch erforderlich sind, während umgekehrt Abwesenheit bestimmter Formen zerstörerischer sozialer Verhältnisse und Beziehungen für deren späteren *Erhalt* konstitutiv sind."[663] Es können nun aber Probleme auftreten bei der Zuordnung der Beziehungsmomente, wie sie in den Theorien der relationalen Autonomie hervorgehoben werden. Es geht dabei um

---

660 *Steinfath/Pindur*, Patientenautonomie im Spannungsfeld, 33.

661 *Ach/Schöne-Seifert*, Relationale Autonomie, 52; vgl. ebenso *Ach, Johann S./Pollmann, Arnd*, Selbstvertrauen, Selbstbehauptung, Selbstwertschätzung. Die Triple-S-Bedingung personaler Autonomie, in: Preprints of the Centre for Advanced Study in Bioethics 42 (2012), in: www.uni-muenster.de/imperia/md/content/kfg-normenbegruendung/intern/publikationen/ach/42_ach.pollmann_-_triple-s.pdf [abgerufen am 02.02.2013], 5f.

662 *Ach/Schöne-Seifert*, Relationale Autonomie, 52.

663 *Ach/Schöne-Seifert*, Relationale Autonomie, 53; vgl. ebenso *Ach/Pollmann*, Selbstvertrauen, Selbstbehauptung, Selbstwertschätzung, 15. Weiterhin kann man Rössler entnehmen: „Firstly, it is indisputable that autonomy is acquired in the framework of social relations, initially in the close relationships wherein dependent children are led gradually to grow up to be independent persons who not only have developed self-confidence, self-worth, and self-respect, but are also, on the basis, able to understand themselves as being autonomous persons. [...] It does mean, on the other hand, that a repressive socialization leading to a lack of self-confidence and self-worth can be characterized definitively as being a hindrance to autonomy", *Rössler*, Problems with autonomy, 148.

die Frage, ob intakte Beziehungen autonome Entscheidungen *kausal* befördern; oder ob Autonomie selbst anders zu denken ist, so dass sie als *konstitutiv* relational bzw. sozial gefasst werden muss.[664] Es gilt also zu erläutern, was „kausal relational" und „konstitutiv relational" jeweils bedeutet. Festzuhalten an dieser Stelle ist bereits, dass es doch bestimmte Formen von Beziehungen braucht, um selbstbestimmt agieren zu können: nämlich Beziehungen, in denen das praktische Selbstverhältnis realisiert wird.

4.4.12.1 Kausale Relationalität und konstitutive Relationalität

Es geht nun also um die Frage, ob die Fähigkeit der Autonomie *kausal* relational oder *konstitutiv* bzw. *intrinsisch* relational zu fassen ist. Friedman fragt in diesem Zusammenhang: „[I]s autonomy merely the (nonsocial) result of certain other social conditions or is it inherently social in its very nature?"[665] Relationale Konzepte können in konstitutiv (intrinsisch) relationale Konzepte und kausal relationale Konzepte unterteilt werden. „Those approaches focusing on the social constitution of the agent or the social nature of the capacity of autonomy itself, are *constitutive* conceptions, whereas those focusing on the ways in which socialization and social relationships impede or enhance autonomy are *causal* conceptions."[666]

Zunächst kann auf kausale Relationalität geschaut werden. Bei dieser wird akzeptiert, dass das gemeinschaftliche Leben sowie die sozialen Beziehungen zur Entwicklung einer Person beitragen. Dies scheint auf der Hand zu liegen, wenn an junge Menschen gedacht wird:

> „Die Kompetenz von Minderjährigen, selbstbestimmt zu entscheiden, wird erst durch anerkennende und ermutigende soziale Beziehungen ermöglicht. Ein Kind, das von seinen Eltern nie angehalten wurde, Selbstverantwortung zu übernehmen und eigene Entscheidungen zu treffen, dessen Wünsche nicht respektiert und dessen Selbstwertgefühl nicht gefördert wurden, wird auch im fortgeschrittenen Alter noch Schwierigkeiten haben, […] Autonomie zu entwickeln."[667]

---

664 Vgl. *Steinfath/Pindur*, Patientenautonomie im Spannungsfeld, 36.

665 *Friedman*, Autonomy, gender, politics, 96.

666 *Mackenzie/Stoljar*, Autonomy refigured, 22.

667 *Wiesemann*, Autonomie der Patienten in der modernen Medizin, 20.
Auf eine interessante Verbindung macht Boyd aufmerksam: „[T]he caregiving that mothers provide enables children to become autonomous persons yet, at the same time, this caregiving relationship constrains maternal autonomy", *Boyd*, Autonomy for mothers, 137. Nehmen wir ein Beispiel: Eine Mutter muss sich entscheiden, ob sie eine medizinische Behandlung durchführen lässt, bei der sie über längere Zeit keine

Es gibt keine „ex nihilo"-Kreation von Menschen und ihrer Selbstbestimmungsfähigkeit. Dies offenbart die Entwicklung im Kindesalter. Darüber hinaus muss gefragt werden, ob die Fähigkeit zur Selbstbestimmung für immer bestehen bleibt, wenn sie erst einmal erworben worden ist. Barclay zufolge sei es nicht so, dass Menschen in ihrer Kindheit einmal die Autonomiefähigkeit erwerben und sie dann automatisch immer aufrechterhalten bleibe. Eine graduelle Abhängigkeit bleibe weiterhin bestehen, so dass in den meisten Phasen des Lebens eine gewisse Angewiesenheit auf Andere existiere.[668] Damit erstrecke sich die kausale Relationalität auf das ganze Leben. Vertreter der kausalen Relationalität verneinen aber, dass soziale Beziehungen konstitutiv für das Selbstkonzept seien und dass soziale Beziehungen generell nicht freiwillig von einem Einzelnen ausgesucht werden könnten. Ihnen zufolge würden eigene Werte und Vorstellungen stattdessen von einem Individuum selbst allein ausgewählt.[669]

Taylor vertritt dagegen die Meinung, dass Autonomie das *Resultat* bestimmter sozialer Bedingungen sei, ohne die Autonomie nicht entwickelt werden könne.[670] Damit rückt die konstitutive Relationalität in den Blickpunkt. Hierzu schreibt Nedelsky: „In my view, each individual is in basic ways constituted by networks of relationships of which they are a part."[671] Konstitutive Relationalität ist wesentlich umstrittener als die kausale Relationalität. Friedman macht darauf aufmerksam, dass es hierbei darum gehe, zu erklären, was konstitutiv bzw. inhärent bedeute, und warum Autonomie als konstitutiv/inhärent relational aufgefasst werden sollte.[672] Verkerk unterscheidet die konstitutive und kausale Form wie folgt:

Aktivitäten ausführen darf, sondern nur im Krankenhausbett liegt. Muss sie nun aber zugleich Fürsorge gegenüber ihrem Kind leisten, weil es noch kein Jahr alt ist, kommt sie in einen Konflikt. Die Fürsorge gegenüber ihrem eigenen Kind kann dazu führen, dass sie ihre Entscheidung für die medizinische Behandlung nicht selbstbestimmt fällen kann. Das kann, muss aber nicht so sein.

668 Vgl. *Barclay*, Autonomy and the social self, 58. So sagt auch Anderson: „[A]utonomy is not something one is born having. In this sense, being autonomous depends on having developed certain capacities well enough to count as autonomous", *Anderson*, Regimes of autonomy, 358. Friedman sagt ebenso in Bezug auf das ganze Leben: „[A]utonomy requires a social context of enabling, or causal, background; it cannot emerge except out of relationships", *Friedman*, Autonomy, gender, politics, 17.

669 Vgl. *Donchin*, Autonomy and interdependence, 238.

670 *Taylor, C.*, Philosophy and human sciences, 190–192.

671 *Nedelsky*, Law's relations, 19.

672 Vgl. *Friedman*, Autonomy, gender, politics, 97.

> „The constitutive approach sees the self as relational in the sense that one of the fundamental ways a person conceives of himself and thinks about the world around him is in terms of the relationships in which she is involved. The causal approach underwrites the view that the capacity for autonomy is the product of the appropriate kind of social training and of social and historical contexts."[673]

Als konstitutive Theorie kann Oshanas sozial-relationaler Ansatz verstanden werden. In diesem ist die Präsenz bestimmter externer Bedingungen notwendig, damit ein Individuum autonom handeln könne.[674] Individuen, die in Beziehungen der Unterdrückung, der ökonomischen oder psychologischen Abhängigkeit oder der Marginalisierung stünden, könnten demnach generell nicht selbstbestimmt handeln, weil ihnen die praktische Kontrolle über ihr Leben fehle. Allerdings lassen sich gegen Oshanas Theorie genügend Gegenbeispiele aufzeigen. Das Beispiel zum Nationalsozialismus in Kritik 11 ist ein solches: Unter dem NS-Regime konnten einzelne Individuen trotz Unterdrückung selbstbestimmt handeln.

Auch wenn Oshanas Theorie nicht zutrifft, gibt es viele Ethiker, die sich für eine konstitutive Relationalität aussprechen. Beispielsweise schreibt Stoljar: „Self-referring attitudes like self-esteem and self-trust (which by hypothesis are necessary conditions of autonomy) depend on self-interpretation, which in turn depends on the interpretation of the self by others. Important capacities therefore are *intrinsically* social and relational."[675] Treffend scheint auch die Aussage Andersons:

> „Wir werden weder mit der Fähigkeit zur kritischen Reflexion geboren, noch mit der Fähigkeit, unsere eigenen Bedürfnisse und Gefühle adäquat zu interpretieren oder uns unsere Überzeugungen im vollen Sinne anzueignen. Diese Fähigkeiten können sich nur auf dem Wege der Sozialisierung entwickeln. Autonomie ist daher nur unter gesellschaftlichen Bedingungen möglich, die die erforderlichen Formen der Sozialisierung stützen."[676]

---

673 *Verkerk, Marian A.*, The care perspective and autonomy, in: Medicine, Health Care and Philosophy 4/3 (2001), 289–294, 292.

674 Vgl. *Oshana*, Personal autonomy in society.

675 *Stoljar*, Informed consent, 379. Ähnlich schreibt Donchin: „Autonomy in the strong relational sense is both reciprocal and collaborative. It is reciprocal in that it is not solely an individual enterprise but involves a dynamic balance among interdependent people tied to overlapping projects. Moreover, the self-determining self is continually remaking itself in response to relationships that are seldom static", *Donchin*, Autonomy and interdependence, 239.

676 *Anderson*, Relationale Autonomie 2.0, 70; vgl. ebenso *Hirschmann*, Autonomy or freedom, 74. Ebenso meint Mackenzie: „However, from a relational perspective,

Für ein eher konstitutives Verständnis sprechen insbesondere die „genuin gemeinsamen Willensbildungsprozesse, die sich nicht auf die Kombination vorgängig vorliegender Elemente in Form von Absichten, Überzeugungen, Präferenzen oder anderen Einstellungen reduzieren lassen.“[677] Treffe eine Person eine Entscheidung, die auf Selbstachtung und Selbstwertschätzung beruhe, sei, so Pindur und Steinfath, die Art ihres Selbstverhältnisses in einer Hinsicht ein Modus ihrer Entscheidung selbst und nicht nur eine Ermöglichungsbedingung.[678]

Um die Thematik abzurunden kann auf die Erklärung Baumanns verwiesen werden.[679] Zur kausalen Relationalität sagt er, dass soziale Bedingungen als Hintergrundbedingungen oder als unterstützende Bedingungen bei der Autonomieausübung mitwirken würden, wobei Autonomie weiterhin individualistisch zu verstehen sei. Autonom zu handeln hieße dann immer noch, effektiv ausgeübte, relevante psychologische Fähigkeiten oder Kompetenzen zu besitzen. Ob eine Person selbstbestimmt handle, könne dabei ausschließlich anhand des internen psychologischen Status‘ der Fähigkeiten beantwortet werden. Vertreter der konstitutiven Relationalität bestreiten dagegen, dass soziale Bedingungen nur Hintergrundbedingungen seien. Für sie sei die Beziehung zwischen individueller Autonomie und dem sie umgebenden Umfeld sicher gegeben: Autonomiebedingungen erforderten ein entsprechendes interpersonales und soziales Umfeld des Handelnden. Das heiße: „[W]hat it means to be autonomous, according to proponents of constitutively social accounts, cannot be spelled out without direct reference to a person's social environment, her social position or standing.

the distinction between internal and external conditions, including our social relations with others, shape the process of practical identity formation, the *self* of self-governance and the development of the skills and competences required for *governing* the self. On the one hand, this is not necessarily problematic, from a relational perspective – it points to the facts of developmental and ongoing dependency and to the extensive interpersonal, social, and institutional scaffolding necessary for self-governance. On the other hand, in contexts of social oppression, as is shown by the phenomenon of adaptive preference formation, severely limited opportunity conditions can deform the process of practical identity formation and impair the development and exercise of autonomy competence“, *Mackenzie*, Three dimensions of autonomy, 31.

677 *Steinfath/Pindur*, Patientenautonomie im Spannungsfeld, 36.

678 Vgl. *Steinfath/Pindur*, Patientenautonomie im Spannungsfeld, 36.

679 Vgl. *Baumann, Holger*, Reconsidering relational autonomy. Personal autonomy for socially embedded and temporally extended selves, in: Analyse und Kritik 30 (2008), 445–468, im Folgenden Bezug auf: 447f.

The ‚social' is written directly into the definition of autonomy."[680] Wenn nun Autonomie kausal und konstitutiv relational ist, dann reicht es nicht aus, allein auf psychologische Fähigkeiten einer Person zu schauen, um zu entscheiden, ob sie selbstbestimmt handeln kann. Wie Sherwin und Winsby schreiben, müsste mehr gemacht werden, als die psychologischen Fertigkeiten durch Erziehung und Anderes zu verbessern: Die sozialen Beziehungen müssten grundsätzlich so gestalten werden, dass sie für die Befähigung zur sowie für die Ausübung und Gewährleistung der Selbstbestimmung angemessen seien.[681] Ein Autonomie-Konzept, wie es hier angenommen wird,

> „looks not to internal psychological structure but to how the agent positions herself as one practical reasoner among many – or more specially, to how she is disposed to respond to the normative pressures placed on her by other agents who may call her to account for the commitments that guide her choices and actions."[682]

Das soll aber nicht heißen, dass die psychologischen Aspekte unterbewertet werden. Dass die Fertigkeiten für selbstbestimmtes Handeln aufgewiesen werden können, liegt vorerst weiterhin an der psychologischen Verfassung des Handelnden. Doch diese internen Fertigkeiten interagieren mit den externen Aspekten, die sie umgeben.

Es ist letztlich auf Probleme der jeweiligen Lesart der Relationalität hinzuweisen. Der kausalen Lesart liegt der Gedanke zugrunde, dass ein Individuum im Laufe der Kindheit und Jugend – wenn alles gut laufe – durch praktische Interaktion innerhalb sozialer Beziehungen lerne, was es heiße, autonom zu handeln. Dabei würden sie die dafür erforderlichen Fähigkeiten erwerben. Sobald sie diese einmal hätten, könnten sie autonom handeln, und zwar prinzipiell sowie ohne Graduierung. Deshalb könne solch ein Individuum auch noch autonom handeln, wenn es alleine auf einer einsamen Insel sitze. Die konstitutive Lesart legt dagegen nahe, dass es einem Kategorienfehler entspreche, von einem Einsiedler als autonom Handelndem zu reden, weil Autonomie per Definition nur in sozialen Beziehungen überhaupt existiere, weil sie durch die Beziehungen konstituiert werde. Es ist demnach unsinnig, vom Einsiedler zu sagen, er könne autonom handeln, solange er ganz alleine auf seiner Insel sitze, selbst dann, wenn er in seiner Kindheit und Jugend allerlei Fähigkeiten entwickelt habe. Erst wenn er Besuch von mindestens einer zweiten Person

680 *Baumann*, Reconsidering relational autonomy, 448.

681 Vgl. *Sherwin, Susan/Winsby, Meghan*, A relational perspective on autonomy for older adults residing in nursing homes, in: Health Expectations 14/2 (2012), 182–190, 185.

682 *Westlund*, Rethinking relational autonomy, 33.

bekomme und mit dieser interagiere, dann könne er mehr oder weniger (oder auch gar nicht) autonom handeln. Die These aber, dass das Individuum erst durch soziale Beziehungen konstituiert werde, kann dabei radikal gelesen werden: Ohne diese (speziellen) Beziehungen gäbe es kein (bzw. nicht dieses) Individuum, d.h. das Individuum bestehe nur aus solchen Eigenschaften, die durch soziale Beziehungen konstituiert würden. Es habe darüber hinaus keine vorgängigen, essentiellen und individuellen Eigenschaften. Das Problematische an dieser radikalen Lesart besteht darin, dass keine Eigenschaften mehr übrigblieben, wenn die Beziehungen weggedacht würden. Oder es müsste ständig ein neues Individuum entstehen, wenn die Beziehungen sich in relevanter Hinsicht ändern würden.[683] Es gibt damit sowohl ein Problem mit der synchronen Einheit der Person als auch mit der diachronen personalen Identität. Die starke Lesart scheint damit mehr als problematisch zu sein. Doch kann die konstitutive Lesart auch noch schwächer gelesen werden: Es ist nämlich zu fragen, ob die Beziehungen immer *aktual* und immer *in Interaktion* bestehen müssen. Wäre es z.B. unsinnig, von einem Individuum zu behaupten, es sei um vier Uhr morgens fähig, autonom zu handeln, wenn es da gerade schläft und geweckt werden würde, während es dabei überhaupt keine Interaktion mit seiner sozialen Umwelt unterhält? Zugleich steht das Individuum ganz abstrakt auch zu diesem Zeitpunkt in vielen Beziehungen: Es ist immer noch Tochter, Freundin, Kollegin etc. Wenn also eine Theorie der konstitutiven Relationalität von Selbstbestimmung nicht erfordert, dass das Individuum selbst durch soziale Beziehungen konstituiert werde, sondern nur, dass ein bestehendes Individuum in Abhängigkeit von sozialen Beziehungen mal mehr, mal weniger fähig ist, autonom zu handeln, besteht das Problem wie bei der starken Lesart von konstitutiver Relationalität nicht. Dann müssen jedoch Kriterien dafür aufgestellt werden, welche Beziehungen ein Individuum dazu verhelfen, autonom zu handeln. Ebenso müsste gesagt werden, warum dies so sei. Das wird die Aufgabe sein, der unter der Thematik der Anerkennungsbeziehungen in Kapitel 5 nachzugehen ist.

Es lässt sich also feststellen, dass bei der Ausübung von Autonomie sowohl eine kausale Relationalität als auch eine schwache Form von konstitutiver Relationalität notwendig ist: Das Individuum muss in der Kindheit und Jugend lernen,

---

683 Hirschmann geht ebenso auf diese Problematik ein: „If everything and everyone is always already socially constructed, if there is no way *not* to be socially constructed, there is no way to exist outside social relations, outside social contexts, outside language. We can grant that. But then relationality becomes so expanded as to make it almost meaningless", *Hirschmann*, Autonomy or freedom, 81.

selbstbestimmt handeln zu können, und braucht soziale Beziehungen grundsätzlich im Leben, um selbstbestimmt handeln zu können. Dies ist eine Neuerung gegenüber dem individualistischen Autonomie-Konzept von Beauchamp und Childress, die auf diese Aspekte nicht eingehen.

4.4.12.2 Selbstwert durch Anerkennungsbeziehungen

Es ist nun der Punkt aufgetreten, an dem das Standardverständnis nach Beauchamp und Childress an seine Grenzen gestoßen ist. Denn in diesem wird der Selbstwert nicht thematisiert. Es werden keine Aussagen darüber gemacht, welche Bedeutung dem Selbstverhältnis, insbesondere Selbstvertrauen und Selbstwertschätzung, für die Selbstbestimmung zukommt. Ebenso wenig setzen sich Beauchamp und Childress überhaupt mit kausaler und konstitutiver Relationalität auseinander. Jedoch scheinen hier die Knackpunkte zu liegen, an denen sich die Kritik der Relationalisten am individualistischen Verständnis als schwerwiegendste erweist. Wiesemann versteht in diesem Zusammenhang die relationale Autonomie wie folgt:

> „Damit soll ausgedrückt werden, dass förderliche und respektvolle Beziehungen mit anderen Menschen zum einen kausal notwendig für die Ausbildung von Selbstbestimmungsfähigkeit sind, da Selbstvertrauen und Selbstrespekt, die Grundvoraussetzungen jeder Form von Autonomie, nicht ohne förderliche menschliche Beziehungen gedeihen können. Zum anderen sind Identität und Selbstbild des Menschen abhängig von Beziehungen wechselseitiger Anerkennung, diese erweisen sich damit sogar als konstitutiv für Autonomie, d.h. Autonomie kann nur innerhalb von Anerkennungsbeziehungen sinnvoll ausgeübt werden.“[684]

Mit dem Begriff der Anerkennungsbeziehungen ist der Aspekt benannt, der den Mittelpunkt des Kapitels 5 bilden wird. In diesem soll, ähnlich wie Anderson und Honneth es propagieren,[685] aufgezeigt werden, dass Autonomie eine konstitutiv soziale Fähigkeit ist, in dem Sinne, dass Selbstbestimmung in normativen sozialen Praktiken der gegenseitigen Anerkennung herausgebildet wird. „An adequate approach must start out from the broader range of social institutions and

---

684 *Wiesemann*, Autonomie der Patienten in der modernen Medizin, 18. Weiterhin schreibt Wiesemann: „Überforderung tritt ein, wenn mit Hilfe des Ideals der Selbstbestimmung nur verbrämt wird, dass der Patient eigentlich in seinen existentiellen Nöten allein gelassen wird. Der Begriff der relationalen Autonomie sensibilisiert dagegen für jene Seiten unserer Persönlichkeit, die auf Respekt, Anerkennung und Einfühlung von anderen konstitutiv angewiesen sind“, *Wiesemann*, Autonomie der Patienten in der modernen Medizin, 18.

685 *Anderson/Honneth*, Autonomy, vulnerability, recognition, and justice.

interpersonal contexts within which one finds the recognitional relations crucial for autonomy."[686] Doch bevor diesem Anliegen nachgegangen wird, gilt es, die bisherigen Erkenntnisse zu bündeln.

4.5 Zwischenresümee: Notwendigkeit sozialer Verantwortung für die Befähigung zur und Aufrechterhaltung der Autonomiefähigkeit

Der Durchgang durch die einzelnen Kritikpunkte der Relationalisten, die in der internationalen umfangreichen Literatur am individualistischen Autonomie-Verständnis von Beauchamp und Childress geäußert werden, hat insbesondere zweierlei gezeigt: Zum einen haben elf der zwölf Kritikpunkte nicht zur Notwendigkeit einer Revision des individualistischen Autonomie-Verständnisses geführt. Im Gegenteil: Das, was kritisiert wurde, ist im Konzept von Beauchamp und Childress bereits enthalten. Zum anderen konnte die Ausdifferenzierung der einzelnen Kritiken aufzeigen, dass soziale Beziehungen bei allen 12 Punkten eine gewichtige Rolle spielen. Es ist zu sehen, dass einige Einwände für eine noch genauere *Präzisierung* sorgen können (Transzendenz der Individualität, unzureichende Kompetenzbedingung, relationale Fähigkeiten, Nichtberücksichtigung sozialer Kontrolle, Authentizitätsbedingung). Ebenso konnte demonstriert werden, dass das Konzept von Beauchamp und Childress an einzelnen Stellen weiter *konkretisiert* werden kann (Dialogfähigkeit, Selbstautorisierung, Nicht-Entfremdung) oder auch einzelne Aspekte *stärker betont* werden können (Befähigungspflichten, Fürsorge und Notwendigkeit sozialer Beziehungen). Darüber hinaus stehen sich beide Autonomie-Konzepte, individualistisch und relational, wesentlich näher als beide Seiten behaupten. Oftmals liegt der Unterschied nur darin, welcher Aspekt wie stark betont wird. Was letztlich zum Überdenken des individualistischen Autonomie-Verständnisses führt, ist Kritik 12, in der es um einen sozial vermittelten Selbstwert geht. Hier konnte aufgezeigt werden, dass kausale und konstitutive Relationalität für Selbstbestimmung notwendig sind. Dadurch ergibt sich folgendes Gesamtbild:

686 *Anderson/Honneth*, Autonomy, vulnerability, recognition, and justice, 139.

Abb. 2: Auswirkungen der Kritiken am individualistischen Autonomie-Konzept.

Kritiken		Auswirkungen
Kritik 1: Kritik 4: Kritik 5: Kritik 8: Kritik 9:	Nicht-Beachtung der Transzendenz der Individualität Unzureichende Kompetenz-Bedingung Erweiterung um relationale Fähigkeiten Nicht-Beachtung sozialer Kontrolle Fehlende Authentizitätsbedingung	Aspekte können das individualistische Autonomie-Konzept präzisieren
Kritik 2: Kritik 3: Kritik 11:	Nicht-Beachtung der Fürsorge Fehlende Befähigungspflichten Notwendigkeit bestimmter Beziehungen	Aspekte könnten im individualistischen Autonomie-Konzept stärker betont werden
Kritik 6: Kritik 7: Kritik 10:	Erweiterung um Dialogfähigkeit Erweiterung um Bedingung der Selbstautorisierung Fehlende Nicht-Entfremdungs-Bedingung	Aspekte könnten das individualistische Autonomie-Konzept konkretisieren
Kritik 12:	Nicht-Beachtung des sozial konstituierten Selbstwerts	Kritik kann zu einer Revision des individualistischen Autonomie-Konzeptes führen

Quelle: Eigene Darstellung

Ein Individuum sollte weiterhin das Recht behalten, darüber zu entscheiden, was mit ihm in medizinischer Hinsicht geschehen soll. Das grundsätzliche Interesse gilt also dem Individuum, das sich selbst zu den sozialen und relationalen Aspekten seines Selbst positionieren kann.[687] Dem Individuum allein kommt die autoritative Entscheidungsinstanz in Fragen des eigenen Lebens zu. Dies mag als individualistischer Kern verstanden werden, doch er ist durchaus mit relationalen Bezügen zusammenzubringen. Die Entwicklung und Ausübung der Autonomiefähigkeit erfordert umfangreiche und andauernde interpersonale, soziale und institutionelle Grundlagen und kann durch Herrschaft, Unterdrückung und Benachteiligungen behindert werden.[688] Solche Behinderungen können zu sozialer Ungerechtigkeit führen, so dass dem Staat die Aufgabe zukommt, soziale, politische und rechtliche Institutionen zu entwickeln, die die Autonomie der Bürger befördern.[689] Es muss darüber hinaus auch darauf geachtet werden, wie

687 Vgl. *Anderson*, Relationale Autonomie 2.0, 63.

688 Vgl. *Nedelsky*, Law's relations, 32f./118–120; *Mackenzie*, Importance of relational autonomy and capabilities, 41f.

689 Vgl. *Mackenzie*, Importance of relational autonomy and capabilities, 42. Ähnlich schreibt Zutlevics: „If selves are reliant on relationships for their existence and

soziale Beziehungen, die die Autonomie eigentlich stützen, diese auch einschränken oder verletzen können. Dies gilt auch für den Gesundheitssektor: „The range of areas within health-care where the development, promotion, and exercise of autonomy competency can be influenced by health-care institutions, policies, and professionals must also be considered."[690] Wird dies ignoriert, hat das Folgen vor allem für diejenigen, die ohnehin bereits benachteiligt sind: „If one ignores the complexities of institutional medicine, one is likely to undervalue the need for just social institutions to safeguard patient interests and slight the most vulnerable who have historically been underserved by health care systems."[691]

Autonomie zu befördern ist Gegenstand auch der sozialen Verantwortung, weil die Entwicklung und Ausübung ihrer Kompetenzen tief sozial verwurzelt sind: (1) Autonomie-Fertigkeiten werden mit und von Anderen (im gelingenden Fall) gelernt, (2) soziale Institutionen und interpersonale Beziehungen liefern den Kontext und die Unterstützung für den Erwerb dieser Kompetenzen und (3) viele dieser personal wichtigen Kontexte, in denen diese Autonomie-Kompetenzen ausgeübt werden, sind in sozialen, interpersonalen

---

preservation, then in pursuit of personal autonomy such relations cannot be ignored. This means that we will have to take far more seriously the development and conservation of positive (healthy) social-relations – both in our personal practices and, more broadly, in our social ones – if we want personal autonomy to flourish. [...] Given the relationship between oppression and personal autonomy noted earlier, we have good reason to create conditions whereby autonomous relational selves can flourish", *Zutlevics*, Relational selves, personal autonomy, and oppression, 432. Ebenso bedeutsam ist Ells' Aussage: „Attention to relational autonomy may thus motivate an analysis of and res-ponse to health care practices and policies at micro-, meso-, and macro-levels and the global forces that enter each of these relations. Injustices that interfere with respect for autonomy must be minimized, if not eliminated, so that respect for autonomy is possible, or largely so", *Ells*, Lessons about autonomy from the experience of disability, 614.

690 *Dodds*, Choice and control in feminist bioethics, 232; ebenso *Boyd*, Autonomy for mothers, 150–152; *Nedelsky*, Law's relations, 137.

691 *Donchin, Anne*, Understanding autonomy relationally. Toward a reconfiguration of bioethical principles, in: Journal of Medicine and Philosophy 26/4 (2001), 365–386, 369f. An anderer Stelle bekräftigt Donchin ihre Aussage: „At greatest risk are the sick who are already in a dependent and powerless social position by virtue of [origin], social class, age, or handicap. Illness is likely to intensify inequality and contribute to their neglect and isolation, materially as well as psychologically", *Donchin*, Understanding autonomy relationally, 375. Vgl. auch *Sherwin/Winsby*, relational perspective on autonomy, 185.

Beziehungen.[692] Anderson benennt zwei intersubjektive Dimensionen von Autonomie.[693] Zum einen sei Autonomie an die Verfügbarkeit des sozial-kulturellen Kontextes verbunden, in dem die Handlungen als diejenigen einer autonom handelnden Person anerkannt würden. Dies bezeichnet er als „recognitionally secured-agency“: Diese autonomie-befähigenden Bedingungen stünden zwar nicht unter der eigenen individuellen Kontrolle, sie seien aber immerhin mit konstituiert von dem eigenen Engagement ihnen gegenüber. Zum anderen brauche die Person ein gewisses Niveau an Kompetenz, das ihr von anderen Personen zugeschrieben werde, als Eingangsticket in signifikante soziale Praktiken, vor allem bezogen auf solche, in denen Autonomie ausgeübt werde. Dies nennt er „participation-affording competence ascriptions“. Dazu bedürfe es einer Theorie, in der festgelegt werde, welches Mindestmaß an Autonomie-Fertigkeiten erforderlich sei, um als funktionierendes Mitglied in einer komplexen Gesellschaft inkludiert zu sein. Diese Schwelle basiert auf einer politischen Festlegung, weil das Niveau der Autonomie-Fertigkeiten immer von den sozialen Praktiken abhänge, die die Menschen für wichtig halten.[694] Es ist die Frage zu stellen, welche Möglichkeiten der Autonomieausübung für eine Person bereitstehen, welche Ressourcen sie dafür mit sich bringen muss und wie diese Autonomiefähigkeit gefördert und ermöglicht werden kann. Dabei geht es auch um Folgendes:

---

692 *Anderson, Joel,* Autonomy and vulnerability entwined, in: Mackenzie, Catriona/Rogers, Wendy/Dodds, Susan (Eds.), Vulnerability. New essays in ethics and feminist philosophy, New York 2014, 134–161, 138. So schreibt auch Barclay: „[I]t is equally true that the very precondition of our being able to develop and sustain our capacity for autonomy is attributable to our developing and remaining embedded within a network of social relationships“, *Barclay,* Autonomy and the social self, 57.

693 Vgl. *Anderson,* Autonomy and vulnerability entwined, im Folgenden Bezug auf: 138–144.

694 Vgl. *Anderson,* Autonomy and vulnerability entwined, 154–157. Ebenso äußert sich Christman: „[A]utonomy can function as the locus of interpersonal respect and reciprocity that principles of justice for pluralistic democracies are built upon. But *those* principles should themselves be seen, I will argue, as diachronic and historical, both in terms of the social context to which they apply and in their own structure“, *Christman,* politics of persons, 15. Ähnlich verweist auch Nedelsky auf Institutionen und Normen: „[H]uman institutions and norms […] are themselves conditioned by the availability of natural resources as well as the way humans have constructed control over those resources and the way humans understand their entitlement to them“, *Nedelsky,* Law's relations, 22.

> „[W]e could try to articulate competing conceptualizations of autonomy in terms of competing, more-or-less coherent packages regarding which ways of treating people are appropriate, what kind of a society we want to live in, what should get priority, how we can arrange our society so as to increase our ability to realize certain values etc. – what I will refer to below as ‚regimes of autonomy'."[695]

Eben an diesen Gedanken schließt das fünfte Kapitel an.

---

695 *Anderson*, Regimes of autonomy, 356. Anderson unterscheidet verschiedene Formen der „regimes of autonomy": liberal, solidarisch und perfektionistisch. Bei diesen untersucht er die Anforderungen an das Individuum, um als autonom betrachtet zu werden (also welche Fähigkeiten es aufweisen muss), und das, was einem aufgrund der Autonomie zukommt. In einem *liberalen* Regime seien minimale Fähigkeiten aufzuzeigen, mit dem Zuspruch von Autonomie werde zugleich Maximales eröffnet. Im solidarischen Regime seien die Anforderungen für den Nachweis der Fähigkeit niedriger als im liberalen Regime, aber auch das, was einem durch den Nachweis der Autonomie ermöglicht werde, sei begrenzter. In einem *perfektionistischen* Regime seien die Anforderungen bezüglich der Fähigkeit sehr hoch, dafür werde jemanden aber auch viel gestattet, wenn die Fähigkeit vorliege, vgl. *Anderson*, Regimes of autonomy.

5. Selbstbestimmung – Anerkennung – soziale Beziehungen: ein anerkennungstheoretischer Ansatz selbstbestimmten Handelns

Die Kontrastierung von Konzepten der relationalen Autonomie mit dem Autonomie-Verständnis von Beauchamp und Childress lässt es wünschenswert erscheinen, eine genauere Betrachtung der relationalen Aspekte der Autonomie anhand der Untersuchung der intersubjektiven Anerkennung anzustellen. Intersubjektive Anerkennung ist in den vergangenen Jahren zunehmend ein Gegenstand sozialphilosophischer Untersuchungen geworden. Erste Erkenntnisse dieser Forschungsarbeiten sind bereits in die Medizinethik eingeflossen, jedoch ist bei weitem noch nicht geklärt, welche Rolle intersubjektive Anerkennung in der Medizinethik allgemein und in Bezug auf die Fähigkeit zur Selbstbestimmung im Konkreten einnimmt. An dieser „Leerstelle" setzen die Überlegungen dieses Kapitels an.

Als Erstes wird dargelegt, was unter dem Begriff der Anerkennung gefasst wird (Abschnitt 5.1). Die Verständnisweisen von Anerkennung als monologischer oder dialogischer sowie als eindimensionaler oder multidimensionaler Begriff sind zu erklären. Hierzu gehört, den Begriff der Anerkennung von anderen (wie etwa Identifikation) abzugrenzen. Es wird zu klären sein, ob Anerkennung als triadische Relation interpretiert werden kann, bei der Person A Person B als oder für X anerkennt. Hinzu tritt die Frage nach dem Status der Anerkennung: Dieser meint entweder (1) eine rein politische Anerkennung, (2) eine rein moralische Anerkennung oder (3) ein Zustand des Anerkanntseins über die Sphären Liebe, Recht und Gesellschaft. Es ist eine Begründung dafür zu geben, warum der dritte Status in dieser Arbeit als Bezugspunkt genommen wird.

Auf der Grundlage einer Begriffsbestimmung wird die Anerkennungstheorie von Axel Honneth vorgestellt (Abschnitt 5.2). Er verfolgt das Ziel, eine normativ gehaltvolle Gesellschaftstheorie zu entfalten. Diese dient als Grundlage dafür, dass der Mensch in intersubjektiven Formen der Liebe, des Rechts und der Solidarität eine ungestörte Selbstbeziehung entwickeln kann. Hinsichtlich der Theorie von Honneth wird nicht auf alle Aspekte eingegangen, sondern nur auf diejenigen, die für selbstbestimmtes Handeln relevant sind: Es geht darum, welche Bedeutung Anerkennung für Selbstbestimmung spielt. Es werden die angesprochenen Formen reziproker Anerkennung dargelegt, ebenso die Missachtungsformen, die

die Selbstbeziehung bedrohen und so negative Auswirkungen auf die Fähigkeit zur Selbstbestimmung haben können.

Um eine Antwort darauf zu finden, ob es einen existentiellen Zusammenhang zwischen Anerkennung und Handlungsautonomie gibt, werden Erkenntnisse aus der Moralpsychologie herangezogen (Abschnitt 5.3). Es ist zu erläutern, was ein Selbstkonzept aus psychologischer Sicht auszeichnet. Es gilt dabei zu klären, wie ein Selbstkonzept entsteht, welchen Veränderungen es obliegt, welche Stabilität und Variabilität es aufzuweisen hat und wie es sich auf das Handeln auswirkt. Die daraus gewonnenen Erkenntnisse sollen zur Beantwortung der Frage beitragen, inwieweit die moralpsychologischen Annahmen die Ideen Honneths hinterfragen, bestätigen und an einzelnen Punkten erweitern können.

Nach der Auseinandersetzung mit den moralpsychologischen Annahmen ist der Weg von der Anerkennungstheorie in der Sozialphilosophie zur Debatte um Autonomie in der Medizinethik zu beschreiten (Abschnitt 5.4). Es ist der Aufgabe nachzugehen, wie die Anerkennungstheorie in der Medizinethik angewendet werden kann. Es gilt zu konkretisieren, dass Anerkennung für die Entwicklung von Selbstvertrauen, Selbstachtung und Selbstwertschätzung wichtig ist und warum diese drei Eigenschaften wiederum fundamental für die Fähigkeit zur Selbstbestimmung sind. Was diese drei Begriffe bedeuten, wird in diesem Teil der Arbeit vertieft.

Anschließend wird das Konzept der sozial verantworteten Selbstbestimmung in der Medizin vorgestellt (Abschnitt 5.5). Es ist aufzuweisen, warum es einen existentiellen Zusammenhang zwischen Anerkennung, Selbstkonzept und lokaler Autonomie gibt. Das Autonomie-Konzept von Beauchamp und Childress ist in der Hinsicht zu erweitern, dass es das Selbstkonzept als die entscheidende Bedingung selbstbestimmten Handelns aufnimmt.

Im Anschluss daran werden mögliche Einwände gegen das skizzierte Konzept selbstbestimmten Handelns diskutiert (Abschnitt 5.6). Hierzu gehören die Einwände, dass das vorliegende Konzept zu paternalistischen Aktionen führe oder perfektionistische Implikationen habe. Es sind Antworten darauf zu geben, ob tatsächlich zu hohe Schwellenwerte für die Bestimmung von selbstbestimmten Handlungen vorliegen und ob dem vorliegenden Konzept eine starke Vorstellung guten Lebens zugrunde liegt. Diese Kritiken werden genauer analysiert und können dabei helfen, das eigene Konzept noch genauer zu skizzieren.

5.1 Anerkennung – eine Begriffsbestimmung

Der Begriff der Anerkennung hat weit zurückreichende historische Wurzeln. Erste Anklänge lassen sich schon in der griechischen Antike finden: Damals gab es in der Ethik die Vorstellung, dass ein Mensch ein gutes Leben nur dann führen könne, wenn seine Handlungen eine soziale Wertschätzung in einer Polis erfahren.[696] Geschichtlich betrachtet hat der Begriff der Anerkennung insbesondere bei Kant eine zentrale Rolle gespielt, obwohl er primär nicht den Begriff der Anerkennung, sondern den der Achtung verwendete.[697] Bei ihm nahm „Achtung" eine wesentliche Funktion in seinen Überlegungen ein, da sie für ihn das höchste Prinzip der Moral verkörperte. Es lässt sich im bereits angesprochenen kategorischen Imperativ (vgl. Abschnitt 3.1) finden: Diesem zufolge sollte kein Mensch als Mittel zum Zweck behandelt werden.[698] Die bedeutsamste historische Bezugsperson für den gegenwärtigen Begriff der Anerkennung ist allerdings Hegel.[699] Ein Blick in die aktuelle Literatur lässt erkennen, dass der größte Teil der Wissenschaftler, die sich mit Anerkennung auseinandersetzen, auf Hegel Bezug nimmt. Auch wenn es mehrere Vorläufer gibt, wurde das Verständnis von Anerkennung erst in den letzten 20 bis 30 Jahren umfassend herausgearbeitet, wobei sich der heutige Inhalt von früheren Formen mehr oder weniger unterscheidet. Diskussionen über Multikulturalismus und Feminismus haben dazu beigetragen, die Idee der Anerkennung als normative Theorie weiterzuentwickeln. Individuen sollen dabei in ihrer „Differenz" Anerkennung oder Respekt erfahren.[700] In diesen Debatten ging es um die Frage, wie und als was sich Individuen gegenseitig anerkennen können. Dies zu definieren, ist nicht einfach. Schließlich handelt es

696 Vgl. *Honneth, Axel*, Zwischen Aristoteles und Kant. Skizze einer Moral der Anerkennung, in: Honneth, Axel, Das Andere der Gerechtigkeit. Aufsätze zur praktischen Philosophie, Frankfurt a. M. [5]2012, 171–192, 174.

697 In dieser Arbeit meint „Achtung" ein basales Prinzip, bei dem der Andere als freie, gleiche Person geachtet wird; „Anerkennung" hingegen bedeutet, den anderen in seiner individuellen und besonderen Andersheit zu bejahen. Zur Unterscheidung der Begriffe vgl. *Schmetkamp*, Respekt und Anerkennung.

698 Man darf Menschen, so Kant, wohl als Mittel für eigene Zwecke gebrauchen, muss sie aber immer *auch* als Zwecke an sich achten: „Handle so, daß Du die Menschheit sowohl in Deiner Person, als in der Person eines jeden andern jederzeit zugleich als Zweck, niemals bloß als Mittel brauchst", *Kant*, GMS, 66.

699 Vgl. für eine Rekonstruktion der Gedanken Hegels die Arbeiten Ludwig Sieps, vgl. *Siep, Ludwig*, Anerkennung als Prinzip der praktischen Philosophie: Untersuchungen zu Hegels Jenaer Philosophie des Geistes, Freiburg/München 1979 (Neuauflage Siep, Anerkennung als Prinzip der praktischen Philosophie (2014)).

700 Vgl. z.B. *Taylor, Charles*, Multikulturalismus und die Politik der Anerkennung, Frankfurt a. M. 1992.

sich bei „Anerkennung" um einen Begriff, der eine Bedeutungsvielfalt aufweist und weder alltagssprachlich noch philosophisch festgelegt ist.[701]

Der Begriff der Anerkennung wird im alltäglichen Leben in verschiedener Weise verwendet. Es kann Verschiedenes Anerkennung bekommen, z.B. ein Staat, ein Mensch, ein Tier oder die Natur und es können dabei verschiedene Aspekte anerkannt werden. Das kann an Beispielen demonstriert werden: Ein Staat kann z.B. als eigenständiger Staat anerkannt werden oder die Kultur eines Staates wird anerkannt. Bei Menschen und Tieren können z.B. Fähigkeiten oder Eigenschaften anerkannt werden; ebenso kann die Natur z.B. für ihre Schönheit oder als Ressourcenquelle für Lebewesen Anerkennung bekommen. Wird im Folgenden Anerkennung untersucht, meint dies immer Anerkennung in Hinsicht auf den Menschen. Hierzu schreibt Hildt, Bezug nehmend auf Berlin:

> „[Es] ergebe sich die Unfreiheit, über die Einzelne oder Gruppen von Menschen klagen, häufig aus dem Fehlen von Anerkennung. Denn Menschen streben nicht nur nach Freiheit von äußeren Zwängen oder nach Selbstvervollkommung, sondern auch danach, nicht ignoriert oder verächtlich behandelt zu werden, und als Individuum in ihrer jeweiligen Einmaligkeit adäquat anerkannt zu werden. So kann sich jemand in dem Maße unfrei fühlen, in dem er nicht als selbstbestimmtes, individuelles Wesen wahrgenommen wird, oder er kann sich als Mitglied einer nicht anerkannten oder ausreichend respektierten Gruppe unfrei fühlen."[702]

Neben Hildt gibt es eine Vielzahl von Autoren, die in den vergangenen Jahren betont haben, dass Anerkennung durch Andere eine wichtige Rolle für den Menschen spiele. Gemeinsam ist den gegenwärtig geläufigen Anerkennungstheorien die Annahme, dass der Mensch auf die Anerkennung durch andere Menschen angewiesen sei, um ein positives Selbstverhältnis entwickeln zu können. Dabei wird mit Anerkennungstheorien, wie in Kapitel 1 dargelegt, auf liberalistische Ideen des atomistischen Individuums reagiert: Diesen wird eine intersubjektivitätstheoretische These entgegensetzt, nach der der Mensch immer schon in soziale Interaktionszusammenhänge eingebettet sei und nicht als Einzelwesen aufgefasst werden könne. Damit ist nicht gemeint, dass der Mensch nicht individuelle Aspekte besitze, sondern dass er soziale Beziehungen brauche, um diese entwickeln zu können. Dies entspricht dem Verständnis von konstitutiver

---

701 An dieser Stelle kann Axel Bohmeyer gefolgt werden: „Das Fehlen eines singulären, als kanonisch zu bezeichnenden Textes erschwert […] den Zugang zu einer Anerkennungstheorie", *Bohmeyer, Axel*, Jenseits der Diskursethik. Christliche Sozialethik und Axel Honneths Theorie sozialer Gerechtigkeit (Forum Sozialethik 2), Münster 2006, 118.

702 *Hildt*, Autonomie in der biomedizinischen Ethik, 79.

Relationalität, wie es in Abschnitt 4.4.12. dargelegt wurde. Zum einen grenzen sich Menschen über ihr eigenes Selbstverständnis von anderen ab, zum anderen „konstituieren wir [Menschen, F. K.] uns aber auch erst durch den Anderen und dessen Anerkennung uns gegenüber“[703]. Die Beziehungen, in denen Menschen dabei leben, variieren über die Lebensspanne, jeder Mensch ist von Verwurzelung und Entwurzelung betroffen.[704]

Schmetkamp hat vier grundlegende Bedeutungen der Anerkennung (1–4) sowie zwei philosophische Bedeutungen moralischer Anerkennung (5–6) herausgearbeitet:

„1.) Formale Anerkennung in Gestalt der Rechtsprechung: die rechtskräftige Bestätigung, das heißt die Anerkennung etwa eines Testaments oder einer Vaterschaft.
2.) Würdigende Anerkennung in Gestalt von Lob: Die lobende Würdigung oder Hochschätzung einer Leistung oder Fähigkeit, zum Beispiel ‚in dankbarer Anerkennung jemandes Verdienstes‘, ‚jemandem Anerkennung zuteil werden lassen‘ und ‚Anerkennung ernten‘.
3.) Bejahende Anerkennung in Gestalt von Akzeptanz und Toleranz: Anerkennung von ‚jemandes Standpunkt‘ oder ‚Forderungen‘.
4.) Epistemologische Anerkennung in Gestalt von Für-Wahr-Halten: ‚etwas als wahr anerkennen‘, etwa eine Aussage, einen Tatbestand et cetera. […]
5.) Die deontologische Anerkennung in Gestalt von Achtung: Den moralischen Status der Person als autonom, frei, selbstbestimmt anerkennen.
6.) Die konsequenzialistische Anerkennung in Gestalt von Rücksicht gegenüber den Personen, die von meiner Handlung betroffen sind.“[705]

Im Feld dieser Verständnisweisen von Anerkennung ist in einem nächsten Schritt zu erläutern, was unter Anerkennung in dieser Arbeit verstanden werden soll.

5.1.1 Terminologische Differenzierung: identification – acknowledgement – recognition

Hinsichtlich der Kategorie der Anerkennung kann eine Differenzierung zwischen folgenden Begriffen vollzogen werden: „identification“, „acknowledgement“

703 *Schmetkamp*, Respekt und Anerkennung, 30.
704 Vgl. *Schmetkamp*, Respekt und Anerkennung, 35.
705 *Schmetkamp*, Respekt und Anerkennung, 112.

und „recognition".[706] Bei allen drei Begriffen geht es darum, dass eine Person/etwas (A) jemanden/etwas (B) *als* oder für etwas (X) anerkennt. Bei A handelt es sich immer um eine Person/eine Gruppe von Personen oder etwas (z.B. ein Staat), B ist entweder eine Person/Gruppe von Personen oder eine Sache. X kann dagegen variieren. Es hängt davon ab, was anerkennt werden soll.

Als Erstes kann Anerkennung in dem Sinne verstanden werden, dass alles (Eigenschaften, Ansichten, Zugehörigkeiten usw.) anerkannt werden kann. Hierfür lässt sich der Begriff „identification" verwenden: Etwas kann numerisch, qualitativ oder generell anerkannt werden. „Identification" kann dabei mit „Identifizierung" oder „Erkennen" übersetzt werden. Demnach kann Person B als das Individuum anerkannt werden, das sie ist, z.B. „das ist Paul". Gegenstand X kann dabei alles Mögliche sein: Eine Eigenschaft, eine Fähigkeit etc., z.B. „Paul ist groß". „Groß" wäre in diesem Fall die Eigenschaft, die als Eigenschaft von Paul anerkannt wird. Bei der Identifikation muss weiterhin zwischen *externer* Identifikation und *Selbst*-Identifikation unterschieden werden: Während Erstere von anderen Personen vollzogen wird (A und B sind different), sorgt bei Letzterer die Person selbst für die Identifikation (A und B fallen zusammen).[707] Es ist allerdings nicht gemeint, dass Selbst-Identifikation frei von Einflüssen Anderer ist. Vielmehr ist die Selbst-Identifikation oft in komplexen Dialogen mit anderen Menschen geformt, so dass Andere eine wesentliche Rolle bei der Selbst-Identifikation einnehmen.

In einem zweiten Sinn kann Anerkennung so gefasst werden, dass es „acknowledging", also im Deutschen „akzeptieren" oder „zugestehen" bedeutet. Während bei „identification" alles ein Objekt der Identifikation sein kann, bezieht sich „acknowledging" auf *evaluative* Entitäten. In diesem Sinne können nur Dinge wie Werte, Prinzipien, Regeln, Normen, Gründe, Verantwortlichkeiten,

---

706 Vgl. *Ikäheimo, Heikki/Laitinen, Arto*, Analyzing recognition. Identification, acknowledgement, and recognitive attitudes towards persons, in: Van den Brink, Bert/Owen, David (Eds.), Recognition and power. Axel Honneth and the tradition of critical theory, New York 2007, 33–56, im Folgenden Bezug auf: 35–37. und *Ikäheimo, Heikki*, Anerkennung, Berlin/Boston 2014, 8f.; vgl. ebenso: *Laitinen, Arto*, Interpersonal recognition and responsiveness to relevant differences, in: International Social and Political Philosophy 9/1 (2006), 47–70, 48f.; ähnliche Differenzierungen sind auch zu finden in *Schmetkamp*, Respekt und Anerkennung, 119f.

707 Identifikation kann hierbei eine Zuschreibung oder Festlegung ohne Wertung sein, z.B. „ein Mann wohnt in Münster". Identifikation kann aber auch eine Wertung einschließen, z.B. „jemand ist von seiner Ungeduld genervt". Für die negative und positive Identifikation vgl. auch Abschnitt 4.4.9.1.

Verpflichtungen, Sünden, Schuld usw. anerkannt werden. Die möglichen X sind Eigenschaften oder Zuschreibungen wie zulässig, gut, genuin etc.

Im dritten Verständnis von Anerkennung werden nur Menschen (und möglicherweise Gruppen von Menschen), aber nicht Gegenstände für oder als etwas anerkannt. Dieser Variante wird der Begriff „recognition" zugewiesen. Formal gesehen ist Anerkennung dabei eine triadische Relation zwischen zwei Subjekten: „Diese besteht in der kognitiven Erfassung oder Zuschreibung (eines Identifikationsmerkmals) des Subjekts einerseits und einer evaluativen Bestätigung und Bejahung des personalen Gegenübers beziehungsweise eines ihn prägenden Merkmals andererseits."[708] Die Triade sieht also vor, dass eine Person A eine Person B als oder für X anerkennt.[709] Damit meint Anerkennung im begrifflichen und normativen Sinne mehr als das bloße Erkennen:

> „Menschliche Subjekte können zu einem angemessenen Bewusstsein ihrer selbst nur gelangen, indem sie lernen, sich in [ihren, F. K.] reaktiven Blicken, Gesten, Äußerungen und Handlungen zugleich zu *erkennen* und *anzuerkennen*. Wer einen anderen Menschen anerkennt, gibt diesem zu verstehen, dass er ihn nicht bloß zur Kenntnis nimmt, sondern auch respektiert."[710]

Honneth ordnet Anerkennung im Begriff von „recognition" die drei Formen „Liebe", „Respekt" und „Solidarität" zu.[711]

Wenn im Folgenden von Anerkennung die Rede ist, meint dies immer Anerkennung in diesem Sinne von „recognition". Die interpersonale Anerkennung

---

708 *Schmetkamp*, Respekt und Anerkennung, 111.

709 Schmetkamp weist auf verschiedene Personenkonstellationen hin. Diese könnten jeweils verschiedene Möglichkeiten der Anerkennung implizieren. Sie zählt dazu a) Ich-Du-Beziehung, b) Ich-Wir-Beziehung, c) Ich-Ihr-Beziehung, d) Wir-Ihr-Beziehung und e) eine Sonderform Individuum-Soziale Institutionen, vgl. *Schmetkamp*, Respekt und Anerkennung, 124. Hieran ist mit Laitinen anzuschließen: „Broadly speaking, recognition is a matter of how individuals, groups or institutions *relate* to each other: as equals, as persons to be respected, as vulnerable agents to be cared for, as capable agents whose achievements are to be esteemed and activities encouraged, as participants in joint activities and so on. The kind of ‚relating' can be analyzed in more detail in terms of attitudes, acts, statuses, relations, social structures and so on", *Laitinen, Arto*, Recognition, needs and wrongness, in: European Journal of Political Theory 8/1 (2009), 13–30, 15.

710 *Pollmann, Arnd*, Integrität. Aufnahme einer sozialphilosophischen Personalie, Bielefeld 2005, 253.

711 Es ist gar nicht ausgeschlossen, dass jemand auch Tiere, z.B. Schimpansen, wertschätzt und respektiert sowie womöglich sogar liebt. Allerdings wird in dieser Arbeit nur der Fall betrachtet, dass A und B Menschen sind.

wird mit dem Begriff der Einstellungen („attitudes") in Zusammenhang gebracht. Relevante Einstellungen sind *anerkennende Einstellungen* („recognitive attitudes") und *Einstellungen der Anerkennung* („attitudes of recognition"). Letzteres sind die drei genannten Formen Liebe, Respekt und Solidarität. Hinter der anerkennenden Einstellung verbirgt sich hingegen die Einstellung einer Person A, die Person B als oder für X anerkennt.

5.1.2 Monologische und dialogische, eindimensionale und multidimensionale Anerkennung

Beim Konzept der Anerkennung sind darüber hinaus eine *monologische* und eine *dialogische* Form der Anerkennung auseinanderzuhalten.[712] Eine monologische Anerkennung liegt vor, wenn Person A die Person B für oder als X anerkennt, unabhängig davon, ob auch Person B eine anerkennende Einstellung gegenüber Person A hat. Bei der dialogischen Anerkennung sind zwei Personen für die Anerkennung konstitutiv. Person A muss eine anerkennende Einstellung gegenüber Person B einnehmen sowie umgekehrt. Aus diesem Grund kann es bei der dialogischen Form keine *ein*seitige Anerkennung geben. Beispielsweise sieht Middleton, im Sinne der diaologischen Form, eine reziproke Struktur: „In human respect relationships we might regard respect as having a reciprocal nature. That is to say that respect is something that we are accustomed to both giving and receiving."[713] Diese reziproke Struktur ist jedoch problematisch: Jemand kann auch diejenigen respektieren, die ihrerseits nicht, noch nicht oder nicht mehr in der Lage sind, Andere zu respektieren.

Des Weiteren kann intersubjektive Anerkennung *eindimensional* oder *multidimensional* erfolgen. Bei der eindimensionalen Anerkennung besteht nur *eine* anerkennende Einstellung, z.B. Liebe. Folglich wird von einem Typ der Anerkennung gesprochen. Die multidimensionale Anerkennung sieht vor, dass es mehrere Typen anerkennender Einstellungen gibt, z.B. Liebe und Zusprechung von Rechten. Eine multidimensionale Anerkennung könnte beispielhaft die Dimensionen „politics of universality" und "politics of difference" oder die Dimensionen „recognition of universality", „recognition of particularity" und „recognition

---

712 Vgl. *Ikäheimo /Laitinen,* Analyzing recognition, im Folgenden Bezug auf: 37–40.; vgl. ebenso *Laitinen, Arto,* Interpersonal recognition: A response to value or a precondition of personhood?, in: Inquiry 45/4 (2002), 463–478, 464f.

713 *Middleton, David,* Three types of self-respect, in: Res Publica 12/1 (2006), 59–76, 60.

of singularity“ umfassen.[714] Es gibt zum einen Theorien, die behaupten, es existiere prinzipiell nur eine Form der Anerkennung, zum anderen solche, die sich dafür aussprechen, dass es prinzipiell mehrere gebe. Der bekannteste Vertreter der Mehrdimensionalität ist Honneth, der zwischen den bereits genannten Typen Liebe, Respekt und Solidarität unterscheidet. Jede der drei sei jeweils konstitutiv für eine Ebene von Anerkennung. Was diese drei Formen verbinde, sei die Gemeinsamkeit, dass es sich jeweils um die Anerkennung bezüglich einer Person handle.

Bis hierhin ist festzuhalten: Wird im Folgenden von Anerkennung gesprochen, meint dies Anerkennung im Sinne von „recognition“. Die Anerkennung findet demnach nur zwischen (mindestens) zwei Personen oder Gruppen von Personen statt, kann monologisch oder dialogisch verlaufen und ist dabei multidimensional. Eine nur dialogische Struktur anzunehmen ist problematisch. Im Bereich der Medizin ist zu bedenken, dass es Patienten gibt, die (übergangsweise oder permanent) nur mehr monologisch von Pflegekräften, Ärzten oder Angehörigen als Personen etc. anerkannt werden können. Darüber hinaus akzeptiert eine Person B nicht in jedem Fall, dass Person A sie selbst als oder für X anerkennt. Ein Beispiel kann dies verdeutlichen: Eine Person B, die keinen Wert auf die Liebe oder den Respekt einer anderen Person A legt, weil sie diese selbst aus irgendwelchen Gründen nicht wertschätzt, kann nicht akzeptieren, dass sie von Person A anerkannt wird. Im gegenteiligen Fall der Annahme der (von A praktizierten) Anerkennung durch B kann B in unterschiedlicher Weise reagieren. B kann die anerkennende Einstellung von A entweder kritisch reflektieren oder ohne Nachdenken hinnehmen. Wenn Person B nun wirklich anerkannt werden möchte, impliziert das, dass sie die anerkennende Einstellung von A kritisch hinterfragt, um festzustellen, ob die Anerkennung auch tatsächlich vorliegt (und

---

714 Vgl. *Laitinen*, Interpersonal recognition and responsiveness to relevant differences, 49. „Politics of universality“ bedeutet, jemanden als Person wie jede andere Person anzuerkennen (z.B. jeder hat das *gleiche* Recht auf Leben); „politics of difference“ hingegen meint, jemanden in seiner Differenz zu anderen Personen anzuerkennen (z.B. jemand hat einen *eigenen* Berufswunsch). Bei der zweiten, um ein Element erweiterten Differenzierung zwischen „recognition of universality“, „recognition of particularity“ und „recognition of singularity“ wird jemand in einer universalen Dimension anerkannt (z.B. jeder hat das *gleiche* Recht auf Leben), in einer partikularen Dimension (z.B. ich werde in Deutschland *als Staatsbürger* anerkannt) und/oder in einer singularen Dimension (z.B. jemand hat zu Recht *eigene* Gefühle und Wünsche).

nicht nur vorgetäuscht wird). Ein gewisser Grad an Reflektiertheit ist somit eine Voraussetzung für Anerkennung im dialogischen Prozess.[715]

5.1.3 Status der Anerkennung und dessen Bedeutung für den Menschen

Desweiteren gilt es einen Status der Anerkennung zu benennen, der näher zu untersuchen ist.[716] Hierbei lassen sich drei Arten eines Status auseinanderhalten: (1) Status als *offizieller Status* wird gewährleistet durch angemessene Autorisierung in Gestalt von performativen Regeln und Normen. Z. B. erhält man den Status eines Bürgers nur in bestimmten institutionalisierten Prozeduren. Solch ein offizieller Status hat normative Implikationen für Rechte und Pflichten. (2) Ein weiterer Typ ist der Status des *Anerkanntseins.* Das bedeutet, in Anlehnung an die drei Formen von Honneth, dass man geliebt, respektiert oder wertgeschätzt wird. (3) Die dritte Verwendung von Status ist von den ersten beiden unabhängig. Es handelt sich um den Fall, dass der *moralische* Status einer Person anerkannt wird. Im weiteren Verlauf dieser Arbeit wird es nur um den Status des Anerkanntseins (2) gehen, da dieser am besten zur Konzeptualisierung der sozial verantworteten Selbstbestimmung geeignet ist.

Weiterhin stellt sich die Frage, warum der Status des Anerkenntseins für Menschen so bedeutsam ist. Mit dieser Frage hat sich Laitinen beschäftigt. Seine Analysen haben ergeben, dass mehrere Gründe auseinandergehalten werden können:[717]

(1) Anerkennung ist unmittelbar wünschenswert an sich, da der Wunsch nach ihr eine unabhängige motivationale Kraft ist.

(2) Anerkennung ist konstitutiv für verschiedene Arten von nicht-entfremdeten horizontalen Einheitsverhältnissen, z. B. gegenseitige Achtung und Liebe. Diese sind an sich wünschenswert und verhelfen dazu, dass der Mensch in der sozialen Welt er selbst bleibt.

(3) Anerkennung ist eine der Voraussetzungen für den „Akteurstatus“, also um überhaupt handeln zu können.

---

715 Vgl. *Ikäheimo /Laitinen*, Analyzing recognition, 49.

716 Vgl. *Ikäheimo/Laitinen*, Analyzing recognition, im Folgenden Bezug auf: 49–52.

717 Vgl. *Laitinen, Arto,* Zum Bedeutungsspektum des Begriffs „Anerkennung“. Die Rolle von adäquater Würdigung und Gegenseitigkeit, in: Schmidt am Busch, Hans-Christoph/Zurn, Christopher F., Anerkennung (Deutsche Zeitschrift für Philosophie 21, Sonderband), Berlin 2009, 301–324, 303–305.

(4) Anerkennung ist Voraussetzung für Identitätsbildung, Selbstverwirklichung, gutes Leben und positive Freiheit.
(5) Anerkennung hat eine ontologische Relevanz für die Existenz von Personen, Gruppen, Institutionen oder Staaten.

Im Folgenden wird nicht jede der fünf Begründungen untersucht, sondern ausschließlich Punkt (3). Der Grund dafür ist, dass es in diesem um die Verknüpfung von Anerkennung und Selbstbestimmung geht. So schreiben Honneth und Anderson:

> „[T]he agentic competencies that comprise autonomy require that one be able to sustain attitudes towards oneself (in particular, self-trust, self-respect, and self-esteem) and that these affectively laden self-conceptions – or, to use the Hegelian language, ‚practical relations-to-self' – are dependent, in turn on the sustaining attitudes of others. In a tradition going back to Hegel and George Herbert Mead, these three modes of ‚relating practically to oneself' can be viewed as being acquired and maintained only through being recognized by those whom one also recognizes."[718]

Damit ist der Übergang von allgemeinen Aussagen über Anerkennung zur Anerkennungstheorie von Honneth gegeben. Im Zentrum dieser Theorie steht der Aspekt des praktischen Selbstverhältnisses. Die folgenden Darlegungen können auch andere bereits genannte Aspekte wie das gute Leben betreffen. Jedoch werden diese nur berücksichtigt, wenn sie im Rahmen der Verhältnisbestimmung von Selbstkonzept und Autonomie eine Rolle spielen.

5.2 Die Anerkennungstheorie von Axel Honneth vor dem Hintergrund der modernen Gesellschaft

Honneth entwickelt seine Anerkennungstheorie vor dem Hintergrund der gegenwärtigen Gesamtsituation der modernen Gesellschaft. Aus seiner Sicht ist die heutige Gesellschaft (in der westlichen Welt) davon geprägt, dass unter allen ethischen Werten die Freiheit im Sinne der Autonomie eine Vormachtstellung eingenommen habe und dass die institutionelle Ordnung auf diese ausgerichtet sei.[719] All die anderen ethischen Werte ließen sich heute nur noch schwer ohne den Bezug auf die konstitutive Idee der Autonomie verstehen. Jedem Individuum

718 *Anderson/Honneth*, Autonomy, vulnerability, recognition, and justice, 130f. Laitinen kommt zu einer ähnlichen Aussage: „Es scheint, dass Anerkennung durch andere sich in einer spezifischen, unmittelbar verständlichen Weise auf unsere Selbstbeziehungen auswirkt", *Laitinen, Arto*, Zum Bedeutungsspektum des Begriffs „Anerkennung", 303.

719 Vgl. *Honneth*, Recht der Freiheit, 35.

solle gleichermaßen die Möglichkeit offen stehen, seine subjektiv gewählten Ziele ungestört zu entfalten.[720] Er versteht Autonomie im globalen Sinn als ein selbstbestimmtes Leben.[721] Er merkt kritisch an, dass hierbei die Schaffung gerechter Sozialverhältnisse primär den Zweck habe, Selbstbestimmung zu ermöglichen, um Individuen möglichst unabhängig von ihren Interaktionspartnern sein zu lassen.[722] Demnach sollten die entsprechenden Güter so verteilt werden, dass sie allen Gesellschaftsmitgliedern die Möglichkeit der Verfolgung individueller Präferenzen eröffnen würden. Die Gesellschaft sei derart ausgerichtet, so Honneth, dass sie die Gefahr einer Staatszentrierung in sich berge: Der Staat solle diese Grundlagen der Ermöglichung von Autonomie schaffen. Soziale Sphären wie die Familie oder private Unternehmen dagegen würden für die Umsetzung von Gerechtigkeit nicht herangezogen und verantwortlich gemacht.[723]

5.2.1 Soziale Vorbedingungen selbstbestimmten Handelns

Honneth hat in den letzten Jahren immer wieder betont, dass Autonomie in komplexe Strukturen des sich historisch entwickelnden Lebens in der Gesellschaft eingebunden sei.[724] Ihm geht es nicht um ein abstraktes Verständnis der moralisch-kognitiven Erfordernisse für Autonomie, sondern um die sozialen Vorbedingungen einer effektiven, sozial eingebetteten Autonomie: „[T]he development and realization of individual autonomy is in a certain sense only possible when subjects have the social preconditions for realizing their life goals without unjustifiable disadvantages and with the greatest possible freedom."[725] Eine adäquate Theorie der Anerkennung sei von einer Theorie her zu verstehen, welche die sozialen Vorbedingungen definiere, die für individuelle Subjekte

720 Vgl. *Honneth*, Gewebe der Gerechtigkeit, 54.

721 Im weiteren Verlauf der Arbeit wird darauf eingegangen, wie sich die Inhalte der globalen Autonomie, die Honneth behandelt, zu den Inhalten der lokalen Autonomie verhalten, wie sie Beauchamp und Childress vertreten (vgl. Abschnitt 4.2.1).

722 Vgl. *Honneth*, Gewebe der Gerechtigkeit, 55.

723 Vgl. *Honneth*, Gewebe der Gerechtigkeit, 58.

724 Vgl. vor allem *Honneth*, Kampf um Anerkennung (die erste Auflage erschien im Jahr 1992) und *Honneth*, Recht der Freiheit.

725 *Honneth, Axel*, The point of recognition: A rejoinder to the rejoinder, in: Fraser, Nancy/Honneth, Axel (Eds.), Redistribution or recognition? A political-philosophical exchange, London/New York 2003, 237–268, 259.

erfüllt sein müssten, um ihre Autonomie zu realisieren.[726] Zu den Vorbedingungen zählt er Formen reziproker Anerkennung. Diese seien bereits in vielen, wenn auch nicht in allen Gesellschaften institutionalisiert, wobei interne Defizite (z. B. die bewusste Missachtung einzelner ethnischer Gruppen) und Asymmetrien einen Kampf um Anerkennung auslösen könnten.[727]

In der Theorie der intersubjektiven Anerkennung von Honneth stehen also zwei Aspekte im Vordergrund: Zum einen erfordere das Handeln der Gesellschaftsmitglieder die Formation von praktischen Selbstverhältnissen, die in und durch Beziehungen der Anerkennung konstituiert seien. Dabei seien die drei schon oben diskutierten Anerkennungsformen zu unterscheiden: Liebe, Recht und Solidarität. Zum anderen werde die Nicht-Anerkennung oder die Miss-Achtung eines Menschen unter diesen Bedingungen als Verletzung oder Ungerechtigkeit erfahren, was zu einem Kampf um Anerkennung führen könnte. Die Forschungsarbeiten Honneths, die empirische Erkenntnisse und normative Aspekte berücksichtigen, haben auch Interesse gefunden und werden auch im Feld der Gerechtigkeitsdebatten diskutiert.

5.2.2 Normativ gehaltvolle Gesellschaftstheorie

Honneth hat in seinem Werk „Kampf um Anerkennung"[728] den Versuch unternommen, die Grundlagen einer normativ gehaltvollen Gesellschafstheorie zu entwickeln. Seine Gedanken beruhen auf den philosophischen Arbeiten Hegels sowie auf den sozialpsychologischen Schriften Meads. Auf dieser Basis hat er ein intersubjektivitätstheoretisches Personenkonzept herausgearbeitet, in dem „sich die Möglichkeit einer ungestörten Selbstbeziehung als abhängig von drei Formen der Anerkennung (Liebe, Recht, Wertschätzung) erweist."[729] Die Idee der kritischen Gesellschaftstheorie[730] soll aus seiner Sicht dazu dienen, in den Prozessen des gesellschaftlichen Wandels die normativen Ansprüche erklären zu können,

726 Vgl. *Honneth, Axel*, Umverteilung als Anerkennung. Eine Erwiderung auf Nancy Fraser, in: Fraser, Nancy/Honneth, Axel, Umverteilung oder Anerkennung? Eine politisch-philosophische Kontroverse, Frankfurt a. M. 2003, 129–224, 210.

727 Vgl. *Honneth,* Umverteilung als Anerkennung, 134–136.

728 *Honneth*, Kampf um Anerkennung.

729 *Honneth*, Kampf um Anerkennung, 8.

730 Honneth steht mit seiner kritischen Gesellschaftstheorie in der Tradition der *Frankfurter Schule*, deren Vertreter auch als Begründer der *Kritischen Theorie* gelten. Die Vertreter dieser Schule knüpfen an den Theorien von Hegel, Marx und Freud an und haben die bürgerlich-kapitalistische Gesellschaft zum Gegenstand ihrer kritischen Analysen. Dabei verfolgen sie das Ziel, Mechanismen und Formen

die in der Beziehung der wechselseitigen Anerkennung strukturell angelegt seien.[731] Um sein Konzept zu einem kritischen Bezugsrahmen für geschichtliche Entwicklungsprozesse zu machen, brauche es einen normativen Bezugspunkt, den er mit einem anerkennungstheoretischen Konzept der Sittlichkeit (Konzept des guten Lebens) zu geben versucht.[732]

Honneths moralische Grammatik sieht vor, dass soziale Konflikte nicht allein als Ausdruck dessen verstanden werden dürften, dass menschliche Wesen nur eigeninteressierte Charaktere seien. Die Menschen ständen nämlich *auch* in der anerkennenden Beziehung der Liebe, des Respekts und der Wertschätzung von Anderen in allen Phasen und Sphären des Lebens. Diese Anerkennungsbeziehungen passen nicht zu einem individualistischen Verständnis des Handelnden. Stattdessen, so schreiben Owen und van den Brink, sieht der Ansatz von

---

der Unterdrückung aufzudecken, nachzulesen z.B. bei *Schwandt, Michael*, Kritische Theorie: Eine Einführung, Stuttgart [4]2010.

731 Vgl. *Honneth*, Kampf um Anerkennung, 8. Bohmeyer fasst hierzu passend zusammen: „Honneth versucht den Begriff der Anerkennung neben der phänomenologisch orientierten Sozialdiagnose als kategorial eigenständigen, fundamentalen und übergreifenden Moralbegriff, als einen begrifflichen Unterbau für eine Moraltheorie und eine aktualisierte Kritische Theorie zu formulieren“, *Bohmeyer*, Jenseits der Diskursethik, 119f.

732 Vgl. *Honneth*, Kampf um Anerkennung, 8f. An Honneth übt Bohmeyer die Kritik, dass dieser den Begriff der Anerkennung sowohl in das Zentrum einer Moralkonzeption als auch ins Zentrum einer kritischen Gesellschaftstheorie stellt, dabei aber das Verhältnis dieser beiden nicht ausreichend erklärt, weshalb das Verhältnis unterbestimmt bleibe. So definiert er selbst den von Honneth nicht hinreichend beschriebenen Zusammenhang: „Eine Moraltheorie kann nicht unabhängig von gesellschaftstheoretischen Vorannahmen entwickelt werden. Das moralische Subjekt ist mit dem Sozialen an und für sich untrennbar verbunden. Deshalb müssen die gesellschaftlichen Voraussetzungen einer Moralkonzeption bedacht werden. Wenn ein moralischer Gesichtspunkt philosophisch rekonstruiert werden soll, die Frage nach dessen sozialen Voraussetzungen aber ausgespart wird, dann wird der wechselseitige Bezug von Moralkonzeption und Gesellschaftstheorie vernachlässigt. Eine moralische Reflexion ist aber ohne soziale Vorbedingungen nicht möglich. Derjenige, der die Bedingungen der Möglichkeit der moralischen Rechtfertigung reflektieren will, muss zugleich auch Gesellschaftstheoretiker sein. Die Gesellschaftstheorie ist dagegen auf eine Moralkonzeption verwiesen, wenn es um die Rechtfertigung der normativen Implikationen geht. Hier findet der Übergang von der Gesellschafts- zur Moraltheorie statt, ohne dass ein solcher zu jeder Zeit trennscharf beschrieben werden könnte. Vielmehr scheinen beide unauflöslich miteinander verbunden zu sein und aufeinander zu verweisen“, *Bohmeyer*, Jenseits der Diskursethik, 164.

Honneth ein Modell vom Menschen vor, der konstituiert sei "in and through relations with others, where one's formation as an ethical subject and agent is dependent on the responsiveness of others with respect to care for one's needs and emotions, respect for one's moral and legal dignity, and esteem for one's social achievements."[733]

Owen und van den Brink stellen weitere Elemente der Theorie Honneths dar: In den Beziehungen der Anerkennung könnten Menschen sich vergewissern, dass Andere und sie selbst eine Ähnlichkeit in Bezug auf ihr Sein aufweisen: Alle hätten ähnliche Bedürfnisse, Fähigkeiten und Fertigkeiten, die nur durch intersubjektive Beziehungen entwickelt und aufrechterhalten werden könnten.[734] Zugleich würden die Menschen aber auch feststellen, dass sie bei all ihrer Ähnlichkeit distinkte Individuen seien, da sie je spezifische Emotionen, kognitive Fähigkeiten, soziale Eigenschaften und Begabungen hätten.[735] "In sum, relations of recognition enable *alter* and *ego* to develop, through the internalization of general social standards that are responsive to individuality, both as sense of *self* and a capacity for *other-regarding*, competent moral agency."[736] Was Anerkennung moralisch bedeutsam mache, seien nun, dass erstens soziale Beziehungen dabei helfen würden, Subjektivität und Handlungsfähigkeit hervorzubringen, und dass zweitens sozial Handelnde eine Einstellung benötigten, die über ihr Selbstinteresse hinaus gehe, so dass sie für die Bedürfnisse Anderer ansprechbar seien.[737]

Honneth will in seiner Anerkennungstheorie die individuelle Freiheit nicht sozialen Zwecken unterordnen, sondern er will die sozialen Bedingungen aufdecken, unter denen die individuelle Freiheit gesichert werden kann. Von daher versteht er Individualität und soziale Integrität nicht als konfligierende, sondern als sich gegenseitig stützende Werte.

Die Anerkennungstheorie von Honneth ist im Folgenden nachzuzeichnen. Was an dieser Stelle nicht geleistet werden kann, ist die Darstellung der von Honneth durchgeführten Rekonstruktion von Hegels und Meads Gedanken.[738]

---

733 Vgl. *Van den Brink, Bert/Owen, David*, Introduction, in: Van den Brink, Bert/Owen, David (Eds.), Recognition and power. Axel Honneth and the tradition of critical theory, New York 2007, 1–30, 4.

734 Vgl. *Van den Brink/Owen,* Introduction, 4. Die Ähnlichkeit bezieht sich auf „basic needs", nicht aber auf alle Fähigkeiten und Fertigkeiten, die Menschen haben können.

735 Vgl. *Van den Brink/Owen,* Introduction, 4.

736 *Van den Brink/Owen,* Introduction, 4.

737 Vgl. *Van den Brink/Owen,* Introduction, 6.

738 Dies geschieht z. B. bei *Bohmeyer*, Jenseits der Diskursethik; *Forst, Rainer/Hartmann, Martin/Saar, Martin u. a.* (Hg.), Sozialphilosophie und Kritik, Frankfurt a. M. 2009, 205–228; *van den Brink/Owen*, Introduction.

Honneth bemängelt an Hegels Arbeiten, dass sie an einen metaphysischen Rahmen gebunden seien und auf spekulativen Annahmen beruhten, so dass fehlenden empirischen Grundlagen ergänzt werden müssten.[739] Diese empirischen Grundlagen findet Honneth bei Mead.[740] Was bei Hegel – so Honneth – noch spekulativ bleibe, könne Mead als einen historischen Prozess interpretieren. Doch sind für Honneth auch Meads Arbeiten nicht ausreichend. Seine Kritik lautet, dass er, wie Hegel, keine „systematische Berücksichtigung derjenigen Formen von Mißachtung [vornehme, F. K.], die als ein negatives Äquivalent der entsprechenden Anerkennungsverhältnisse den gesellschaftlichen Akteuren die

---

Darüber hinaus hat Siep eine Rekonstruktion der hegelschen Arbeiten zum Thema Anerkennung erstellt. Diese Rekonstruktion ist so umfassend und detailliert, dass es hier genügt, darauf zu verweisen, vgl. *Siep*, Anerkennung als Prinzip der praktischen Philosophie (1979), ebenso: *Siep, Ludwig*, Zur Dialektik der Anerkennung bei Hegel, in: Hegel-Jahrbuch 1974 (1975), 388–395; *Siep, Ludwig*, Selbstverwirklichung, Anerkennung und politische Existenz. Zur Aktualität der politischen Philosophie Hegels, in: Schmücker, Reinhold/Steinvorth, Ulrich: Gerechtigkeit und Politik. Philosophische Perspektiven (Deutsche Zeitschrift für Philosophie, Sonderband 3), Berlin 2002, 41–56; *Siep, Ludwig*, Anerkennung in der Phänomenologie des Geistes und der heutigen praktischen Philosophie, in: Schmidt am Busch, Hans-Christoph/Zurn, Christopher F. (Hg.), Anerkennung. (Deutsche Zeitschrift für Philosophie 21), Berlin 2009, 107–124; *Siep*, Anerkennung als Prinzip der praktischen Philosophie (2014). Wie Siep in seinen Arbeiten schreibt, sei die Theorie der Anerkennung für Hegel, seiner Jenaer Geistphilosophie folgend, aus drei Gründen bedeutsam: (1) Sie verhelfe bei der Darstellung der fundamentalen Institutionen eines Volkes, in denen Recht und Sittlichkeit gesichert würden, dabei würden die Institutionen Familie, Recht und Staat als Stufen einer teleologisch sich erfüllenden Struktur des Anerkennens gelten; (2) sie könne für die Kritik an gesellschaftlichen Handlungsprinzipien und Normen herangezogen werden und (3) sie trage zur Bildung des Bewusstseins bei, da das handelnde Individuum sich selbst und die gesellschaftlichen Institutionen zu verstehen lerne, vgl. *Siep,* Dialektik der Anerkennung bei Hegel, 393.

739 Vgl. *Honneth*, Kampf um Anerkennung, 110–113. Honneth sind die empirischen Grundlagen insbesondere deswegen wichtig, weil sie dazu verhelfen, eine Theorie zu entwickeln, die von metaphysischem Denken „gereinigt" ist. Aus diesem Grund legt er so viel Wert auf Erfahrungen.

740 Zu einzelnen Aspekten bei Mead vgl. Abschnitt 5.3. Auffallend in Honneths Arbeiten zur Anerkennung ist die Tatsache, dass die empirischen Grundlagen, die er seiner Theorie zugrunde legt, meist aus überwiegend älteren Publikationen gewonnen werden. Es wäre sicherlich ratsam, auch neuere Veröffentlichungen heranziehen. In Abschnitt 5.3 werden einzelne neuere Publikationen berücksichtigt.

Tatsache vorenthaltener Anerkennung sozial erfahrbar machen können."[741] Aufgrund dessen hat Honneth eine eigene Anerkennungstheorie entwickelt.

5.2.3 Ausgangspunkt der Gesellschaftstheorie: der Imperativ der reziproken Anerkennung

Bei Honneth spielt der Begriff des Kampfs um Anerkennung eine zentrale Rolle. Er sieht in der Idee Hegels entsprechend das Potential für eine kritische Gesellschaftstheorie. So fasst er den Kampf um Anerkennung als konstitutiv für die Bildung des individuellen Selbstbewusstseins und des gemeinsamen Bewusstseins einer Gruppe. Soziale Auseinandersetzungen, die sich stets in historischen Abläufen abspielten, beeinflussten die Bedingungen des Selbstbewusstseins. Bei diesen Bedingungen handle es sich um die bereits genannte Trias Liebe, Recht und Solidarität. Das Selbstbewusstsein werde für die Verfolgung eigener Lebensziele in einer Gesellschaft gebraucht, in der Kooperation und gegenseitige Hilfeleistung gegenwärtig seien. Soziale Kämpfe würden nun entbrennen, wenn eine Verweigerung und die Verletzung der sozialen Beziehungen vorlägen, so dass die Bildung des Selbstbewusstseins nicht erfolgen könnte. Diese Kämpfe würden zu einem „gattungsspezifischen Prozeß der Individuierung"[742] führen.

Den Ausgangspunkt[743] seiner Gesellschaftstheorie bildet der Gedanke, dass sich die Reproduktion des gesellschaftlichen Lebens nur unter dem Imperativ einer reziproken Anerkennung vollziehen könne, „weil die Subjekte zu einem praktischen Selbstverhältnis nur gelangen können, wenn sie sich aus der normativen Perspektive ihrer Interaktionspartner als deren soziale Adressaten zu begreifen lernen."[744] Das impliziere, dass die Individuierung an die Voraussetzung einer gleichzeitigen Erweiterung der Verhältnisse wechselseitiger Anerkennung gebunden sei.[745] Eine normativ gerichtete Veränderung von Gesellschaften ereigne sich in der Praxis immer dann, wenn moralisch motivierte Kämpfe sozialer

---

741 *Honneth*, Kampf um Anerkennung, 150.

742 *Honneth*, Kampf um Anerkennung, 149.

743 Die folgenden Darlegungen zur Anerkennungstheorie beruhen auf *Honneth*, Kampf um Anerkennung. Dies ist sein grundlegendes Werk zu diesem Thema. Viele dieser Ausführungen lassen sich auch in seinen weiteren Schriften finden, z.B. in *Honneth*, Umverteilung als Anerkennung; *Honneth, Axel*, Gerechtigkeit und kommunikative Freiheit. Überlegungen im Anschluss an Hegel, in: Quante, Michael u.a. (Hg.), Subjektivität und Anerkennung, Paderborn 2004, 213–227; *Honneth*, Gewebe der Gerechtigkeit oder *Honneth*, Recht der Freiheit.

744 *Honneth*, Kampf um Anerkennung, 148.

745 Vgl. *Honneth*, Kampf um Anerkennung, 148.

Gruppen stattfänden, in denen ihre Mitglieder Formen der reziproken Anerkennung institutionell und kulturell durchzusetzen versuchten.[746]

Honneth stellt also Anerkennung ins Zentrum seiner Gesellschaftstheorie. Den unterschiedlichen Formen der reziproken Anerkennung ordnet er verschiedene Stufen der praktischen Selbstbeziehung des Menschen zu. Insgesamt unterscheidet er drei Formen der wechselseitigen Anerkennung: „[V]on der emotionalen Zuwendung, wie wir sie aus Liebesbeziehungen und Freundschaften kennen, sind rechtliche Anerkennung und die solidarische Zustimmung als gesonderte Anerkennungsweisen abgehoben."[747] Ihm geht es darum, die soziale Integration danach zu differenzieren, ob sie sich durch emotionale Bindungen, die Zuschreibung von Rechten oder aufgrund der gemeinsamen Orientierung an Werten ereignet.[748] Er geht davon aus, dass mit jeder Stufe dieser wechselseitigen Anerkennung die subjektive Autonomie des Einzelnen wachse.[749] Die drei Anerkennungsformen haben je eigene Inhalte, die auseinanderzuhalten sind.

5.2.3.1 Liebe als Form der reziproken Anerkennung

Honneth bestimmt Liebesverhältnisse als diejenigen Primärbeziehungen, die von starken Gefühlsbindungen zwischen Personen geprägt seien. Zu diesen zählt er erotische Zweierbeziehungen, Freundschaften und Eltern-Kind-Beziehungen.[750] In diesen Primärbeziehungen würden sich die Personen wechselseitig als bedürftige Wesen anerkennen. Beide Personen wüssten aufgrund der reziproken Erfahrung liebevoller Zuwendung, dass sie „in ihrer Bedürftigkeit von jeweils anderen abhängig sind"[751]. Honneth geht davon aus, dass Anerkennung selbst den Charakter affektiver Zustimmung und Ermutigung besitzen müsse,

---

746 Vgl. *Honneth*, Kampf um Anerkennung, 150.

747 *Honneth*, Kampf um Anerkennung, 151.

748 Vgl. *Honneth*, Kampf um Anerkennung, 152.

749 Vgl. *Honneth*, Kampf um Anerkennung, 150.

750 Vgl. *Honneth*, Kampf um Anerkennung, 153. Damit kommt ein moralischer Partikularismus ins Spiel. Schließlich lassen sich affektive Gefühle gegenüber bestimmten, nahe stehenden Personen nicht auf jeden anderen Interaktionspartner übertragen, vgl. *Bohmeyer*, Jenseits der Diskursethik, 151.

751 *Honneth*, Kampf um Anerkennung, 153. Aus Honneths Sicht gilt diese Annahme auch für die Eltern-Kind-Beziehungen zwischen Erwachsenen und (sehr) kleinen Kindern. Bei diesen würden sich Kinder von der Mutter als auch umgekehrt abhängig fühlen, bezüglich der Väter wird in dieser Hinsicht keine Information gegeben, vgl. die weiteren Darlegungen dieses Abschnitts.

weil Bedürfnisse sowie Affekte grundsätzlich nur dadurch „Bestätigung“ erhalten könnten, dass sie direkt befriedigt oder erwidert werden.[752]

In den Primärbeziehungen liege eine prekäre Balance zwischen Selbstständigkeit und Bindung. Dies macht Honneth an frühkindlichen Interaktionsverhältnissen deutlich. Die affektive Bindung an andere Personen sieht er als einen Prozess, „dessen Gelingen von der wechselseitigen Aufrechterhaltung einer Spannung zwischen symbiotischer Selbstpreisgabe und individueller Selbstbehauptung abhängig ist“[753]. Honneth bezieht sich insbesondere auf die Untersuchungen von Bowlby. Dieser konnte zeigen, dass menschliche Säuglinge bereits früh – in den ersten Lebensmonaten – eine aktive Bereitschaft zur Herstellung interpersonaler Nähe entwickeln. Diese sei die Basis für alle zeitlich folgenden Formen von emotionaler Bindung.[754] Darüber hinaus gibt Honneth – mit dem Verweis auf Winnicott – an, dass die Fürsorge der Mutter, mit der sie ihr Kind im gelingenden Fall am Leben erhalte, nicht als etwas Sekundäres zum Verhalten des Kindes hinzukomme. Vielmehr seien Mutter und Kind in einer Weise verschmolzen, dass es plausibel anzunehmen sei, dass „für den Anfang jedes menschlichen Lebens eine Phase der undifferenzierten Intersubjektivität, der Symbiose also“[755], bestehe. Demnach sei der kindliche Reifungsprozess von Beginn an als eine Aufgabe zu begreifen, die nur durch das intersubjektive Miteinander von Mutter und Kind angegangen werden könne. Beide müssten lernen, wie sie zu selbstständigen Wesen aus dem Zustand des symbiotischen Einsseins werden können.[756] Dabei sei das Kind anfangs nicht in der Lage, die kognitive Unterscheidung von Ich und Umwelt zu treffen. Aufgrund dessen verweile das Kind in dieser Phase in einem Erlebnishorizont, in dem es auf die ergänzende Hilfe eines Interaktionspartners angewiesen sei.[757] Nach und nach müsse die Mutter ihr Kind des

752 Vgl. *Honneth*, Kampf um Anerkennung, 153.

753 *Honneth*, Kampf um Anerkennung, 154. Honneth schildert das Interaktionsverhältnis am Beispiel des Verhältnisses von Mutter und Kind. In den folgenden Darlegungen wird daher festzustellen sein, dass vorwiegend von Mutter und Kind, aber nicht von Vater und Kind gesprochen wird. Das wirkt teilweise merkwürdig bis antiquitiert, ist jedoch dem Umstand geschuldet, dass unter anderem die empirischen Studien, auf die Honneth sich bezieht, das Mutter-Kind-Verhältnis und nicht die Vater-Kind-Beziehung zum Gegenstand hatten.

754 Vgl. *Honneth*, Kampf um Anerkennung, 156; Bezug auf *Bowlby, John*, Bindung, München 1975.

755 *Honneth*, Kampf um Anerkennung, 158; Bezug auf *Winnicott, Donald W.*, Reifungsprozesse und fördernde Umwelt, Frankfurt a. M. 1984.

756 Vgl. *Honneth*, Kampf um Anerkennung, 159.

757 Vgl. *Honneth*, Kampf um Anerkennung, 160.

Öfteren über einen längeren Zeitraum allein lassen, um wieder am Alltag teilzuhaben. Dies trage dazu bei, dass das Kind zunehmend zwischen sich und der Umwelt unterscheiden könne. Es müsse lernen, dass die Mutter nicht immer präsent sein könne, zugleich aber auch, dass es selbst ein Wesen mit eigenen Vorstellungen und Empfindungen sei.[758] In diesem Ablösungsprozess kämpfe das Kind für seine eigenen Empfindungen, nehme allerdings auch wahr, dass es auf die liebevolle Zuwendung einer Person angewiesen ist. Die Mutter müsse dem Kind dabei die Möglichkeit lassen, den Prozess der Ablösung zu durchleben.[759] Passiere dies, würde die symbiotische Verschmelzung nach und nach gelöst. Der Liebe komme in diesem Mutter-Kind-Verhältnis eine entscheidende Rolle zu, weil „die Fähigkeit zum Alleinsein vom Vertrauen des Kindes in die Dauerhaftigkeit der mütterlichen Zuwendung abhängig [sei, F. K.]"[760]. Damit gehe eine Prägung des Selbstverhältnisses einher: Eine Person wisse sich von einer als unabhängig erlebten Person geliebt. Dies könne unter dem Begriff des „Selbstvertrauens"[761] geführt werden: Das Kleinkind entwickle dadurch, dass es von der Mutter Liebe erfahre, Vertrauen in sich selbst. Dieses ermögliche ihm, sorgsam mit sich selbst umzugehen.[762] An diesem Punkt wird klar, was mit Anerkennung als einem konstitutiven Element der Liebe gemeint ist: Es handelt sich um einen „doppelten Vorgang einer gleichzeitigen Freigabe und emotionalen Bindung der anderen Person; nicht um eine kognitive Respektierung, sondern um eine durch Zuwendung begleitete, ja unterstützte Bejahung"[763]. Diese Form, so schließt Honneth seine Überlegungen zur Liebe ab, gehe allen weiteren Formen der Anerkennung voraus:

> „Weil dieses Anerkennungsverhältnis zudem einer Art von Selbstbeziehung den Weg bereitet, in der die Subjekte wechselseitig zu einem elementaren Vertrauen in sich selber gelangen, geht es jeder anderen Form der reziproken Anerkennung sowohl logisch als auch genetisch voraus: [J]ene Grundschicht einer emotionalen Sicherheit nicht nur in der Erfahrung, sondern auch in der Äußerung von eigenen Bedürfnissen und Empfindungen, zu der die intersubjektive Erfahrung von Liebe verhilft, bildet

---

758 Vgl. *Honneth*, Kampf um Anerkennung, 162.
759 Vgl. *Honneth*, Kampf um Anerkennung, 164.
760 *Honneth*, Kampf um Anerkennung, 167.
761 Ausführliche Darlegungen zum Begriff des Selbstvertrauens und Vertrauens an sich bietet der bereits etwas ältere, aber viel rezipierte Aufsatz von Govier, vgl. *Govier, Trudy,* Self-trust, autonomy, and self-esteem, in: Hypatia 8/1 (1993), 99–120.
762 Vgl. *Honneth*, Kampf um Anerkennung, 168.
763 *Honneth*, Kampf um Anerkennung, 173.

> die psychische Voraussetzung für die Entwicklung aller weiteren Einstellungen der Selbstachtung."[764]

Deutlich ist an dieser Anerkennungsform, dass es sich nicht allein um die kognitive Akzeptanz der Selbstständigkeit eines Anderen handeln kann. Auch die Affektivität in Form der vertrauensvollen Zuwendung ist von zentraler Bedeutung. Bohmeyer macht darauf aufmerksam, dass nach der Kindheitsphase andere Liebesbeziehungen und Freundschaften eingegangen werden, „deren Gelingen im Wesentlichen davon abhängt, ob die Person in der frühkindlichen Phase ein solches Selbstvertrauen ausbilden konnte, sodass es sich selbst als eigenständiges Individuum abgrenzen kann und andere Interaktionspartner als Andere anerkennt"[765].

5.2.3.2 Recht als Form der reziproken Anerkennung

Das Rechtsverhältnis unterscheidet sich von der Liebe als Anerkennungsform in vielerlei Hinsicht. Mit Rückgriff auf Hegel und Mead schreibt Honneth, dass sich eine Person nur dann als Träger von Rechten verstehen könne, wenn sie zugleich darüber Bescheid wisse, welche normativen Verpflichtungen sie gegenüber jeweils Anderen einzuhalten habe. Im Detail meint dies:

> „[E]rst aus der normativen Perspektive eines ‚generalisierten Anderen', der uns die anderen Mitglieder des Gemeinwesens bereits als Träger von Rechten anzuerkennen lehrt, können wir uns selber auch als Rechtsperson in dem Sinne verstehen, daß wir uns der sozialen Erfüllung bestimmter unserer Ansprüche sicher sein dürfen."[766]

Dabei meine die rechtliche Anerkennung zunächst einmal ein Verhältnis, in dem sich zwei Personen gegenseitig als Rechtssubjekte achten würden. Diesen Schritt würden beide gehen, weil ihnen gleichermaßen die Normen bekannt seien, aufgrund derer die Rechte und Pflichten in einem Gemeinwesen in gerechtfertigter Weise verteilt seien.[767] Dies sagt aber noch nichts darüber aus, welcher Art diese Rechte sind, die jedem Individuum zustehen. Ebenso ist damit noch nichts dazu gesagt, mit welchen Begründungsmodi die Rechte in der Gesellschaft Berücksichtigung finden. Gemeint sei „nur der elementare Tatbestand, daß jedes menschliche Subjekt dann als Träger irgendwelcher Rechte gelten kann, wenn es als Mitglied eines Gemeinwesens gesellschaftlich anerkannt ist"[768]. Da sich

---

764 *Honneth*, Kampf um Anerkennung, 172.
765 *Bohmeyer*, Jenseits der Diskursethik, 150.
766 *Honneth*, Kampf um Anerkennung, 174.
767 Vgl. *Honneth*, Kampf um Anerkennung, 176.
768 *Honneth*, Kampf um Anerkennung, 176.

die Personen als Rechtssubjekte anerkennen würden, würden sie dem gleichen „Gesetz" innerhalb einer Gesellschaft folgen. Sie würden sich dabei wechselseitig als Personen anerkennen, die aufgrund ihrer Autonomie dazu fähig seien, über moralische Normen vernünftig zu entscheiden.[769]

Honneth führt in Anlehnung an Darwall eine Differenzierung zwischen der grundsätzlichen Achtung einer Person und der Achtung einzelner Eigenschaften und Fähigkeiten einer Person ein.[770] Mit „recognition respect" ist die Achtung einer Person gemeint. Hierbei handle es sich primär um die kognitive Anerkennung der Tatsache, dass das andere Individuum ein Wesen mit personalen Eigenschaften sei.[771] Dies sei eine Form universalen Respekts. Von dieser Form lasse sich die Wertschätzung eines Individuums trennen. Dabei seien es nicht mehr die allgemeinen Rechte eines Individuums, die Achtung erhielten; vielmehr komme es zu einer graduellen Bewertung konkreter Eigenschaften und Fähigkeiten eines Individuums, was als „appraisal respect" bezeichnet wird. Diese Form der Achtung setze ein evaluatives Bezugsystem voraus, mit dem über den Wert einzelner Eigenschaften und Fähigkeiten informiert werden könne.[772] Die genannten Formen der Achtung unterscheiden sich also darin, dass erstere

---

769 Vgl. *Honneth*, Kampf um Anerkennung, 177. Es ist an dieser Stelle kritisch einzuwenden, ob diese Annahme tatsächlich richtig ist. Auch jemand, der aktuell nicht vernünftig entscheiden kann, ist in der Regel ein Rechtssubjekt bzw. er unterliegt zumindest dem gleichen Gesetz wie alle anderen Mitglieder einer Gesellschaft.

770 Ebenso behauptet Laitinen, dass Anerkennung eine fundamentale Gleichheit und relevante Unterschiede beinhalte: „All people share the universal equal status as ends in themselves, but there are further two kinds of relevant differences: various merits and other valuable particularities on the one hand, and reasons related to special relationships on the other", *Laitinen*, Interpersonal recognition and responsiveness to relevant differences, 48.

771 Vgl. *Honneth*, Kampf um Anerkennung, 181f. Pauer-Studer bringt dies mit der Achtung als „Mensch" in Verbindung: „‚Universale Achtung' besagt, dass alle Menschen aufgrund ihres Menschseins Anerkennung verdienen", *Pauer-Studer, Herlinde*, Autonom leben. Reflexionen über Freiheit und Gleichheit, Frankfurt a. M. 2000, 55. Für sie stellt die negative Dimension der Achtung das Verbot dar, jemanden zu instrumentalisieren, das auch das Verbot von Demütigung und Erniedrigung einschließe, vgl. *Pauer-Studer*, Autonom leben, 56.

772 Vgl. *Honneth*, Kampf um Anerkennung, 183. Laut Middleton müssen sich Menschen zunächst als Personen in einem universalen Sinne wertschätzen, bevor sie partikulare Aspekte einer Person, ihre Talente und Fähigkeiten wertschätzen können, vgl. *Middleton*, Three types of self-respect, 64. Hier wird eine Ordnung der Formen von Wertschätzung eröffnet, die Honneth selbst jedoch nicht vornimmt. Honneth hält diese beiden Formen als je getrennte und eigenständige auseinander.

die Achtung der allgemeinen Eigenschaft, die jemanden zur Person macht, kennzeichnet, während letztere die besonderen Eigenschaften im Blick hat, die eine Person im Unterschied zu anderen Personen charakterisiert. Honneth sieht im Rechtsverhältnis die universale Achtung einer Person. Die Achtung durch Rechte sei geschichtlich variabel, da Menschen zu verschiedenen Zeitpunkten dem Einzelnen unterschiedliche Rechte zusprächen.

Die universale Achtung im Rechtsverhältnis habe Auswirkung auf die positive Art der Selbstbeziehung. Die soziale Zuerkennung von Rechten steigere das Vermögen einer Person, „sich auf sich selber als eine moralisch zurechnungsfähige Person zu beziehen; [...] so gewinn[e] das erwachsene Subjekt [...] die Möglichkeit, sein Handeln als eine von allen anderen geachtete Äußerung der eigenen Autonomie begreifen zu können“[773]. Der Person gelinge es dann, „Selbstachtung“ (synonym „Selbstrespekt“) aufzubauen. In der Person entstehe das Bewusstsein, sich selbst achten zu können, weil allen Menschen Achtung zukomme.[774] Hierfür sei es notwendig, dass individuelle Rechte nicht nur partikular den Angehörigen sozialer Statusgruppen, sondern egalitär allen Menschen als freien Wesen zugeschrieben werden.[775] Rechte erhielten damit einen öffentlichen[776] Charakter, da sie jedem Wesen zugeordnet würden. Honneth fasst die Gedanken in der Aussage zusammen, dass „ein Subjekt sich in der Erfahrung rechtlicher Anerkennung als eine Person zu betrachten vermag, die mit allen anderen Mitgliedern seines Gemeinwesens die Eigenschaften teilt, die zur Teilnahme an einer diskursiven Willensbildung befähigen.“[777] Eben diese Möglichkeit, sich in dieser Weise positiv auf sich selbst beziehen zu können, sei als „Selbstachtung“ zu bezeichnen.

Anders verhält es sich nun mit der Achtung der partikularen Eigenschaften und Fähigkeiten einer Person, die mit dem „appraisal respect“ bereits

---

773 *Honneth*, Kampf um Anerkennung, 192.

774 An dieser Stelle lässt sich erneut eine kritische Frage stellen: Ist es nicht vorstellbar (und historisch belegt), dass es durchaus Menschen gibt, die sich und ihresgleichen sehr wohl achten, *ohne* zu glauben, dass *allen* anderen Menschen ebenfalls Achtung zukommt? Diese Frage bleibt unbeantwortet.

775 Vgl. *Honneth*, Kampf um Anerkennung, 192.

776 An dieser Stelle wird „öffentlich“ mit „universal“ gleichgesetzt. Das scheint aber eine häufig nicht zutreffende Ineinssetzung zu sein. Es gibt z.B. öffentliche Personen, die ganz andere Rechte und Pflichten haben als Privatpersonen. Außerdem werden Rechte nicht „jedem Wesen“ zugesprochen, sondern höchstens jedem Menschen oder vielleicht jeder Person (je nach Definition).

777 *Honneth*, Kampf um Anerkennung, 194f.

angesprochen wurden. Diese bilden für Honneth eine weitere, eigene Form der Anerkennung, die er unter dem Begriff der Solidarität führt.

5.2.3.3 Solidarität als Form der reziproken Anerkennung

Um zu einem ungebrochenen Selbstverhältnis gelangen zu können, brauche es laut Honneth über die affektive Zuwendung und rechtliche Anerkennung hinaus die soziale Wertschätzung einzelner Eigenschaften und Fähigkeiten. Dies geschehe bei einer weiteren Form der Anerkennung. Diese lasse sich aber nur dann begreifen, wenn die Existenz eines intersubjektiv geteilten Werthorizonts hinzugedacht werde. Dies bedeute, dass sich zwei Personen wechselseitig als individuierte Personen nur unter der Bedingung wertschätzen könnten, „daß sie die Orientierung an solchen Werten und Zielen teilen, die ihnen reziprok die Bedeutung oder den Beitrag ihrer persönlichen Eigenschaften für das Leben des jeweils anderen signalisieren."[778]

Die Solidarität habe die besonderen Eigenschaften, welche die persönlichen Unterschiede zwischen Menschen ausmachten, zum Gegenstand. Anders als im Rechtsverhältnis geht es also nicht um allgemeine Eigenschaften. Die Anerkennungsform der Wertschätzung verlange ein soziales Medium, das die Unterschiede zwischen den Eigenschaften einzelner Menschen auf eine allgemeine, intersubjektiv verbindliche Weise anzeigen können müsse.[779] Dabei sei es das kulturelle Selbstverständnis einer Gesellschaft, das die Kriterien entwickle, an denen,

> „sich die soziale Wertschätzung von Personen orientier[e], weil deren Fähigkeiten und Leistungen intersubjektiv danach beurteilt w[ü]rden, in welchem Maße sie an der Umsetzung der kulturell definierten Werte mitwirken könn[t]en; insofern [sei] diese Form der wechselseitigen Anerkennung auch an die Voraussetzung eines sozialen Lebenszusammenhanges gebunden, dessen Mitglieder durch die Orientierung an gemeinsamen Zielvorstellungen eine Wertgemeinschaft bilden [würden]."[780]

Da die soziale Wertschätzung von ethischen Zielvorstellungen einer Gesellschaft abhänge, seien die Formen der Wertschätzung eine geschichtlich variable Größe.[781] So spiele hier die geschichtliche Variabilität wie im Rechtsverhältnis in die Anerkennung hinein. Innerhalb einer sozialen Gruppe wiesen – unabhängig

778 *Honneth*, Kampf um Anerkennung, 196.
779 *Honneth*, Kampf um Anerkennung, 197.
780 *Honneth*, Kampf um Anerkennung, 198.
781 Allerdings scheint Wertschätzung nicht nur geschichtlich variabel zu sein, wenn das bedeuten soll, dass sich Werte ablösen können und zu verschiedenen Zeiten andere

vom Zeitpunkt – die Interaktionsformen zwischen den Personen den Charakter von solidarischen Beziehungen auf, wenn all ihre Mitglieder sich gleichermaßen geschätzt wüssten. Unter „Solidarität“ lasse sich „eine Art von Interaktionsverhältnis verstehen, in dem die Subjekte wechselseitig an ihren unterschiedlichen Lebenswegen Anteil n[ä]hmen, weil sie sich untereinander auf symmetrische Weise wertschätzen.“[782]

Wie die zuvor dargestellten Formen der Anerkennung habe auch die soziale Wertschätzung Auswirkung auf das praktische Selbstverhältnis einer Person. Die Person bräuchte die Achtung ihrer eigenen Leistungen, die sie aufgrund des gemeinsamen Werthorizonts einer Gesellschaft erfahre, nicht mehr einem Kollektiv zuordnen, sondern könne sie positiv auf sich selbst zurückbeziehen.[783] Zum Beispiel kann bei einem guten Lied der Gitarrist Wertschätzung erfahren, weil er schön Gitarre spielt und seine Leistung zu dem Lied beiträgt, und nicht nur, weil die ganze Band gut harmoniert. Die Person gewinne letztlich ein Gefühl des Vertrauens darin, dass ihre Eigenschaften und Fähigkeiten von anderen Gesellschaftsmitgliedern als wertvoll angesehen werden. Für diese Art der praktischen Selbstbeziehung lasse sich der Begriff „Selbstwertschätzung“ oder „Selbstschätzung“ anführen.[784]

Abschließend geht Honneth erneut auf den Begriff der Solidarität ein. Seiner Meinung nach ist Solidarität in modernen Gesellschaften „an die Voraussetzung von sozialen Verhältnissen der symmetrischen Wertschätzung zwischen individualisierten (und autonomen) Subjekten gebunden.“[785] Symmetrisch bedeute dabei, dass sich Personen reziprok in einem Wertehorizont sähen, in dem die Eigenschaften und Fähigkeiten des jeweils Anderen von Bedeutung für die gemeinsame Praxis erscheinen würden.[786] Es gehe also nicht darum, dass sich Personen wechselseitig im gleichen Maße wertschätzen müssten. Das lehnt Honneth allein schon wegen der prinzipiellen Deutungsoffenheit aller gesellschaftlichen

Werte und Formen der Wertschätzung gelten. Auch zur *gleichen* Zeit können in einer Gesellschaft unterschiedliche Wertvorstellungen vorherrschen.

782 *Honneth*, Kampf um Anerkennung, 208.

783 Vgl. *Honneth*, Kampf um Anerkennung, 208.

784 Vgl. *Honneth*, Kampf um Anerkennung, 208. Middleton spricht in diesem Fall auch von einer Form des „Selbstrespekts“. Damit meint er, dass eine Person sich ihrer Fähigkeiten und Talente bewusst ist und sie das Wissen hat, dass diese Fähigkeiten und Eigenschaften von anderen Personen geschätzt werden, vgl. *Middleton*, Three types of self-respect, 64.

785 *Honneth*, Kampf um Anerkennung, 208.

786 Vgl. *Honneth*, Kampf um Anerkennung, 210.

Werthorizonte ab. Vielmehr sei „symmetrisch" in dem Sinne aufzufassen, dass „jedes Subjekt ohne kollektive Abstufungen die Chance erh[alte], sich in seinen eigenen Leistungen und Fähigkeiten als wertvoll für die Gesellschaft zu erfahren."[787] Diese Beziehungen seien als solidarisch zu bezeichnen, weil sie nicht nur passive Toleranz, sondern affektive Anteilnahme an dem individuell Besonderen des jeweils Anderen zum Ausdruck brächten.[788]

Mit dieser Erklärung ist die Struktur sozialer Anerkennungsverhältnisse so weit dargelegt, wie sie Honneth entwickelt hat. Honneth selbst hat diese Struktur komprimiert in einer Tabelle zusammengefasst:

Abb. 3: Struktur sozialer Anerkennungsverhältnisse.

Anerkennungsweise	Emotionale Zuwendung	Kognitive Achtung	Soziale Wertschätzung
Persönlichkeitsdimension	Bedürfnis- und Affektnatur	Moralische Zurechnungsfähigkeit	Fähigkeiten und Eigenschaften
Anerkennungsformen	Primärbeziehungen (Liebe, Freundschaft)	Rechtsverhältnisse (Rechte)	Wertgemeinschaft (Solidarität)
Entwicklungspotential		Generalisierung, Materialisierung	Individualisierung, Egalisierung
Praktische Selbstbeziehung	Selbstvertrauen	Selbstachtung	Selbstwertschätzung
Mißachtungsformen	Mißhandlung und Vergewaltigung	Entrechtung und Ausschließung	Entwürdigung und Beleidigung
Bedrohte Persönlichkeitskomponente	Physische Integrität	Soziale Integrität	„Ehre", Würde

Quelle: Honneth ^{7}2012, 211

Es sind bislang nicht alle Aspekte der Tabelle angesprochen worden, da die Missachtungsformen und bedrohten Persönlichkeitskomponenten noch nicht thematisiert wurden. Dies gilt es in einem weiteren Schritt zu tun.

5.2.4 Missachtungsformen als Gefährdung der persönlichen Identität

Die bisherigen Darlegungen zeigen, wie bestimmte Anerkennungsformen dazu beitragen können, dass ein Individuum ein positives praktisches Selbstverhältnis

787 *Honneth*, Kampf um Anerkennung, 210.
788 Vgl. *Honneth*, Kampf um Anerkennung, 210.

aufbaut. Im Gegensatz zur positiven Entwicklung geht es im Folgenden darum, welche Auswirkungen aus der Missachtung resultieren. Es ist das schädigende Verhalten in den Blick zu nehmen, welches das Individuum in seinem praktischen Selbstverhältnis, das es in intersubjektiven Prozessen erwirbt, verletzt. Moralisch verletzbar sind für Honneth nur solche Wesen, die sich reflexiv auf ihr eigenes Leben beziehen könnten; ihnen gehe es voluntativ um das eigene Wohlsein.[789] Er begründet das damit, dass ohne die Bezugnahme auf qualitative Maßstäbe des eigenen Lebens gar nicht erklärbar sei, „was an einer Person eigentlich beschädigt oder beeinträchtigt [werde], wenn wir statt von bloßem Schaden, Unglück oder Zwang von moralischen Verletzungen reden."[790] Wenn ein Individuum moralisch verletzt werde, bringe das Konsequenzen mit sich. Mit solch einer Verletzung gehe eine „psychische Erschütterung" einher, weil Erwartungen nicht bestätigt würden, deren Erfüllung zu den Bedingungen des Selbstverhältnisses zählten. Das führe letztlich zu einem Akt der persönlichen Beschädigung.[791]

Honneth arbeitet im Zusammenhang mit moralischen Verletzungen mit den Begriffen „Missachtung" oder „Beleidung". Diese könnten unterschiedliche Tiefengrade der psychischen Verletzung eines Individuums betreffen. Honneth vertritt die Ansicht, dass mit solch einer Missachtung das Selbstverhältnis der ganzen Person zum Einsturz gebracht werden könne.[792] Um die Missachtungsformen zu differenzieren, geht Honneth wiederum auf die drei Formen der Anerkennung ein:

> „Wenn die Erfahrung von Mißachtung die Vorenthaltung oder den Entzug von Anerkennung signalisiert, dann müssen sich innerhalb des negativen Phänomenbereichs dieselben Unterscheidungen wiederfinden lassen, die schon innerhalb jenes positiven Phänomenbereichs anzutreffen waren. Insofern gibt die Differenzierung von drei Anerkennungsmustern einen theoretischen Schlüssel an die Hand, um ebenso viele Weisen der Mißachtung systematisch voneinander abzuheben; deren Unterschiede müssen sich an den verschiedenen Graden bemessen, in dem sie die praktische Selbstbeziehung

789 Vgl. Honneth, Kampf um Anerkennung, 180.
790 *Honneth*, Kampf um Anerkennung, 180.
791 Vgl. *Honneth*, Kampf um Anerkennung, 181. Die Größendimension solcher Beschädigungen benennt Pollmann: „Gewalttätige Akte gegen die Ganzheit einer Person – Körperverletzung, Missbrauch, Vergewaltigung und Folter – greifen derart tief in den ethisch-existentiellen Lebenszusammenhang ein, dass die für personale Integrität so wichtige ‚Bejahung' des eigenen Lebens selbst auf elementarster Ebene in Frage steht", *Pollmann*, Integrität, 281. Nicht zu vergessen ist aber, dass auch andere Umstände Einfluss auf unsere Selbstverhältnisse nehmen können. Zu denken wäre z.B. an die Einnahme von Medikamenten.
792 Vgl. *Honneth*, Kampf um Anerkennung, 212.

einer Person dadurch erschüttern können, da sie ihr die Anerkennung bestimmter Identitätsansprüche entziehen."[793]

Dieser Aussage entsprechend werden nachfolgend die einzelnen Anerkennungsformen separat betrachtet und auf Missachtungsformen untersucht. Zunächst wird die Anerkennungsform der Liebe diskutiert.

5.2.4.1 Bedrohung der physischen Integrität durch Misshandlung und Vergewaltigung

Die elementarste Art einer persönlichen Erniedrigung stellt für Honneth die Verletzung der *leiblichen Integrität* dar. Es handle sich um die Formen der praktischen Misshandlung, in denen „einem Menschen alle Möglichkeiten der freien Verfügung über seinen eigenen Körper gewaltsam entzogen w[ü]rden."[794] Zu diesen Formen zählt er vorweg Folter und Vergewaltigung.[795] Es sei nicht an erster Stelle der körperliche Schmerz, der das zentrale Problem darstelle, sondern das an den Schmerz gekoppelte Gefühl, „dem Willen eines anderen Subjekts schutzlos bis zum sinnlichen Entzug der Wirklichkeit ausgesetzt zu sein."[796] Das durch die Liebe gewonnene Vertrauen in die eigenen Fähigkeiten und Fertigkeiten, insbesondere zur eigenständigen Koordinierung des eigenen Körpers, werde durch diese Art der Misshandlung mit nachhaltiger Wirkung beschädigt. Dies gehe oftmals mit dem Gefühl sozialer Scham und mit einem Verlust an Selbst- und Weltvertrauen einher: „Was also hier der Person durch Mißachtung an Anerkennung entzogen [werde], [sei] die selbstverständliche Respektierung jener autonomen Verfügung über den eigenen Leib, die ihrerseits durch Erfahrungen der emotionalen Zuwendung in der Sozialisation überhaupt erst erworben worden [sei]."[797] Die praktische Selbstbeziehung, in der sich das Selbstvertrauen gebildet habe, sei somit massiv gestört oder gar zerstört.

---

793 *Honneth*, Kampf um Anerkennung, 213.

794 *Honneth*, Kampf um Anerkennung, 214.

795 Zudem erwähnt Honneth den „Grenzfall des Todes", bei dem die elementarste Voraussetzung des physischen Wohlergehens missachtet werde, vgl. *Honneth*, Zwischen Aristoteles und Kant, 183.

796 *Honneth*, Kampf um Anerkennung, 214.

797 *Honneth*, Kampf um Anerkennung, 214.

5.2.4.2 *Bedrohung der sozialen Integrität durch Entrechtung und Ausschließung*

Die zweite Form der Missachtung umfasst die Formen der Erniedrigung, welche die moralische Selbstachtung negativ betreffen, womit die *soziale Integrität* gefährdet sei. Es ist damit gemeint, dass dem Individuum eine persönliche Missachtung in der Hinsicht widerfahre, dass ihm der Besitz von Rechten innerhalb einer Gesellschaft strukturell verweigert werde.[798] Das Individuum werde demnach bei der Zuordnung von Rechten, die allen Individuen zustehen sollten, ausgeschlossen. Dies habe zur Folge, dass das Individuum den Eindruck habe, nicht mehr im gleichen Maße wie andere Gesellschaftsmitglieder eine moralische Zurechnungsfähigkeit zugebilligt zu bekommen.[799] Das Problematische daran sei nicht primär die gewaltsame Einschränkung der persönlichen Autonomie, sondern das daran anknüpfende Gefühl, „nicht den Status eines vollwertigen, moralisch gleichberechtigten Interaktionspartners zu besitzen."[800] Durch die Erfahrung der Entrechtung sei die Selbstachtung betroffen. Das Individuum empfinde die Situation als eine, in der sie die Fähigkeit verliere, „sich auf sich selbst als gleichberechtigten Interaktionspartner aller Mitmenschen zu beziehen."[801] Die moralische Zurechnungsfähigkeit werde dem Individuum demnach genommen. Eben diese sei erst in Prozessen der sozialisatorischen Interaktion über einen längeren Zeitraum mühsam erworben worden. Es sei also durch Entrechtung und Ausschließung die praktische Selbstziehung gefährdet. Es ergibt sich dabei die Schwierigkeit, die faktische Existenz von Selbstachtung nur indirekt erschließen zu können, „indem wir empirische Vergleiche mit Personengruppen anstellen, aus deren Gesamtverhalten sich Rückschlüsse auf die symbolischen Repräsentationsformen der Erfahrung von Mißachtung gewinnen lassen."[802]

---

798 Vgl. *Honneth*, Kampf um Anerkennung, 216.

799 Vgl. *Honneth*, Kampf um Anerkennung, 216.

800 *Honneth*, Kampf um Anerkennung, 216.

801 *Honneth*, Kampf um Anerkennung, 216.

802 Vgl. *Honneth*, Kampf um Anerkennung, 195. Der indirekte Zugang zu Selbstvertrauen und Selbstwertschätzung ist ebenso wie im Fall der Selbstachtung gegeben, da sich – phänomenologisch betrachtet – die positiven Formen der Anerkennung nur durch die negative Kehrseite rekonstruieren lassen. Dementsprechend schreibt Bohmeyer: „Insofern firmiert Honneths phänomenologische Analyse der gesellschaftlichen Anerkennungsverhältnisse eigentlich unter dem Stichwort einer Phänomenologie der Missachtungsformen", *Bohmeyer*, Jenseits der Diskursethik, 155.

5.2.4.3 Bedrohung der Ehre und Würde durch Entwürdigung und Beleidigung

Eine letzte Art der Missachtung findet bei der Form der Solidarität statt. Dabei gehe es um evaluative Formen der Missachtung, die eine Herabwürdigung individueller und kollektiver Lebensweisen verursachen würden.[803] Honneth zieht für solche Missachtungsformen die Begriffe der Beleidigung und Entwürdigung heran. Zentral sei dabei der gemeinsame Werthorizont: Werde bei diesem angenommen, dass einzelne Lebensformen und Überzeugungsweisen von geringerem Wert als andere seien, raube dies den Individuen die Möglichkeit, ihren eigenen Eigenschaften und Fähigkeiten einen sozialen Wert beizumessen.[804] Das Individuum könne sich dementsprechend nicht mehr auf etwas beziehen, was dem Gemeinwesen, in dem es sich befinde, zuträglich sei. Dadurch mache es die Erfahrung einer sozialen Entwertung, mit der ein Verlust an persönlicher Selbstwertschätzung einhergehe, also des Gefühls, sich selbst als ein Wesen zu sehen, dessen Eigenschaften und Fähigkeiten von Anderen geschätzt würden. „Was also hier der Person durch Mißachtung an Anerkennung entzogen [werde], [sei] die soziale Zustimmung zu einer Form von Selbstverwirklichung, zu der sie selber erst mit Hilfe der Ermutigung durch Gruppensolidaritäten beschwerlich hat finden müssen."[805] Entwürdigung und Beleidigung würden somit die praktische Selbstbeziehung bedrohen, in der sich das Selbstwertgefühl entwickelt habe.

Honneth hat drei Formen von Missachtung herausgearbeitet. Er ordnet sie im weiteren Verlauf nochmals den Begriffen „physischer Tod", „sozialer Tod" und „Kränkung" zu.[806] Erkennbar sei, dass sowohl durch die Erfahrung von sozialer Erniedrigung und Demütigung als auch durch physische Faktoren die praktische Identität einer Person gefährdet sein könne. Zur geglückten Selbstbeziehung gehöre die intersubjektive Anerkennung. Bleibe diese soziale Zustimmung auf einer der drei genannten Stufen der Anerkennung aus, habe das Folgen. Dann könne in der Persönlichkeit eine psychische Lücke auftreten, „in die negative Gefühlsreaktionen wie die Scham oder die Wut tr[ä]ten."[807] Die Erfahrung von Missachtung könnte anschließend Gegenreaktionen nach sich ziehen: „[D]enn die negativen Gefühlsreaktionen, die die Erfahrung von Mißachtung psychisch begleiten [würden, F. K.], könnten genau die affektive Antriebsbasis darstellen,

---

803 Vgl. *Honneth*, Kampf um Anerkennung, 217.
804 Vgl. *Honneth*, Kampf um Anerkennung, 217.
805 *Honneth*, Kampf um Anerkennung, 217.
806 Vgl. *Honneth*, Kampf um Anerkennung, 218.
807 *Honneth*, Kampf um Anerkennung, 220.

in denen der Kampf um Anerkennung motivational verankert [sei].“[808] Das bedeute:

> „Nur weil menschliche Subjekte auf soziale Kränkungen, wie sie die physische Mißhandlung, die Entrechtung und die Entwürdigung darstellen [würden], nicht gefühlsneutral reagieren könn[t]en, [hätten, F. K.] die normativen Muster der wechselseitigen Anerkennung innerhalb der sozialen Lebenswelt überhaupt eine gewisse Verwirklichungschance; jede negative Gefühlsreaktion nämlich, die mit der Erfahrung einer Mißachtung von Anerkennungsansprüchen einhergeh[e], enth[alte] in sich wieder die Möglichkeit, daß sich dem betroffenen Subjekt das ihm zugefügte Unrecht kognitiv erschließ[e] und zum Motiv des politischen Widerstands [werde, F. K.].“[809]

Wie genau der Kampf um Anerkennung vonstatten gehe, erläutert Honneth in weiteren Darlegungen. Diese sind aber nicht weiter relevant, wenn es in dieser Arbeit darum geht, welche Rolle die Anerkennungsmuster für Autonomie spielen.[810] Ergänzend zu Honneths Aussagen ist hinzuzufügen, dass zu diesem Kampf

---

808 *Honneth*, Kampf um Anerkennung, 219.

809 *Honneth*, Kampf um Anerkennung, 224.

810 Zum Kampf um Anerkennung ist vor allem *Honneth*, Kampf um Anerkennung, Kap. 8 zu beachten. Zudem weist Siep darauf hin, dass es „Kampfmomente“ auf drei Ebenen geben kann: Erstens kann eine gelungene, nichtpathologische Selbstwerdung Momente der Auseinandersetzung mit anderen Individuen benötigen. Zweitens kann diese Entwicklung der persönlichen Identität auch durch Erfahrungen der Verletzung und Missachtung gestört werden und bedarf dann eines Prozesses der Wiederherstellung bzw., mit Hegel gesprochen, der Versöhnung. Drittens sind die sozialen Prozesse der Erweiterung von Rechten und des Einschlusses von zuvor ausgeschlossenen Gruppen und Individuen von sozialen Leistungen und Wertschätzungen selbst Kämpfe, vgl. *Siep*, Anerkennung in der Phänomenologie des Geistes, 191f.
Siep bezweifelt außerdem, ob der Kampf um Anerkennung tatsächlich die Bedeutung hat, die Honneth vorgibt. Aus der Sicht Sieps sind die negativen Formen von Anerkennung primär Erklärungen für die Motivation zur Wiederherstellung, eventuell auch zum Erreichen von Anerkennung, so dass sie scheinbar nicht konstitutive Bedingungen von Anerkennung bilden: „Wenn die Negationen der drei Muster zum Verlust an Selbstachtung, zur Erniedrigung und zur ‚kulturellen Degradierung‘ führen, dann scheint darin kein notwendiges Moment der Selbstwerdung zu liegen. Man könnte zwar einräumen, dass der Widerstand und die ‚Verarbeitung‘ solcher Missachtungen zu besonders robusten Formen der Selbstschätzung führen. Aber das gilt vermutlich nur für Beschädigungen geringerer Grade. Es wäre wohl ‚Ghetto-Romantik‘, wenn man Erniedrigungen und Missachtungen gewissermaßen zu einer *felix culpa* verklären würde“, *Siep*, Anerkennung in der Phänomenologie des Geistes, 196. Demnach ist der Kampf kein notwendiges Moment der Anerkennungsbeziehung, sondern nur die Form, in der Anerkennung individuell sowie sozial errungen

um Anerkennung keinesfalls alle Betroffenen in der Lage sind und manche (trotz großer Anstrengungen von Anderen) auch nicht dazu befähigt werden können. In diesen Fällen greift die Verpflichtung zu prosolidarischem, advokatorischem Einsatz, der aber (soweit wie möglich) Paternalismus vermeiden muss.[811]

Hiermit ist also die Rekonstruktion der Anerkennungstheorie Honneths abgeschlossen. Es handelt sich dabei um eine philosophische Theorie, die aus Sicht des Autors auf empirischen Grundlagen beruht. Da diese empirischen Grundlagen schon etwas älter sind, bietet es sich an, diese nochmals eigens in den Fokus zu nehmen.

5.3 Selbstkonzept und Selbstwertgefühl in der moralpsychologischen Diskussion

Die philosophischen Überlegungen Honneths sind in einem weiteren Schritt mit moralpsychologischen Annahmen abzugleichen. Dies ist hilfreich, um die Plausibilität der Anerkennungstheorie zu überprüfen. Hierbei bieten sich mehrere Möglichkeiten an. Es können – Spieß folgend – Informationen aus der Erforschung früher zwischenmenschlicher Kommunikation herangezogen, insbesondere aus dem Forschungsfeld der Neurowissenschaften, und Erkenntnisse aus dem Bereich der Philosophie des Geistes berücksichtigt werden.[812] Auf alle derzeit laufenden Diskussionen um das Selbstkonzept einzugehen – bei Honneth überwiegend als praktisches Selbstverhältnis bezeichnet – ist ein für diese Arbeit zu umfangreiches Vorhaben. Stattdessen sind die zentralen Aspekte zum Selbstkonzept in der Moralpsychologie zu diskutieren, die als Orientierungspunkte für die philosophische Theorie der Anerkennung dienen können.[813] Die zu führende

wird, womit dies nicht von anderen „antagonistischen“ Sozialbeziehungen wie Kampf um Macht, Positionen, Güter zu unterscheiden ist, vgl. *Siep*, Anerkennung in der Phänomenologie des Geistes, 197.

811 Vgl. *Lienkamp*, Klimawandel und Gerechtigkeit, 292.

812 *Spieß, Christian*, Krankheit – Gesundheit – Anerkennung. Gesundheitspolitik aus der Perspektive einer normativen Theorie der Intersubjektivität, in: Jahrbuch für Christliche Sozialwissenschaften 47 (2006), 151–176, 161.

813 Die Debatte darüber, welche moralpsychologischen Fähigkeiten ein Individuum aufweisen kann und welche Bedeutung sie für Selbstbestimmung einnehmen, ist keine neue, sondern wird schon über einen längeren Zeitraum geführt. Es ist bereits Piaget gewesen, der sich mit diesen Fragen beschäftigte. Er unterschied beim Kind mehrere Phasen der Moralentwicklung: Stadium 1: Heteronome Moral (bis etwa 8 Jahre), Übergangsphase (7/8-10 Jahre) und Stadium 2: Autonome Moral (ab ca. 11-12 Jahre), vgl. *Piaget, Jean*, Das moralische Urteil beim Kinde, Stuttgart [2]1983. Bekannt

Diskussion beruht auf der Vermutung, dass „Individuen mit einem eher positiven Selbstkonzept vereinfacht ausgedrückt eher autonom [...], während Individuen mit einem eher negativen Selbstkonzept eher abhängige bzw. durch andere Menschen geleitete Personen sind.“[814]

5.3.1 Moralpsychologische Bestimmung des Begriffs „Selbstkonzept“

Das Selbstkonzept ist zweifelsfrei ein vieldiskutiertes Thema in der Moralpsychologie, auch wenn kein eigenes Fach für diesen Gegenstand gibt: „Die Lust an der wissenschaftlichen Beschäftigung mit dem ‚Selbst‘ und Selbstkonzepten ist ungebrochen und scheint keine Grenzen zu kennen. [...] Allerdings gibt es kein eigenes Fach, keine eigene Subdisziplin mit dieser Bezeichnung.“[815] In den vergangenen Jahren beschäftigten sich mehrere Disziplinen der Psychologie mit dem Selbstkonzept. In erster Linie zählen zu ihnen die Gesprächspsychotherapie, Verhaltenstherapie, Psychoanalyse und Sozialpsychologie.[816] Die Autoren beschäftigen sich dabei vorwiegend mit dem frühen Kindesalter und der Bedeutung sozialer Interaktion für das Selbstkonzept.[817] Ein Blick in ältere und aktuelle Literatur offenbart, dass das „Selbst“ meist als ein soziales Konstrukt aufgefasst

---

sind des Weiteren die Arbeiten Kohlbergs. Dieser schloss an die Arbeiten von Piaget an und unterscheidet eine präkonventionelle, konventionelle und postkonventionelle Ebene der Moralentwicklung. Kohlberg hat seine Theorie immer wieder weiterentwickelt, vgl. Kohlberg, Lawrence, Zur kognitiven Entwicklung des Kindes, Baden-Baden 1974; *Kohlberg, Lawrence*, Die Psychologie der Moralentwicklung, Frankfurt a. M. 1996; *Candee, Daniel/Kohlberg, Lawrence*, Die Beziehung zwischen moralischen Urteilen und moralischen Handeln, in: Althof, Wolfgang/Garz, Detlef (Hg.), Moralisches Urteil und Handeln, Frankfurt a. M. 1999, 13–46. Somit zeigt sich, dass gegenwärtige Diskussionen über moralpsychologische Fähigkeiten des Menschen nicht aus einem „leeren“ Raum entstanden sind. Vielmehr hat es bereits Vorläufer gegeben, die Einfluss auf die Folgezeit hatten und haben. An dieser Stelle muss es bei dem Verweis bleiben, eine Aufarbeitung dieser Theorien der Moralentwicklung wäre zu umfangreich.

814 *Laskowski, Annemarie*: Was den Menschen antreibt. Entstehung und Beeinflussung des Selbstkonzepts. Frankfurt a. M. 2000, 28, in Berufung auf *Naudascher, Brigitte*, Das übergangene Selbst. Pädagogische Perspektiven zur Selbstkonzeptforschung, Frankfurt a. M./New York 1980, 91.

815 *Mummendey, Hans D.*, Psychologie des ‚Selbst‘. Theorien, Methoden und Ergebnisse der Selbstkonzeptforschung, Göttingen 2006, 38f.

816 Vgl. *Sader, Manfred/Weber, Hannelore*, Psychologie der Persönlichkeit. Weinheim/München [2]1996, 151–153.

817 Vgl. *Hattie, John*, Self-concept, New Jersey 1992, 118.

wird. Relativ unumstritten dürfte zumindest sein, dass das Selbst in Zusammenhang mit der Wahrnehmung durch Andere steht.[818] Das Selbstkonzept bildet nicht nur unmittelbar Aspekte der Person ab, sondern beinhaltet auch Inhalte der Interaktionen mit der Umwelt. Menschen entwickeln sich in Wechselwirkung mit der Umwelt, woraus sie wichtige Aspekte für das eigene Selbstkonzept gewinnen.[819]

Allgemein gesprochen werden in der Psychologie mentale Aspekte der eigenen Person als das „Selbst" bezeichnet, zu dem das subjektive Bild der eigenen Person bzw. die subjektive Theorie über die Summe aller selbstbezogenen Einschätzungen (Selbstkonzept) und die Bewertung der eigenen Person (Selbstwertgefühl) zählen, die starken Einfluss auf die Selbstregulation haben.[820] Der Großteil der Autoren, die sich mit dem Selbstkonzept und Selbstwertgefühl beschäftigen, weist auf die Arbeiten von James hin. Dieser führte zwei Aspekte des Selbst ein: „I" und „me".[821] Er unterscheidet diese beiden, indem er das „Ich" als Akteur, den Urheber der eigenen Handlungen und des eigenen Gewissens betrachtet, während das „Mich" das Objekt des eigenen Wissens darstelle. Das Selbstkonzept, so schreibt Asendorpf, sei der „dispositionale (also zeitlich mittelfristig stabile) Anteil des Mich im Sinne von James."[822] Es sei ein komplexes Wissenssystem, in welchem das Wissen über die eigene Person sortiert werde.[823] Das Wissen bestehe dabei aus zwei Teilen: (1) *Universale* Anteile, in denen viele Menschen kulturübergreifend übereinstimmen (z.B. das Wissen, ein Mensch zu sein), und (2) *individuell* charakteristische Anteile (z.B. der Tag der Geburt).[824]

---

818 Vgl. *Schütz, Astrid*, Psychologie des Selbstwertgefühls. Von Selbstakzeptanz bis Arroganz, Stuttgart ²2003, 8. So wird davon berichtet, dass das Selbstwertgefühl sozial mitdeterminiert sei, vgl. *Albrecht, Hilfried/Silbereisen, Rainer K.*, Peer and family effects on adolescent self-evaluation, in: Remschmidt, Helmut/Schmidt, Martin H. (Eds.), Developmental psychopathology, Bern 1992, 150–164; *Engel, Uwe/Hurrelmann, Klaus*, Psychosoziale Belastung im Jugendalter. Empirische Befunde zum Einfluß von Familie, Schule und Gleichaltrigengruppe, Berlin 1989; *Horstkemper, Marianne*, Schule, Geschlecht und Selbstvertrauen. Eine Längschnittstudie über Mädchensozialisation in der Schule, Weinheim 1987.

819 Vgl. *Mead, Georg H.*, Mind, self and society from the standpoint of a social behaviourist, Chicago 1934; *Rosenberg, Morris*, Conceiving the self, New York 1979.

820 Vgl. Schütz, Psychologie des Selbstwertgefühls, 4.

821 Vgl. James, William, Principle of psychology, New York 1890.

822 *Asendorpf, Jens B.*, Psychologie der Persönlichkeit, Heidelberg ⁴2007, 263.

823 Vgl. *Asendorpf*, Psychologie der Persönlichkeit, 263.

824 Vgl. *Asendorpf*, Psychologie der Persönlichkeit, 263.

Letzterer Anteil sei der persönlichkeitspsychologisch interessantere, weil er als Persönlichkeitseigenschaft interpretiert werden könne.[825]

Pinquart hat verschiedene Begriffsbestimmungen von Selbstkonzept, wie sie in Publikationen zu finden sind, zusammengefasst. Dabei werde dieses verstanden als (1) strukturiertes System von selbstbezogenen Perzeptionen und Kognitionen, (2) Schema/Satz von Schemata, (3) internes Selbstmodell, (4) Theorie über sich selbst und (5) Einstellung zu sich selbst mit kognitiven, affektiven und konativen Aspekten.[826] Pinquart hingegen nimmt eine andere Definition, der auch in dieser Arbeit gefolgt wird. Er versteht das Selbstkonzept *„als Einstellung zu sich selbst, bestehend aus einer kognitiven, einer bewertenden und einer handlungsausrichtenden Komponente. Diese drei Komponenten der Selbsteinstellung setzen sich wiederum aus Subkonzepten zusammen.*“[827] Es sind emotionale, motivationale und kognitive/evaluative Aspekte, die das Selbstkonzept eines Menschen auszeichnen. Mummendey schreibt vertiefend dazu:

> „*Unter dem Selbstkonzept (der Gesamtheit der Selbstkonzepte) eines Individuums verstehen wir die Gesamtheit aller Selbstbeurteilungen.* Mit Selbstbeurteilungen meinen wir dabei nicht nur Urteile (judgements) im engeren Sinne, sondern das Ergebnis einer Vielzahl selbstbezogener psychologischer Vorgänge, die sich in Urteilen über die eigene Person ausdrücken: wie jemand sich selbst wahrnimmt, was er von sich erinnert, wie er über sich denkt, wie er sich bewertet, welche Gefühle er sich selbst gegenüber hat, was für Vorstellungen und Erwartungen er sich selbst gegenüber hegt, was er also will und was er vorhat usw.“ [828]

Es gibt Autoren, die behaupten, es gebe kein einheitliches Selbstkonzept, dies sei lediglich eine kulturideologisch bedingte Fiktion.[829] Statt eines Selbstkonzepts würden Menschen mehrere Selbstkonzepte besitzen. Sicherlich ist nicht zu leugnen, dass Veränderungen im Laufe des Lebens das Selbstkonzept beeinflussen. Die Frage, die sich stellt, ist allerdings, in welchem Verhältnis Veränderungen und Selbstkonzept stehen. Hierauf gibt die Theorie des „working self“ eine Antwort: In jeweils anderen Umwelten werden verschiedene Schemata eines Selbstkonzepts aktiviert.[830]

---

825 Vgl. *Asendorpf*, Psychologie der Persönlichkeit, 263.

826 Vgl. *Pinquart, Martin*, Das Selbstkonzept im Seniorenalter, Weinheim 1998, 3.

827 *Pinquart*, Das Selbstkonzept im Seniorenalter, 4.

828 *Mummendey*, Psychologie des ‚Selbst', 38.

829 Vgl. *Sader/Weber*, Psychologie der Persönlichkeit, 163.

830 Vgl. *Markus, Hazel/Wurf, Elissa*, The dynamic self-concept: A social psychological perspective, in: Annual Review of Psychology 38 (1987), 299–337.

Was die Forschung bereits seit Längerem zeigt, ist die Gegebenheit, dass die ersten Kindheitsjahre (vor allem erstes bis drittes Lebensjahr) entscheidend für die Bildung des Selbstkonzepts sind. Das Verständnis, welches der Einzelne von sich ab der frühen Kindheit entwickelt, bleibt Grundlage für alle weiteren Betrachtungen der eigenen Person in den folgenden Lebensjahren.[831] Für diese benennen einzelne Autoren verschiedene Stufen, die unterschiedliche Bedeutung für das Selbstkonzept haben sollen.[832] Es können an dieser Stelle nicht alle einzelnen Phasen genauer untersucht werden, da dies zu umfangreich wäre.[833]

Das Selbstkonzept wird nicht ohne Grund in der Moralpsychologie untersucht. Ihm kommen mehrere Funktionen für die Lebensführung eines Menschen zu. So habe es Auswirkungen auf

a) die Auswahl von Verhaltenszielen,
b) die Handlungsplanung,
c) die Handlungsausführung,
d) die Handlungsresultate und
e) die Bewertung von Handlungsresultaten.[834]

---

831 Vgl. Hattie, Self-concept, 118; *Mummendey*, Psychologie des ‚Selbst', 87f. Dazu passt folgende Aussage: „Somit kommt der kindlichen Entwicklung eine besondere Bedeutung zu, da durch sie die Exprimierung von Genen gesteuert wird. Hat jemand eine negative Kindheit, kann das bedeuten, dass – vereinfacht gesagt – sich eher ungünstig auf das spätere Leben und Verhalten auswirkende Gene aktiviert werden, die dann, einmal aktiv, nur sehr schwer wieder ‚abzuschalten' sind", *Markowitsch, Hans J./Staniloiu, Angelica*, Gehirn und Gewalt – Der determinierte Täter, in: Fink, Helmut/Rosenzweig, Rainer (Hg.), Verantwortung als Illusion? Moral, Schuld, Strafe und das Menschenbild der Hirnforschung, Münster 2012, 37–70, 52.

832 Vgl. *Hattie*, Self-concept, 118–120.

833 Weitere Informationen hierzu sind zu finden bei *Freund, Alexandra M.*, Das Selbst im hohen Alter, in: Greve, Werner (Hg.), Psychologie des Selbst, Weinheim 2000, 115–131; *Fuhrer, Urs/Marx, Alexandra/Holländer, Antje u. a.*, Selbstbildentwicklung in Kindheit und Jugend, in: Greve, Werner (Hg.), Psychologie des Selbst, Weinheim 2000, 39–57; *Greve, Werner*, Das erwachsene Selbst, in: Greve, Werner (Hg.), Psychologie des Selbst, Weinheim 2000, 96–114; *Pinquart, Martin/Silbereisen, Rainer K.*, Das Selbst im Jugendalter, in: Greve, Werner (Hg.), Psychologie des Selbst, Weinheim 2000, 75–95. Diese Autoren schildern jeweils einen Lebensabschnitt, von Kindheit über Jugend und Erwachsenenalter bis zu hohem Alter. Vgl. ebenso *Mummendey*, Psychologie des ‚Selbst', 87–90.

834 Vgl. *Pinquart*, Das Selbstkonzept im Seniorenalter, 24; ebenso Laskowski, Was den Menschen antreibt, 39f.

Am häufigsten wird jedoch genannt, dass das Selbstkonzept die Verarbeitung selbstbezogener Informationen steuere[835], „da die Überzeugung von der Wirksamkeit des eigenen Handelns Einfluss auf dieses ha[be], und da die Bewertung der eigenen Person den Umgang mit Misserfolgen und Rückschlägen beeinfluss[e].“[836] Es ermögliche dem Menschen, sich angesichts neuer Herausforderungen weiterzuentwickeln.[837]

5.3.2 Moralpsychologische Bestimmung des Begriffs „Selbstwertgefühl“

Das Selbstwertgefühl wird als eigener Gegenstand in der Moralpsychologie behandelt. Das heißt aber nicht, dass dieses komplett getrennt vom Selbstkonzept betrachtet wird, sondern viele Arbeiten behandeln die Interaktion von Selbstkonzept und Selbstwertgefühl. Dies ist nicht überraschend, da beide Teile des „Selbst“ sind, wie oben dargelegt wurde. Der Begriff Selbstachtung/Selbstrespekt ist, anders als bei Honneth, relativ selten in der Moralpsychologie anzutreffen. Die Inhalte, die Honneth darunter fasst, werden in der Moralpsychologie unter dem Begriff des Selbstwertgefühls integriert. Wird der Begriff der Selbstachtung aufgenommen, wird er als eine evaluative Komponente des Selbstkonzepts verstanden. Als solche umfasse sie „Bewertungen der eigenen Person hinsichtlich personaler und sozialer Maßstäbe und daraus resultierenden Emotionen“[838]. Hierbei wird von verschiedenen Autoren die kognitive und emotionale Bewertung unterschiedlich stark betont. Eine hohe Selbstachtung sei mit dem Wunsch verbunden, zu bleiben, wie man gerade sei.[839]

Beim Selbstwertgefühl handle es sich um die subjektive Bewertung der eigenen Persönlichkeit.[840] Dies könne auch als Zufriedenheit mit sich selbst verstanden werden. Es gibt Diskussionen darüber, ob es mehrere bereichsspezifische Selbstwertgefühle gibt und wie sich diese dann auf das allgemeine Selbstwertgefühl

835 Vgl. *Rumelhart, David E.*, Schemata: The building blocks of cognition, in: Spiro, Rand J. (Ed.), Theoretical issues in reading comprehension, Hillsdale 1980, 33–58; *Markus, Hazel*, Self schema and processing information about the self, in: Journal of Personality and Social Psychology 35/2 (1977), 63–78.

836 *Schütz*, Psychologie des Selbstwertgefühls, 3.

837 Vgl. *Dweck, Carol*, Wie unser Denken Erfolge und Niederlagen bewirkt. Aus dem Englischen von Jürgen Neubauer, Frankfurt a. M. 2007, 16.

838 *Pinquart*, Das Selbstkonzept im Seniorenalter, 7.

839 Vgl. *Atchley, Robert*, A continuity theory of normal aging, in: Gerontologist 29 (1989), 183–190.

840 Vgl. *Asendorpf*, Psychologie der Persönlichkeit, 265.

auswirken.[841] Jedoch ist umstritten, ob es diese bereichsspezifischen Selbstwertgefühle tatsächlich gibt und ob Aussagen darüber möglich sind, wie diese und das allgemeine Selbstwertgefühl interagieren.[842]

Schütz deutet das Selbstwertgefühl als Produkt bestimmter selbstreferentieller Prozesse und als Determinante von Erleben und Verhalten.[843] Damit ist gemeint, dass die Person sowohl in der Auseinandersetzung mit sich selbst als auch durch die Interaktion mit anderen Menschen Aspekte entwickle, die Einfluss auf ihr Selbstwertgefühl nähmen. Asendorpf differenziert dies weiter und benennt vier Quellen für das Selbstkonzept und das Selbstwertgefühl: (1) *Selbstwahrnehmung*: Wahrnehmung des eigenen Körpers, physiologischer Prozesse und eigenen Verhaltens; (2) *Selbsterinnerung*: Erinnerung an die eigene Person und an eigenes Erleben und Verhalten in früheren Situationen; (3) *soziales Spiegeln*: soziale Interaktion mit Mitmenschen und (4) *sozialer Vergleich*: soziale Vergleiche mit anderen Menschen und Menschengruppen.[844]

Hinsichtlich der Anerkennungstheorie ist besonders das soziale Spiegeln interessant, da Honneth die Meinung vertritt, dass Menschen ihre Mitmenschen bräuchten, um sich entwickeln zu können (vgl. Abschnitt 5.2.4). Die Annahme einer sozial bedingten Selbstkonzeption sieht vor, dass Menschen sich nur über andere Menschen definieren und ihre Identität gewinnen können. Diese Vorstellung hat erstmals Cooley mit der Theorie des „looking-glass self" entwickelt.[845] Demnach bilden wir, so schildern es Sander und Weber, „eine Vorstellung von uns selbst, indem wir uns in diejenigen hineinversetzen, mit denen wir es zu tun haben, und unsere Erscheinung, unser Verhalten, unseren Charakter, aus *deren Sicht* definieren und bewerten."[846] Hier knüpft Mead an, auf den sich Honneth ausdrücklich bezieht. Aus der Sicht Meads benötigt der Mensch den Anderen als Spiegel, um ein Selbstkonzept und eine Identität aufbauen zu können.[847] Dafür

841 Einige Autoren unterscheiden z.B. vier Bereiche: intellektuelle, emotionale, soziale und physische Selbstwertschätzung, vgl. *Deusinger, Ingrid*, Theoretische und empirische Untersuchungen zur Struktur von Selbstkonzepten älter Personen, in: Zeitschrift für Gerontologie 17/5 (1984), 294–297; *Fleming, James/Courtney, Barbara*, The dimensionality of self-esteem. II Hierarchical facet model for revised measurements scales, in: Journal of Personality and Social Psychology 46 (1984), 404–424.

842 Vgl. *Asendorpf*, Psychologie der Persönlichkeit, 267.

843 Vgl. *Schütz*, Psychologie des Selbstwertgefühls, 5.

844 Vgl. *Asendorpf*, Psychologie der Persönlichkeit, 268f.; vgl. ebenso *Pinquart*, Das Selbstkonzept im Seniorenalter, 24f.

845 Vgl. *Cooley, Charles H.*, Human nature and social order, New York 1902.

846 *Sader/Weber*, Psychologie der Persönlichkeit, 158.

847 Vgl. *Mead*, Mind, self and society from the standpoint of a social behaviourist.

bedürfe es aber nicht nur eines konkreten Anderen, der als Spiegel diene. Vielmehr müsse sich die Person bei allem, was sie tue, denke und fühle, bewusst machen, dass sie ein Mitglied der Gesellschaft sei. Mead spricht dabei von dem *generalisierten Anderen*, der die Vorstellungen und Normen der Gesellschaft widerspiegle.[848] Eben diesen solle die Person vor Augen haben, wenn sie etwas zu überdenken, bewerten und beurteilen habe. Die Spiegel-Theorie hat in der Nachfolgezeit Anklang gefunden, ist jedoch mit einem Problem behaftet: „Das *Spiegel-Selbst* bzw. den Prozeß des ‚reflected appraisal' *empirisch* nachzuzeichnen ist schwierig."[849]

5.3.3 Stabilität und Variabilität von Selbstkonzept und Selbstwertgefühl

Ein Aspekt, der bislang noch nicht diskutiert wurde, ist die Stabilität des Selbstkonzepts und des Selbstwertgefühls. Dazu schreibt Mummendey: „Das Problem der Stabilität und Variabilität psychologischer Merkmale [...] kann als wesentliches allgemeines Problem der Erforschung der Selbstkonzeptentwicklung gelten."[850] Es steht die Frage im Fokus, ob das Selbstkonzept und das Selbstwertgefühl, wenn sie erst einmal bestehen, dauerhaft stabil sind oder starken Veränderungen unterliegen, was eine Variabilität bedeuten würde.

Mummendey benennt dabei einige Faktoren, die hinsichtlich der Veränderung des Selbstkonzepts im Spiel seien: „Körperliche, also biologisch bedingte Veränderungen, Änderungen von Umgebungsbedingungen und vom Individuum selbst bewirkte Veränderungen [...] wirken zusammen an der Formung und Veränderung von Selbstkonzepten mit."[851] Einige Forschende im Bereich der Moralpsychologie vertreten daher die Ansicht, dass das Selbst nicht statisch sei. Das Selbstkonzept werde vielmehr erarbeitet und immer wieder modifiziert sowie an neue Anforderungen adaptiert.[852] Dabei müssten neue Erfahrungen

---

848 Vgl. *Mead*, Mind, self and society from the standpoint of a social behaviourist.

849 *Sader/Weber*, Psychologie der Persönlichkeit, 160.

850 *Mummendey*, Psychologie des ‚Selbst', 88.

851 *Mummendey*, Psychologie des ‚Selbst', 88.

852 Vgl. *Pinquart*, Das Selbstkonzept im Seniorenalter, 30. So schreibt auch Dweck, dass die Grundeigenschaften des Selbstkonzepts durch eigene Anstrengungen weiterentwickelt werden können, vgl. *Dweck*, Wie unser Denken Erfolge und Niederlagen bewirkt, 15. Laskowski unterscheidet dabei zwei Ebenen: „Während sich also das offene Verhalten von der Kindheit bis ins Erwachsenenalter deutlich und radikal ändert, behalten viele der frühen Postulate ihren Einfluß bis ins Erwachsenenalter

aufgenommen werden; ebenso müsse ein Weg gefunden werden, mit den neuen Erfahrungen umzugehen und aus ihnen zu lernen.[853]

Es wird angenommen, dass beim Selbstkonzept nicht nur vergangene Erfahrungen strukturiert werden müssten, sondern auch diejenigen, die neu hinzukommen: Das bestimme darüber mit, „welchen Informationen ich mich überhaupt zuwende, wie viel Bedeutung ich ihnen beimesse, wie ich sie einordne und wie ich sie im Gedächtnis speichere und verarbeite."[854] Wenn nun diese neuen Informationen in das Gesamtschema des Selbstkonzepts integriert würden, ließe sich das Bild, das jemand von sich habe, nur schwer ändern, da es an die bisherigen Erfahrungen anknüpfe. Daher schreibt Pinquart, dass Veränderungen relativ massiv sein müssten, damit sie eine Auswirkung auf das Selbstkonzept hätten.[855] Dennoch seien die Schemata, die einem Selbstkonzept zugrunde liegen würden, nicht komplett resistent: Es bedürfe wohl eben dieser massiven Einbrüche und starker Veränderungen, damit das Selbstkonzept angegriffen werde.[856]

Es kann gefragt werden, ob sich genauere oder generalisierende Aussagen darüber fällen lassen, in welcher Lebensphase ein Selbstkonzept (besonders) gefährdet sein kann. Hierauf gibt Pinquart eine Antwort:

> „Weil Menschen psychosoziale Krisen sowohl erfolgreich lösen, aber auch daran scheitern können und eine Aktualisierung von Konfliktpolen in verschiedenen Altersbereichen möglich ist, lassen sich keine eindeutigen Annahmen zur Veränderung des Selbstkonzepts über das Leben hinweg treffen. Intra- und interindividuelle Unterschiede müssen in Betracht gezogen werden."[857]

Wenn Zusammenhänge des Selbstkonzepts mit dem Lebensalter untersucht werden, kann das Lebensalter nicht per se als Ursache für Veränderungen des Selbstkonzepts herangezogen werden. Um eine Veränderung des Selbstkonzepts vorhersagen zu können, ist nach altersassoziierten Veränderungen der Lebenssituation und der Auseinandersetzung mit dieser zu suchen.[858] Das Selbstkonzept

---

bei, wenngleich modifiziert durch Postulate niederer Ordnung", *Laskowski*, Was den Menschen antreibt, 171.

853 Vgl. *Dweck*, Wie unser Denken Erfolge und Niederlagen bewirkt, 44. Carver und Scheier sprechen in diesem Zusammenhang davon, dass sich eine Person selbst aktualisiert, vgl. *Carver, Charles S./Scheier, Michael F.*, Perspectives on personality, New Jersey [7]2012, 260f.

854 *Sader/Weber*, Psychologie der Persönlichkeit, 156.

855 Vgl. *Pinquart*, Das Selbstkonzept im Seniorenalter, 48.

856 Vgl. *Sader/Weber*, Psychologie der Persönlichkeit, 156.

857 *Pinquart*, Das Selbstkonzept im Seniorenalter, 30.

858 Vgl. *Mummendey*, Psychologie des ‚Selbst', 87.

ist zwar mit stabilen Aspekten der Lebenssituation und kritischen Lebensereignissen verbunden, doch ist bei einigen Menschen im höheren Alter ein hohes Maß an Kontinuität der Lebenssituation vorhanden, so dass das Selbstkonzept häufig stabil bleibt.[859] In diesem Zusammenhang ist zu sagen, dass im hohen Alter das Risiko für Kompetenzeinschränkungen ansteigt. Aus diesem Grund gewinnt die Aufrechterhaltung der selbstständigen Lebensführung für ein positives Selbstkonzept an Bedeutung.[860]

Das Selbstwertgefühl sei, so Harter, zeitlich etwas weniger stabil als das Selbstkonzept, weil es durch allgemeine Stimmungsschwankungen beeinflusst werden könne. Es werde durch viele Ereignisse und Gegebenheiten tangiert und verändere sich im Laufe der Entwicklung.[861] Schütz spricht in diesem Kontext von einer Selbstwertdynamik, was sie als „Auf und Ab" des Selbstwertgefühls unter dem Einfluss externer Faktoren verstehe.[862] Unterschiedliche Teilbereiche wirkten sich unterschiedlich stark auf das Selbstwertgefühl aus. Dazu gehörten sowohl gesellschaftliche Bewertungsprozesse als auch individuelle Aspekte. Wenn das Selbstwertgefühl nicht mehr stabil bestehen sollte, könnte das Konsequenzen nach sich ziehen. So könnte ein instabiles Selbstwertgefühl mit negativ behafteten Phänomenen wie einer depressiven Erkrankung und Defensivität verbunden sein.[863] Personen mit einem instabilen Selbstwertgefühl reagierten häufig auf positive und negative Ereignisse stärker als Personen mit einem stabilen Selbstwertgefühl.[864] Wenn die Person dann jedoch alles als extrem negativ oder positiv wahrnehme, könne es möglicherweise dazu kommen, dass sie eine verzerrte Selbstwahrnehmung habe.[865]

---

859 Vgl. *Pinquart*, Das Selbstkonzept im Seniorenalter, 80.

860 Vgl. *Pinquart*, Das Selbstkonzept im Seniorenalter, 79.

861 Vgl. *Harter, Susan*, Causes and consequences of low self-esteem in children and adolescents, in: Baumeister, Roy F. (Ed.), Self-esteem. The puzzle of low self-regard, New York 1993, 87–116.

862 Vgl. *Schütz*, Psychologie des Selbstwertgefühls, 5.

863 Vgl. *Kernis, Michael H./Grannemann, Bruce D./Barclas, Lynda C.*, Stability and level of self-esteem as predicators of anger arousal and hostility, in: Journal of Personality and Social Psychology 56/6 (1989), 1013–1022; *Grannemann, Bruce D./Kernis, Michael H./Mathis, Landa C.*, Stability of self-esteem as a moderator of the relation between level of self-esteem and depression, in: Journal of Personality and Social Psychology 61/1 (1991), 80–84.

864 Vgl. *Laskowski*, Was den Menschen antreibt, 25; *Schütz*, Psychologie des Selbstwertgefühls, 7.

865 Vgl. *Dweck*, Wie unser Denken Erfolge und Niederlagen bewirkt, 20.

Noch zu erwähnen ist der Umstand, dass die Stabilität des Selbstwertgefühls in der Regel recht gefestigt bleibt, wenn erst einmal eine Stabilität erreicht wurde.[866] Für die Sicherung des Selbstwertgefühls kommt der Selbstwertregulation eine wichtige Rolle zu. Diese stellt ein Verhalten dar, welches das Ziel verfolgt, das Selbstwertgefühl zu schützen und zu erhöhen.[867] In der Literatur ist insgesamt der Tenor erkennbar, dass ein hohes Selbstwertgefühl wünschenswert, ein niedriges Selbstwertgefühl problematisch ist.

Schütz sieht schließlich noch einen weiteren Zusammenhang zwischen instabilem Selbstwertgefühl und Selbstkonzept: „Personen mit niedrigem Selbstwertgefühl verfügen über weniger klar definierte und stabile Selbstkonzepte als Personen mit hohem Selbstwertgefühl."[868] Hier liegt damit die Verknüpfung zwischen Selbstwertgefühl und Selbstkonzept vor, die bereits angesprochen wurde.

Abschließend ist auf eine Schwierigkeit hinsichtlich des Selbstwertgefühls hinzuweisen. Die Schwierigkeit liegt in der Messung des Selbstwertgefühls. Schütz erwähnt dazu, dass „das Konstrukt Selbstwertgefühl zwar häufig untersucht worden ist, aber insbesondere qualitative Aspekte der Selbstwertdynamik sowie interpersonelle Aspekte des Selbstwertgefühls unklar blieben."[869]

5.3.4 Die Anerkennungstheorie im Lichte der moralpsychologischen Debatte

Im abschließenden Teil zur Moralpsychologie ist zu erklären, welcher Beitrag durch die Darlegung der moralpsychologischen Aspekte zum Selbstkonzept und Selbstwertgefühl geleistet wurde. Die moralpsychologischen Darlegungen

---

866 Vgl. *Asendorpf*, Psychologie der Persönlichkeit, 265; ebenso *Baumeister, Roy F.*, Self-concept and identity, in: Derlaga, Valerian J./A. Winstead, Barbara/Jones Warren H. (Hg.), Personality. Contemorary theory and researches, Chicago 1991, 315–329; *Deusinger*, Theoretische und empirische Untersuchungen zur Struktur von Selbstkonzepten älter Personen; *Fleming/Courtney*, dimensionality of self-esteem.

867 Vgl. z.B. *Stahlberg, Dagmar/Osnabrügge, Gabriele/Frey, Dieter*, Die Theorie des Selbstwertschutzes und der Selbstwerterhöhung, in: Frey, Dieter/Irlee, Martin (Hg.), Theorien der Sozialpsychologie, Band 3, Bern 1985, 79–124.

868 *Schütz*, Psychologie des Selbstwertgefühls, 54.

869 *Schütz*, Psychologie des Selbstwertgefühls, 9. Somit kann man sich derzeit nur auf die empirischen Grundlagen stützen, die es bislang gibt. Die empirischen Erkenntnisse in Zukunft zu erweitern, ist sicherlich ein Desiderat. Ebenso ist es ein Desiderat, auch für das Selbstkonzept weitere empirische Daten zu gewinnen, um noch verlässlichere Aussagen hierzu machen zu können.

machen sichtbar, dass die Anerkennungstheorie Honneths mit moralpsychologischen Annahmen korreliert.

Viele Aspekte der Anerkennungstheorie Honneths sind in den moralpsychologischen Annahmen wiederzufinden. Sowohl bei Honneth als auch in der Moralpsychologie wurde deutlich, dass emotionale, motivationale und kognitive/evaluative Aspekte von zentraler Bedeutung sind. In der Moralpsychologie findet sich die Unterscheidung von Selbstkonzept und Selbstwertschätzung. Diese Differenzierung ist eine andere als bei Honneth, der unter dem Begriff des praktischen Selbstverhältnisses oder des Selbstkonzepts Selbstvertrauen, Selbstachtung und Selbstwertschätzung auseinanderhält. Auch wenn die begriffliche Anordnung eine andere ist, lassen sich die Inhalte aus Honneths Theorie in der moralpsychologischen Aufteilung wiederfinden. Was Honneth unter Selbstvertrauen diskutiert, wird moralpsychologisch eher unter dem Begriff des Selbstkonzepts gefasst, die Aspekte des Selbstwertgefühls laufen bei beiden unter dem gleichnamigen Begriff. Die Selbstachtung, die Honneth als Begriff führt, lässt sich in Teilen sowohl dem Selbstkonzept als auch dem Selbstwertgefühl in der moralpsychologischen Diskussion zuordnen. In der Moralpsychologie hat die Selbstachtung damit nicht den klaren Ort, wie sie ihn in der Anerkennungstheorie hat.

Selbstkonzept und Selbstwertgefühl als stabile und variable Größen zu sehen, kommt der Anerkennungstheorie entgegen. Veränderungen dieser beiden sind möglich, setzen jedoch relativ massive Einschnitte voraus. Demnach sind gravierende negative Folgen von Missbrauchserfahrungen, wie sie Honneth angibt, tatsächlich denkbar. Zu unterschiedlichen Lebenszeiten können unterschiedliche Einflüsse auf das Selbstkonzept und das Selbstwertgefühl einwirken, so dass im Einzelfall jeweils betrachtet werden muss, ob eine negative Beeinflussung vorliegt. Es sind vorwiegend drei Dinge, die positiven und negativen Einfluss haben können: (1) neue Informationen, (2) kritische Lebensereignisse und (3) Modell-Lernen.[870]

In der Moralpsychologie beschäftigt man sich mit verschiedenen Lebensaltern und ihrem Einfluss auf das Selbstkonzept und das Selbstwertgefühl. Es steht also die historische Genese im Mittelpunkt. Ebenso setzt sich Honneth in seiner Anerkennungstheorie mit dem historischen Verlauf auseinander. Die empirischen Befunde offenbaren, dass gerade das frühe Kindesalter zentral für die Bildung des Selbstkonzepts ist. Dem entspricht, dass Honneth die intimen Beziehungen für die Entwicklung des Selbstvertrauens betont, welches aus seiner Sicht der Selbstachtung

870 *Laskowski*, Was den Menschen antreibt, 189.

und dem Selbstwertgefühl vorgeordnet ist. Zudem spricht für die Annahme der Bedeutung der Selbstachtung, dass diese dabei hilft, sich als gleichwertiger Bürger gegenüber den anderen zu verstehen. Die Förderung der Selbstachtung kann durch die Umwelt einer Person erfolgen. Letztlich sprechen die ausführlichen Darlegungen zum Selbstwertgefühl für die hohe Bedeutung von diesem, wie Honneth es in seiner Anerkennungstheorie annimmt. Die Wertschätzung durch andere Menschen kann das Selbstwertgefühl einer Person positiv beeinflussen.

Die Darlegung der Spiegel-Theorie konnte demonstrieren, dass Honneth in seiner Theorie deren Grundgedanken annimmt und so seine Überlegungen auf moralpsychologischen Annahmen aufbaut. Sowohl bei Honneth als auch in der Moralpsychologie sind soziale Beziehungen von zentraler Bedeutung für die Entwicklung des Selbstkonzepts und des Selbstwertgefühls.

Mit diesem Vergleich ist der Zusammenhang zwischen Anerkennungstheorie und moralpsychologischen Annahmen abgerundet. Die Theorie steht auf einer soliden empirischen Basis, so dass in einem nächsten Schritt eine Anwendung der Anerkennungstheorie auf die Medizinethik unternommen werden kann.

5.4 Anwendung der Anerkennungstheorie in der Medizinethik

Die Anerkennungstheorie Honneths hat Eingang in medizinethische Debatten gefunden. Es ist an dieser Stelle darauf hinzuweisen, dass Honneths Theorie durchaus auf Kritik gestoßen ist. Die verschiedenen Einwände gegen Honneth können hier nicht ausführlich wiedergegeben werden, da sie eine eigene umfangreiche Diskussion angestoßen haben.[871] Im folgenden Abschnitt wird dagegen der Versuch unternommen, die Anerkennungstheorie für Fragen der Autonomie

---

871 Diese Kritiken werden in verschiedenen Publikationen diskutiert, vgl. z.B. *Bedorf, Thomas*, Ort der Anerkennung, in: Bedorf, Thomas/Unterthurner, Gerhard (Hg.), Zugänge. Ausgänge. Übergänge. Konstitutionsformen des sozialen Raumes, Würzburg 2009, 71–82; *Bedorf, Thomas*, Verkennende Anerkennung, Berlin 2010; *McBride, Cillian*, Recognition, Cambridge 2013; *Cobben, Paul*, The paradigm of recognition. Freedom as overcoming the fear of death, Leiden/Boston 2012; *Decker, Kevin S.*, Perspectives and ideologies: A pragmatic use for recognition theory, in: Philosophy & Social Critism 38/2 (2012), 215–226; *Forst/Hartmann/Saar u. a.*, Sozialphilosophie und Kritik; *Ikäheimo, Heikki/Laitinen, Arto* (Eds.), Recognition and social ontology (Social and Critical Theory 11), Leiden/Boston 2011; *McNay, Lois*, Against recognition, Cambridge 2008; *Siep*, Anerkennung in der Phänomenologie des Geistes; *Thompson, Simon*, The political theory of recognition. A critical introduction, Cambridge 2006; *Wildt, Andreas*, „Anerkennung" in der Psychoanalyse, in: Deutsche Zeitschrift für Philosophie 53/3 (2005), 46–478; *Van den Brink/Owen*, Introduction.

in der Medizin fruchtbar zu machen. Dafür wird unter anderem auf Literatur Bezug genommen, in der bereits solche Versuche vorliegen. Für Oshana steht fest, „that an absence of self-reflection, and an indifference to one's self-conception, eclipse autonomous agency."[872] Ihre Begründung dafür lautet: Jemandem würde schlichtweg der „Kompass" fehlen, der ihm anzeige, welche Richtung seiner Handlungen im emotionalen, imaginativen und kognitiven Sinne wichtig für ihn sei.[873] Eben diesen Zusammenhang zwischen Selbstkonzept und Autonomie gilt es genauer auszuformulieren, um den Kompass bereitzustellen.

5.4.1 Das Verhältnis von Selbstkonzept und Autonomie im Allgemeinen

In dieser Arbeit wurde bislang vertreten, dass jemandem die Autorität über die eigenen Handlungen zugesprochen wird, wenn er zur Selbstbestimmung fähig ist (vgl. Abschnitt 3.2.2). Mackenzie verbindet den Aspekt der Autorität mit Inhalten der Anerkennungstheorie: „Regarding oneself as accountable involves having a sense of one's epistemic ad normative authority with regard to one's life and one's practical commitments. This in turn seems to require the agent to have certain self-evaluative attitudes, in particular attitudes of appropriate self-respect, self-trust and self-esteem."[874] Wenn sie von Selbstrespekt, Selbstvertrauen und Selbstwertgefühl spricht, ist deutlich, dass es sich dabei um diejenigen Eigenschaften handelt, die sich auf den drei Anerkennungsebenen, die Honneth dargelegt hat, entwickeln. Ebenso setzt Benson am Punkt der Autorität an, um Selbstkonzept und Autonomie in Verbindung zu bringen: „Identification, evaluative self-disclosure, psychological integration, and critical reflection are purported to be constitutive means by which agents *authorize* their intentions as their own and thereby acquire genuine ownership of them."[875] Welche Rolle nun aber das Selbstkonzept genau für die Selbstbestimmung spielt, bleibt bislang immer noch auf einer allgemeinen Ebene. Um das Verhältnis von Selbstkonzept und Selbstbestimmung für die medizinische Praxis anwendbar zu machen, bedarf es daher einer weiteren Konkretisierung.

---

872 *Oshana, Marina*, Autonomy and self-identity, in: Anderson, Joel/Christman, John (Eds.), Autonomy and the challenges to liberalism, New York 2005, 77–100, 85.

873 Vgl. *Oshana*, Autonomy and self-identity, 85. Weiterhin schreibt Oshana zum Selbstkonzept: „Being autonomous requires first and foremost that a person have the capacity and the disposition to know her will and which of her beliefs, desires, affective states, relationships, and so on are distinctive of and essential to her self-conception", *Oshana*, Autonomy and self-identity, 84.

874 *Mackenzie*, Three dimensions of autonomy, 36.

875 *Benson*, Taking ownership, 106.

Honneth selbst hat zusammen mit Anderson, der auf dem Gebiet der Medizinethik arbeitet und dort in den Autonomie-Debatten versucht, Elemente der Anerkennungstheorie einzuführen, einen Aufsatz[876] verfasst, in dem eben diesem Desiderat nachgegangen wird, welche Bedeutung dem Selbstkonzept und der Anerkennung für die Selbstbestimmung im Konkreten zukommt. Dieser Beitrag ist absolut grundlegend und wird seither breit rezipiert.[877] Den Autoren geht es darum, wie in der Arbeit bereits angeklungen ist, zu demonstrieren, welche Rolle soziale Beziehungen für die Unterstützung und Beeinträchtigung von Autonomie einnehmen: Dafür verwenden sie als Ausgangsbasis die Inhalte der Anerkennungstheorie von Honneth und konkretisieren diese.[878] Sie selbst sprechen davon, dass sie die materialen und institutionellen Umstände von Autonomie damit benennen wollen.[879] Was erreicht werden müsse, sei, dass „we come to be able to trust our own feelings and intuitions, to stand up for what we believe in, and to consider our projects and accomplishments worthwile."[880] Es ist klar zu erkennen, dass hierbei die drei Ebenen der Anerkennung (Liebe, Recht, Solidarität) und die daraus resultierenden Eigenschaften (Selbstvertrauen, Selbstachtung, Selbstwertgefühl) als Orientierung dienen, die Honneth in seiner Theorie herausgearbeitet hat. Da sie sich auf die Anerkennungstheorie Honneths berufen, ist es selbstredend, dass sie Autonomie als Fähigkeit verstehen, die nur in sozialen Beziehungen entstehen könne. Zu den sozialen Beziehungen zählen sie (1) rechtliche, institutionelle Beziehungen des universalen Respekts (zentral für Selbstachtung/Selbstrespekt), (2) enge Beziehungen der Liebe und Freundschaft (zentral für Selbstvertrauen) und (3) ein Netzwerk der Solidarität und geteilten Werte, in denen der partikulare Wert eines Gesellschaftsmitglieds anerkannt werde (zentral für Selbstwertschätzung).[881] Diese Punkte lassen sich folgendermaßen erläutern:[882]

---

876 *Anderson/Honneth*, Autonomy, vulnerability, recognition, and justice.

877 Vgl. z.B. *Anderson*, Regimes of autonomy; Anderson, Autonomy and vulnerability entwined; *Mackenzie*, Relational autonomy, normative authority and perfectionism; *Mackenzie*, Three dimensions of autonomy.

878 Vgl. *Anderson/Honneth*, Autonomy, vulnerability, recognition, and justice, 127.

879 Vgl. *Anderson/Honneth*, Autonomy, vulnerability, recognition, and justice, 129.

880 *Anderson/Honneth*, Autonomy, vulnerability, recognition, and justice, 130.

881 Vgl. *Anderson/Honneth*, Autonomy, vulnerability, recognition, and justice, 131f. Anders als in vielen seiner Publikationen ändert Honneth in seinem Aufsatz mit Anderson die übliche Reihenfolge von Liebe, Recht, Solidarität zu Recht, Liebe, Solidarität. Diese Änderung der Reihenfolge hat keine inhaltlichen Gründe.

882 Vgl. *Anderson/Honneth*, Autonomy, vulnerability, recognition, and justice, im Folgenden Bezug auf: 132–135.

(1) *Selbstachtung/Selbstrespekt*: Eine Person verstehe sich als jemand, der legitime Quelle der Gründe für die eigenen Handlungen sei. Sie sei fähig, kompetent zu reflektieren, und sie sei Ko-Autor von Entscheidungen. Wenn sie zu diesen Dingen nicht fähig sei, könne sie sich nicht ernsthaft als jemanden betrachten, die angemessen darüber nachdenken könne, was zu tun sei. Wer keine Selbstachtung habe, sei nicht in einer Position, der Autor des eigenen Lebens zu sein. Das habe auch zur Folge, dass die Person sich nicht mehr als eine freie Person wie die anderen Menschen wahrnehmen könne und dass ihre Autonomie letztlich beeinträchtigt wäre. Zerstört werden könne die Selbstachtung durch Unterdrückung, Marginalisierung und Ausgrenzung. Der Zuspruch von Rechten könne diese Gefahren zurückdrängen, jedoch würden Rechte nicht automatisch die Herstellung von Selbstachtung garantieren. Doch könnten Rechte zumindest förderlich für die Selbstachtung und damit für die Autonomie sein.

(2) *Selbstvertrauen*: Die Person habe eine offene und vertrauensvolle Beziehung zu ihren eigenen Gefühlen, Wünschen, Impulsen, Emotionen usw. Es gehe nicht wie bei der Selbstachtung um die Fähigkeit zur Reflexion, sondern Selbstvertrauen habe zu tun mit der affektiv vermittelnden, wahrnehmenden Fähigkeit, bei der jemand subjektiv den affektiven Zugang für das „Material" bekomme, welches den Gegenstand für die Reflexion, die im Rahmen der Selbstachtung stattfindet, bilde. Die Bedeutung des Selbstvertrauens liege darin, selbst die interpretative Arbeit leisten zu müssen, um sich selbst verstehen zu können. Dazu gehöre, dass eine Person nur selbst ihre Erste-Person-Perspektive definieren könne. Der Verlust des Selbstvertrauens führe dazu, dass die Basis-Überzeugungen für eigene Wünsche verloren gingen, welche die Grundlage für die eigenen Handlungen darstellen würden. Beeinträchtigt werden könnte das Selbstvertrauen durch Verletzungen wie Vergewaltigung und Folter.[883] Hilfreich für das Bestehen von Selbstvertrauen seien intime Beziehungen im Nahbereich.[884]

(3) *Selbstwertschätzung*: Bei der Selbstwertschätzung handle es sich um eine evaluative Fähigkeit, die gewährleiste, dass sich jemand als bedeutsam wahrnehme. Hierzu zähle auch, die Handlungen, die gewählt würden, als sinnvoll ansehen zu können. Ist die Selbstwertschätzung gemindert, könne die Person

883 Goering nennt Sexismus und Rassismus als weitere Möglichkeiten, die das Selbstvertrauen zerstören können, vgl. *Goering*, Postnatal reproductive autonomy, 15.

884 Ebenso sehen Deci et al. in engen Freundschaften und Beziehungen einen Ort, in dem größere Erwartungen der gegenseitigen Hilfe vorliegen, vgl. *Deci, Edward L./ La Guardia, Jennifer G./Moller Arlen C.*, On the benefits of giving as well as receiving autonomy support: Mutuality in close friendships, in: Personality and Social Psychology 32/2 (2006), 313-327.

die Fähigkeit verlieren, selbst zu bestimmen, was sie als ihre eigenen Projekte betrachtet und welche Bedeutung sie ihnen zuschreibt. Die Selbstwertschätzung könne durch Muster der Ausbeutung und Abwertung negativ beeinflusst werden. Gewahrt werden könnten sie dagegen durch ein sozial-kulturelles Umfeld, das der Person den Eindruck vermittle, von Bedeutung zu sein.

Insgesamt kommen Anderson und Honneth mit dieser Konkretisierung zum Schluss, dass ein angemessener Ansatz zur Selbstbestimmung von einem breiteren Kontext der sozialen Institutionen und interpersonalen Beziehungen ausgehen müsse, da anerkennende Beziehungen für Autonomie wichtig seien.[885]

5.4.2 Das Selbstkonzept als Bedingung für Autonomie in der medizinischen Praxis

Der Zusammenhang von Selbstkonzept und Autonomie wurde detailliert dargelegt. Die Verbindung mit der medizinischen Praxis steht noch aus. Darauf geht Stoljar ein: „Taking relational autonomy seriously suggests that in addition to securing informed consent, health care providers have an important role to play in promoting patient autonomy. Providers must be alert to the social conditions that affect patient's capacities for autonomous reasoning.“[886] Die sozialen Bedingungen, die sie anspricht, sind diejenigen, die der Anerkennungstheorie und der Schilderung des Zusammenhangs von Selbstkonzept und Autonomie entnommen werden können. Sie selbst spricht im Rahmen der sozialen Bedingungen von den Aspekten, die aus der Anerkennungstheorie Honneths hervorgehen.[887] Das, was ein Patient können und wozu ihm das Umfeld verhelfen sollte, fasst Oshana zusammen:

> „Someone who does not […] acknowledge some cognitive, affective, attitudinal, and behavioral characteristics and attachments as part of her self-conception, nor concede the absence of others, and who lacks a desire for self-understanding, if not a capacity for self-evaluation, is not in a position to assume an active and authoritative voice in the direction of her life.“[888]

Im Konkreten meint dies nun – in Anlehnung an Anderson und Honneth – Folgendes:

---

885 Vgl. *Anderson/Honneth*, Autonomy, vulnerability, recognition, and justice, 139.

886 *Stoljar*, Informed consent, 383.

887 Vgl. *Stoljar*, Informed consent, 378.

888 *Oshana*, Autonomy and self-identity, 85.

(1) Sherwin und Winsby weisen darauf hin, dass das Selbstvertrauen der Patienten zu berücksichtigen sei, wenn die Patienten eine autonome Entscheidung treffen müssten.[889] Dafür führt Sherwin zusammen mit McLeod zwei Gründe an: (1) Unterdrückung könnte implizite oder explizite Limits an Optionen für eine bestimmte Person setzen; (2) Unterdrückung könnte Werte und Wünsche einer Person in einer Weise ändern, die eine Zerstörung der Fähigkeit zur selbstbestimmten Handlung nach sich ziehe.[890] Die Person müsse insgesamt erkennen können, dass die Charakteristika, die sie aufweise, zentral dafür seien, wer sie sei; und sie müsse ein Gefühl dafür haben, wie sie sich selbst wahrnehme.[891] Goering sagt ergänzend hierzu, dass eine Person, die sich selbst vertraue, eine optimistische Einstellung gegenüber ihren eigenen individuellen Kompetenzen aufzuweisen habe, sie müsse also ihren eigenen Fähigkeiten und moralischen Kapazitäten in dem Maße trauen, dass sie ein gutes Bild von selbst erhalte.[892] Auch für Benson hat das gewinnbringende Folgen: Die Person könne dann ihren eigenen Willen respektieren, so dass sie die Motive ihrer Handlungen zu autorisieren imstande sei.[893] Die Rolle der Personen im sozialen Umfeld sei dabei nicht zu vernachlässigen. Schließlich, so Goering, sei das Selbstvertrauen einer Person davon abhängig, wie andere Personen auf das eigene Selbstvertrauen reagieren würden.[894] Das führt sie zu der Aussage: „Developing self-trust is not a personal odyssey; it requires the support and encouragement of others."[895]

(2) Verkerk behandelt den Selbstrespekt im direkten medizinischen Kontext:

> „A reduced self-respect undermines autonomy by undermining the individual's sense of himself as capable of making judgments. Moreover, as the messages of reduced self-respect are internalized, these impediments are not easily removed. Instead, those patients should be helped in caring and committed relationships to regain their self esteem."[896]

Dieser Aussage können zwei Aspekte entnommen werden: Zum einen, dass das Fehlen von Selbstrespekt die Fähigkeit zur Autonomie mindert. Keller spricht in diesem Zusammenhang von einer reziproken Struktur

---

889 Vgl. Sherwin/Winsby, relational perspective on autonomy, 185.
890 Vgl. *McLeod/Sherwin*, Relational autonomy, self-trust, and health care for patients, 261.
891 Vgl. *Oshana*, Autonomy and self-identity, 85.
892 Vgl. *Goering*, Postnatal reproductive autonomy, 14.
893 Vgl. *Benson*, Taking ownership, 107.
894 Vgl. *Goering*, Postnatal reproductive autonomy, 15.
895 *Goering*, Postnatal reproductive autonomy, 19.
896 *Verkerk*, care perspective and autonomy, 293.

von Autonomie und Selbstachtung: Selbstachtung sei notwendig für die Ausübung von Autonomie und die Ausübung von Autonomie lasse die Selbstachtung eines Individuums anwachsen.[897] Zum anderen ist in der Aussage Verkerks zu lesen, dass Patienten geholfen werden sollte sich selbst zu respektieren. Zum Selbstrespekt gehöre dann die Fähigkeit, Gründe für das eigene Handeln angeben zu können, womit jemand für die eigenen Handlungen einstehen könne.[898] Die betreffende Person wisse, dass sie selbst die Bezugsquelle für das eigene Handeln sei. Wer Selbstrespekt aufweise, habe das Wissen, dass er etwas angemessen reflektierte, bevor er etwas entschied, wodurch er die Entscheidung respektieren könne.[899] Die Person müsse auch verstehen, dass sie für die Handlungen, die sie ausübe, verantwortlich sei, was impliziere, zu verstehen, dass potentielle, normative Erwartungen an sie gestellt würden.[900] Ebenso müsse die Person dazu in der Lage sein, anderen Menschen Grenzen des Eingriffs in ihren eigenen Bereich aufzuzeigen, die diese respektieren müssten.[901] Den Aspekt der Distanz nimmt auch Oshana auf: Für sie gehört zur Autonomie, dass eine Person die Freiheit habe, sich von den ihr sozial zugeschriebenen Rollen und Praktiken, die ihre Identität betreffen, zu distanzieren.[902] Sherwin und Winsby sprechen sich dafür aus, dass mögliche oppressive Strukturen beachtet werden müssten, wenn die Autonomie-Fähigkeit der Patienten untersucht werde.[903] Der Grund dafür liegt auf der Hand: Wenn oppressive Strukturen bestünden, könne der Selbstrespekt beeinträchtigt sein. Aus der Sicht Bensons könne damit die Situation eintreten, dass bei Abwesenheit von Selbstachtung das Gefühl vorliege, eine nicht gleichwertige Person wie die anderen zu sein.[904]

(3) Auch das Selbstwertgefühl ist in der medizinischen Praxis zu untersuchen, wenn es dazu beiträgt, die Fähigkeit zur Selbstbestimmung zu überprüfen. Individuen seien nur dann zum selbstbestimmten Handeln motiviert,

---

897 Vgl. *Keller*, Autonomy, relationality, and feminist ethics, 160.
898 Vgl. *Benson*, Taking ownership, 108.
899 Vgl. *Keller*, Autonomy, relationality, and feminist ethics, 160.
900 Vgl. *Benson*, Taking ownership, 108.
901 Vgl. *Benson*, Taking ownership, 107.
902 Vgl. *Oshana*, Autonomy and self-identity, 92.
903 Vgl. *Sherwin/Winsby*, relational perspective on autonomy, 185.
904 Vgl. *Benson, Paul*, Feeling crazy: Self-Worth and the social character of responsibility, in: Mackenzie, Catriona/Stoljar, Nancy (Eds.) Relational autonomy: Feminist perspectives on autonomy, agency, and the social Self, Oxford 2000, 72–93, 80.

> wenn sie wahrnähmen, dass ihre Handlungen von Bedeutung seien.[905] Damit stelle sich bei der handelnden Person das Gefühl ein, dass sie und ihre Handlungen den Anderen nicht gleichgültig seien. Ihr komme damit ein Wert zu. Keinen Wert zugesprochen zu bekommen, könne gravierende negative Folgen nach sich ziehen. Zum Beispiel könnte es bei unterdrückenden Strukturen passieren, dass jemand ein Gefühl der Wertlosigkeit internalisiere: Er empfinde sich als weniger wert als seine Mitmenschen, was seine Fähigkeit zur Selbstbestimmung beeinträchtigen könnte.[906] Wenn jemand sich und seine Handlungen als wertlos ansehe, könnte ihm die motivationale Struktur abhandenkommen, die er brauche, um eine selbstbestimmte Entscheidung für eine medizinische Behandlung zu fällen.

In diesem Abschnitt ist die Anerkennungstheorie Honneths in die Medizinethik überführt worden. Was noch offen steht, ist eine Systematisierung dessen, wie das Selbstkonzept in ein Konzept der Autonomie integriert werden kann.

5.5 Konzept der sozial verantworteten Selbstbestimmung in der Medizin

Es ist jetzt aufzuzeigen, wie ein Konzept von Autonomie gefasst sein sollte, das sozialen Beziehungen eine gewichtige Bedeutung für selbstbestimmte Entscheidungen in der Medizin zukommen lässt. In Anlehnung an Anderson könnte auch gesagt werden, welches „Regime of Autonomy“[907] propagiert wird. Es ist zu erläutern, welche Bedingungen für eine selbstbestimmte Entscheidung vorliegen müssen, aber auch, was demjenigen, der diese Bedingungen erfüllen kann, dadurch ermöglicht wird. Anderson unterscheidet verschiedene „Regimes of Autonomy“: ein liberales, solidarisches und perfektionistisches (vgl. Abschnitt 4.5). Das nachfolgende Konzept ordnet sich keiner dieser Möglichkeiten zu. Es könnte am ehesten als ein „Social Supporting Regime of Autonomy“ bezeichnet werden. Dieses knüpft an die Überlegungen aus Abschnitt 3.4 an. Zugleich wird ersichtlich sein, dass dieses Konzept Ähnlichkeit mit dem Konzept von Mackenzie hat, die Autonomie multidimensional versteht.[908] Die Ähnlichkeit bezieht sich jedoch

---

905 Vgl. *Mackenzie*, Imagining oneself otherwise, 140.
906 Vgl. *McLeod/Sherwin*, Relational autonomy, self-trust, and health care for patients, 262.
907 Vgl. *Anderson*, Regimes of autonomy.
908 Vgl. *Mackenzie*, Three dimensions of autonomy.

vorwiegend auf die Inhalte ihres Konzepts, die Anordnung der Dimensionen wird im nachfolgenden Konzept eine andere sein.

Im Zentrum des Konzepts der sozial verantworteten Selbstbestimmung steht die selbstbestimmte Entscheidung eines Patienten in einer konkreten Situation: Es geht also um lokale, nicht um globale Autonomie. Nur dies ergibt im medizinischen Kontext Sinn, weil Ärzte bei der Behandlung eines Patienten zu einem bestimmten Zeitpunkt überprüfen müssen, ob die Fähigkeit zur Selbstbestimmung vorliegt oder nicht erkennbar ist. In diesem Sinne wird, wie bei Beauchamp und Childress, lokale Selbstbestimmung angenommen.

Auch wenn sich dieses Konzept für eine lokale Entscheidungssituation einsetzt, scheint es doch nicht möglich, bei dieser die globale Dimension von Autonomie ganz auszublenden. Unter globaler Dimension werden hierbei die Aspekte verstanden, die aus der Anerkennungstheorie gewonnen werden konnten und im Sinne des „Selbstkonzepts" relevant sind. Individuen brauchen Selbstvertrauen, Selbstachtung und Selbstwertschätzung, um überhaupt in die Situation kommen zu können, eine lokale Entscheidung autonom fällen zu können. Dies sind fundamentale Aspekte, die einer Person die Grundlage dafür geben, was sie in ihrem Leben möchte, wie sie einzelne Dinge im Leben reflektieren kann und welchen Wert sie sich selbst beimisst. Wie die Anerkennungstheorie demonstrieren kann, sind hierfür *positive* soziale Beziehungen unabdingbar: Zum einen im Sinne kausaler Relationalität, dass ein Individuum *förderliche* soziale Beziehungen braucht, um die Modi des Selbstkonzepts Selbstvertrauen, Selbstachtung und Selbstwertschätzung überhaupt entwickeln zu können; zum anderen im Sinne konstitutiver Relationalität, dass fortlaufend *förderliche* soziale Beziehungen für das Aufrechterhalten und Fortbestehen dieser Eigenschaften gebraucht werden. Wer nicht in einem minimalen Grad zu Selbstvertrauen, Selbstachtung und Selbstwertschätzung fähig ist, scheint auch nicht oder nur eingeschränkt in der Lage zu sein, selbstbestimmte Entscheidungen treffen zu können. Jeder der Aspekte des Selbstkonzepts – Selbstvertrauen, Selbstachtung und Selbstwertschätzung – ist graduell: „Different persons are likely to meet these different conditions to different degrees. Indeed any one individual is likely to meet them to different degrees in different contexts and domains."[909] Die Fähigkeiten werden auf einer globalen Dimension gewonnen, sind aber kontextspezifisch zu untersuchen, weil sie aufgrund verschiedener Lebensereignisse zu verschiedenen Zeiten und in verschiedenen Kontexten unterschiedlich stark ausgeprägt vorliegen können. Dies kann moralpsychologischen Untersuchungen entnommen werden (vgl. Abschnitt 5.3). Wenn also dies

909 *Mackenzie*, Three dimensions of autonomy, 38.

kontextspezifisch zu überprüfen ist, handelt es sich um die lokale Entscheidungssituation. Damit zeigt sich, dass die globale Dimension mit der lokalen Dimension verschränkt ist. Da dem Selbstkonzept eine so fundamentale Bedeutung zukommt, ist es nicht als direkte Bedingung der lokalen Entscheidungsautonomie zu sehen. Vielmehr ist es als eine *Vorbedingung* zu betrachten. Das bedeutet auch, dass aus Sicht dieser Arbeit die „gatekeeper function" an eine andere Stelle zu setzen ist als Beauchamp und Childress dies tun: Die „gatekeeper function" nimmt hier das Selbstkonzept ein. Somit tritt zu den von Beauchamp und Childress aufgestellten Voraussetzungen für Autonomie eine weitere hinzu, die als notwendige, aber nicht allein hinreichende verstanden wird. Das hat zur Folge, dass das Konzept der sozial verantworteten Selbstbestimmung als „weak substantial relational" zu sehen ist, weil es die Bedingungen der Autonomie erweitert. Das Überprüfen von Selbstvertrauen, Selbstachtung und Selbstwertschätzung ist nichts Neues in der Medizin: „Ein Gebiet, in dem das Selbstkonzept eine Rolle spielt, ist der klinisch therapeutische Bereich. Hier sind Vorstellungen von der eigenen Person sowohl Ausgangspunkt als auch Gegenstand von bewußt in die Wege geleiteten Prozessen der Veränderung."[910] Somit liegen bereits Anknüpfungspunkte vor, um diese Aspekte auch im Rahmen der Untersuchung der Autonomiefähigkeit zu überprüfen (vgl. Abschnitt 5.7).

Das Selbstkonzept ist für sich genommen keine hinreichende Bedingung, weil mit ihm „nur" etwas über die Grundlagen einer selbstbestimmten Entscheidung gesagt wird. Für die lokale Entscheidungssituation braucht es allerdings auch noch den Nachweis der Kompetenz und der Informiertheit, worin Beauchamp und Childress gefolgt wird. Diese beiden werden im hier vorliegenden Konzept anders angeordnet: Kompetenz und Informiertheit stellen eine Bedingung dar. In einer konkreten Situation benötigt ein Individuum bestimmte Kompetenz-Fähigkeiten (abwägen, beurteilen usw.), um zu einer Entscheidung kommen zu können. Ebenso braucht es eine ausreichende Informiertheit über das, was die mögliche Behandlung beinhaltet und an Folgen mit sich bringen kann. Wie bei Beauchamp und Childress wird sowohl die Kompetenz als auch die Informiertheit graduell verstanden.

Schließlich kommt hinzu, dass, wenn ein Individuum die bisherigen Bedingungen erfüllen kann, eine Entscheidung auch noch daraufhin geprüft werden muss, ob sie freiwillig gefällt wird. Wiederum ist hier Bezug zu Beauchamp und Childress da; auch ist diese Voraussetzung graduell. Zwang und Manipulation werden in diesem Fall im lokalen Sinn verstanden: Es geht um die Frage, ob das

---

910 *Sader/Weber*, Psychologie der Persönlichkeit, 151.

Individuum in der gerade vorliegenden Situation durch Andere zu einer Entscheidung gezwungen, überredet oder manipuliert wird. Dazu zählen nicht die Einflüsse auf globaler Ebene wie z. B. das dauerhafte Leben unter einem repressiven System. Die Auswirkungen solcher Einflüsse auf globaler Ebene werden unter der Bedingung des Selbstkonzepts diskutiert. Der Vorteil dieser Aufteilung scheint darin zu liegen, klar machen zu können, welche Einflüsse soziale Beziehungen auf welcher Ebene haben. Somit ergibt sich folgendes Konzept der sozial verantworteten Selbstbestimmung:

Abb. 4: Konzept der sozial verantworteten Selbstbestimmung.

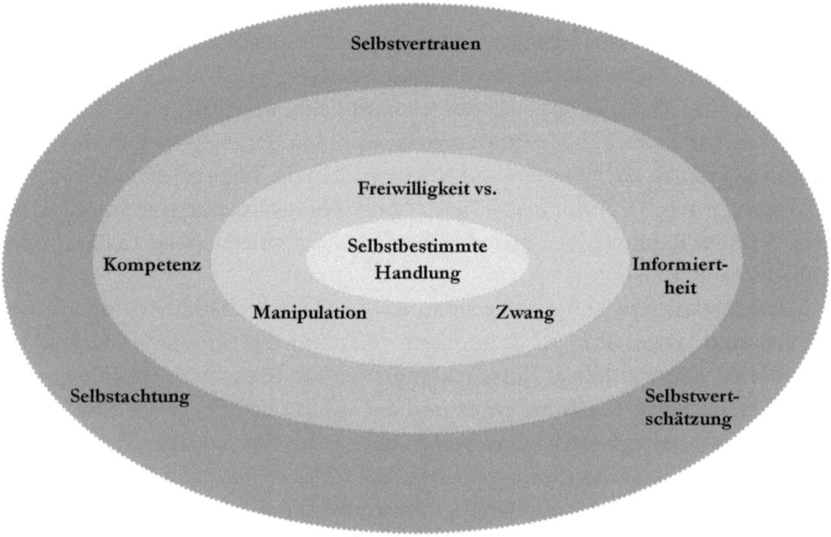

Ergänzung zur Skizze: Der äußerste Kreis ist die globale Dimension, das Selbstkonzept als Vorbedingung und „gatekeeper function". Der zweite Kreis von außen verweist auf die Kompetenz und Informiertheit als eine Bedingung und der dritte Kreis auf die Bedingung der Freiwilligkeit. Wer diese drei Ebenen erfüllt, kann eine selbstbestimmte Entscheidung fällen, gelangt also in den innersten Kreis.

Quelle: Eigene Darstellung

Die gestrichelten Linien zeigen an, dass alle Dimensionen durchlässig sind. Sie müssen komplett durchschritten werden, um zu einer selbstbestimmten Entscheidung kommen zu können. Was sich am Konzept zeigt, ist die Betonung der negativen und positiven Verpflichtung für selbstbestimmte Entscheidungen. Patienten dürfen nicht daran gehindert werden, ihre eigenen Entscheidungen zu fällen. Zugleich soll ihnen dabei geholfen werden, zu solchen Entscheidungen fähig zu sein. Im Gegensatz zum Ansatz von Beauchamp und Childress kann dieses Konzept die positive Verpflichtung wesentlich stärker betonen, indem die sozialen Beziehungen besonders hervorgehoben werden. Dies meint die Bezeichnung „sozial verantwortet“: Es braucht die Übernahme von Verantwortung verschiedener Personen auf unterschiedlichen Ebenen, damit ein Individuum eine selbstbestimmte Entscheidung fällen kann. Ein Arzt trägt beispielsweise eine andere Verantwortung, wenn er den Patienten ausreichend informieren muss, als das persönliche Umfeld einer Person, das Verantwortung für das Selbstkonzept eines Patienten inne hat, indem es Anerkennungsbeziehungen sichert. Das heißt aber keineswegs, dass der Patient selbst aus der Verantwortung genommen wird. Da der Patient Teil der Gesellschaft ist, hat er dafür Sorge zu tragen, dass er die Bedingungen für eine selbstbestimmte Entscheidung, so weit wie möglich, erfüllen kann. Individuelle und soziale Verantwortung sind beide notwendig, damit ein Patient eine selbstbestimmte Entscheidung fällen kann. Das dargestellte Konzept der sozial verantworteten Selbstbestimmung ist gewissermaßen perfektionistisch „in the sense that it claims that a just society has an obligation to promote autonomy by ensuring that its basic social, legal, political, and economic institutions provide the recognitive basis for its citizens to realize their autonomy.“[911] Dieses Konzept verzichtet absichtlich auf den Begriff der „relationalen“ Autonomie, weil der Begriff der Relationalität allein nicht aussagekräftig genug ist.

Abschließend ist zu erwähnen, dass dieses Konzept, auch wenn es „weak substantive relational“ ist, eine prozedurale Ausrichtung hat. In einem prozeduralen Vorgehen wird in einer konkreten Situation überprüft, ob die Bedingungen für selbstbestimmte Entscheidungen vorliegen.

5.6 Einwände gegen das Konzept der sozial verantworteten Selbstbestimmung

Nach der Skizzierung des Konzepts der sozial verantworteten Selbstbestimmung in der Medizin werden nun in einem weiteren Schritt mögliche Einwände in den Fokus genommen. Zu diesen Einwänden könnten folgende gehören:

(1) Das Selbstkonzept spielt nur für globale, aber nicht lokale Autonomie eine Rolle,
(2) das Konzept besitzt zu hohe Schwellenwerte,
(3) das Konzept hat perfektionistische Implikationen.

---

911 *Mackenzie*, Relational autonomy, normative authority and perfectionism, 524.

Es gilt, diese Einwände zu entkräften, sie aber gleichzeitig dazu zu nutzen, um das eigene Konzept zu schärfen.

5.6.1 Einwand 1: Anerkennung als Bedingung für globale, aber nicht für lokale Selbstbestimmung

Da in dieser Arbeit der begriffliche Zusammenhang von Entscheidungsautonomie, Anerkennung und sozialen Beziehungen untersucht wird, ist nun noch einmal auf die Unterscheidung zwischen globaler und lokaler Autonomie zurückzukommen (vgl. Abschnitt 4.2.1):

> „Within bioethics, autonomy is usually understood as local, that is, as applying to a specific decision at a specific time. Feminist bioethicists, however, who are influenced by relational theories of autonomy, tend to hold the view that the exercise of local autonomy needs to be understand in the context of a person's capacity to exercise programmatic or global autonomy."[912]

Eben diese Unterscheidung zwischen globaler und lokaler Autonomie ist eine, die zu einem Einwand gegen das Konzept der sozial verantworteten Selbstbestimmung genutzt werden kann. Dies lässt sich exemplarisch an dem Ansatz von Ach und Pollmann zeigen. Diese vertreten ähnliche Ansichten wie Honneth und Anderson zu Selbstvertrauen, Selbstachtung und Selbstwertschätzung, kommen aber zu dem Schluss, dass Anerkennung im Sinne Honneths nur für globale Autonomie gebraucht werde.

5.6.1.1 Triple-S-Bedingungen von Ach und Pollmann

Ach und Pollmann arbeiten mit einem eigenen Konzept, das die „Triple-S-Bedingungen" beinhaltet. Ihrer Ansicht nach gehöre zum autonomen Entscheiden und Handeln eine grundlegende Affirmation, Position und Evaluation des eigenen Selbst, die sie unter den Begriffen Selbstvertrauen, Selbstbehauptung und Selbstwertschätzung (Triple-S-Bedingungen) führen.[913] Insgesamt kann aus Sicht der Autoren dabei zweierlei betont werden: (1) Es gehe bei den drei Begriffen nicht um Facetten des Selbstverhältnisses. Allerdings müssten die drei erst vor der Autonomiefähigkeit erworben werden; sprich: Es gehe um menschliche Fähigkeiten, die vorliegen müssten, bevor sich überhaupt die Frage stelle, ob jemand selbstbestimmt entscheiden und handeln könne. (2) Die Formen des Selbstbezugs müssten im Akt des Handelns oder Entscheidens der handelnden

---

912 *Mackenzie*, Three dimensions of autonomy, 19f.

913 Vgl. *Ach/Pollmann*, Selbstvertrauen, Selbstbehauptung, Selbstwertschätzung, 6.

Person nicht explizit bewusst sein, da sie erst dann dem Bewusstsein zugänglich werden, wenn gezielt die Aufmerksamkeit auf sie gerichtet werde.[914] Ach und Pollmann buchstabieren selbst drei Bedingungen aus, die erfüllt sein müssten, bevor überhaupt die Frage nach der Fähigkeit zum selbstbestimmten Handeln und Entscheiden thematisiert werde: (1) Selbstvertrauen, (2) Selbstbehauptung und (3) Selbstwertschätzung. Im Einzelnen geht es dabei um Folgendes:[915]

(1) *Selbstvertrauen*: Es gehe um eine „nicht nur selbstreflexive, sondern auch affirmative Bezugnahme der handelnden Person auf ihre jeweils eigenen rationalen, motivationalen, imaginativen oder auch emotionalen Eigenschaften und Fähigkeiten."[916] Damit sei gemeint: Wenn eine Person zum selbstbestimmten Handeln und Entscheiden fähig sein solle, müsse sie „nicht nur ein basales Gefühl für die Kontinuität ihrer Person, sondern auch einen grundlegend ‚positiven' Sinn für das eigene Selbst, ein elementares Zutrauen in Bezug auf ihre wichtigsten Fähigkeiten sowie ein zumindest vages Gefühl der eigenen Verlässlichkeit und einer gewissen ‚Jemeinigkeit' ihres Daseins und Tuns besitzen."[917] Wer dagegen sich selbst oder seinen „Sinnen" nicht traue oder zweifle, ob er sich auf seine eigenen Erinnerungen/Gefühle/Grundeinstellungen verlassen könne bzw. diesen mit Argwohn begegne, sei nicht zur Selbstbestimmung in der Lage.

(2) *Selbstbehauptung*: Diese gehe über das basal affirmative Selbstvertrauen hinaus und bedeute „eine positionale Bezugnahme der handelnden Person auf das Selbst."[918] Die autonom handelnde Person müsse die Fähigkeit besitzen, „sich in grenzüberschreitenden Situationen der eigenen Position und auch Grenzen bewusst zu sein und diese Grenzen vor allem anderen Menschen gegenüber deutlich machen"[919] zu können. Die Person beziehe

914 Vgl. *Ach/Pollmann*, Selbstvertrauen, Selbstbehauptung, Selbstwertschätzung, 6.

915 *Ach/Pollmann*, Selbstvertrauen, Selbstbehauptung, Selbstwertschätzung, im Folgenden: 5f.

916 *Ach/Pollmann*, Selbstvertrauen, Selbstbehauptung, Selbstwertschätzung, 5.

917 *Ach/Pollmann*, Selbstvertrauen, Selbstbehauptung, Selbstwertschätzung, 5.

918 *Ach/Pollmann*, Selbstvertrauen, Selbstbehauptung, Selbstwertschätzung, 5.

919 Der Aspekt der Positionalität wird auch von Schmetkamp aufgegriffen, wenn sie die Meinung vertritt: „Als moralische Akteure vermeiden wir mit einer Einstellung der Achtung, dass wir dem anderen zu sehr ‚auf die Pelle rücken'; es geht nicht darum, dass wir uns nicht nähern *wollen*, sondern wir dem anderen seinen Platz *lassen*", *Schmetkamp*, Respekt und Anerkennung, 49. Wenn eine Person ihre eigene Position in grenzüberschreitenden Situationen vertreten können muss, dann braucht sie auch den Platz, den Schmetkamp anspricht.

Stellung. Selbstbehauptung sei dafür ein besonders passender Ausdruck, weil, erstens, das Selbst eine Behauptung über sich selbst mache und in diesem Sinn Stellung beziehe, und, zweitens, das sich positionierende Selbst das „Haupt“ hebe und sich somit allererst selbst in Besitz nehme. „Selbstbehauptung ist demnach stets auch eine Art der Selbstbestätigung in Gestalt der Erfahrung eigener Wirksamkeit in der Welt: Ich bestätige mich durch mein Handeln als das Zentrum meiner Handlungen.“[920]

(3) *Selbstwertschätzung*: Hiermit sei eine evaluative Bezugnahme der handelnden Person auf sich selbst gemeint. Dieser Gedanke wird wie folgt erläutert:

> „Soll eine Person zu autonomem Entscheiden oder Handeln fähig sein, muss sie sich selbst für ‚wert' halten, eine (bestimmte) Entscheidung zu treffen bzw. eine (bestimmte) Handlung auszuführen. Sie muss sich selbst als jemand verstehen können, dessen Wünsche und Überzeugungen im Hinblick auf die anstehende Entscheidung oder Handlung relevant sind und deren Entscheidungen bzw. Handlungen daher auch für sie selbst einen Unterschied machen.“[921]

Dabei gehe es noch nicht um die Auffassung, moralischen oder rechtlichen „Respekt“ zu verdienen, sondern sich selbst nicht „für nichts“[922] zu halten. Wenn eine Person dieses minimale Gefühl von Selbstwertschätzung nicht besitze, werde sie nicht in der Lage sein, „ihre Entscheidungen oder Handlungen in irgendeiner für sie relevanten Weise auf sich selbst zu beziehen.“[923]

Ach und Pollmann wollen bei den drei genannten Voraussetzungen nicht von Kompetenzen sprechen. Sie sehen deren Bedeutung bereits gegeben, bevor es überhaupt um selbstbestimmte Handlungen und Entscheidungen gehe. So schreiben sie:

> „Zum einen erweist sich die Trias aus Selbstvertrauen, Selbstbehauptung und Selbstwertschätzung als lebensgeschichtlich derart grundlegend, dass man sie eher als existentiell notwendige Grundvoraussetzung eben jener Kompetenz vorstellen sollte, die hier als das Vermögen zu autonomen Entscheidungen und Handlungen zur Debatte stand (und damit nicht schon selbst als eine dreifache Kompetenz). Der Kompetenzbegriff suggeriert zudem, dass die fraglichen Fähigkeiten individuell angeeignet, erlernt und

920 *Ach/Pollmann*, Selbstvertrauen, Selbstbehauptung, Selbstwertschätzung, 5.

921 *Ach/Pollmann*, Selbstvertrauen, Selbstbehauptung, Selbstwertschätzung, 6.

922 Auch hier bedient sich Schmetkamp einer ähnlichen Begrifflichkeit, wenn sie von Situationen schreibt, in denen „der andere gar nicht mehr – auch nicht im Hinblick auf das Interesse der physischen und psychischen Integrität – als Person gilt, sondern [...] als ‚Unmensch' oder eben wie jemand, der überhaupt nicht zählt“, *Schmetkamp*, Respekt und Anerkennung, 75.

923 *Ach/Pollmann*, Selbstvertrauen, Selbstbehauptung, Selbstwertschätzung, 6.

geübt werden können. Diese für Kompetenzen typische Annahme jedoch scheint bei der Trias Selbstvertrauen, Selbstbehauptung und Selbstwertschätzung zumindest dann sehr irreführend zu sein, wenn es in genetischer Perspektive um den frühkindlichen Erwerb dieses dreifachen Sachverhältnisses oder auch um dessen Scheitern geht."[924]

Die Schlüsse, die Ach und Pollmann ziehen, scheinen gerechtfertigt zu sein, da sie diese unter anderem auf entwicklungspsychologische Annahmen aufbauen, die an dieser Stelle jedoch nicht weiter erläutert werden können.[925] Ach und Pollmann betonen bezüglich dieser Vorbedingungen die Bedeutung der Interaktionspartner einer Person:

> „Wer – aus welchen Gründen und in welcher Weise auch immer – daran interessiert ist, dass Personen zu autonomen Entscheidungen oder Handlungen fähig sein sollen, wird, erstens, dafür Sorge tragen müssen, dass Menschen in – annähernd intakten – sozialen Beziehungen aufwachsen und – annähernd intakte – Intimbeziehungen erfahren können. Dass diese Einsicht überaus weitreichende soziale, politische, kulturelle oder auch pädagogische Konsequenzen hätte, ist offenkundig. [...] Und wer – aus welchen Gründen und in welcher Weise auch immer – daran interessiert ist, dass Personen zu autonomen Entscheidungen oder Handlungen fähig sind, wird, zweitens, dafür Sorge tragen müssen, dass die Trias aus Selbstvertrauen, Selbstbehauptung und Selbstwertschätzung auch im späteren Leben nicht durch (systematische) invasive Übergriffe oder unsoziale Praktiken angetastet, verletzt oder sogar zerstört wird."[926]

Ach und Pollmann sagen selbst, dass ihre Überlegungen Ähnlichkeiten mit Honneths Anerkennungstheorie haben. Allerdings sprechen sie sich dagegen aus, dass Anerkennung auch für lokale Autonomie gebraucht werde. Ihrer Meinung nach möge es vielleicht so sein, dass moralisch-rechtliche Selbstachtung sowie sozial vermittelte Selbstwertschätzung Voraussetzungen für ein ethisches oder perfektionistisches Autonomie-Ideal im Rahmen eines guten Lebens seien. Doch meinen sie, bedürfe es nicht zwingend der drei Ebenen der Anerkennung, um die Fähigkeit zum selbstbestimmten Handeln zu ermöglichen.[927] Auch Baldwin wendet ein, es sei nicht wahr, dass Selbstrespekt in allen Fällen davon abhängig sei, dass man von Anderen respektiert werde, die man selbst respektiere.[928] Seiner Meinung nach könnten Menschen ein klares Verständnis vom Wert des eigenen Lebens entwickeln und aufrechterhalten, auch wenn die Tatsache bestehen sollte,

924 *Ach/Pollmann*, Selbstvertrauen, Selbstbehauptung, Selbstwertschätzung, 15.
925 Vgl. *Ach/Pollmann*, Selbstvertrauen, Selbstbehauptung, Selbstwertschätzung, 1–3.
926 *Ach/Pollmann*, Selbstvertrauen, Selbstbehauptung, Selbstwertschätzung, 15.
927 Vgl. *Ach/Pollmann*, Selbstvertrauen, Selbstbehauptung, Selbstwertschätzung, 7.
928 Vgl. *Baldwin, Thomas*, Recognition: personal and political, in: Politics, Philosophy and Economics 8/3 (2009), 311–328, 325.

nur wenig oder keinen Respekt von Anderen zu erhalten.[929] Als Beispiel führt er einen afrikanischen Sklaven an, der Selbstrespekt behalten habe, obwohl er von seinen Dienstherren keinen Respekt erfahren habe. Er stimmt zwar zu, dass Selbstrespekt den Gedanken beinhalte, von Anderen respektiert zu werden, so dass daraus folge, dass Selbstrespekt am besten durch die Beziehungen des gegenseitigen Respekts zwischen Menschen gefördert werde. Aber da der Respekt von Anderen nicht zwingend notwendig für den Selbstrespekt sei, kommt er zu dem Schluss, dass „our autonomy is confirmed, but not constituted, through recognition by others by means of relationships and institutions in which one's worth is evaluatively recognized by others."[930] Außerdem haben Ach und Pollmann die Befürchtung, dass Honneth mit seiner Theorie die Idee verfolgt, dass Menschen in bestimmten, „nicht-pathologischen" Beziehungen leben müssten. Wenn sie nicht in Anerkennungsbeziehungen leben würden, so verstehen sie Honneth, könnten sie nicht selbstbestimmt handeln. Das käme zudem einer paternalistischen Falle nahe, weil vorgegeben werde, in welchen Beziehungen Menschen leben müssten.[931]

5.6.1.2 Bewertung des Konzepts von Ach und Pollmann

Im Ansatz von Ach und Pollmann finden sich einige Aussagen, denen zugestimmt werden kann. Wie dargelegt, enthält auch das Konzept der sozial verantworteten Selbstbestimmung Selbstvertrauen, Selbstachtung und Selbstwertschätzung (allerdings als Bestandteile der Bedingung des Selbstkonzepts, vgl. Abschnitt 5.5). Ebenso gutzuheißen ist der Gedanke, dass die Begriffe des Selbstkonzepts keine Kompetenz-Bedingungen, sondern eine Vorbedingung sind. Hinzu kommt die Betonung der Bedeutung sozialer Beziehungen, die sowohl Ach und Pollmann wie auch das hier vorgestellte Konzept gemeinsam haben. Letztlich helfen die Darlegungen der beiden Autoren, das zu ergänzen, was unter dem Selbstkonzept in der Medizinethik überprüft werden muss. Somit knüpft es an die Überlegungen aus Abschnitt 5.4.2 an.

Allerdings gibt es auch Ansatzpunkte zur Kritik an Ach und Pollmann. Im Gegensatz zu ihnen wird hier die Ansicht vertreten, dass moralisch-rechtliche Achtung als auch sozial vermitteltes Selbstwertgefühl für die lokale Autonomie bedeutsam ist. Der Grund liegt darin, dass die globale Dimension nicht von der lokalen Dimension ganz abgekappt werden kann (vgl. Abschnitt 5.5). Das

---

929 Vgl. *Baldwin,* Recognition, 325.
930 *Baldwin,* Recognition, 325.
931 Vgl. *Ach/Pollmann*, Selbstvertrauen, Selbstbehauptung, Selbstwertschätzung, 7.

Individuum muss sich nicht besonders bewusst machen, dass es moralische und rechtliche Achtung bekommt. Der entscheidende Punkt ist, dass die Person diese Achtung erfährt und dass diese zu ihrer Selbstachtung beiträgt, auch wenn sie sich diese nicht durchgehend bewusst vor Augen hält. Fehlt die Achtung, kann das schwerwiegende Folgen nach sich ziehen:

> „In dem Binnenbereich von Primärbeziehungen dringen die Anerkennungsmuster des Rechts deswegen ein, weil der einzelne vor der Gefahr einer physischen Gewalt geschützt werden muß, die in der prekären Balance jeder emotionalen Bindung strukturell angelegt ist: [Z]u den intersubjektiven Bedingungen, die heute personale Integrität ermöglichen, gehört nicht nur die Erfahrung von Liebe, sondern auch der rechtliche Schutz vor den Verletzungen, die mit ihr ursächlich verknüpft sein können."[932]

Ebenso scheint der zweite Kritikpunkt von Ach und Pollmann nicht überzeugend zu sein. Honneth fordert keineswegs, dass das Individuum immer in perfekten oder idealen Beziehungen lebt. Ihm geht es darum, dass Menschen, die überhaupt nicht in Anerkennungsbeziehungen leben, den Verlust von Selbstvertrauen, Selbstachtung oder Selbstwertschätzung erleiden könnten. Bei der Bildung des Selbstkonzepts handelt es sich um ein andauerndes Geschehen. Dabei ist es nicht so, dass Menschen die Autonomiefähigkeit einmal erworben haben und fortan immer gleichermaßen ausüben können. Gerade die moralpsychologischen Darlegungen aus Abschnitt 5.3 demonstrieren, dass Selbstvertrauen, Selbstachtung und Selbstwertschätzung keine Fähigkeiten sind, die, wenn sie erst einmal angeeignet wurden, in jedem Fall dauerhaft vorliegen. Das Selbstkonzept zeichnet sich durch Stabilität *und* Variabilität aus, so dass die genannten Fähigkeiten zu unterschiedlichen Zeitpunkten entweder komplett, nur teilweise oder gar nicht bestehen können. Es existiert demnach eine *Geschichtlichkeit*, die es zu beachten gilt und die nicht ausgeblendet werden darf. Die Geschichtlichkeit eröffnet die Option, dass das Individuum vulnerabel sein kann, wenn es unter anderem die Fähigkeiten nicht aufzuweisen vermag (vgl. Abschnitt 6.1). Hierbei liegen relationale Bezüge vor, weil Selbstvertrauen, Selbstachtung und Selbstwertschätzung durch die Anerkennungsformen Liebe, Recht und Solidarität beeinflusst werden. Dies hat Auswirkungen auf das Verständnis von Autonomie: Autonomie ist eine relationale, intersubjektive Größe und nicht eine monologische Errungenschaft. Diese Fähigkeit besteht nicht aus dem „gleichen Stoff" wie ein zu verteilendes Gut, sondern sie bildet sich in lebendigen Beziehungen der wechselseitigen Anerkennung zusammen, „die in dem Maße gerecht sind, wie wir durch sie und in ihnen reziprok unsere Bedürfnisse, Überzeugungen

932 *Honneth*, Kampf um Anerkennung, 284.

und Fähigkeiten wertzuschätzen lernen."[933] McBride wirft Honneth jedoch vor, dass seine Anerkennungstheorie eine Entwicklungstheorie sei: Wenn eine Person durch Anerkennungsbeziehungen die Fähigkeit zur Autonomie habe, würde sie diese behalten. Aber welche Rolle Anerkennungsbeziehungen dann weiterhin für diese Person spielten, könnte Honneth nicht erklären.[934] Honneth und Anderson sprechen allerdings von einem fortlaufenden Prozess: „One's relationship to oneself […] is the result of an ongoing intersubjective process, in which one's attitude toward oneself emerges in one's encounter with an other's attitude toward oneself."[935] Sollte es tatsächlich dazu kommen, dass einer Person alle Anerkennungsbeziehungen komplett abhanden kommen, womit auch der Raum für die Entwicklung und Aufrechterhaltung von Selbstvertrauen, Selbstachtung und Selbstvertrauen verloren ginge, sind diese Menschen nicht mehr oder nur noch eingeschränkt zur Selbstbestimmung fähig. Honneth möchte niemanden exkludieren, sondern darauf hinweisen, dass es Menschen geben kann, die eben solch eine Situation erleben.

Letztendlich stellt sich die Frage, ob der Paternalismus-Vorwurf von Ach und Pollman zutreffend ist. Zum einen sind auch „nicht-pathologische" Beziehungen in unterschiedlichen Graden förderlich (anderenfalls gäbe es wahrscheinlich überhaupt keine); zum anderen ist zu fragen, wie überhaupt paternalistisch vorgegangen wird: Vermutlich liegt nämlich gar kein Paternalismus vor, wenn Menschen *per definitionem* nicht autonom sind, weil sie nicht in den geeigneten Anerkennungsbeziehungen leben, sodass man sie auch gar nicht paternalistisch behandeln *kann*.

Honneth denkt zudem nicht in strengen Entweder-oder-Kategorien, sondern nimmt eine gewisse Gradualität hinsichtlich der Anteile des Selbstkonzepts an. Wenn einer oder mehrere der Anteile eingeschränkt sein sollten, bedeutet dies nicht zugleich, dass jemand überhaupt nicht mehr zur Selbstbestimmung fähig ist. Auch McLeod und Sherwin gehen davon aus, dass die Abwesenheit von Selbstvertrauen in gewissen Graden eine Person nicht automatisch unfähig zum selbstbestimmten Handeln mache.[936] Somit kann die Annahme bestärkt werden, dass das Selbstkonzept für lokale Selbstbestimmung benötigt wird,

933 *Honneth*, Gewebe der Gerechtigkeit, 62.
934 Vgl. *McBride*, Recognition, 139.
935 *Anderson/Honneth*, Autonomy, vulnerability, recognition, and justice, 131.
936 Vgl. *McLeod/Sherwin*, Relational autonomy, self-trust, and health care for patients, 266. Oshana vertritt die Ansicht, „that a person can be autonomous despite the fact that she feels actively alienated from aspects of her character that are essential to who she is and how she conceives of herself", *Oshana*, Autonomy and self-identity, 94.

Selbstvertrauen, Selbstachtung und Selbstvertrauen aber in verschiedenen Graden vorliegen können.

5.6.2 Einwand 2: Zu hohe Schwellen durch die Erweiterung um die Bedingung des Selbstkonzepts

Der zweite Einwand richtet sich an den Schwellenwert des Selbstkonzepts. Es könnte kritisch angemerkt werden, dass die Inhalte, die mit dem Selbstkonzept und der Anerkennung gefordert werden, zu hoch angesetzt sind, so dass es Menschen exkludiert, wenn sie diese Schwellen nicht überschreiten können. Auf diese Problematik weist Mackenzie hin:

> „We acknowledge that accountability conditions seem to raise the bar for autonomy quite high and may seem unrealistic for persons who are vulnerable by virtue of partial capacity. Explaining and giving reasons for one's decisions in the light of one's values, and asking others to account for their decisions, seems to require not only high levels of capacity and articulacy, but also self-confidence and trust in one's own judgement. In other words, it seems to require a certain kind of social standing – that others treat one as capable and worthy with respect, and that one regards oneself as capable and worthy of respect. Yet persons who are vulnerable because they have impaired mental functioning often lack such social standing, because they are not treated by other, and may not regard themselves, as having the status of autonomous agents."[937]

Vor allem bei kognitiv eingeschränkten Personen stellt sich die Frage, ob die Bedingung des Selbstkonzepts eine zu anspruchsvolle Hürde selbstbestimmten Handelns für ein Individuum ist.

5.6.2.1 Setzung minimaler Standards für den Schwellenwert des Selbstkonzepts

Es besteht Skepsis bezüglich des Schwellenwertes einer Bedingung des Selbstkonzepts. Ach und Schöne-Seifert sind gegenüber einem anerkennungsbasierten Ansatz und einem relationalen Verständnis von Autonomie zurückhaltend: „Das Verständnis von PRA [Prinzip des Respekts vor der Autonomie, F. K.] wird umso exkludierender sein, je anspruchsvoller man die Selbstvertrauens- und Selbstwertschätzungsbedingung ausbuchstabiert. Ein zu hohes Maß an Exklusion würde jedoch eine der […] Adäquatheitsbedingungen verletzen."[938] Zweifel kommen ebenso von Pollmann hinsichtlich der Bedeutung von Anerkennung.

---

937 *Mackenzie/Rogers*, Autonomy, vulnerability and capacity, 44f.

938 *Ach/Schöne-Seifert*, Relationale Autonomie, 53. Für die Adäquatheitsbedingungen vgl. Abschnitt 3.1.3.

Er ist sich unsicher, ob Menschen tatsächlich auf die Anerkennung ihrer Mitmenschen in Form von Zuwendung, Achtung usw. angewiesen sind oder doch auch mit entsprechenden Anerkennungsdefiziten ein Leben in Integrität führen und selbstbestimmt agieren können.[939] Auf ontogenetischer Ebene will er gar nicht bestreiten, dass Anerkennung notwendig ist, was verschiedene empirische Studien demonstrieren könnten. Aber für den weiteren Verlauf des Lebens stellt Pollmann infrage, ob tatsächlich Anerkennung gebraucht werde. Er denkt – in Bezug auf Mead – an das Schicksal herausragender Persönlichkeiten, z.B. Künstler oder visionäre Staatsmänner, die ihrer Zeit „voraus" gewesen seien, dafür aber keine Anerkennung, sondern erst posthum Ruhm für ihre Taten erfuhren. Für diese Personen gelte:

> „Dieser Umstand mag zu Frustration und Verzweiflung oder gar zu einem völligen Rückzug der Betroffenen aus dem sozialen Leben führen. Doch in anderen Fällen kann ein derart akuter Anerkennungsmangel direkt auch als Ansporn dienen, mit ganzer Kraft und jetzt erst recht an dem festzuhalten, wovon man überzeugt ist."[940]

Das Beispiel von Pollmann besitzt zu hinterfragende Annahmen. Zum Ersten ist zu sagen, dass Anerkennung nicht nur in einem Bereich stattfinden kann. Auch wenn ein Individuum in bestimmten Teilbereichen keine oder nur geringe Anerkennung erhält, kann sie diese jedoch bei anderen Menschen finden. Zudem ist es denkbar, dass ein Individuum auch dann selbstbestimmt handeln kann, wenn es Anerkennungsdefizite erfährt. Dies wurde im vorherigen Abschnitt bereits angedeutet. Doch führen die Ausführungen Pollmanns dahin, nochmals auf die Schwellenwerte des Selbstkonzepts einzugehen. Mackenzie schreibt hierzu: „[S]elf-worth is not an all-or-nothing matter because self-worth is fundamental social. Agents live their lives in a number of overlapping but distinct social spheres, including the spheres of intimate interpersonal relationships."[941] Der Schwellenwert für das Selbstkonzept sollte – wie bei der Kompetenz-Bedingung – möglichst niedrig angelegt sein (vgl. Abschnitt 4.4.4.1). Jeder, der diesen Schwellenwert überschreitet, sollte als selbstbestimmt gelten und die Rechte und Freiheiten genießen, die ihm die Freiheit vor paternalistischen Interventionen garantieren.[942] Sollte ein Individuum in einer Situation sein, in der es nicht so viel Anerkennung erhält, kann es dennoch selbstbestimmt handeln können: „Die integre Person muss im Laufe ihrer Entwicklung genügend Anerkennung ‚getankt'

939 Vgl. *Pollmann*, Integrität, 260.

940 *Pollmann*, Integrität, 260.

941 *Mackenzie*, Imagining oneself otherwise, 141.

942 Vgl. *Mackenzie*, Relational autonomy, normative authority and perfectionism, 523.

haben, um für die Durstrecken eines Lebens gewappnet zu sein, das nicht immer ein ausreichendes Maß an Zuwendung, Achtung und Wertschätzung für sie bereit halten wird."[943] Der „Tank" ist immer unterschiedlich voll. Jedoch braucht er zumindest eine minimale Menge, um das „Fahrzeug" am Fahren zu halten, sprich: um selbstbestimmt handeln zu können.

5.6.2.2 Ablehnung einer inhaltlichen Aufblähung des Selbstkonzepts

Es wird nicht nur kritisiert, dass der Schwellenwert des Selbstkonzepts zu hoch angelegt sei, sondern dass noch weitere Aspekte für das Selbstkonzept angenommen werden müssten. Solch eine Erweiterung fordert van Leeuwen. Dieser sieht kritische Punkte bei der Verbindung von Selbstwertschätzung und Solidarität. Seiner Meinung nach gebe es sowohl bezüglich desjenigen, der Wertschätzung erfahre, als auch derjenigen, die jemanden wertschätzen, eine entscheidende Differenz zwischen genuiner Wertschätzung und der Einstellung, gegenüber einer Person oder Gruppe loyal zu sein. Wertschätzung könne keine moralische Pflicht sein, weil eine evaluative Bewertung von etwas anderem als einem guten Willen abhänge.[944] Dies versucht er zu begründen: „It [esteem, F. K.] depends on particular standards of evaluation and it is directed not at the desire to be recognized, but at certain achievements or capacities that are perceived as truly meaningful."[945] Darüber hinaus sieht er einen Unterschied zwischen Wertschätzung und Solidarität: Das Individuum, das sich eine positive Evaluation seines Wertes wünsche, wolle gerade nicht, dass jemand den Wert nur deswegen positiv evaluiere, weil er es selbst erhoffe.[946] Van Leeuwen ist letztlich der Meinung, dass die Mitglieder moderner pluraler Gesellschaften überfordert würden, wenn symmetrische Wertschätzung gefordert werde, weil moderne Gesellschaften einen hohen Grad an kultureller Komplexität aufwiesen, die lokale subkulturelle Variationen mit sich brächte, deren Werte sehr unterschiedlich sein könnten.[947] Er sagt abschließend: „Honneth's tripartite division does not leave enough room for a formal recognition of difference, that is: a recognition of national, linguistic, cultural, ethnic or religious attachments that is non-evaluative in nature."[948]

943 *Pollmann*, Integrität, 261.
944 Vgl. *van Leeuwen, Bart*, A formal recognition of social attachments: Expanding Axel Honneth's theory of recognition, in: Inquiry 50/2 (2007), 180–205, 183.
945 *van Leeuwen*, formal recognition of social attachments, 183.
946 Vgl. *van Leeuwen*, formal recognition of social attachments, 184.
947 Vgl. *van Leeuwen*, formal recognition of social attachments, 184.
948 *van Leeuwen*, formal recognition of social attachments, 184.

Aus diesem Grund müsse auch die kulturelle Einbettung als eine Vorbedingung der Ausübung von Autonomie gelten.[949] Hier stellt sich die Frage, wie kulturelle Minderheiten Respekt erfahren können, um selbstbestimmt handeln zu können. Honneth gibt darauf die Antwort, dass er dies durch die Rechtsebene absichern möchte: Das Prinzip des Selbstrespekts schaffe dafür den entscheidenden Raum.[950] Demnach sichern kulturelle Rechte neben den sozialen und politischen Rechten die Vorbedingungen für Autonomie.

Darüber hinaus vertritt Schmetkamp die Meinung, das Selbstkonzept muss durch einen weiteren Anteil zusätzlich aufgestockt werden. Sie möchte den Begriff der Rücksichtnahme als weiteren Aspekt von Anerkennung einbringen:

> „Die Rücksicht ist also die (moralisch motivierte) Haltung zwischen Personen, die einander als Wesen mit spezifischen Eigenschaften, Hintergründen und darauf beruhenden spezifischen Bedürfnissen begegnen, welche unbefriedigt oder verletzt würden, wenn sie sich nicht aus einer besonderen Perspektive der Rücksicht begegnen würden."[951]

Auf diese Weise will sie das Wohl des Anderen unter spezieller Berücksichtigung der konkreten Person samt ihrer Perspektive und Situation befördern. Doch handelt es sich hierbei nicht um neue Inhalte, vielmehr können diese schon in der Anerkennungstheorie Honneths gefunden werden. Somit konnte insgesamt dargelegt werden, dass keine zusätzlichen Aspekte das Selbstkonzept ausdehnen und dass die Schwellenwerte niedrig gehalten werden sollten.

5.6.3 Einwand 3: Perfektionistische Implikationen im Konzept der sozial verantworteten Selbstbestimmung

Ein dritter Vorwurf, der gegen das Konzept der sozial verantworteten Selbstbestimmung erhoben werden könnte, ist derjenige, dass es perfektionistische Implikationen beinhalte (vgl. Abschnitt 4.4.11). Gemeinsames Merkmal aller Formen von Perfektionismus ist der Bezug auf die Vorstellung eines guten Lebens oder einer Konzeption menschlicher Vorzüglichkeit, womit bestimmte Einschränkungen der Freiheit gerechtfertigt werden könnten.[952] Pauer-Studer zufolge ist es besser, auf einen Bezug zum guten Leben zu verzichten, da mit diesem Verweis

---

949 Vgl. *van Leeuwen*, formal recognition of social attachments, 185.

950 Vgl. *Honneth, Axel*, Redistribution as recognition: A response to Nancy Fraser, in: Fraser, Nancy/Honneth, Axel (Eds.), Redistribution or recognition? A political-philosophical exchange, London/New York 2003, 110–197, 169.

951 *Schmetkamp*, Respekt und Anerkennung, 157.

952 Vgl. *Pauer-Studer*, Autonom leben, 206.

leicht Freiheitseinschränkungen einhergehen könnten.[953] Christman schreibt, es sei eine Sache, dass soziale Bedingungen, die zu Entscheidungen befähigen und die den Menschen beeinflussenden fortlaufenden interpersonalen und sozialen Beziehungen schützt, Teile der Hintergrundbedingungen für die Entwicklung von Autonomie seien.[954] Eine andere Sache sei es aber, dass autonom zu handeln bedeute, in *bestimmten* sozialen Beziehungen mit Anderen sowie mit sozialen Praktiken und Institutionen zu stehen: Dies berge unakzeptable perfektionistische Implikationen, welche die Gefahr der Exklusion und des Paternalismus' mit sich bringen würde (vgl. Abschnitt 4.4.11).[955] Starke Vorstellungen vom guten Leben werden aber nicht allseits kritisch betrachtet. Bohmeyer thematisiert den Zusammenhang der Anerkennungstheorie mit der Frage nach dem guten Leben: „Eine Rehabilitierung des Guten versucht dem Vorwurf einer Auflösung der Philosophie beziehungsweise des moralphilosophischen Minimalismus Einhalt zu gebieten."[956] Es ist also zu fragen, ob in Honneths Theorie perfektionistische Tendenzen mitschwingen.

5.6.3.1 Die formale Bestimmung des guten Lebens bei Honneth

Honneth streitet keinesfalls ab, dass seiner Anerkennungstheorie eine Vorstellung des guten Lebens (der Sittlichkeit) unterliege. Im Gegenteil: Er ist sich im Klaren darüber, dass er seine kritische Gesellschaftstheorie nicht ohne Rückgriff auf die Idee des guten Lebens konzipieren kann. Hierbei benennt er einen Vorteil:

> „Den Vorteil einer derartigen Konzeption erblicke ich darin, daß sie zu explizieren und zu begründen versucht, was den eher prozeduralistisch orientierten Versionen des Liberalismus meistens nur verschämt als eine verdeckte Prämisse zugrunde liegt: eine normative Idee der Zwecke, um derentwillen die Etablierung und Durchsetzung sozialer Gleichheit eine politische Aufgabe darstellt, die wir ethisch für hinreichend gut begründet halten."[957]

---

953 Vgl. *Pauer-Studer*, Autonom leben, 244. An Pauer-Studer lässt sich allerdings die Frage richten, ob die Freiheit, die ihr so wichtig ist, nicht auch zu einer Vorstellung des guten Lebens gehört.

954 Vgl. *Christman*, Relational autonomy, liberal individualism, and the social constitution of selves, 158.

955 Vgl. *Christman*, Relational autonomy, liberal individualism, and the social constitution of selves, 158.

956 *Bohmeyer*, Jenseits der Diskursethik, 116.

957 *Honneth*, Umverteilung als Anerkennung, 210.

Er möchte damit aber keine kommunitaristische Theorie oder einen paternalistischen Essenzialismus vertreten. Er versucht, vielmehr eine formale Theorie des Guten zu kreieren. Diese beanspruche „nur den Status eines hypothetisch generalisierten Entwurfs des guten Lebens: Darin wird unter Verwendung konvergierender Wissensbestände festgehalten, welcher Formen der wechselseitigen Anerkennung die Subjekte heute bedürfen, um ihre Identität möglichst intakt entwickeln zu können.“[958] Honneth will bei seinen Überlegungen über das Denken Kants hinausgehen, indem er nicht nur Autonomie, sondern die Bedingungen der Selbstverwirklichung im Ganzen zu benennen versucht; zugleich will er aber eine substantielle Theorie des guten Lebens vermeiden, um nicht zu starke Forderungen stellen zu müssen. Er meint, die strukturellen Elemente einer Theorie des guten Lebens darstellen zu können.[959] Dementsprechend hält er fest:

> „Insofern steht der anerkennungstheoretische Ansatz, soweit wir ihn bislang als ein normatives Konzept entwickelt haben, in der Mitte zwischen einer auf Kant zurückgehenden Moraltheorie und den kommunitaristischen Ethiken: mit jener teilt er das Interesse an möglichst allgemeinen Normen, die als Bedingungen für bestimmte Möglichkeiten aufgefaßt werden, mit diesen aber die Orientierung am Zweck der menschlichen Selbstverwirklichung.“[960]

Honneth meint mit dem Begriff der Sittlichkeit die Gesamtheit der intersubjektiven Bedingungen, die als notwendige Bedingungen für die individuelle Selbstverwirklichung fungieren. Diese Bedingungen müssten formal oder abstrakt sein, dürften aber zugleich material oder inhaltlich so gefüllt sein, dass sie mehr über die Bedingungen der Selbstverwirklichung sagen als es Kant in Hinsicht auf die individuelle Autonomie tue.[961] Honneth setzt für diesen Nachweis bei der Rekonstruktion der Anerkennungsformen an. Die Identität eines Individuums hat eine intersubjektive Struktur, wie sie in Abschnitt 5.2 dargestellt wurde. Für ihn ist ohne die Unterstellung eines gewissen Maßes an Selbstvertrauen, an rechtlich gewährter Autonomie und an Sicherheit über den

958 *Honneth, Axel,* Die Pointe der Anerkennung. Eine Entgegnung auf die Entgegnung, in: Fraser, Nancy/Honneth, Axel (Hg.), Umverteilung oder Anerkennung? Eine politisch-philosophische Kontroverse, Frankfurt a. M. 2003, 271–305, 301.

959 Vgl. *Honneth,* Kampf um Anerkennung, 276.

960 *Honneth,* Kampf um Anerkennung, 276.

961 Vgl. *Honneth,* Kampf um Anerkennung, 277. Ebenso hält Pauer-Studer fest: „[D]ie allgemeinen Bedingungen für die Verwirklichung individueller Vorstellungen des guten Lebens ergeben sich aus der Idee der Achtung und Anerkennung“, *Pauer-Studer,* Autonom leben, 45.

Wert der eigenen Fähigkeiten Selbstverwirklichung nicht vorstellbar, „wenn darunter ein Prozeß der ungezwungenen Realisierung von selbstgewählten Lebenszielen verstanden werden soll."[962] Dabei stützt er sich auf den Begriff des Ungezwungenen. Ungezwungenheit könne nicht einfach Abwesenheit von externem Zwang oder Einfluss meinen, sondern auch die Abwesenheit von inneren Blockaden in Form von psychischen Hemmungen und Ängsten. Letzteres sei, ins Positive gewendet,

> „als eine Art nach innen gerichtetes Vertrauen zu verstehen, das dem Individuum Sicherheit sowohl in der Bedürfnisartikulation als auch in der Anwendung seiner Fähigkeiten schenkt. Von derartigen Sicherheiten, also angstfreien Umgangsweisen mit sich selber, hatte sich jedoch zuvor gezeigt, daß sie Dimensionen der positiven Selbstbeziehungen bilden, zu denen nur auf dem Weg der Erfahrung von Anerkennung zu gelangen ist. Insofern hängt die Freiheit der Selbstverwirklichung von Voraussetzungen ab, die dem menschlichen Subjekt nicht selber zur Verfügung stehen, weil es sie allein mit Hilfe seiner Interaktionspartner zu erwerben vermag. Die verschiedenen Muster der Anerkennung repräsentieren intersubjektive Bedingungen, die wir notwendigerweise hinzudenken müssen, wenn wir die allgemeinen Strukturen eines gelingenden Lebens beschreiben wollen."[963]

Auf diesem Weg versucht Honneth, seine Theorie der Sittlichkeit soweit wie möglich formal zu halten, aber zugleich inhaltlich ausreichend zu füllen, um mehr auszudrücken als mit dem Prinzip der individuellen Selbstbestimmung.

5.6.3.2 Widerlegung der Kritik an der formalen Vorstellung des guten Lebens

Dennoch hat Honneth für seine Überlegungen Kritik erhalten. Forst ist der Meinung, eine solch formale Konzeption des Guten habe eine

> „Zwischenstellung inne zwischen dem Prinzip der reziprok-allgemeinen Rechtfertigung moralischer Normen und den konkreten Vorstellungen des Guten, auf deren Basis die Subjekte der Rechtfertigung ihre Ansprüche vorbringen. Daraus ergibt sich das Dilemma, daß diese Konzeption entweder soweit formalisiert wird, daß sie auf genau die Inhalte hinausläuft, die sich als Ergebnis moralischer Rechtfertigung ergeben würden – womit sie überflüssig wären –, oder aber sie enthält konkretere ethische Inhalte und läuft damit Gefahr, nicht universalisierbar und damit nicht moralisch zu rechtfertigen zu sein. Entweder ist eine solche Konzeption extrem formal und folgt bereits den Kriterien von Reziprozität und Allgemeinheit, oder sie ist nicht formal genug und scheidet

962 *Honneth*, Kampf um Anerkennung, 278.
963 *Honneth*, Kampf um Anerkennung, 279.

> als Hinweis moralischer Rücksicht aus (und birgt die Gefahr des Paternalismus). Damit wird die Stellung dieser Konzeption des Guten prekär."[964]

Auch für Bedorf bleibt Honneth „seltsam unentschlossen" hinsichtlich der formalen Bestimmung des guten Lebens, da er sich nicht entscheiden könne, ob er eher auf der Seite des Liberalismus oder auf der Seite des Kommunitarismus stehe.[965] Bohmeyer schließt an diese Kritik an. Er sieht, dass Honneth zum einen versuche, methodologisch an einem anthropologischen oder ethischen Minimalismus festzuhalten, wozu auch gehöre, menschliche Autonomie nicht abhängig von inhaltlichen Prämissen zu machen; zum anderen wolle Honneth aber auch nicht von einer normativen Bewertung der unterschiedlichen Anerkennungsforderungen lassen, so dass er einen kontexttranszendierenden Bewertungsmaßstab der gesellschaftlichen Anerkennungsstrukturen vorlege. Doch dazu, so nun die Kritik Bohmeyers, müsse er „auf eine normativ inhaltsreichere Bestimmung der anthropologischen Invariante zurückgreifen und den zuvor methodologisch begründeten Minimalismus aufgeben."[966]

Allerdings muss den Kritiken entgegenhalten werden, dass Honneth einen inhaltlichen Zusammenhang zwischen Selbstkonzept und gutem Leben angemessen hergestellt hat. Die Vorstellung vom gutem Leben nochmals zu erweitern, würde tatsächlich die Gefahr starker perfektionis-tischer Implikationen nach sich ziehen, die einen paternalistischen Charakter gewinnen könnten. Allgemeine Aussagen über das gute Leben des Einzelnen zu tätigen, hält Honneth zudem für unmöglich, weil ein Wertpluralismus und eine Verschiedenartigkeit an Lebensstilen bestünden.[967] Letztlich ist daher grundsätzlich anzuzweifeln, ob

---

964 *Forst, Rainer*, Ethik und Moral, in: Günther, Klaus/Wingert, Lutz (Hg.), Die Öffentlichkeit der Vernunft und die Vernunft der Öffentlichkeit. Festschrift für Jürgen Habermas, Frankfurt a. M. 2001, 344–371, 363.

965 Vgl. *Bedorf*, Verkennende Anerkennung, 75.

966 *Bohmeyer*, Jenseits der Diskursethik, 202.

967 Vgl. *Honneth, Axel*, Über die Möglichkeit einer erschließenden Kritik. Die „Dialektik der Aufklärung" im Horizont gegenwärtiger Debatten über Sozialkritik, in: Honneth, Axel, Das Andere der Gerechtigkeit. Aufsätze zur praktischen Philosophie, Frankfurt a. M. 2000, 70–89, 80f. Das zeigt, dass Honneth keine umfassende moralische Lehre darlegen möchte, denn „die epistemischen Einwände gegen objektivistische Annahmen über eine menschliche Natur hindern uns einerseits daran, leichtfertig von allgemeinen Bedingungen des guten Lebens zu reden, die Einsicht in den wachsenden Wertpluralismus schließt andererseits die hermeneutische Möglichkeit aus, von gesellschaftlich geteilten Überzeugungen in Hinblick auf das Gute auszugehen. So scheint eine Form der Gesellschaftskritik, die statt soziales Unrecht pathologische Zustände zu diagnostizieren versucht, bloß noch

Honneths Theorie überhaupt perfektionistische Implikationen hat: „Ein auf einer Konzeption des Guten in Form bestimmter Grundwerte basierender Liberalismus ist [...] nicht perfektionistisch, denn der Bezug auf Werte und Ideale für sich genommen verpflichtet noch nicht auf den Perfektionismus."[968] Wenn im Konzept der sozial verantworteten Selbstbestimmung eine perfektionistische Tendenz zu finden ist, dann ist es diese:

> „More broadly, following Anderson and Honneth, I would argue that, as a matter of justice, the state and other social institutions have duties to forster the kinds of social conditions that are conductive to realizing citizens' autonomy. This requires ensuring that social, political, legal, and economic institutions provide the basis for mutual recognition and so do not leave some individuals and groups vulnerable to interpersonal relationships and social structures that impair or undermine the capacities and affective attitudes necessary for autonomy."[969]

Somit ist auch dem dritten Einwand begegnet worden. Minimale Vorstellungen des guten Lebens sind bei Honneth zu finden. Jedoch kommt keine Theorie ohne solche minimalen Vorstellungen des guten Lebens aus. Auch ein Liberalismus weist diese auf, wenn er z.B. Autonomie als höchsten Wert propagiert. Im Konzept der sozial verantworteten Selbstbestimmung führt dies jedoch nicht zu perfektionistischen und paternalistischen Tendenzen.

5.7 Zwischenresümee: Selbstkonzept als notwendige Vorbedingung für Selbstbestimmung

Der Begriff der Anerkennung ist keiner, der eine klare Festlegung besitzt. Vielmehr liegen verschiedene Verständnisweisen von Anerkennung vor, die zu differenzieren sind. In dieser Arbeit konnte Anerkennung als triadische Relation zwischen zwei Subjekten benannt werden: Einerseits die kognitive Erfassung eines Identifikationsmerkmals, andererseits die evaluative Bestätigung/Bejahung des personalen Gegenübers. Hinzu kommt X als Gegenstand der Anerkennung. Dabei wurde Anerkennung als monologisch oder dialogisch und mehrdimensional verstanden.

In der Anerkennungstheorie Honneths konnte präziser darauf eingegangen werden, was Anerkennung beinhaltet. Seine Anerkennungstheorie, als normativ

---

das Erbstück einer Vergangenheit zu sein, die noch unbekümmert von der Natur des Menschen sprechen konnte", *Honneth*, Über die Möglichkeit einer erschließenden Kritik, 80f.

968 *Pauer-Studer*, Autonom leben, 240.

969 *Mackenzie*, Relational autonomy, normative authority and perfectionism, 529f.

gehaltvolle Gesellschaftstheorie konzipiert, weist drei Formen der Anerkennung auf, die Auswirkungen auf die Psyche des Individuums haben: Liebe für das Selbstvertrauen, Recht für die Selbstachtung und Solidarität für die Selbstwertschätzung. Ebenso konnten die Auswirkungen der jeweiligen Missachtungserfahrungen bei jede dieser Anerkennungsformen skizziert werden. Missachtung kann zu einer Verletzung oder Zerstörung des Selbstkonzepts führen.

Die Anerkennungstheorie ist keine spekulative Theorie, sondern basiert auf einer Reihe von moralpsychologischen Annahmen. Diese decken sich in großen Teilen mit Honneths Überlegungen und geben darüber hinaus Hinweise dafür, wie mit dem Selbstkonzept in der medizinischen Praxis umzugehen ist. Denn wenn das Selbstkonzept auf der einen Seite stabil, auf der Seite aber Veränderungen unterliegen kann, ist dies kontextspezifisch zu untersuchen. Dies ist auch bei der Anwendung der Anerkennungstheorie auf die medizinische Praxis sichtbar geworden: Selbstvertrauen, Selbstachtung und Selbstwertschätzung als Bestandteile des Selbstkonzepts sind kritisch daraufhin zu überprüfen, ob sie beim Patienten vorliegen und eine Stabilität aufweisen. Dies ist notwendig, um selbstbestimmte Entscheidungen treffen zu können. Aus diesem Grund wird auch die Bedeutung der sozialen Beziehungen sichtbar. Schließlich ist das Selbstkonzept von Erfahrungen der Anerkennungsbeziehungen geprägt.

Die Ergebnisse der Untersuchungen aus dem fünften Kapitel liefern wichtige Erkenntnisse für die Fähigkeit zur Selbstbestimmung: Das Selbstkonzept konnte als eine notwendige Bedingung für selbstbestimmte Handlungen herausgearbeitet werden. Da das Selbstkonzept in Anerkennungsbeziehungen gebildet und aufrechterhalten wird, ist ein zentraler Aspekt dieser Arbeit geklärt worden: Es besteht ein fundamentaler Zusammenhang zwischen lokaler Autonomie, Anerkennung und sozialen Beziehungen. Diesen gilt es zu beachten, wenn in medizinischen Kontexten die Fähigkeit zur Selbstbestimmung überprüft wird. Folgende Elemente und Gefährdungspotentiale bezüglich des Selbstkonzepts bestehen:

Abb. 5: Bestandteile des Selbstkonzepts und Gefährdungspotentiale.

Bestandteil des Selbstkonzepts	**Fertigkeiten**	**Gefährdungspotential**
Selbstvertrauen	- sorgevoller Umgang mit sich selbst - „Bejahung" der eigenen Person - vertrauensvolle Beziehung bzw. Einnahme einer affirmativen Bezugnahme zu den eigenen rationalen, motivationalen, imaginativen und emotionalen Eigenschaften und Fähigkeiten - Zutrauen in die eigenen Fähigkeiten - Gefühl der eigenen Verlässlichkeit	- Vernachlässigung - Isolation - körperliche Gewalt - Folter - sexueller Missbrauch - Vergewaltigung - Gehirnwäsche
Selbstachtung/ Selbstrespekt	- Fähigkeit zur Reflexion - sich auf sich selbst als eine moralisch zurechnungsfähige Person beziehen - sich die gleichen Rechte wie den Anderen zuweisen - sich selbst als legitime Quelle eigener Handlungen verstehen - sich als Handelnder bestätigen - positionale Bezugnahme zu sich selbst - Grenzen gegenüber Anderen ziehen können/Stellung beziehen	- Entrechtung - Ausgrenzung - Marginalisation - Nötigung - Unterdrückung - Zwang - Instrumentalisierung - Ausbeutung - Demütigung - Erniedrigung - Entwürdigung
Selbstwertschätzung	- sich nicht für „nichts" halten - sich selbst als bedeutsam wahrnehmen - eigenen Fähigkeiten und Eigenschaften einen Wert beimessen - Entscheidungen auf sich selbst beziehen	- Ignoranz - Beleidigung - Abwertung - Diskriminierung - Ausbeutung - sozialer Ausschluss

Quelle: Eigene Darstellung, Bezug auf Anderson/Honneth 2005 und Ach/Pollmann 2012

Dieser fundamentale Zusammenhang ist in dem eigens entwickelten Konzept der selbst verantworteten Selbstbestimmung in der Medizin eingearbeitet worden. Diesem Konzept nach gibt es drei Dimensionen einer selbstbestimmten Entscheidung: (1) Die globale Dimension sieht vor, dass jemand Selbstvertrauen, Selbstachtung und Selbstwertschätzung aufzeigen kann. Dafür braucht es die Anerkennungsbeziehungen, so dass soziale Beziehungen als fester Bestandteil von Autonomie gekennzeichnet wurden. Hier liegt demnach eine konstitutive Relationalität vor. Allein das Selbstkonzept ist noch nicht ausreichend, um eine selbstbestimmte Entscheidung zu fällen. Schließlich liefert dies erst die Grundlage, berücksichtigt aber kontextspezifische Aspekte noch zu wenig. (2) Daher braucht es die zweite Dimension, auf der ein Patient eine selbstbestimmte Entscheidung fällen kann. Zu dieser benötigt er eine ausreichende Kompetenz und Informiertheit. (3) Aber nur, wenn die Handlung freiwillig vollzogen werden kann, liegt tatsächlich eine selbstbestimmte Entscheidung vor. Dieses Konzept berücksichtigt die negative und positive Verpflichtung, kann aber – anders als bei Beauchamp und Childress – die positive Verpflichtung stärker hervorheben, indem die soziale Verantwortung in Form der Anerkennungsbeziehungen dargelegt wird, ohne die Eigenverantwortung des Patienten zu vernachlässigen. Dieses Konzept ist weiterhin ein prozeduraler Ansatz, wurde jedoch durch eine weitere Bedingung angereichert, so dass es als "weak substantive relational" bezeichnet werden kann. Unterschiedliche Einwände gegen dieses Konzept konnten zurückgewiesen werden. Zugleich haben die kritischen Nachfragen geholfen, das Konzept zu konkretisieren. Zukünftige Anfragen können dem Konzept zudem zu einer weiteren Präzisierung verhelfen. Vorerst ist die Begründungsbasis für eine anerkennungssensible Praxis der sozial verantworteten Selbstbestimmung in der Medizin gelegt.

6. Ausblick auf eine anerkennungssensible Praxis der sozial verantworteten Selbstbestimmung in der Medizin

Wird dem Konzept der sozial verantworteten Selbstbestimmung zugestimmt – und es gibt gute Gründe, dies zu tun – lassen sich zwei Schlussfolgerungen aus dem Konzept ziehen, die für eine zukünftige anerkennungssensible Praxis der sozial verantworteten Selbstbestimmung in der Medizin sprechen. Dies betrifft die Punkte (1) Einführung der Vulnerabilität als Bezugsgröße und (2) Verbindung zwischen Entscheidungsautonomie und Gerechtigkeit.

Zunächst geht es um die Einbeziehung der Kategorie der Vulnerabilität: Es stellt sich die Frage, ob in der Medizin nicht von einer vulnerablen Person statt vom „normal chooser" ausgegangen werden sollte (Abschnitt 6.1). Der Patient in der Medizin ist aufgrund seiner Erkrankung häufig vulnerabler als zunächst angenommen wird. Wie diesem Tatbestand gerecht werden kann, ist Teil dieser Überlegungen. Dafür muss der Begriff der Vulnerabilität erläutert und in all seinen Dimensionen besprochen werden. In diesem Zusammenhang wird zwischen (1) inhärenter, (2) situationaler und (3) pathogenetischer Vulnerabilität differenziert und ihre jeweilige Bedeutung für die Medizin genannt werden.

Wird die Anerkennung als Bestandteil des Konzepts der sozial verantworteten Selbstbestimmung angenommen, ergibt sich daraus eine Verzahnung von Autonomie und Gerechtigkeit (Abschnitt 6.2). Wird nämlich die Kategorie der Anerkennung in ihren gerechtigkeitstheoretischen Implikationen aufgenommen, befasst sie sich im Kern mit dem, worum es im Konzept der sozial verantworteten Selbstbestimmung geht: um den fundamentalen Zusammenhang zwischen Entscheidungsautonomie, Anerkennung und sozialen Beziehungen. Es ist zu hinterfragen, ob bestimmte Strukturen geschaffen werden müssen, die dem Einzelnen dazu verhelfen, Anerkennung zu erfahren, um ein Selbstkonzept aufbauen zu können. Über den Weg der Konkretisierung dieses Zusammenhangs stellt sich die Aufgabe, Orientierungen dafür zu geben, wie interpersonale Beziehungen und Institutionen die Autonomie des Einzelnen befördern können. Damit einhergehend gilt es auch die Verantwortungsübernahme von verschiedenen Personen(gruppen) zur Autonomieermöglichung zu konkretisieren, wie bereits in Abschnitt 3.4 angeklungen ist.

6.1 Vulnerabilität als Bezugsgröße für Fragen nach der Autonomiefähigkeit

Unter der anthropologischen Diskussion in Kapitel 2 wurde bereits der Aspekt der Vulnerabilität angesprochen (vgl. Abschnitt 2.3.1.3). Vulnerabilität, so wurde gesagt, ist eine der Eigenschaften, die den Menschen in seinem Leben betrifft: „[A]ll of us are vulnerable, in similar ways at the beginning of our lives and later in different ways at different times in different circumstances."[970] Dieses Vorverständnis von Vulnerabilität wurde in Abschnitt 5.6.1.2 aufgegriffen: Verschiedene Lebenssituationen, die ein Individuum erlebt, eröffnen die Option, ein verletzliches Wesen zu sein. Dies ist insbesondere dann der Fall, wenn Teile des Selbstkonzepts (Selbstvertrauen, Selbstachtung, Selbstwertgefühl) nur teilweise oder gar nicht realisiert sind.[971] Im folgenden Abschnitt soll aufgezeigt werden, dass es hilfreich sein kann, eine vulnerable Person statt eines „normal chooser", wie es Beauchamp und Childress tun (vgl. Abschnitt 4.2.1), als Entscheidungsperson hinsichtlich medizinischer Maßnahmen anzunehmen. Der Grund für solch eine geänderte Blickrichtung ist, dass auf diese Weise die menschliche Vulnerabilität angemessener beachtet werden kann als es im Konzept von Beauchamp und Childress mit ihrer Figur des normalen Entscheiders möglich ist.[972] Sellmann schreibt, dass „[i]t would be more accurate to say that patients

970 *Hoffmaster, Barry*, What does vulnerability mean?, in, Hastings Center Report 36/2 (2006), 38–45, 43. Diese Aussage wird bekräftigt durch Turner: „As an aspect of human frailty, our ontological vulnerability includes the idea that human beings of necessity have an organic propensity to disease and sickness, that death and dying are inescapable, and that aging bodies are subject to impairment and disability. [...] Because of these conditions, human beings are involved in various relationships of dependency throughout the life cycle", *Turner, Bryan S.*, Vulnerability and human rights, Pennsylvania 2006, 29. Für Sellmann ist die menschliche Vulnerabilität eine „self-evident truth", vgl. *Sellmann, Derek*, Towards an understanding of nursing as a response to human vulnerability, in: Nursing Philosophy 6/1 (2005), 2–10, 3.

971 Die Geschichtlichkeit ist eine Kategorie, die in der theologischen Ethik stark gemacht wird. Die Aussagen in Abschnitt 2.5 bringen zum Ausdruck, dass der Mensch – theologisch-anthropologisch – als ein Wesen aufgefasst wird, das ein „Geschöpf" ist. Als solches unterliegt der Mensch Veränderungen im Leben, auf die er teils aktiv einwirken kann, die er aber auch teils passiv zu akzeptieren hat. Die Geschichtlichkeit, die damit im Rahmen der theologischen Schöpfungslehre angesprochen wird, ist somit Bestandteil theologisch-ethischer Überlegungen und verweist auf die relationalen Bezüge sowie die Vulnerabilität des Menschen.

972 Der „normale Entscheider" ist bei Beauchamp und Childress als Ideal gedacht. Als solches sei er aber nicht wirklich existent, so dass jeder weniger „normal" als das

are more-than-ordinarily vulnerable."[973] Dies kommt insbesondere dann zum Tragen, wenn Menschen von schweren Erkrankungen betroffen sind und über Fragen umfangreicher medizinischer Maßnahmen zu entscheiden haben. „Because relational autonomy starts from a conception of persons as vulnerable and dependent to varying degrees, I want to suggest that it is highly relevant to health-care contexts, where obligations to respond to vulnerability must be balanced with respect for patient autonomy."[974] Um diese Aussage zu schärfen, ist das Verständnis von Vulnerabilität genauer nachzuzeichnen. Dabei wird im Folgenden keine Gegenüberstellung von Vulnerabilität und Autonomie erfolgen. Vielmehr ist Vulnerabilität so zu definieren, dass ihre Relevanz für Fragen der Autonomie sichtbar wird.

6.1.1 Vielfalt des Begriffs der Vulnerabilität

In der Literatur lassen sich verschiedene Beschreibungen für Vulnerabilität (Verletzlichkeit, Verwundbarkeit) finden. Darunter zählen unter anderem Interpretationen als (1) etwas schlechtes Natürliches, z.B. Krankheit oder Infektion, (2) physische oder emotionale Verletzlichkeit oder (3) Eigenschaft, sich zu etwas leichter überreden oder verleiten zu lassen.[975] Hinzu kommen weitere begriffliche Verbindungen mit Verletzlichkeit: Soziale, kulturelle/religiöse oder institutionelle Einschränkungen, Abwesenheit des Selbstkonzepts oder auch Vorliegen eines wirtschaftlichen Engpasses.[976] Auffallend ist, dass Verwundbarkeit überwiegend negativ konnotiert ist. Sie wird vielfach mit Opferrolle, Mangel, Abhängigkeit

---

Ideal sei. Dieser Gedanke steht dem der Vulnerabilität nicht ganz fern, dennoch kann mit dem Begriff der Vulnerabilität auf die möglichen realen Probleme konkreter hingewiesen werden.

973 *Sellmann*, Towards an understanding of nursing, 8.

974 *Mackenzie*, Three dimensions of autonomy, 21.

975 Vgl. *Hoffmaster*, What does vulnerability mean, 38.

976 Vgl. unter anderem *Dodds, Susan*, Depending on care: Recognition of vulnerability and the social contribution of care provision, in: Bioethics 21/9 (2007), 500–510; *Fineman, Martha A.*, The vulnerable subject. Anchoring equality in the human condition, in: Yale Journal of Law and Feminism 20/1 (2008), 1–23; *Fineman, Martha A.*, The vulnerable subject and the responsive state, in: Emory Law Journal 60/2 (2010), 251–275; *Gefenas, Eugenijus/Schroeder, Doris*, Vulnerability. Too vague and too broad?, in: Cambridge Quarterly of Healthcare Ethics 18/2 (2009), 113–121; *Luna, Florencia*, Elucidating the concept of vulnerability: Layers not labels, in: International Journal of Feminist Approaches in Bioethics 2/1 (2009), 121–149; Macklin 2003; *Sellmann*, Towards an understanding of nursing; *Turner*, Vulnerability and human rights.

und Pathologie assoziiert.[977] Die vielfältigen Beschreibungen für Vulnerabilität demonstrieren, dass der Gehalt dieses Begriffs umfassender erscheinen mag, als zunächst angenommen werden könnte. Demnach kann Hoffmaster gefolgt werden, der schreibt: „The real meaning of vulnerability is richer than these sketchy definitions.“[978]

Durch die bisherige Auseinandersetzung mit den bisherigen Lesarten des Begriffs der Vulnerabilität kann die Erkenntnis gewonnen werden, dass Verletzlichkeit nicht allein eine natürliche Beeinträchtigung durch den eigenen Körper (physisch und psychisch) bedeutet, sondern auch durch externe Einflüsse (Mitmenschen, Institutionen usw.) entstehen kann.[979] Dodds betont hierbei insbesondere die relationale Dimension, d.h. dass Verwundbarkeit häufig durch soziale Beziehungen entsteht.[980] Sie kann natürlich, sozial, kulturell, organisatorisch oder institutionell verursacht werden.[981] Dabei können sich schwerwiegende Folgen ergeben: „The tragedy and suffering that vulnerability can bring mean dependence […].“[982]

Levine/Faden/Grady weisen zurecht auf eine mögliche Gefahr hin, wenn der Begriff der Vulnerabilität inflationär gebraucht wird: „If everyone is vulnerable, then the concept becomes too nebulous to be meaningful.“[983] Das Problem ist jedoch, dass Verletzlichkeit eine Eigenschaft ist, die jeden Menschen betrifft. Somit ist damit umzugehen, dass jede Person mehr oder weniger verwundbar ist. Daher ist ein Weg zu finden, Vulnerabilität so zu definieren, dass sie eine bedeutsame und hilfreiche Funktion einnimmt. Es ist notwendig, Verletzlichkeit zu konkretisieren und verschiedene Dimensionen zu differenzieren, um diesen Begriff brauchbar zu machen.

6.1.2 Vulnerabilität – ein mehrdimensionaler Begriff

Eine hilfreiche Definition von Vulnerabilität stammt von Anderson: „Vulnerability is […] a matter of effective control, understood as a function of the relative

977 Vgl. *Fineman*, vulnerable subject, 8.

978 *Hoffmaster*, What does vulnerability mean, 38.

979 *Turner*, Vulnerability and human rights, 26f.; vgl. ebenso *Kittay, Eva F.*, Love's labour: essays on women, equality and dependency, London 1999, 171.

980 Vgl. *Dodds*, Depending on care, 505.

981 *Hoffmaster*, What does vulnerability mean, 41.

982 *Hoffmaster*, What does vulnerability mean, 42.

983 *Levine, Carol/Faden, Ruth/Grady, Christine* et al., The limitations of „vulnerability“ as a protection for human research participants, in: American Journal of Bioethics 4/3 (2004), 44–49, 45.

balance of power between the person in question and the forces that can influence her.“[984] Diese Definition geht auf die internen Ressourcen einer Person sowie auf externe Einflüsse ein. Dadurch erhält der Begriff der Verletzlichkeit bereits eine Konkretion. Dies kann allerdings noch durch weitere Aspekte ergänzt werden. Dabei ist das Konzept zur Vulnerabilität dynamisch und relational zu halten[985] und Vulnerabilität an sich graduell zu sehen[986]. Ein Ansatz, der diesen Aspekten gerecht wird, ist derjenige von Dodds, Mackenzie und Rogers.[987] In diesem Konzept stellt Verwundbarkeit eine menschliche Bedingung dar, die vorübergehend oder fortlaufend erscheinen und womöglich Probleme verursachen kann. Es ließen sich dabei – aus Sicht der Autoren – drei Formen der Verletzlichkeit voneinander unterscheiden:[988]

(1) *Inhärente* Vulnerabilität: Diese Form sei intrinsisch in der Natur des Menschen. Sie entstehe durch seine Körperlichkeit, Bedürftigkeit, Abhängigkeit von Anderen sowie affektive und soziale Natur. Sie bestehe zum einen konstant (z.B. hat jeder das Bedürfnis nach Durst, Hunger und Schlaf), zum anderen aber könne sie auch variabel aufgrund verschiedener Faktoren (Alter, Gesundheit etc.) auftreten.

(2) *Situationale* Vulnerabilität: Diese Form trete kontextspezifisch, auf einen bestimmten Zeitpunkt Bezug nehmend, auf. Sie werde verursacht und beeinflusst durch personale, soziale, politische, ökonomische und umweltbedingte Faktoren eines Individuums oder einer Gruppe. Auch sie könne vorübergehend oder fortlaufend in Erscheinung treten. Die inhärente und situationale Verletzlichkeit seien nicht kategorial verschieden, doch könne mit ihrer Unterscheidung angemessener auf einzelne Probleme geantwortet werden.

(3) *Pathogenetische* Vulnerabilität: Hierunter sei eine Verletzlichkeit aufgrund dysfunktionaler oder oppressiver interpersonaler und sozialer Beziehungen sowie durch sozial-politische Unterdrückung oder Ungerechtigkeit

---

984 *Anderson*, Autonomy and vulnerability entwined, 135. Ebenso Hoffmaster: „Vulnerability means that one is controlled by, rather than in control of, the world“, *Hoffmaster*, What does vulnerability mean, 43.

985 Vgl. *Luna*, Elucidating the concept of vulnerabilitylnerability, 128.

986 Vgl. *Sellmann*, Towards an understanding of nursing, 5.

987 Vgl. *Dodds, Susan/Mackenzie, Catriona/Rogers, Wendy*, Introduction: What is vulnerability and why does it matter for moral theory?, in: Mackenzie, Catriona/Rogers, Wendy/Dodds, Susan (Eds.), Vulnerability. New essays in ethics and feminist philosophy, New York 2014, 1–32.

988 Vgl. *Dodds/Mackenzie/Rogers*, Introduction, im Folgenden Bezug auf: 7–9.

zu verstehen. Diese Form von Verwundbarkeit könne insbesondere dann auftreten, wenn versucht werde, eine der erstgenannten Formen der Vulnerabilität zu beheben.

Der springende Punkt, warum Verletzlichkeit so bedeutsam erscheint, ist, dass die Begriffe der pathogenetischen Vulnerabilität, Selbstbestimmung und Anerkennung miteinander verknüpft sind. Eine zentrale Rolle nimmt dabei die Anerkennung ein. Anerkennung ist die Grundlage dafür, dass ein Individuum selbstbestimmt agieren kann. In interpersonalen Beziehungen und sozialen Institutionen werden die Bedingungen gegenseitiger Anerkennung gesichert.[989] Dieses Bedürfnis nach Anerkennung, welche für Selbstbestimmung gebraucht wird, ist mit pathogenetischer Vulnerabilität verbunden: „Our need for recognition thus makes us vulnerable to the changing attitudes of others, but this vulnerability is of a piece with the relations of recognition that seem to be partly constitutive of autonomy. In this sense, one could say, autonomy and vulnerability are entwined."[990] Es sind somit die Anerkennungsbeziehungen, die erst Selbstbestimmung ermöglichen, aber auch den Raum bilden, in denen pathogenetische Vulnerabilität zum Vorschein kommt. Pollmann geht genau hierauf ein, wenn er schreibt: „Personale Integrität [...] ist durch eine intersubjektiv bedingte Fragilität und Anfälligkeit gezeichnet, die nicht nur *Resultat*, sondern stets auch *Bedingung* zwischenmenschlicher Interaktionen ist."[991] Das hat zur Folge, dass in diesen intersubjektiven Verhältnissen die Individuen ernsthaft Schaden nehmen können[992], nämlich dann, wenn sie vulnerabel sind: Es geht dabei primär um die pathogenetische Vulnerabilität, wobei die inhärente und situationale Verletzlichkeit auch zu berücksichtigen sind. Die Autonomie der vulnerablen Personen zu befördern, ist eine angemessene Antwort auf die Vulnerabilität dieser Individuen.[993]

6.1.3 Vulnerabilität in der medizinischen Praxis

Die Bezugsgröße der Vulnerabilität kann ein Vermittlungsglied in der Debatte um individualistische und relationale Autonomie darstellen: „Vulnerability

---

989 Vgl. *Anderson/Honneth*, Autonomy, vulnerability, recognition, and justice, 144.

990 *Anderson*, Autonomy and vulnerability entwined, 140.

991 *Pollmann*, Integrität, 239.

992 Vgl. *Pollmann*, Integrität, 239.

993 Vgl. *Dodds, Susan*, Dependence, care, and vulnerability, in: Mackenzie, Catriona/Rogers, Wendy/Dodds, Susan (Eds.), Vulnerability. New essays in ethics and feminist philosophy, New York 2014, 181–203, 182.

marks the limits of individualism, but the ethos of individualism doggedly refuses to acknowledge those limits and instead construes vulnerability to fit its assumptions and goals."[994] Verletzlichkeit als Teil des Menschen anzuerkennen, wirkt sich auf die Bedeutung von sozialen Beziehungen aus: „When we recognize the depth and the breadth of our vulnerability, we realize how much we need the help of others to protect us from our weaknesses and our infirmities."[995] An dem Punkt, an dem die Hilfe von Dritten besonders betont wird, tritt bei vielen Vertretern von individualistischer Autonomie schnell die Befürchtung auf, dass paternalistische Akte nahe liegend sein könnten. Daher ist darauf zu achten, dass die Sorge für die vulnerablen Personen nicht in paternalistische Akte umschlägt.[996] In Anerkennungsbeziehungen, in denen die Sorge für vulnerable Personen stattfinden soll, sind paternalistische Strukturen zu überwinden. In solchen Anerkennungsbeziehungen soll die Autonomie des Einzelnen befördert werden. Gelingt es also, die Verletzlichkeit der Patienten ohne paternalistische Akte in Fragen der Selbstbestimmung hinsichtlich medizinischer Maßnahmen zu berücksichtigen, kann dies dabei helfen, eine kritische Haltung gegenüber politischen und sozialen Institutionen einzunehmen.[997] Laut Dodds bedeutet das letztlich, dass ein Ansatz, der Verwundbarkeit berücksichtige, die ethische und politische Bedeutung von „Sorgearbeit" besser aufzeigen könne.[998] Hoffmaster bringt es mit einer weiteren Aussage auf den Punkt: „Our common vulnerability bonds us and binds us to other people."[999]

994 *Hoffmaster*, What does vulnerability mean, 43. Luna spricht im Rahmen der Kontrolle über die Welt davon, dass jemand „powerlessness" aufweise, wenn er keine Kontrolle über etwas habe, vgl. *Luna*, Elucidating the concept of vulnerabilitylnerability, 126. Dazu meint Fineman, ähnlich wie Hoffmaster, dass das „vulnerable Subjekt" als Ergänzung zum autonomen, unabhängigen Subjekt der liberalen Tradition gedacht werden müsse, vgl. *Fineman*, Vulnerable subject, 1; vgl. ebenso *Dodds*, Depending on care, 506.

995 *Hoffmaster*, What does vulnerability mean, 44.

996 Vgl. *Macklin, Ruth*, Bioethics, vulnerability, and protection, in: Bioethics 17/5–6 (2003), 472–486, 473.

997 Vgl. *Fineman*, Vulnerable subject, 9; vgl. auch *Fineman*, Vulnerable subject and the responsive state.

998 *Dodds*, Depending on care, 504. Pollmann zufolge sind Menschen immer in „ein Netz sozialer Beziehungen eingebunden, in denen sie Schutz und Anerkennung benötigen und auch suchen", *Pollmann*, Integrität, 239.

999 *Hoffmaster*, What does vulnerability mean, 44. Fineman schließt daran an, indem sie sagt, „that human beings need each other, and that we must structure our institutions in response to this fundamental human reality", *Fineman*, Vulnerable subject, 12.

Wenn nun ein Patient eine selbstbestimmte Entscheidung hinsichtlich einer medizinischen Behandlung zu fällen hat, ist seine Verletzlichkeit hinsichtlich der drei skizzierten Formen zu beachten. Es geht darum, wie ausgeprägt seine inhärente Vulnerabilität ist. Diese wird vorliegen, weil er sonst keiner medizinischen Maßnahme bedürfte. Ebenso gilt es seine situationale Vulnerabilität im Blick zu haben: Das Erkranken, insbesondere in einem schweren Fall, kann einen Menschen in der vorliegenden Situation in besonderer Weise verletzlich machen. Letztendlich spielt die pathogenetische Vulnerabilität eine gewichtige Rolle: Es ist zu klären, unter welchen sozialen Bedingungen der Patient lebt. Diese tragen wesentlich dazu bei, ob der Patient tatsächlich eine selbstbestimmte Entscheidung fällen kann oder ob beispielsweise bestimmte repressive Beziehungen oder Strukturen den Patienten daran hindern, eine selbstbestimmte Entscheidung zu treffen. Es gilt, nicht nur den „normal chooser" zu fördern, sondern insbesondere diejenigen, die das Gesellschaftsideal nicht widerspiegeln und von denen gesagt wird, dass sie nicht die „Norm" der Gesellschaft darstellen:

> „Gerade jene Mitglieder, die lebensgeschichtlich, in ihrer individuellen Lebenssituation von der ‚Norm' abweichen, bedürfen der solidarischen Zustimmung durch ihre Gesellschaft; und die Gesellschaft sollte diese solidarische Zustimmung erteilen, nicht nur aus Gründen der Wiederherstellung der ‚Normalität' bzw. der vollen (individuellen und gesamtgesellschaftlichen) Leistungsfähigkeit, sondern aus Gründen der Realisierung elementarer Anerkennungserwartungen."[1000]

Damit ist eine klare Aufgabe für zukünftige medizinische Behandlungen benannt. Es gilt, den Aspekt der Vulnerabilität nicht länger zu unterschätzen.

6.2 Verbindung von Entscheidungsautonomie und Gerechtigkeit

Wenn die Anerkennungstheorie als Referenz für das Konzept der sozial verantworteten Selbstbestimmung zur Verfügung steht, hat dies auch Konsequenzen für die Verbindung von Entscheidungsautonomie und Gerechtigkeit. Wenn in der Medizin über Gerechtigkeit diskutiert wird, bezieht sich das in der Regel auf die distributive Gerechtigkeit. Damit werden Fragen der gerechten Verteilung angesprochen. Im Folgenden wird es aber nicht um Verteilungsgerechtigkeit, sondern um Gerechtigkeit in Form einer Praxis der Anerkennung gehen. Dabei kann auf Honneth Bezug genommen werden. Aus seiner Sicht ergibt sich mit

1000 *Spieß*, Krankheit – Gesundheit – Anerkennung, 166.

dem Bezug auf Selbstbestimmung eine orientierende Perspektive auf die Regeln des gesellschaftlichen Zusammenlebens,

> „denn deren normative Legitimität wird nun zunehmend davon abhängig gemacht, ob sie so vorgestellt werden können, daß sie die individuelle Selbstbestimmung entweder in ihrer Summe zum Ausdruck bringen oder in ihren Voraussetzungen angemessen verwirklichen können. Seither ist von der Vorstellung der sozialen Gerechtigkeit, von Überlegungen darüber, wie die Gesellschaft eingerichtet werden soll, um den Interessen und Bedürfnissen ihrer Mitglieder gerecht zu werden, das Prinzip der individuellen Autonomie nicht mehr abzutrennen.“[1001]

Wird also Gerechtigkeit in der heutigen Zeit gefordert, lässt sie sich in öffentlichen Debatten dadurch legitimieren, dass sie einen Bezug zu Selbstbestimmung hat. Es sind nicht mehr der Wille der Gemeinschaft oder die „natürliche Ordnung, die vorgeben, wie Strukturen auszurichten sind, sondern die individuelle Selbstbestimmung bildet den normativen Grundstein.“[1002] Als gerecht gelte dann, was die Autonomie eines Gesellschaftsmitglieds bewahre, schütze und befördere. Dementsprechend sei die soziale Ordnung auszurichten. So meint Honneth, wir müssten als Konsequenz eine Revision des herkömmlichen Gerechtigkeitsverständnisses vornehmen:

> „Was in modernen Gesellschaften ‚gerecht‘ heißt, darf sich nicht mehr nur einfach daran bemessen, ob und in welchem Umfang alle Gesellschaftsmitglieder über negative und reflexive Freiheiten verfügen, sondern muß vorgängig dem Maßstab genügen, diesen Subjekten gleichermaßen die Chance zur Partizipation an Institutionen der Anerkennung zu gewähren. Ins Zentrum der Idee sozialer Gerechtigkeit wandert damit die Vorstellung, daß bestimmte, normativ gehaltvolle und daher ‚sittlich‘ genannte Institutionen der rechtlichen Sicherstellung, der staatlichen Obhut und der zivilgesellschaftlichen Unterstützung bedürfen; nur im arbeitsteiligen Zusammenspiel von Recht, Politik und sozialer Öffentlichkeit können jene institutionellen Gebilde am Leben bleiben, denen die Gesellschaftsmitglieder die verschiedenen Facetten ihrer intersubjektiven Freiheit und damit im ganzen eine Kultur der Freiheit verdanken.“[1003]

1001 *Honneth*, Recht der Freiheit, 36.

1002 *Honneth*, Recht der Freiheit, 38.

1003 *Honneth*, Recht der Freiheit, 115. Ebenso schreibt Honneth zusammen mit Anderson: „From the perspective of asking what the conditions are that equally guarantee the personal autonomy of all members of society, and equally protect them in their intersubjective vulnerability, the main focus of application for principles of justice becomes the structure and quality of social relations of recognition. As a result, this liberal conception of justice loses its character as a theory of distribution. It becomes instead – to put it somewhat provocatively – a normative theory of the recognitional basic structure of society. What comes, then, to take the place of principles of just

Um die Autonomiefähigkeit, die ein Individuum hat, überhaupt nutzen zu können, z.B. zur Realisierung eigener Fähigkeiten, brauche es zuerst die Vorstellung über erstrebenswerte Ziele, aber auch darüber, was es als wertvoll und realisierungswürdig begreift.[1004] Dieses Begreifen sei etwas, das nicht wie „Dinge" besessen werde, sondern in und durch Beziehungen zu Anderen erst erworben werden müsse.[1005] Die gegenwärtige Gesellschaft habe das Problem, dass sie Individuen bereits als „autonom Handelnde" voraussetze: Doch die Bedeutung von Gütern wie Berufschancen ergebe sich erst aus der jeweiligen Beziehung zu ihnen, also aus der Frage, warum sie für den Menschen wertvoll sind.[1006] Bei der Frage nach Gerechtigkeit müsse vor der Güterverteilung angesetzt werden: Erst müsse gewährleistet werden, dass Individuen überhaupt selbstbestimmt handeln können und anschließend kann entsprechend die Frage nach der Güterverteilung gestellt werden. Ohne die Fähigkeit zur Selbstbestimmung bleibe die Güterverteilung in einem leeren Raum. Es müsse also dafür gesorgt werden, dass das Individuen eine Selbstbeziehung aufbauen kann,

> „die es erlaubt, seinen eigenen Bedürfnissen zu vertrauen, zu den eigenen Überzeugungen zu stehen und die eigenen Fähigkeiten als wertvoll zu empfinden; solche Formen der Selbstachtung können mit Hilfe von Gütern zwar artikuliert und dargestellt, nicht aber durch sie erworben oder aufrechterhalten werden. Zur Autonomie gelangen wir vielmehr auf intersubjektiven Wegen, indem wir uns nämlich durch die Anerkennung seitens anderer Personen als Wesen zu verstehen lernen, deren Bedürfnisse, Überzeugungen und Fähigkeiten es wert sind, verwirklicht zu werden; das allerdings begreifen wir wiederum an uns nur, wenn wir es gleichzeitig auch den uns anerkennenden Personen einräumen, weil wir an deren Verhalten uns gegenüber ja wie in einem Spiegel unseren eigenen Wert erkennen können sollen. Insofern bedarf die individuelle Autonomie, um entstehen und gedeihen zu können, der wechselseitigen Anerkennung zwischen Subjekten; wir erwerben sie nicht allein durch uns selbst, sondern einzig in der Beziehung zu anderen Personen, die uns ebenso bereit sind wertzuschätzen, wie wir sie wertschätzen können müssen"[1007].

---

distribution are principles governing how the basic institutions of society secure the social conditions for mutual recognition", *Anderson/Honneth*, Autonomy, vulnerability, recognition, and justice, 144.

1004 Vgl. *Honneth*, Gewebe der Gerechtigkeit, 60.

1005 Vgl. *Honneth*, Gewebe der Gerechtigkeit, 60.

1006 Vgl. *Honneth*, Gewebe der Gerechtigkeit, 60.

1007 *Honneth*, Gewebe der Gerechtigkeit, 60f. An anderer Stelle formuliert Honneth ähnlich: „Daraus folgt, dass die Realisierung des internen normativen Ideals liberaler Theorien nicht allein durch die gerechte Verteilung von Rechten und Gütern erreicht werden kann, sondern dass auch zwei weitere Faktoren gegeben sein müssen: Erstens müssen gesellschaftliche Beziehungsformen den Mitgliedern einer Gesellschaft

Dementsprechend hält Honneth fest: „Statt von ‚Gütern' sollten wir von Anerkennungsbeziehungen sprechen, statt an ‚Verteilung' sollten wir an andere Muster der Gewährung von Gerechtigkeit denken."[1008] „Gerechtigkeit [sei] stets eine ‚relationale' Größe, indem sie nicht primär nach subjektiven oder objektiven Zuständen (wie Mangel oder Überfluss), sondern nach gerechten Verhältnissen zwischen Menschen frag[e] [...]."[1009] Von Gütern zu sprechen würde allein deswegen schon nicht ausreichen, da viele Dinge in dieses Vokabular nicht hineinpassen würden, z.B. „Verteilung von Macht, das relative Risiko der Gefahr psychischer Verletzung, der Zugang zur Öffentlichkeit und die Einbettung des

---

Chancen auf Formen gelingender intersubjektiver Beziehungen einräumen, die nicht vollständig im Vokabular von Rechten beschrieben werden können. Zweitens müssen gesellschaftliche Beziehungsformen die relevanten Güter und Rechte in einer Form konstituieren, die die Autonomie der Beteiligten ermöglicht", *Honneth, Axel/Stahl, Titus,* Wandel der Anerkennung. Überlegungen aus gerechtigkeitstheoretischer Perspektive, in: Honneth, Axel/Lindemann, Ophelia/Voswinkel, Stephan (Hg.), Strukturwandel der Anerkennung. Paradoxien sozialer Integration in der Gegenwart (Frankfurter Beiträge zur Soziologie und Sozialphilosophie 18), Frankfurt/New York 2013, 275–300, 284; vgl. auch *Spieß*, Krankheit - Gesundheit - Anerkennung, 164–166.

1008 *Honneth*, Gewebe der Gerechtigkeit, 63; vgl. auch *Honneth*, Gerechtigkeit und kommunikative Freiheit, 221f. An andere Stelle schreibt Honneth - zusammen mit Stahl - ergänzend: „Eine Theorie, die sich paradigmatisch an der Frage subjektiver Handlungsfreiheiten und der Verteilung materieller Ressourcen orientiert, muss die *konstitutive Funktion* von Anerkennungsbeziehungen für die zu verteilenden Güter, Positionen und Freiheiten notwendigerweise vernachlässigen", *Honneth/Stahl*, Wandel der Anerkennung, 278.
Ebenso schreibt Forst: „Die Gerechtigkeit muss demgegenüber einem [...] angemesseneren Bild zufolge auf *intersubjektive Verhältnisse und Strukturen* zielen, nicht auf *subjektive oder vermeintlich objektive Zustände* der Güterversorgung", *Forst, Rainer*, Zwei Bilder der Gerechtigkeit, in: Forst, Rainer/Hartmann, Martin/Saar, Martin u.a. (Hg.), Sozialphilosophie und Kritik. Frankfurt a. M. 2009, 205–228, 208. Die Pointe des anerkennungstheoretischen Ansatzes liegt für Spieß darin, dass er nicht das „Gegenprogramm" zum liberal-kontraktualistischen Modell darstellt, „sondern dass er in der Lage ist, dessen Vorzüge - individuelle Freiheit und marktwirtschaftlich organisierter Güteraustausch - in die eigene Systematik einzubauen und zugleich die entsprechenden Pathologien zu vermeiden. Das Konkurrenzsystem des Marktes wird in die umfassende Konzeption eines gesellschaftlichen Anerkennungssystems integriert; mit der Idee dieses Systems der sozialen Anerkennung erhält formale Freiheit überhaupt erst die Perspektive konkreter universeller Verwirklichung", *Spieß*, Krankheit - Gesundheit - Anerkennung, 164.

1009 *Forst*, Zwei Bilder der Gerechtigkeit, 212.

Subjekts in zahlreiche Formen sozialer Beziehungen, in Familie, Wirtschaft, Gesellschaft und Staat."[1010]

6.2.1 Schaffung interpersonaler Beziehungen und sozialer Institutionen

Die Verbindung von Autonomie und Gerechtigkeit, vielmehr diejenige zwischen Entscheidungsautonomie, Anerkennung und sozialen Beziehungen betrifft weitere Aspekte. Es ist nach der Schaffung interpersonaler Beziehungen sowie sozialer Strukturen und Institutionen zu fragen: „The distribution of non-material goods is a matter of structuring social relations by arranging rights and duties, permitting some sorts of interaction and exchange, but blocking others. The same will be true of the goods of recognition, or respect and esteem."[1011] Diese nicht-materiellen Güter haben einen großen Einfluss auf die Entwicklung von Menschen und damit auf ihre Fähigkeit zum selbstbestimmten Handeln:

> „Die Frage, nach welchen sozial akzeptierten Kriterien Anerkennung, Respekt, Wertschätzung und Achtung Personen zukommen sollen, und inwieweit gesellschaftliche Institutionen in der Lage sind, diese Kriterien zu erfüllen, sie auszudrücken oder zu verändern, betrifft grundlegende soziale Strukturen, die die Chancen und Ressourcen von Individuen maßgeblich bestimmen."[1012]

Pauer-Studer hält unter dem Begriff der Anerkennung fest, dass auf personaler und institutioneller Ebene den Menschen Raum und Chancen für die Verfolgung eigener Lebenspläne gegeben werden müssten.[1013] Diese eigenen Lebenspläne bräuchten sie, um selbstbestimmt handeln zu können.

Es ergeben sich nun eine Reihe von Möglichkeiten, wie sich die Fähigkeit zur Selbstbestimmung durch die Schaffung interpersonaler Beziehungen, Strukturen und Institutionen fördern lässt. Zum ersten muss sich eine Gesellschaft grundsätzlich auf bestimmte Normen einigen, um die gegenseitige Anerkennung zu sichern: „Keine Anerkennungsbeziehung [...] kommt ohne die Voraussetzung einer wechselseitig akzeptierten Norm aus; immer sind es derartige gemeinsam für richtig gehaltene Grundsätze, die sicherstellen müssen, daß sich eine Praxis der reziproken Anerkennung überhaupt entwickeln und verstetigen kann."[1014]

1010 *Honneth/Stahl*, Wandel der Anerkennung, 281.
1011 *McBride*, Recognition, 115.
1012 *Honneth/Stahl*, Wandel der Anerkennung, 276.
1013 Vgl. *Pauer-Studer*, Autonom leben, 60.
1014 *Honneth*, Gewebe der Gerechtigkeit, 71.

Dies ist eine Aufgabe, an der immer wieder gearbeitet werden muss, um den Menschen kontinuierlich die Fähigkeit zur Selbstbestimmung zu sichern.

Im Rahmen der Anerkennungsbeziehungen kommt dem Recht als sozialer Institution eine wichtige Funktion zu: Das Rechtsmodell „soll einen institutionellen Freiraum konstituieren, in dem die Subjekte ohne Angst vor physischen und psychischen Gefährdungen den Versuch unternehmen können, eine auf Liebe gegründete Gemeinschaft zu verwirklichen."[1015] Auch innerhalb der Familien haben sich die Angehörigen als Rechtspersonen anzuerkennen. Gemeint ist damit die moralische Pflicht, nicht zu vergessen, dass jedes Familienmitglied Träger von universellen Rechten auch in Familienbeziehungen bleibt: „[V]ielmehr muß diese Form der Anerkennung eine moralische Instanz bleiben, an die die Familienmitglieder wechselseitig appellieren können müssen, wenn sie sich noch nicht einmal mehr als Rechtspersonen respektiert sehen."[1016]

Da das kindliche Alter entscheidend für die Bildung des Selbstkonzepts ist, muss gerade dieser Bereich berücksichtigt werden. Kinder müssen Bildung erfahren, die ihnen dabei hilft, ihr Selbstkonzept wachsen zu lassen und es da, wo es gefährdet ist, zu schützen. Dabei ist auf Hafeneger/Henkenborg/Scheer hinzuweisen:

> „Der Begriff der Anerkennung steht [...] nicht für ein weiteres Themenfeld der ohnehin zahlreichen und vielfältigen pädagogischen Diskurse, sondern für eine zentrale Dimension pädagogischer Theorie und Praxis. In der Anerkennung ihrer Adressaten als Subjekte ihrer Lebenspraxis konstituiert sich eine modern-reflexive Pädagogik. Sie ist dem grundlegenden Ziel verpflichtet, Individuen in der Entwicklung selbstbestimmter und rational begründeter Entscheidungs-, Handlungs- und Urteilsfähigkeit zu unterstützen. Dies setzt die Anerkennung der Fähigkeit jedes Einzelnen als ein Individuum voraus, das prinzipiell über entsprechende Fähigkeiten verfügt, deren Entfaltung mit den Mitteln der Pädagogik gefördert und unterstützt werden kann."[1017]

Weiterhin ist der Blick auf ungerechtfertigte interpersonale, institutionelle und strukturelle Gesellschaftspraxen zu werfen. Honneth spricht in diesem Zusammenhang von sozialem Leid und Unbehagen. Das „sozial" beinhalte für ihn einen normativen Kern: „Es handelt sich um die Enttäuschungen und Verletzungen von normativen Erwartungen, die an die Gesellschaft zu richten von den Betroffenen als gerechtfertigt betrachtet wird."[1018] Solche sozialen Leiden würden

1015 *Honneth*, Zwischen Gerechtigkeit und affektiver Bindung, 209.

1016 *Honneth*, Zwischen Gerechtigkeit und affektiver Bindung, 210.

1017 *Hafeneger, Benno/Henkenborg, Peter/Scheer, Albert*, Pädagogik der Anerkennung. Grundlagen, Konzepte, Praxisfelder, Schwalbach 2007, 8f.

1018 *Honneth*, Umverteilung als Anerkennung, 152.

sich mit dem Erlebnis decken, von Seiten der Gesellschaft etwas Unrechtes oder nicht zu Rechtfertigendes erfahren zu haben.[1019] Aus soziologischer Sicht lasse sich die empirische Hypothese aufstellen, dass soziale Unrechtsempfindungen primär dort auftreten,

> „wo individuell einsehbare Gründe für bestimmte Maßnahmen oder Regelungen institutioneller Art fehlen; und von diesen individuell verfügbaren Gründen muß wiederum angenommen werden, daß sie kraft Prozessen der moralischen Sozialisation Elemente jener öffentlichen Rechtfertigungspraxis bilden, die in einer gegebenen Gesellschaft jeweils zur Geltung gelangt ist. Soziales Unrecht wird mit anderen Worten in dem Augenblick erfahren, in dem rational nicht mehr einzusehen ist, warum eine institutionelle Regelung gemäß allgemein akzeptierten Gründen auf Zustimmung soll rechnen können“[1020].

Letztlich werde das als soziales Unrecht erfahren, was „sich im Lichte allgemein akzeptierter Gründe als eine institutionelle Regelung oder Maßnahme erweis[e], durch die tiefsitzende Ansprüche an die gesellschaftliche Ordnung verletzt w[ü]rden.“[1021]

Die entsprechenden interpersonalen und institutionellen Strukturen sind vor allem im Gesundheitssektor zu schaffen, vorwiegend in Krankenhäusern und Pflege-Einrichtungen, in denen die Frage nach der Fähigkeit zum selbstbestimmten Entscheiden für und gegen medizinische Behandlungsmaßnahmen konkret wird. Maio merkt hierzu kritisch an: „Abgesehen von der Notwendigkeit der ausreichenden Zuwendung zum Patienten wird vor allem verkannt, dass es zur Heilung von Menschen einer bestimmten Atmosphäre bedarf, die in einer Gesundheitsfabrik und Reparaturwerkstatt Krankenhaus geradezu systematisch ausgeklammert wird.“[1022] Ihm schwebt vor Augen, den Patienten nicht nur als „biologischen Arbeitsgegenstand“, sondern als Ganzen wahrzunehmen. Dazu gehört auch die Frage, ob für den Patienten die Grundlage für selbstbestimmte Entscheidungen gegeben ist: Inwieweit besitzt er ein Selbstkonzept und ist in soziale Beziehungen eingebettet, die sein Selbstkonzept befördern? Dies sind die Fragen, die zwar nicht nur, aber auch unter dem Aspekt der Atmosphäre in Krankenhäusern und Pflege-Einrichtungen diskutiert werden muss.

Für die Personen, die in den unterschiedlichen institutionellen und interpersonalen Zusammenhängen aktiv sind, lässt sich somit auch ihre jeweilige Verantwortung konkretisieren.

1019 Vgl. *Honneth*, Umverteilung als Anerkennung, 153.
1020 *Honneth*, Umverteilung als Anerkennung, 153.
1021 *Honneth*, Umverteilung als Anerkennung, 154.
1022 *Maio*, Medizin und Menschenbild, 218.

6.2.2 Konkretisierung von Verantwortung auf verschiedenen Ebenen

Die Überlegungen aus der Verbindung von Autonomie und Gerechtigkeit geben Anhaltspunkte für eine Konkretisierung von Verantwortung auf verschiedenen Ebenen. Das Konzept der sozial verantworteten Selbstbestimmung ist mehrdimensional. Wenn sich daraus eine Konkretisierung der Verantwortung auf den verschiedenen Ebenen ableiten lässt, können daraus Rückschlüsse auf den Begriff der Verantwortung gezogen werden: „Für die Gerechtigkeit einer Gesellschaft ergibt sich […] die Konsequenz, dass auch die jeweilige Verteilung von Verantwortung eines ihrer konstitutiven Elemente ist."[1023] So weist Spieß darauf hin, dass, wenn Anerkennung in den Mittelpunkt von Gerechtigkeitsstrukturen gestellt werde und präzise Aussagen für die Übernahme von Verantwortung gemacht werden müssten, sowohl auf individueller als auch auf institutioneller Ebene.[1024] Hierzu schreibt er: „In the first instance, obligations and responsibilities arise within the close personal context of persons in need of care, as for example family and friends. Second, such obligations and responsibilities arise for social institutions […] and welfare organizations, and, third, they fall under the competence of the state."[1025] Auf den verschiedenen Ebenen gestaltet sich die zu übernehmende Verantwortung teils unterschiedlich, teils aber auch gleich.

Honneth sagt zum Zusammenhang von Anerkennung und Verantwortung, dass es zur Anerkennung der persönlichen Integrität einer Person gehöre, Verantwortung dafür zu übernehmen, Handlungen zu vollziehen, die das entsprechende Selbstkonzept der Person positiv beeinflussen würden.[1026] Die Anerkennungsbeziehungen, die funktional zur Konstitution des Selbstkonzepts führen, dienen nun als Orientierungspunkt dafür, wie und in welcher Form Verantwortung zu übernehmen ist. Das Selbstkonzept gilt als Referenz; verschiedene Akteure können dieses auf verschiedene Wege fördern. Das kann über die drei Formen Liebe, Recht und Solidarität geschehen. Anerkennung ist eine Weise, in der ein Individuum so akzeptiert wird, wie es sich selbst versteht. Anerkennen beinhaltet demnach eine Bestätigung der Interpretation einer Person von

1023 *Günther, Klaus*, Anerkennung, Verantwortung, Gerechtigkeit, in: Forst, Rainer/Hartmann, Martin/Saar, Martin u.a. (Hg.), Sozialphilosophie und Kritik, Frankfurt a. M. 2009, 269–287, 280.

1024 Vgl. *Spieß, Christian*, Recognition and social justice: A roman catholic view of christian bioethics of longtTerm care and community service, in: Christian Bioethics: Non-Ecumenical Studies in Medical Morality 13/3 (2007), 287–301, 294.

1025 *Spieß*, Recognition and social justice, 296.

1026 Vgl. *Honneth*, Zwischen Aristoteles und Kant, 188.

sich selbst und ihrer Umwelt.[1027] Wenn diese Bestätigung nicht eintritt, kann die Fähigkeit, eigene Motivationen, Charaktereigenschaften und Impulse zu klassifizieren, beeinträchtigt werden. Ob nun in der Familie und in Freundschaften, in Rechtsbeziehungen, in Arbeitsbeziehungen oder in interpersonalen Beziehungen zwischen Arzt/Pflegepersonal und Patient: Überall können die Akteure auf ihre Weise dazu beitragen, dass das Selbstkonzept eines Patienten gesichert oder gefördert wird. Es geht darum, „Beziehungen so zu gestalten, dass andere den notwendigen Raum wie die erforderliche Unterstützung für die Realisierung ihrer Pläne gewinnen."[1028] Die Personen, mit denen der Patient in Beziehung steht, müssen ihm dabei helfen, einen Weg zu finden, mit dem er selbst Entscheidungen treffen und nach eigenen Vorstellungen handeln kann.[1029] Günther schreibt hierzu, dass bei der Spezifizierung der Zurechnungsstruktur der Anerkennung jeweils andere Aspekte der Verantwortung in den einzelnen Anerkennungssphären von Bedeutung sind.[1030] Es ist noch einmal anzumerken, dass die Betonung der sozialen Verantwortungsübernahme den Patienten selbst nicht aus der Verantwortung nimmt. Es geht um sein eigenes Leben und für dieses ist er primär verantwortlich.

Am Beispiel der Familie ist letztlich auch noch einmal auf die Grenzen von Verantwortung hinzuweisen. Für viele Menschen spielt die Familie, zumindest die engsten Angehörigen, eine gewichtige Rolle in ihrem Leben. Die Familie hat eine eigene Position im gesellschaftlichen Gefüge:

> „[W]enn die Familienmitglieder untereinander Rücksicht und Anteilname nur aus Einsicht in allgemeine Pflichten leisten würden, so bliebe von ihren Gemeinsamkeiten nur jenes schmale Band aus moralischem Respekt bestehen, das im Prinzip alle Subjekte miteinander verbinden sollte; es wäre, mit anderen Worten, gar nicht mehr recht zu verstehen, worin die besondere Einheit der Familie bestehen sollte, durch die sie zu mehr als einer bloßen Agentur für die Sozialisation des Nachwuchses wird. Mit Freundschaften teilen Familienbeziehungen daher die Eigenschaft, daß sie nur so lange ihrem eigentlichen Sinn nach bestehen, wie die beteiligten Subjekte sich untereinander aus Zuneigung moralische Rücksicht und Fürsorge entgegenbringen; ja solche fürsorgenden Handlungen verlieren in diesen Beziehungen sogar ihren moralischen Wert, sobald sie

1027 Vgl. *Stauss, Misha*, The role of recognition in the formation of self-understanding, in: Fiore, Robin N./Nelson, Hilde Lindemann (Eds.), Recognition, responsibility, and rights. Feminist ethics and social theory, Oxford 2003, 37–52, 40.

1028 *Pauer-Studer*, Autonom leben, 60.

1029 Vgl. *Oshana*, Autonomy and self-identity, 91.

1030 Vgl. *Günther*, Anerkennung, Verantwortung, Gerechtigkeit, 272.

nicht mehr aus dem Gefühl der Liebe, sondern aus rationaler Einsicht in eine Pflicht vollzogen werden."[1031]

Doch sind die Familienangehörigen immer dazu verpflichtet sich gegenseitig zu helfen? Pollmann stellt in diesem Zusammenhang die Frage, ob eine Mutter immer und ausnahmslos die Pflicht habe, ihr Kind zu lieben. Liebe ist notwendig für die Entwicklung von Selbstvertrauen. Er führt das Beispiel der Vergewaltigung und eines daraus resultierenden Kindes an. Anhand dieses Beispiels will er demonstrieren, dass es durchaus Hindernisse geben könne, Liebe immer und ausnahmslos zu zeigen, so dass er behauptet: „Zwar können sich aus zwischenmenschlichen Beziehungen, sobald wir sie eingehen, Fürsorge- oder auch Solidaritätspflichten ergeben, deren Erfüllung andere dann auch von uns erwarten dürfen; dennoch können wir uns nicht schon ‚zu' Liebe und Solidarität verpflichten."[1032] Diese Sichtweise kann er durchaus treffend begründen: Verpflichtungen der Liebe und Solidarität ließen sich nicht in Vertragsform niederschreiben. Ihre „wahrhaftige Erfüllung häng[e] von motivationalen Faktoren ab, die uns als moralisch Handelnden auf besondere Weise unverfügbar [seien, F. K.]."[1033] Diese motivationale Struktur sei längst nicht überall gegeben. Dementsprechend hält Pollmann fest:

> „Dass uns Liebe und Solidarität auf besondere Weise unverfügbar sind, weil wir sie nicht voneinander verlangen können, bedeutet selbstredend nicht, dass sie nicht dennoch in einem ethischen Sinne allgemein wünschenswert sind. Ganz im Gegenteil: Die anerkennungstheoretische Diskussion hat gezeigt, dass personale Integrität nicht nur auf Moral und Recht, sondern stets auch auf Liebe und Solidarität angewiesen ist. Dennoch führt kein direkter Weg vom Sein menschlicher Bedürftigkeit zum Sollen einer umfassenden Wertschätzung, die Liebe und Solidarität einschließen würde. Zwar müssen Menschen auf weitgehend intakte Anerkennungsverhältnisse bauen können, doch haben sie mit Blick auf die Moral und den Verantwortungsbereich der Gesellschaft nicht schon ein legitimes Recht auf Erbringung aller entsprechenden Leistungen."[1034]

Die motivationalen und emotionalen Grundlagen für Liebe usw. des Einzelnen sind letztlich unverfügbar. Dazu zählt auch, dass Menschen zwar wechselseitig aufeinander angewiesen, zugleich aber auch wechselseitig entzogen sind.[1035] Es ist im Einzelfall abzuschätzen, inwieweit welche Personen auf welcher Ebene welche Verantwortung übernehmen können. Von absoluten Aussagen sollte

1031 *Honneth*, Zwischen Gerechtigkeit und affektiver Bindung, 212.
1032 *Pollmann*, Integrität, 257.
1033 *Pollmann*, Integrität, 258.
1034 *Pollmann*, Integrität, 258f.
1035 Vgl. *Pollmann*, Integrität, 259.

abgesehen werden, weil sie zu den gerade skizzierten Problemen führen können. Es besteht nun auch die Option, Sichtweisen wie der von McBride zu folgen: „The dream of a world in which all are recognized in the ways we deem appropriate is one which cannot be realized, given ethical pluralism and the resistance of evaluative judgements to coercion."[1036] Es sollte dennoch nicht aufgegeben werden, Anerkennungsbeziehungen herzustellen und zu gewährleisten. Daran hängt viel, insbesondere die Fähigkeit (im medizinischen Kontext) selbstbestimmt agieren zu können.

1036 *McBride*, Recognition, 163.

7. Schlussbemerkungen

Die Debatten über Autonomie, das hat die hier vorliegende Arbeit ergeben, sind vielschichtig. Allein schon die Debatte, ob überhaupt sinnvoll von Autonomie gesprochen werden kann, umfasst vielfältige Positionen. Autonomie im Rahmen von anthropologischen Annahmen zu untersuchen, ermöglicht es, diese so zu fassen, dass einer göttlichen Determiniertheit des Menschen Einhalt geboten wird. Autonomie ist als Fähigkeit zu verstehen, die der Mensch erlernen kann, wobei diese Fähigkeit auch wieder verloren gehen kann. Dieser Fähigkeit wird eine hohe Relevanz zugeschrieben, wie in Kapitel 3 aufgezeigt wurde: Sie kann für Selbstverwirklichung und Steigerung des Wohlergehens als auch für die Übernahme von Verantwortung hilfreich sein. Damit wurde der Weg von der anthropologischen Annahme der Fähigkeit zur Selbstbestimmung hin zur Betonung des Werts der Autonomie in der Ethik gegangen.

Die systematische Auseinandersetzung in Kapitel 4 mit der Frage, ob ein individualistisches oder relationales Verständnis von Autonomie tragfähiger ist, lässt erahnen, dass viele Auseinandersetzungen eher „scheinbare" als „tatsächlich" problematische sind, da die Vertreter der jeweiligen Position inhaltlich oftmals enger beieinanderliegen als es propagiert wird. An vielen Stellen sind es lediglich Nuancen, die die Positionen unterscheiden, und nicht unüberwindbare „Gräben". Sich dieses vor Augen zu führen, kann dabei helfen, die gesamte Debatte sachlicher und zielführender zu gestalten.

Ein Aspekt jedoch, der von Seiten der Theoretiker der relationalen Autonomie an das individualistische Autonomie-Konzept von Beauchamp und Childress gerichtet wird, ist verstärkt zu betrachten und motiviert aus der Sicht dieser Arbeit zu einer Korrektur im Konzept von Beauchamp und Childress: Dies ist die Berücksichtigung des Selbstkonzepts als zentraler Bestandteil der Fähigkeit zum selbstbestimmten Handeln. Das Selbstkonzept setzt sich aus den drei Komponenten Selbstvertrauen, Selbstachtung und Selbstwertschätzung zusammen und ist als Vorbedingung selbstbestimmten Handelns anzuführen. Dementsprechend sind in Zukunft Überlegungen anzustellen, wie diese Komponenten bei der Beurteilung der Fähigkeit zur Selbstbestimmung überprüft und gefördert werden können. Hier liegt ein Desiderat, das einen starken Bezug zur medizinischen Praxis besitzt. Das Selbstkonzept wird bei Beauchamp und Childress nicht eigens thematisiert. Dies ist problematisch, da ihr Modell als „Standardkonzept" in der Medizin fungiert. Aber gerade mit der Feststellung, dass das Selbstkonzept eine notwendige Bedingung von Autonomie ist, kann aufgewiesen werden, dass ein fundamentaler Zusammenhang zwischen Entscheidungsautonomie, Anerkennung und sozialen Beziehungen besteht.

Eben dieser fundamentale Zusammenhang zwischen Entscheidungsautonomie, Anerkennung und sozialen Beziehungen ist es, der in dieser Arbeit ermittelt werden konnte. Dieser Zusammenhang sollte ein Hinweis sein, bei selbstbestimmten Entscheidungen im medizinischen Kontext nicht allein das Individuum zu betrachten: Der Blick ist zu weiten, insbesondere in der Hinsicht, wie soziale Beziehungen und soziale Institutionen dazu beitragen, dass ein Individuum in die Lage versetzt wird, selbstbestimmt entscheiden zu können. Dementsprechend sind Überlegungen anzustellen, welche grundsätzlichen Bedingungen in der Gesellschaft geschaffen werden können, um dem Individuum die Option zu eröffnen, die Fähigkeit zur Selbstbestimmung zu gewinnen. Hierbei sind Akteure in unterschiedlichen Bereichen gefragt. Schließlich entsteht die Fähigkeit zur Selbstbestimmung nicht erst in der medizinischen Einrichtung, sondern hat ihre Grundlagen im Alltagsleben des Individuums. Dieses Alltagsleben ist geprägt von den relationalen Bezügen, in denen sich die Individuen bewegen. Zu diesen zählen insbesondere, wie in Kapitel 5 gezeigt, die Anerkennungsbeziehungen, in denen sich Selbstvertrauen, Selbstachtung und Selbstwertschätzung konstituieren, die wiederum zusammengenommen in Form des Selbstkonzepts Vorbedingung für Selbstbestimmung sind. Einzelne Orientierungen für eine anerkennungssensible Praxis in der Medizin wurden in Kapitel 6 angesprochen, jedoch sind diese erst ein Anfang und sollten in einem gesellschaftlichen Verständigungsprozess weiter konkretisiert werden. Davon sind vor allem medizinische Einrichtungen betroffen, in denen die selbstbestimmten Entscheidungen getroffen werden. Somit stellt sich hier ein Desiderat für die Zukunft.

Das Konzept der sozial verantworteten Selbstbestimmung soll die *Funktion* einnehmen, als *Orientierung* für eine anerkennungssensible Praxis in der Medizin zu fungieren. Damit wird eine kleine Nach-/Neujustierung gegenüber dem Modell von Beauchamp und Childress vorgenommen. In dem Konzept ist die Bedingung des Selbstkonzepts integriert, die positive Verpflichtung des Prinzips des Respekts vor der Autonomie wird besonders hervorgehoben und die Notwendigkeit sozialer Beziehungen wird festgehalten. Auf diese Weise ist das Konzept der sozial verantworteten Selbstbestimmung keineswegs eine fundamentale Kritik an Beauchamp und Childress, sondern eine Erweiterung um Aspekte, denen Beauchamp und Childress bislang nicht ausführlich nachgegangen sind.

7.1 Relevante Anknüpfungspunkte für eine und von einer theologische/-n Ethik

Die Schlussfolgerungen, die aus den Untersuchungen gezogen wurden, sind auch in der theologischen Ethik zu beachten. Aus der christlich-theologischen Ethik können einige weiterführende Gedanken ergänzt werden, zugleich sollten die bislang gemachten Schlussfolgerungen in ihr eigenes Koordinatensystem integriert werden.

Die theologische Ethik gründet auf einer eigenständigen Vorstellung vom Menschen und der Welt. Diese theologisch-anthropologischen Annahmen wurden in Abschnitt 2.5 benannt. Die Überlegungen in Abschnitt 3.3.3 haben hervorgehoben, dass auch in der Thologie Autonomie ein wichtiger Wert ist. Zugleich wurde darauf hingewiesen, dass die theologische Ethik nicht nur das Individuum stark macht, sondern auch die Gesellschaft als Ganzes, deren Bedeutung für den Einzelnen in besonderer Weise erwähnt wird: Die Menschen sollen Verantwortung übernehmen, um sich gegenseitig zu unterstützen (vgl. Abschnitt 3.3.4). Dementsprechend wird eine theologische Ethik nicht allein als Individualethik gefasst. Vielmehr ist sie auch zu verstehen als „Ethik der Gesellschaft" bzw. des gesellschaftlichen Zusammenlebens und der sozialen Institutionen. Als solche fragt sie nach zweierlei: zum einen nach den Kriterien, wie die gesellschaftlichen Zusammenhänge und sozialen Institutionen gerecht eingerichtet werden können; zum anderen nach den gesellschaftlichen Bedingungen, unter denen ein gutes Leben für alle möglich ist.[1037] Das macht eine theologische Ethik aus: Sie bezieht sich auf die Glaubensüberzeugung der Menschwerdung Gottes in Jesus Christus und beruft sich darauf, dass Gott sich mit seinen Geschöpfen unbedingt solidarisiert habe und allen Menschen das Heil ermöglichen möchte.[1038] So setzt die theologische Ethik bei der Lebenswirklichkeit und Praxis der Menschen mitsamt ihren sozialen Zusammenhängen an, um allen Menschen zu einem guten und gerechten Leben zu verhelfen.[1039] An dieser Stelle ist die Verknüpfungsstelle zur Anerkennungstheorie und somit zum Konzept der sozial verantworteten Selbstbestimmung in der Medizin gegeben. In den Anerkennungsbeziehungen, die in der Lebenspraxis der Menschen vorliegen, soll den

---

1037 Vgl. *Heimbach-Steins*, Sozialethik, 166.

1038 Vgl. *Heimbach-Steins, Marianne*, Biblische Hermeneutik und christliche Sozialethik, in: Heimbach-Steins, Marianne (Hg.), Christliche Sozialethik. Ein Lehrbuch – Grundlagen, Band 1. Regensburg 2004, 83–112, 89f.

1039 *Evangelische Kirche in Deutschland/Deutsche Bischofskonferenz* (Hg.), Für eine Zukunft in Solidarität und Gerechtigkeit, Hannover 1997, 46.

Menschen dazu verholfen werden, ein Selbstkonzept aufbauen zu können, das für die Selbstbestimmung notwendig ist. Die theologische Ethik hat also zu untersuchen, inwieweit die sozialen Institutionen und gesellschaftlichen Strukturen Anerkennung schützen, gewähren und fördern. Honneth hat mit der Anerkennungstheorie eine gemeinsame begriffliche Basis von Gesellschafts- und Moraltheorie gelegt. Wird diese angenommen, wirkt sich dies auch auf das Denken der theologischen Ethik aus. Der Begriff der Anerkennung kann als anthropologische Universalie[1040] in das eigene Theoriewerk eingefügt werden und dabei als eine „notwendige Bedingung der Ermöglichung für eine gelungene menschliche Identität im Allgemeinen und moralisches Handeln im Besonderen“[1041] propagiert werden. Spieß schreibt dazu:

> „In der deutschen Sprache verwendet man zur Beschreibung des Phänomens der Missachtung der personalen Integrität einer Person die Ausdrucksweise, es handle sich um eine *Kränkung*, um eine *Verletzung* oder um eine *Beleidigung*. Eine anerkennungstheoretisch argumentierende [theologische Ethik, F. K.] kann an diesen Alltagsgebrauch anknüpfen, denn ihr geht es zunächst um die Beschreibung von Anerkennungserwartungen, deren Nichterfüllung Kränkung, Verletzung oder Beleidigung bedeutet: Bereits die Alltagssprache verweist darauf, dass in zwischenmenschlichen Begegnungen gegenseitige Erwartungen der Anerkennung durch den Anderen vorhanden sind.“[1042]

Für ihre Analysen setzt die theologische Ethik einen Dreischritt ein, der aus *Sehen – Urteilen – Handeln* besteht. Dieser wurde vom päpstlichen Lehramt erstmals in der Sozialenzyklika *Mater et magistra* (236) aufgenommen.[1043] Im Sinne des Sehens nehmen konkrete Akteure konkrete Situationen und Probleme als Herausforderung wahr. Im zweiten Schritt – dem Urteilen – müssen die wahrgenommenen Sachverhalte, Probleme, Ereignisse wissenschaftlich analysiert und – als „Zeichen der Zeit“ – ethisch beurteilt werden. Schließlich werden im dritten Schritt (Handeln) Orientierungen zum Handeln gegeben, die als christlich-ethische Optionen erarbeitet und möglichst in die Praxis umgesetzt werden sollen. Somit wird versucht, die Situation ausgegrenzter, diskriminierter und armer Menschen zum Guten hin zu wenden. Am radikalsten drückt sich das in der

---

1040 Ebenso spricht Pollmann von Anerkennung als anthropologischer Konstante, vgl. *Pollmann*, Integrität, 239.

1041 *Bohmeyer*, Jenseits der Diskursethik, 209.

1042 *Spieß*, Krankheit – Gesundheit – Anerkennung, 155f.

1043 Vgl. *Papst Johannes XXIII.*, Mater et magistra. Rom 1961, in: http://www.vatican.va/holy_father/john_xxiii/encyclicals/documents/hf_jxxiii_enc_15051961_mater_ge.html, [abgerufen am 15.08.2014].

Option für die Armen[1044]aus: Die Armen sollen von Elend und Ausgrenzung befreit werden. Zudem geht es darum, dass arme Menschen nicht nur als „Objekte“, sondern auch und vor allem als „Subjekte“ wahrgenommen werden. Als Subjekte sollen sie selbst im Diskurs beteiligt sein und ihre Sichtweisen zum Ausdruck bringen können. Des Weiteren sollen gesellschaftliche Prozesse aus der Perspektive der „Opfer“, der Leidenden und Marginalisierten, betrachtet werden, also aus einer Perspektive von unten. Zwei Gefahren sind bei der Option für die Armen zu meiden: Der Einsatz für die Armen darf nicht – aufgrund der nicht unleugbaren Asymmetrie – zu einem entmündigenden Paternalismus führen; und die Option für die Armen darf nicht nur *gegen* Armut, Benachteiligung und Ausgrenzung, sondern muss auch *für* die Subjektwerdung wirken.[1045] Die Option für die Armen bildet einen Anknüpfungspunkt für die Berücksichtigung vulnerabler Personen, wie es in Abschnitt 6.1 geschrieben wurde.

Die menschliche Praxis ist Ausgangs- und Zielpunkt der theologisch-ethischen Reflexion. Die theologische Ethik betrachtet sich selbst als wissenschaftliche, systematische Disziplin und als solche versucht sie, normative Orientierungen zu erarbeiten und zu begründen. Diese Orientierungen dienen als Maßstäbe, anhand derer beurteilt wird, was gerecht und ungerecht ist. Zu ihnen zählen die Prinzipien Personalität, Solidarität und Subsidiarität. Diese drei Prinzipien können als Orientierung für Anerkennungsbeziehungen dienen:

Bei dem Prinzip der Personalität geht es darum, dass dem Menschen eine Unverfügbarkeit als Person[1046] zukommt. Von der Person sind die gesellschaftlichen Gestaltungsformen zu unterscheiden. Ihnen kommt eine instrumentelle Funktion zu, so dass die gesellschaftlichen Einrichtungen wegen der menschlichen Person da sind und nicht umgekehrt.[1047] Entsprechend gewinnen sie ihre ethische Rechtfertigung erst daraus, dass sie als funktionale Vollzugs- und Entfaltungsbedingungen menschlichen Personseins wirken. In der Pastoralkonstitution *Gaudium et Spes* des Zweiten Vatikanischen Konzils hat die katholische Kirche auf das Person-Prinzip Bezug genommen: „Ursprung, Träger und Ziel aller sozialer Institutionen ist und muss sein die menschliche Person [...].“[1048] Für die Anerkennungsbeziehungen bedeutet dies: Sie sollen keinen Selbstzweck darstellen,

---

1044 Vgl. *Heimbach-Steins*, Sozialethik, 190; *Lienkamp*, Klimawandel und Gerechtigkeit, 292–295.

1045 *Lienkamp*, Klimawandel und Gerechtigkeit, 299.

1046 An dieser Stelle sollen keine besonderen normativen Forderungen mit dem Begriff der Person getätigt werden.

1047 Vgl. *Anzenbacher*, Christliche Sozialethik, 184.

1048 Gaudium et spes, 25,1.

sondern so angelegt sein, dass sie dem Einzelnen helfen, sich selbst entfalten zu können. Der einzelnen Person soll ermöglicht werden, selbstbestimmt agieren zu können. Die sozialen Institutionen, in denen Anerkennung stattfindet, sind weder Naturbestände noch zeit- und geschichtsenthobene Wesensordnungen, sondern von Menschen geschaffene Konstrukte.[1049] Sie wurden vom Menschen geschaffen und sollen zugleich die Entfaltung des Menschen sichern und ermöglichen. Als geschaffene Konstrukte unterliegen sie – ebenso wie soziale Strukturen – der Möglichkeit der Veränder- und Gestaltbarkeit. Aus diesem Grund sollte es eine Aufgabe der Menschen sein, in Form einer verantworteten Praxis die sozialen Strukturen immer wieder so zu ordnen, dass sie dem Einzelnen die Möglichkeit bieten, Anerkennung zu erfahren.

Das Prinzip der Solidarität setzt am Punkt der Gemeinsamkeit an. Denn von der Wortbedeutung her meint Solidarität (lat. solidum = Boden) ein Bewusstsein, auf demselben Boden zu stehen und sich in einer gleichen Situation zu befinden, was erfordert, im Interesse der Gemeinsamkeit zu denken und zu handeln.[1050] In der Enzyklika *Sollitudo rei socialis* wird Solidarität umschrieben als „die feste und beständige Entschlossenheit, sich für das ‚Gemeinwohl' einzusetzen, das heißt für das Wohl aller und eines jeden, weil wir für alle verantwortlich sind."[1051] In solch einer Gemeinschaft findet ein wechselseitiger Identifikationsprozess statt. Zum einen wendet sich die einzelne Person der Gruppe zu, so dass sie das, was der Gruppe geschieht, als sie selbst betreffend wahrnimmt, und zum anderen wendet sich die Gruppe der einzelnen Person zu, wenn sich diese in einer Notlage befindet.[1052] Dies bringt zum Ausdruck, dass sich der einzelne Mensch nicht nur auf sich selbst konzentrieren kann, sondern auch offen für Andere sein sollte. Unterschiede hinsichtlich Funktion, Alter oder Kompetenz sollten in den Hintergrund treten.[1053] Die einzelne Person sollte sich in die Lage fremder Personen hineinversetzen können, um deren Situation als eine zu betrachten, die auch die eigene betrifft. Es bildet sich eine Gemeinschaft, die gruppenüberschreitend ist, da andere Menschen beachtet werden.[1054] Das Solidaritäts-Prinzip ist

---

1049 Vgl. *Baumgartner, Alois,* Personalität, in: Heimbach-Steins, Marianne (Hg.), Christliche Sozialethik, Band 1, Regensburg 2004, 265–269, 266.

1050 Vgl. *Baumgartner, Alois,* Solidarität, in: Heimbach-Steins, Marianne (Hg.), Christliche Sozialethik, Band 1, Regensburg 2004, 283–292, 283.

1051 *Papst Johannes Paul II.*, Sollitudo rei socialis. Rom 1987, in: http://www.vatican.va/edocs/DEU0131/_INDEX.HTM [abgerufen am: 28.09.2011].

1052 Vgl. *Heimbach-Steins*, Sozialethik, 188.

1053 Vgl. *Anzenbacher*, Christliche Sozialethik, 198.

1054 Vgl. *Baumgartner,* Solidarität, 284.

allerdings erst dann zu verstehen, wenn das Personalitäts-Prinzip berücksichtigt wird. Die Solidaritätsgemeinschaft hat ihr Fundament in der Gemeinsamkeit, dass allen Menschen die gleichen Möglichkeiten zur personalen Entfaltung gegeben werden sollten. Erst wenn die Solidarität auf die Entfaltung jedes einzelnen Menschen gerichtet ist, gewinnt das Prinzip seine volle ethische Rechtfertigung. Dieser Aspekt der Solidarität ist bei Anerkennungsbeziehungen wichtig. Der Mensch ist nicht immer in der Lage, alles aus sich heraus zu schaffen, insbesondere nicht selbstbestimmt zu agieren. Diese Fähigkeit muss er sich im Laufe seiner Kindheit und Folgezeit aneignen. Ebenso kann diese Fähigkeit im Laufe des Lebens beeinträchtigt werden (vgl. Abschnitt 3.4). Der Mensch braucht also Anerkennungsbeziehungen, die ein Ausdruck von Solidarität sein können. Hierbei ist die Unterscheidung zwischen Con- und Pro-Solidarität zu beachten: Wenn mehrere Menschen *mit*einander eine Solidarität praktizieren, meint dies *Con-Solidarität*; da

> „die Betroffenen aber oftmals nicht stark oder mächtig genug sind, ihr Recht eigenständig zu erstreiten, bedarf es in derart ungleichgewichtigen Konstellationen auch der Solidarisierung im Sinne eines anwaltschaftlichen Eintretens von nicht unmittelbar (wohl aber moralisch) Betroffenen, auch von Organisationen oder des Staates, *für* Menschen, die nicht, noch nicht oder nicht mehr in der Lage sind, die ihnen vorenthaltene Gerechtigkeit selbst (wieder-)herzustellen)“[1055].

Diese zweite Form meint *Pro-Solidarität*. Diese ist zu leisten, wenn Menschen sich in einer Lage befinden, in denen sie besonders verletzlich sind.

Als drittes sei noch auf das Subsidiaritäts-Prinzip hingewiesen. Dieses kommt vom lateinischen Wort *subsidium* (= Hilfe, Beistand bzw. Hilfestellung).[1056] Dieses Prinzip ist in der Verhältnisbestimmung zwischen kleineren und größeren sozialen Einheiten von zentraler Bedeutung. Zu den Einheiten gehören das einzelne Individuum, die Gesellschaft und der Staat. Jede Gesellschaftstätigkeit ist ihrem Wesen und Begriff nach subsidiär, d.h. sie gewinnt nur als Medium personaler Entfaltung des Menschen ihre ethische Legitimation.[1057] Der Subsidiaritätsgedanke drückt in diesem Kontext aus, wie die sozialen Gebilde zu- und untereinander geordnet und die jeweiligen Kompetenzen verteilt werden sollten.[1058] Aus diesem Grund wird das Prinzip als Zuständigkeits- und Organisationsprinzip

1055 *Lienkamp*, Klimawandel und Gerechtigkeit, 292.

1056 Vgl. *Bohrmann, Thomas*, Subsidiarität, in: Heimbach-Steins, Marianne (Hg.), Christliche Sozialethik, Band 1, Regensburg 2004, 293–301, 293.

1057 Vgl. *Baumgartner, Alois*, Subsidiarität, in: Lexikon für Theologie und Kirche, Band 9 (^{3}2001), 1077f., 1077.

1058 Vgl. *Bohrmann*, Subsidiarität, 295.

bezeichnet. Das Prinzip der Subsidiarität zeichnet sich zudem durch einige Grundcharakteristika aus: Die Person steht an erste Stelle. Sie ist ein verantwortliches Subjekt und kann eigenverantwortlich das Leben organisieren, wobei sie zugleich immer in eine Gemeinschaft eingebunden ist. Die Kompetenz zur eigenen Lebensgestaltung liegt somit primär beim Einzelnen, d.h. beim Individuum als unterste soziale Einheit.[1059] Die Entscheidungen, die die Person zu fällen fähig ist, dürfen nicht von einer anderen höher geordneten Instanz übernommen werden (*Kompetenzanmaßungsverbot*). Doch das einzelne Individuum kann in die Lage geraten, dass seine Kompetenzen nicht mehr ausreichen, um bestimmte Lebensaufgaben zu bewältigen. In diesem Fall braucht die Person Hilfe von der größeren sozialen Einheit (*Hilfeleistungsgebot*). Es geht folglich um eine „Hilfe zur Selbsthilfe", bei der die einzelne Person wieder dazu befähigt werden soll, die eigenen Aufgaben lösen zu können.[1060] Die nächsthöhere Einheit darf jedoch erst eingreifen, wenn die untere Ebene sich nicht mehr selbst helfen kann. Wenn die untere Ebene wieder in der Lage ist, die eigenen Aufgaben selbst zu erledigen, muss sich die übergeordnete Einheit wieder zurückziehen, damit die Person die eigenverantwortliche Lebensgestaltung wieder in vollem Umfang ausüben kann.[1061] Dieses Prinzip gibt Orientierungen für den Zusammenhang zwischen Eigenverantwortung und sozialer Verantwortung, wie es im Konzept der sozial verantworteten Selbstbestimmung thematisiert wurde (vgl. Abschnitt 3.4 und 5.5). Demnach ist jeweils zu untersuchen, inwieweit Eigenverantwortung und soziale Verantwortung in Anerkennungsbeziehungen und der Praxis sozial verantworteter Selbstbestimmung gefordert werden können und müssen.

Damit ist das Potential für das Konzept der sozial verantworteten Selbstbestimmung, welches aus der theologischen Ethik gezogen wird, offengelegt. Sicherlich sind diese Gedanken nur erste Überlegungen, die in weiteren Arbeiten ausgebaut werden können. Doch kann hiermit letztlich gezeigt werden, dass theologisch-ethische Gehalte interdisziplinär verlaufende Debatten, in diesem Fall insbesondere in der Medizin, bereichern können.

7.2 Forschungsdesiderate

Die Debatte über den Zusammenhang von Entscheidungsautonomie, Anerkennung und sozialen Beziehungen wurde im Kontext der Medizin(ethik) geführt. Die Schlussfolgerungen, die aus den Untersuchungen gezogen werden, lassen

---

1059 Vgl. *Heimbach-Steins*, Sozialethik, 191.
1060 Vgl. *Baumgartner*, Subsidiarität, 1077.
1061 Vgl. *Bohrmann*, Subsidiarität, 297.

über diesen Bereich hinaus weitere Konsequenzen anklingen. Gemeint sind zwei Vermutungen: (1) Wenn der fundamentale Zusammenhang von Entscheidungsautonomie, Anerkennung und sozialen Beziehungen für den medizinischen Bereich gilt, so wird er dies vermutlich auch für andere Bereiche tun, etwa bei der selbstbestimmten Entscheidung für oder gegen einen Berufswechsel. (2) Ebenso lässt sich die Vermutung äußern, dass sich der fundamentale Zusammenhang zwischen Entscheidungsautonomie, Anerkennung und sozialen Beziehungen auch auf globale Autonomie, also eine selbstbestimmte Lebensführung, anwenden lässt. Beim Führen eines selbstbestimmten Lebens braucht es ebenfalls ein Selbstkonzept, womit der Zusammenhang zur Anerkennung und den sozialen Beziehungen wiederum gegeben ist. Diesen zwei Vermutungen nachzugehen ist eine zukünftige Aufgabe.

In dieser Arbeit ist das Konzept der sozial verantworteten Selbstbestimmung in der Medizin entwickelt worden. Dieses ist so gestaltet, dass es nicht nur eine weitere Theorie neben vielen anderen sein soll. Das Konzept ist auf eine Weise angelegt, dass es in der Praxis anwendbar ist. Seine Beachtung kann für eine anerkennungssensible Praxis in der Medizin sorgen, eben dort, wo es um das je konkrete Leben des Einzelnen geht.

Bibliographie

Ach, Johann S., Der konsequentialistische Wert der Autonomie, in: Ach, Johann S. (Hg.), Grenzen der Selbstbestimmung in der Medizin, Münster 2013, 45–64.

Ach, Johann S./Pollmann, Arnd, Selbstvertrauen, Selbstbehauptung, Selbstwertschätzung. Die Triple-S-Bedingung personaler Autonomie, in: Preprints of the Centre for Advanced Study in Bioethics 42 (2012), in: www.uni-muenster.de/imperia/md/content/kfg-normenbegruendung/intern/publikationen/ach/42_ach.pollmann_-_triple-s.pdf [abgerufen am 02.02.2013].

Ach, Johann S./Schöne-Seifert, Bettina, „relationale Autonomie" – Eine kritische Analyse, in: Simon, Alfred/Wiesemann, Claudia (Hg.), Patientenautonomie. Theoretische Grundlagen – Praktische Anwendungen, Münster 2013, 42–60.

Ach, Johann S./Schöne-Seifert, Bettina, Motor- und Handbremse. Die antipaternalistischen Ressourcen konsequentialistischer Ethik, in: Kühler, Michael/Noussek, Alexa (Hg.), Konsequentialismus und Paternalismus, Münster 2014, 89–108.

Albrecht, Hilfried/Silbereisen, Rainer K., Peer and family effects on adolescent self-evaluation, in: Remschmidt, Helmut/Schmidt, Martin H. (Eds.), Developmental psychopathology, Bern 1992, 150–164.

Anderson, Joel, A social conception of personal autonomy: Volitional identity, strong evaluation, and intersubjective accountability. Unpublished Dissertation, Northwestern University, Chicago 1996.

Anderson, Joel, Autonomy and the authority of personal commitments: From internal coherence to social normativity (Philosophical Explorations 6/2), Abingdon 2003, 90–108.

Anderson, Joel, Autonomy and vulnerability entwined, in: Mackenzie, Catriona/Rogers, Wendy/Dodds, Susan (Eds.), Vulnerability. New essays in ethics and feminist philosophy, New York 2014, 134–161.

Anderson, Joel, Regimes of autonomy, in: Ethical Theory and Moral Practice 17/3 (2014), 355–368.

Anderson, Joel, Relationale Autonomie 2.0, in: Simon, Alfred/Wiesemann, Claudia (Hg.), Patientenautonomie. Theoretische Grundlagen – Praktische Anwendungen, Münster 2013, 61–75.

Anderson, Joel/Honneth, Axel, Autonomy, vulnerability, recognition, and justice, in: Anderson, Joel/Christman, John (Eds.), Autonomy and the challenges to liberalism, New York 2005, 127–147.

Anzenbacher, Arno, Christliche Sozialethik. Einführung und Prinzipien, Paderborn u.a. 1997.

Arlt, Gerhard, Philosophische Anthropologie, Stuttgart 2001.

Asendorpf, Jens B., Psychologie der Persönlichkeit, Heidelberg [4]2007.

Atchley, Robert, A continuity theory of normal aging, in: Gerontologist 29 (1989), 183–190.

Atkins, Kim, Autonomy and autonomy competencies: a practical and relational approach, in: Nursing Philosophy 7/4 (2006), 205–215.

Atkins, Kim, Autonomy and the subjective character of experience, in: Journal of Applied Philosophy 12/1 (2000), 71–79.

Auer, Alfons, Autonome Moral und Christlicher Glaube, Düsseldorf 1971.

Autiero, Antonio, Der Beitrag der Theologie zu einer Ethik in der Medizin, in: Ausserer, Oskar/Paris, Walter (Hg.), Medizin und Glaube, Bozen 1993, 155–174.

Baier, Annette, Cartesian persons, in: Baier, Annette, Postures of the mind. Essays on mind and morals, Minneapolis 1985, 74–92.

Baldwin, Thomas, Recognition: personal and political, in: Politics, Philosophy and Economics 8/3 (2009), 311–328.

Balthasar, Hans Urs von, Zum Begriff der Person, in: Zaborowski, Holger (Hg.), Wie machbar ist der Mensch? Eine philosophische und theologische Orientierung, Mainz 2003, 31–38.

Barclay, Linda, Autonomy and the social self, in: Mackenzie, Catriona/Stoljar, Natalie (Eds.), Relational autonomy. Feminist perspectives on autonomy, agency, and the social self, New York/Oxford 2000, 52–71.

Barvosa-Carter, Edwina, Mestiza autonomy as relational autonomy. Ambivalence and the social character of free will, in: The Journal of Political Philosophy 15/1 (2007), 1–21.

Baumann, Holger, Reconsidering relational autonomy. Personal autonomy for socially embedded and temporally extended selves, in: Analyse und Kritik 30 (2008), 445–468.

Baumeister, Roy F., Self-concept and identity, in: Derlaga, Valerian J./A. Winstead, Barbara/Jones Warren H. (Hg.), Personality. Contemorary theory and researches. Chicago 1991, 315–329.

Baumgartner, Alois, Personalität, in: Heimbach-Steins, Marianne (Hg.), Christliche Sozialethik, Band 1, Regensburg 2004, 265–269.

Baumgartner, Alois, Solidarität, in: Heimbach-Steins, Marianne (Hg.), Christliche Sozialethik, Band 1, Regensburg 2004, 283–292.

Baumgartner, Alois, Subsidiarität, in: Lexikon für Theologie und Kirche, Band 9 ([3]2001), 1077f.

Baumgartner, Hans M., Kant, I. Kant, Kantianismus, in: LThK 5 ([3]1996), 1198–1202, 1199

Bayertz, Kurt, Der aufrechte Gang: Eine Geschichte des anthropologischen Denkens, München 2013.

Bayertz, Kurt, Die menschliche Natur und ihr moralischer Status, in: Bayertz, Kurt (Hg.), Die menschliche Natur, Paderborn 2005, 9–31.

Bayertz, Kurt, Eine kurze Geschichte der Herkunft der Verantwortung, in: Bayertz, Kurt (Hg.), Verantwortung. Prinzip oder Problem?, Darmstadt 1995, 3–71.

Beauchamp, Tom L., Prinzipien und andere aufkommende Paradigmen in der Bioethik (übersetzt von Oliver Rauprich und Daniela Förtsch), in: Rauprich, Oliver/Steger, Florian (Hg.), Prinzipienethik in der Biomedizin. Moralphilosophie und medizinische Praxis (Kultur der Medizin, Geschichte – Theorie – Ethik 12), Frankfurt a. M./New York 2005, 48–73.

Beauchamp, Tom L., Who deserves autonomy and whose autonomy deserves respect?, in: Taylor, James S. (Ed.), Personal autonomy. New essays on personal autonomy and its role in contemporary moral philosophy, Cambridge 2008, 310–329.

Beauchamp, Tom L./Childress, James F., Principles of biomedical ethics, New York/Oxford [6]2009.

Beauchamp, Tom L./Childress, James F., Principles of biomedical ethics, New York/Oxford [7]2013.

Beauchamp, Tom L./Faden, Ruth R., A history and theory of informed consent, Oxford 1986.

Beck, Birgit, Ein neues Menschenbild? Der Anspruch der Neurowissenschaften auf Revisionen unseres Selbstverständnisses, Münster 2013.

Becker, Patrick, Kein Platz für Gott? Theologie im Zeitalter der Naturwissenschaften, Regensburg 2009.

Bedorf, Thomas, Ort der Anerkennung, in: Bedorf, Thomas/Unterthurner, Gerhard (Hg.), Zugänge. Ausgänge. Übergänge. Konstitutionsformen des sozialen Raumes, Würzburg 2009, 71–82.

Bedorf, Thomas, Verkennende Anerkennung, Berlin 2010.

Benn, Stanley I., A theory of freedom, Cambridge 1988.

Benn, Stanley I., Freedom, autonomy, and the concept of person, in: Proceedings of the Aristotelian Society 76 (1976), 109–130.

Benson, Paul, Autonomy and oppressive sozialisation, in: Social Theory and Practice 17/3 (1991), 385–408.

Benson, Paul, Feeling crazy: Self-Worth and the social character of responsibility, in: Mackenzie, Catriona/Stoljar, Nancy (Eds.) Relational autonomy: Feminist perspectives on autonomy, agency, and the social Self, Oxford 2000, 72–93

Benson, Paul, Feminist commitments and relational autonomy, in: Piper, Mark/ Veltman, Andrea (Eds.), Feminism and autonomy, New York 2014, 87–113.

Benson, Paul, Taking ownership: Authority and voice in autonomous agency, in: Anderson, Joel/Christman, John (Eds.), Autonomy and the challenges to liberalism, New York 2005, 101–126.

Bergareche, Alvaro M./Casado da Rocha, Antonio, Autonomy beyond the brain. What neuroscience offers to a more interactive, relational bioethics, in: American Journal of Bioethics – Neuro-science 2/3 (2011), 54–56.

Berkhout, Suze, Relational autonomy on the cutting edge, in: The American Journal of Bioethics 12/7 (2012), 59–61.

Berlin, Isaiah, Two concepts of liberty, in: Berlin, Isaiah (Ed.), Four Essays on Liberty, Oxford 1969, 118–172.

Birnbacher, Dieter, Grenzen der Verantwortung, in: Bayertz, Dieter u.a. (Hg.), Verantwortung – Prinzip oder Problem? Darmstadt 1995, 143–183.

Birnbacher, Dieter, Natürlichkeit, Berlin/New York 2006.

Birnbacher, Dieter, Verantwortung für zukünftige Generationen. Stuttgart 1988.

Birnbacher, Dieter, Was leistet die „Natur des Menschen" für die ethische Orientierung?, in: Maio Giovanni/Clausen, Jens (Hg.), Mensch ohne Maß? Reichweite und Grenzen anthropologischer Argumente in der biomedizinischen Ethik, Freiburg/München 2008, 58–78.

Bischöfe Deutschlands und Österreichs und der Bistümer Bozen-Brixen und Lüttich (Hg.), Die Bibel. Altes und Neues Testament. Einheitsübersetzung, Stuttgart 1980.

Böckle, Frank, Freiheit und Bindung, Kevelaer 1968.

Bohmeyer, Axel, Jenseits der Diskursethik. Christliche Sozialethik und Axel Honneths Theorie sozialer Gerechtigkeit (Forum Sozialethik 2), Münster 2006.

Bohrmann, Franz-Josef, Die Natur des Menschen als Grundlage der Moral? Zur Relevanz des Natur-Begriffs für die Bio- und Neuroethik, in: Claußen, Jens/ Müller, Oliver (Hg.), *Die „Natur des Menschen" in Neurowissenschaft und Neuroethik,* Würzburg 2008, 13–38.

Bohrmann, Thomas, Subsidiarität, in: Heimbach-Steins, Marianne (Hg.), Christliche Sozialethik, Band 1, Regensburg 2004, 293–301.

Bostrom, Nick, The Transhumanist. FAQ, v. 2.1. World Transhumanist Association, Oxford 2003, in: http://www.transhumanism.org/resources/FAQv21.pdf [abgerufen am 05.11.2014].

Bowlby, John, Bindung, München 1975.

Boyd, Susan B., Autonomy for mothers? Relational theory and parenting a part, in: Feminist Legal Studies 18/2 (2010), 137–158.

Buchanan, Allen E./ Brock, Dan W., Deciding for other. The ethics of surrogate decision making, Cambridge 1990.

Callahan, Daniel, What kind of life: The limits of medical progress, New York 1991.

Cameron, Charles, An introduction to „theological anthropology", in: Evangel 23/2 (2005), 53–61.

Candee, Daniel/Kohlberg, Lawrence, Die Beziehung zwischen moralischen Urteilen und moralischen Handeln, in: Althof, Wolfgang/Garz, Detlef (Hg.), Moralisches Urteil und Handeln, Frankfurt a. M. 1999, 13–46.

Carver, Charles S./Scheier, Michael F., Perspectives on personality, New Jersey [7]2012.

Cash, Mason, Extended cognition, personal responsibility, and relational autonomy, in: Phenomenology and the Cognition Sciences 9/4 (2010), 645–671.

Chadwick, Ruth, Therapy, enhancement, and improvement, in: Chadwick, Ruth/ Gordijn, Bert (Eds.), Medical enhancement and posthumanity, Berlin 2008, 25–37.

Childress, James F., The place of autonomy in bioethics, in: The Hastings Report 20/1 (1990), 12–17.

Christman, John, Autonomy, history, and subject of justice, in: Social Theory and Practicc 33/1 (2007), 1–26.

Christman, John, Coping or oppression. Autonomy and adaptation to circumstance, in: Piper, Mark/Veltman, Andrea (Eds.), Feminism and autonomy, New York 2014, 201–226.

Christman, John, Procedural autonomy and liberal legitimacy, in: Taylor, James St. (Ed.), Personal autonomy. New essays on personal autonomy and its role in contemporary moral philosophy, Cambridge 2005, 277–297.

Christman, John, Relational autonomy, liberal individualism, and the social constitution of selves, in: Philosophical Studies 117/1–2 (2004), 143–164.

Christman, John, The politics of persons. Individual autonomy and socio-historical selves, Cambridge 2009.

Clausen, Jens, Gehirn-Computer-Schnittstellen: Anthropologisch-ethische Aspekte moderner Neurotechnologien, in: Claußen, Jens/Müller, Oliver (Hg.),

Die „Natur des Menschen" in Neurowissenschaft und Neuroethik, Würzburg 2008, 39–58.

Cobben, Paul, The paradigm of recognition. Freedom as overcoming the fear of death, Leiden/Boston 2012.

Cooley, Charles H., Human nature and social order, New York 1902.

Cudd, Ann E., Analyzing oppression, New York 2006.

Dabrock, Peter, Befähigungsgerechtigkeit. Ein Grundkonzept konkreter Ethik in fundamentaltheologischer Perspektive, Gütersloh 2012.

Deci, Edward L./La Guardia, Jennifer G./Moller Arlen C., On the benefits of giving as well as receiving autonomy support: Mutuality in close friendships, in: Personality and Social Psychology 32/2 (2006), 313–327.

Decker, Kevin S., Perspectives and ideologies: A pragmatic use for recognition theory, in: Philosophy & Social Critism 38/2 (2012), 215–226.

Deusinger, Ingrid, Theoretische und empirische Untersuchungen zur Struktur von Selbstkonzepten älter Personen, in: Zeitschrift für Gerontologie 17/5 (1984), 294–297.

Deutscher Bundestag, Debatte über die Vorlagen zur Sterbebegleitung. Sitzung vom 02. Juli 2015, in: https://www.bundestag.de/dokumente/textarchiv/2015/kw27_ak_sterbebegleitung/379940 [abgerufen am 07.2015].

Deutscher Bundestag, Emotionale Debatte über Sterbehilfe im Bundestag. Sitzung vom 13. November 2014, in: http://www.bundestag.de/dokumente/text archiv/2014/kw46_de_sterbebegleitung /339436 [abgerufen am 19.11.2014].

Deutscher Ethikrat (Hg.), Demenz und Selbstbestimmung. Stellungnahme, Berlin 2012.

Dirscherl, Erwin, Grundriss Theologischer Anthropologie. Die Entschiedenheit des Menschen angesichts des Anderen, Regensburg 2006.

Dirscherl, Erwin, Über spannende Beziehungen nachdenken. Der Mensch als Geschöpf, als Ebenbild Gottes und seine Ambivalenz als Sünder, in: Dirscherl, Erwin/Dohmen, Christoph/Englert, Rudolf u.a. (Hg.), In Beziehung leben: Theologische Anthropologie, Freiburg 2008, 46–89.

Dodds, Susan, Choice and control in feminist bioethics, in: Mackenzie, Catriona/Stoljar, Natalie (Eds.), Relational autonomy. Feminist perspectives on autonomy, agency, and the social self, New York/Oxford 2000, 213–235.

Dodds, Susan, Dependence, care, and vulnerability, in: Mackenzie, Catriona/Rogers, Wendy/Dodds, Susan (Eds.), Vulnerability. New essays in ethics and feminist philosophy, New York 2014, 181–203.

Dodds, Susan, Depending on care: Recognition of vulnerability and the social contribution of care provision, in: Bioethics 21/9 (2007), 500–510.

Dodds, Susan/Mackenzie, Catriona/Rogers, Wendy, Introduction: What is vulnerability and why does it matter for moral theory?, in: Mackenzie, Catriona/Rogers, Wendy/Dodds, Susan (Eds.), Vulnerability. New essays in ethics and feminist philosophy, New York 2014, 1–32.

Dohmen, Christoph, Zwischen Gott und Welt. Biblische Grundlagen der Anthropologie, in: Dirscherl, Erwin/Dohmen, Christoph/Englert, Rudolf u.a. (Hg.), In Beziehung leben: Theologische Anthropologie, Freiburg 2008, 7–45.

Donchin, Anne, Autonomy and interdependence. Quandaries in genetic decision making, in: Mackenzie, Catriona/Stoljar, Natalie (Eds.), Relational autonomy. Feminist perspectives on autonomy, agency, and the social self, New York/Oxford 2000, 236–258.

Donchin, Anne, Understanding autonomy relationally. Toward a reconfiguration of bioethical principles, in: Journal of Medicine and Philosophy 26/4 (2001), 365–386.

Downie, Ruth S./Telfer, Elizabeth, Autonomy, in: Journal of Royal Institute of Philosophy 46/178 (1971), 293–301.

Driver, Julia, Consequentialism. New problems of philosophy, New York 2012.

Düwell, Marcus, Bioethik. Methoden, Theorien und Bereiche, Stuttgart 2008.

Dweck, Carol, Wie unser Denken Erfolge und Niederlagen bewirkt. Aus dem Englischen von Jürgen Neubauer, Frankfurt a. M. 2007.

Dworkin, Gerald, Acting freely, in: Nous 4/4 (1970), 367–383.

Dworkin, Gerald, Paternalism, in: Stanford Enzyclopedia of Philosophy (^{2}2010), in: http://plato.stanford.edu/entries/paternalism/ [abgerufen am 05.11.2014].

Dworkin, Gerald, The theory and practice of autonomy, Cambridge 1988.

Eibach, Ulrich, Vom Paternalismus zur Autonomie der Patienten? Medizinische Ethik im Spannungsfeld zwischen einer Ethik der Fürsorge und einer Ethik der Autonomie, in: Zeitschrift für medizinische Ethik 43/3 (1997), 215–231.

Ells, Caroylin, Lessons about autonomy from the experience of disability, in: Social Theory and Practice 27/4 (2001), 599–615.

Engel, Uwe/Hurrelmann, Klaus, Psychosoziale Belastung im Jugendalter. Empirische Befunde zum Einfluß von Familie, Schule und Gleichaltrigengruppe, Berlin 1989.

Entwistle, Vikki A./Carter, Stacy M./Cribb, Alan et al., Supporting patient autonomy: The importance of clinical-patient relationships, in: Journal of General Internal Medicine 25/7 (2010), 741–745.

Erk, Christian, Verantwortung und Ethik, in: Zeitschrift für medizinische Ethik 58/1 (2012), 23–36.

Evangelische Kirche in Deutschland/Deutsche Bischofskonferenz (Hg)., Für eine Zukunft in Solidarität und Gerechtigkeit, Hannover 1997.

Feinberg, Joel, Harm to self, New York 1986.

Feinberg, Joel, Legal paternalism, in: Canadian Journal of Philosophy 1/1 (1971), 105–121.

Fineman, Martha A., The vulnerable subject and the responsive state, in: Emory Law Journal 60/2 (2010), 251–275.

Fineman, Martha A., The vulnerable subject. Anchoring equality in the human condition, in: Yale Journal of Law and Feminism 20/1 (2008), 1–23.

Fischer, Joachim, Der Identitätskern der Philosophischen Anthropologie (Scheler, Plessner, Gehlen), in: Krüger, Hans-Peter/Lindemann, Gesa (Hg.), Philosophische Anthropologie im 21. Jahrhundert (Philosophische Anthropologie 1), Berlin 2006, 63–82.

Fischer, Johannes/Gruden, Stefan/Imhof, Ester, Grundkurs Ethik. Grundbegriffe philosophischer und theologischer Ethik, Stuttgart 2007.

Fleming, James/Courtney, Barbara, The dimensionality of self-esteem. II Hierarchical facet model for revised measurements scales, in: Journal of Personality and Social Psychology 46 (1984), 404–424.

Forst, Rainer, Ethik und Moral, in: Günther, Klaus/Wingert, Lutz (Hg.), Die Öffentlichkeit der Vernunft und die Vernunft der Öffentlichkeit. Festschrift für Jürgen Habermas, Frankfurt a. M. 2001, 344–371.

Forst, Rainer, Zwei Bilder der Gerechtigkeit, in: Forst, Rainer/Hartmann, Martin/Saar, Martin u.a. (Hg.), Sozialphilosophie und Kritik. Frankfurt a. M. 2009, 205–228.

Forst, Rainer/Hartmann, Martin/Saar, Martin u. a. (Hg.), Sozialphilosophie und Kritik, Frankfurt a. M. 2009, 205–228.

Frankfurt, Harry G., Freedom of the will and the concept of a person, in: The Journal of Philosophy 68/1 (1971), 5–20.

Freeman, Lauren, Reconsidering relational autonomy. A feminist approach to selfhood and the other in the thinking of Martin Heidegger, in: Interdisciplinary Journal of Philosophy 54/4 (2011), 361–383.

Freund, Alexandra M., Das Selbst im hohen Alter, in: Greve, Werner (Hg.), Psychologie des Selbst, Weinheim 2000, 115–131.

Frevel, Christian, [Menschsein] Altes Testament, in: Frevel, Christian/Wischmeyer, Oda, Menschsein (Perspektiven des Alten und Neuen Testaments 11), Würzburg 2003, 7–60.

Friedman, Marilyn, Autonomy, social disruption, and women, in: Mackenzie, Catriona/Stoljar, Natalie (Eds.), Relational autonomy. Feminist perspectives on autonomy, agency, and the social self, New York/Oxford 2000, 35–51.

Friedman, Marilyn, Relational autonomy and independence, in: Piper, Mark/ Veltman, Andrea (Eds.), Feminism and autonomy. New York 2014, 42–60.

Friedman, Marylin, Autonomy, gender, politics, Oxford 2003.

Fuhrer, Urs/Marx, Alexandra/Holländer, Antje u. a., Selbstbildentwicklung in Kindheit und Jugend, in: Greve, Werner (Hg.), Psychologie des Selbst, Weinheim 2000, 39–57.

Fuhrmann, Manfred/Kible, Brigitte/Scherer, Georg u. a., Person, in: Historisches Wörterbuch der Philosophie, Band 7 (1989), 269–319.

Gefenas, Eugenijus/Schroeder, Doris, Vulnerability. Too vague and too broad?, in: Cambridge Quarterly of Healthcare Ethics 18/2 (2009), 113–121.

Gehlen, Arnold, Der Mensch. Seine Natur und seine Stellung in der Welt, Berlin 1940.

Geisler, Linus S., Patientenautonomie – eine kritische Begriffsbestimmung, in: Deutsche Medizinische Wochenschrift 129 (2004), 453–456.

Gilbar Roy/Gilbar, Ora, The medical decision-making process and the family; The case of breast cancer patients and their husbands, in: Bioethics 23/3 (2009), 183–192.

Gilbar, Roy, Communicating genetic information in the family: the familial relationship as the forgotten factor, in: Journal of Medical Ethics 33/7 (2007), 390–393.

Goering, Sara, Postnatal reproductive autonomy: Promoting relational autonomy and self-trust in new parents, in: Bioethics 23/1 (2009), 9–19.

Govier, Trudy, Self-trust, autonomy, and self-esteem, in: Hypatia 8/1 (1993), 99–120.

Graf, Dittmar, Renaissance einer Parawissenschaft: Die fragwürdige Faszination des Kreationismus, in: Klinnert, Lars (Hg.), Zufall Mensch? Das Bild des Menschen im Spannungsfeld von Evolution und Schöpfung, Darmstadt 2007, 109–125.

Granit, Tal/Maymon, Sharon (Regie), Am Ende ein Fest, Israel 2014, in: http://www.kino.de/film/am-ende-ein-fest-2014/ [abgerufen am 07.10.2015].

Grannemann, Bruce D./Kernis, Michael H./Mathis, Landa C., Stability of self-esteem as a moderator of the relation between level of self-esteem and depression, in: Journal of Personality and Social Psychology 61/1 (1991), 80–84.

Greve, Werner, Das erwachsene Selbst, in: Greve, Werner (Hg.), Psychologie des Selbst, Weinheim 2000, 96–114.

Günther, Klaus, Anerkennung, Verantwortung, Gerechtigkeit, in: Forst, Rainer/Hartmann, Martin/Saar, Martin u.a. (Hg.), Sozialphilosophie und Kritik, Frankfurt a. M. 2009, 269–287.

Hafeneger, Benno/Henkenborg, Peter/Scheer, Albert, Pädagogik der Anerkennung. Grundlagen, Konzepte, Praxisfelder, Schwalbach 2007.

Haji, Ishtiyaque, Alternative possibilities, personal autonomy and moral responsibility, in: Taylor, James Stacey (Ed.), Personal autonomy: New essays on personal autonomy and its role in contemporary moral philosophy, Cambridge 2005, 235–257.

Hart, Herbert L. A., Punishment and responsibility, Oxford 1968.

Harter, Susan, Causes and consequences of low self-esteem in children and adolescents, in: Baumeister, Roy F. (Ed.), Self-esteem. The puzzle of low self-regard, New York 1993, 87–116.

Hartung, Gerald, Philosophische Anthropologie, Stuttgart 2008.

Hashiloni-Dolev, Yael/Shkedi-Rafid, Shiri, Egg freezing for non-medical uses: the lack of a relational approach to autonomy in the new Israeli policy and in academic discussion, in: Journal of Medical Ethics 38/3 (2012), 154–157.

Hattie, John, Self-concept, New Jersey 1992.

Hausmanninger, Thomas, Ethik. Was ist das eigentlich?, in: Heimbach-Steins, Marianne (Hg.), Christliche Sozialethik. Ein Lehrbuch – Grundlagen, Band 1, Regensburg 2004, 21–61.

Heilinger, Jan-Christoph, Anthropologie und Ethik des Enhancements (Humanprojekt: Interdisziplinäre Anthropologie 7), Berlin/New York 2010.

Heimbach-Steins, Marianne, Biblische Hermeneutik und christliche Sozialethik, in: Heimbach-Steins, Marianne (Hg.), Christliche Sozialethik. Ein Lehrbuch – Grundlagen, Band 1. Regensburg 2004, 83–112.

Heimbach-Steins, Marianne, Sozialethik, in: Arntz, Klaus/Heimbach-Steins, Marianne/Reiter, Johannes (Hg.), Orientierung finden. Ethik der Lebensbereiche (Theologische Module 5), Freiburg i. Br. 2008, 166–206.

Heimbach-Steins, Marianne, Verantwortung – ein ethisches Schlüsselwort, in: Lücking-Michel, Claudia/Wohlmuth, Josef (Hg.), Inspirationen. Beiträge zu Wissenschaft, Kunst, Gesellschaft und Spiritualität, Paderborn 2006, 173–186.

Herriger, Norbert, Empowerment in der Sozialen Arbeit: Eine Einführung, Stuttgart [5]2014.

Hildt, Elisabeth, Autonomie in der biomedizinischen Ethik. Genetische Diagnostik und selbstbestimmte Lebensgestaltung, Frankfurt a. M./New York 2006.

Hildt, Elisabeth, Autonomie. Von den Implikationen eines politisch-moralischen Ideals in Humangenetik und Neurowissenschaften, in: Jahrbuch für Christliche Sozialwissenschaften 45 (2004), 37–60.

Hirschmann, Nancy J., Autonomy? Or freedom? A return to psychoanalytic theory, in: Piper, Mark/Veltman, Andrea (Eds.), Feminism and autonomy, New York 2014, 61–85.

Ho, Anita, The individualist model of autonomy and the challenge of disability, in: Journal of Bioethical Inquiry 5/2–3 (2008), 193–207.

Höffe, Otfried, Moral als Preis der Moderne, Frankfurt a. M. [3]1995.

Hoffmaster, Barry, What does vulnerability mean?, in, Hastings Center Report 36/2 (2006), 38–45.

Holderegger, Adrian, Verantwortung, in: Wils, Jean-Pierre/Mieth, Dietmar (Hg.), Grundbegriffe der christlichen Ethik, Paderborn 1992, 199–208.

Honneth, Axel, Das Gewebe der Gerechtigkeit. Über die Grenzen des zeitgenössischen Prozeduralismus, in: Honneth, Axel, Das Ich im Wir. Studien zur Anerkennungstheorie, Frankfurt a. M. 2010, 51–77.

Honneth, Axel, Das Recht der Freiheit. Grundriß einer demokratischen Sittlichkeit, Frankfurt a. M. 2013.

Honneth, Axel, Die Pointe der Anerkennung. Eine Entgegnung auf die Entgegnung, in: Fraser, Nancy/Honneth, Axel (Hg.), Umverteilung oder Anerkennung? Eine politisch-philosophische Kontroverse, Frankfurt a. M. 2003, 271–305

Honneth, Axel, Gerechtigkeit und kommunikative Freiheit. Überlegungen im Anschluss an Hegel, in: Quante, Michael u.a. (Hg.), Subjektivität und Anerkennung, Paderborn 2004, 213–227.

Honneth, Axel, Kampf um Anerkennung. Zur moralischen Grammatik sozialer Konflikte, Frankfurt a. M. [7]2012.

Honneth, Axel, Redistribution as recognition: A response to Nancy Fraser, in: Fraser, Nancy/Honneth, Axel (Eds.), Redistribution or recognition? A political-philosophical exchange, London/New York 2003, 110–197.

Honneth, Axel, The point of recognition: A rejoinder to the rejoinder, in: Fraser, Nancy/Honneth, Axel (Eds.), Redistribution or recognition? A political-philosophical exchange, London/New York 2003, 237–268.

Honneth, Axel, Über die Möglichkeit einer erschließenden Kritik. Die „Dialektik der Aufklärung" im Horizont gegenwärtiger Debatten über Sozialkritik, in: Honneth, Axel, Das Andere der Gerechtigkeit. Aufsätze zur praktischen Philosophie, Frankfurt a. M. 2000, 70–89.

Honneth, Axel, Umverteilung als Anerkennung. Eine Erwiderung auf Nancy Fraser, in: Fraser, Nancy/Honneth, Axel, Umverteilung oder Anerkennung? Eine politisch-philosophische Kontroverse, Frankfurt a. M. 2003, 129–224.

Honneth, Axel, Zwischen Aristoteles und Kant. Skizze einer Moral der Anerkennung, in: Honneth, Axel, Das Andere der Gerechtigkeit. Aufsätze zur praktischen Philosophie, Frankfurt a. M. ^{5}2012, 171–192.

Honneth, Axel, Zwischen Gerechtigkeit und affektiver Bindung. Die Familie im Brennpunkt moralischer Kontroversen, in: Honneth, Axel, Das Andere der Gerechtigkeit. Aufsätze zur praktischen Philosophie, Frankfurt a. M. ^{5}2012, 192–215.

Honneth, Axel/Stahl, Titus, Wandel der Anerkennung. Überlegungen aus gerechtigkeitstheoretischer Perspektive, in: Honneth, Axel/Lindemann, Ophelia/Voswinkel, Stephan (Hg.), Strukturwandel der Anerkennung. Paradoxien sozialer Integration in der Gegenwart (Frankfurter Beiträge zur Soziologie und Sozialphilosophie 18), Frankfurt/New York 2013, 275–300.

Horstkemper, Marianne, Schule, Geschlecht und Selbstvertrauen. Eine Längschnittstudie über Mädchensozialisation in der Schule, Weinheim 1987.

Höver, Gerhard, Autonomie. II: Theologisch-ethisch, in: Lexikon für Theologie und Kirche, Band 1 (^{3}2001), 1296f.

Hume, David, A treatise of human nature. Book 3: „Of Morals" – A treatment of moral ideas, justice, obligations, benevolence, o. O. 1739.

Ikäheimo, Heikki, Anerkennung, Berlin/Boston 2014.

Ikäheimo, Heikki/Laitinen, Arto (Eds.), Recognition and social ontology (Social and Critical Theory 11), Leiden/Boston 2011.

Ikäheimo, Heikki/Laitinen, Arto, Analyzing recognition. Identification, acknowledgement, and recognitive attitudes towards persons, in: Van den Brink, Bert/Owen, David (Eds.), Recognition and power. Axel Honneth and the tradition of critical theory, New York 2007, 33–56.

Illner, Maybrid, Maybrid Illner, Tod auf Rezept. Wird Sterbehilfe erlaubt?, ZDF, Sendung vom 16.08.2015, in: https://www.youtube.com/watch?v=ulNmsHtu7ZU [abgerufen am 07.10.2015].

Jaggar, Alison, Feminist politics and human nature, Totowa/New York 1983

James, William, Principle of psychology, New York 1890.

Janich, Peter, Der Mensch und andere Tiere. Das zweideutige Erbe Darwins, Berlin 2010.

Janßen, Nathalie, Der Authentizitätsbegriff in der Enhancement-Debatte, Münster 2010.

Jauch, Günther, Günther Jauch, Udo Reiters letzter Wille – Dürfen wir selbstbestimmt sterben?, NDR, Sendung vom 19.10.2014, in: http://daserste.ndr.de/guentherjauch/rueckblick/Udo-Reiters-letzter-Wille-duerfen-wir-selbstbe stimmt-sterben,udoreiterfreitod100.html [abgerufen am 19.11.2014].

Jennings, Bruce, Autonomy, in: Steinbrück, Bonnie (Hg.), The Oxford Handbook of Bioethics, Oxford 2007, 72–89.

Jonas, Hans, Das Prinzip Verantwortung. Versuch einer Ethik für die technologische Zivilisation, Frankfurt a. M. 1984.

Junker, Reinhard, Kreationismus: Theologische Motivation und naturwissenschaftliche Aspekte, in: Klinnert, Lars (Hg.), Zufall Mensch? Das Bild des Menschen im Spannungsfeld von Evolution und Schöpfung, Darmstadt 2007, 127–145.

Kant, Immanuel, Grundlegung zur Metaphysik der Sitten, Stuttgart 1785/1991.

Kant, Immanuel, Kritik der praktischen Vernunft, in: Königlich Preußische Akademie der Wissenschaften (Hg.), Gesammelte Schriften, Abteilung 1, Werke Band 5, Berlin 1913.

Kaufmann, Franz-Xaver, Der Ruf nach Verantwortung. Risiko und Ethik in einer unüberschaubaren Welt, Freiburg i. Br. 1992.

Keller, Jean, Autonomy, relationality, and feminist ethics, in: Hypatia 12/2 (1997), 152–164.

Kernis, Michael H./Grannemann, Bruce D./Barclas, Lynda C., Stability and level of self-esteem as predicators of anger arousal and hostility, in: Journal of Personality and Social Psychology 56/6 (1989), 1013–1022.

Kessler, Hans, Evolution and creation. Rethinking creation in dialogue with natural sciences, in: Müller, Klaus/Sachser, Norbert (Eds.), Theology meets biology. Anthropological perspectives on animals and human beings, Regensburg 2008, 63–104.

Kessler, Hans, Evolution und Schöpfung in neuer Sicht, Kevelaer 2009.

Kittay, Eva F., Love's labour: essays on women, equality and dependency, London 1999.

Klein, Andreas: „Ich bin so frei!". Willensfreiheit in der philosophischen, neurobiologischen und theologischen Diskussion, Neukirchen-Vluyn 2012.

Klinnert, Lars (Hg.), Zufall Mensch? Das Bild des Menschen im Spannungsfeld von Evolution und Schöpfung, Darmstadt 2007.

Kohlberg, Lawrence, Die Psychologie der Moralentwicklung, Frankfurt a. M. 1996.

Kohlberg, Lawrence, Zur kognitiven Entwicklung des Kindes, Baden-Baden 1974.

Koltermann, Rainer, Evolution und Schöpfung – unüberwindbare Gegensätze?, in: Theologische Revue 1 (2009), 1–15.

Korff, Wilhelm/Wilhelms, Günter, Verantwortung, in: Lexikon für Theologie und Kirche, Band 10 (2009), 597–600.

Körtner, Ulrich H. J., „Lasset uns Menschen machen". Christliche Anthropologie im biotechnischen Zeitalter, München 2005.

Krause, Felix, Der Einsatz der tiefen Hirnstimulation bei therapieresistenter Depression und die Frage nach der Selbstbestimmung, in: Ach, Johann (Hg.), Grenzen der Selbstbestimmung in der Medizin, Münster 2013, 229–256.

Krones, Tanja/Richter, Gerd, Die Arzt-Patient-Beziehung, in: Schulz, Stefan/Steigleder, Klaus/ Fangerau, Heiner u.a. (Hg.), Geschichte, Theorie und Ethik der Medizin. Eine Einführung, Frankfurt a. M. 2006, 94–116.

Krüger, Oliver, Virtualität und Unsterblichkeit. Die Visionen des Posthumanismus, Bonn 2004.

Kummer, Christian, Der Fall Darwin. Evolutionstheorie contra Schöpfungsglaube. Kapitel 4: Intelligentes Design, München 2009.

Küng, Hans, Der Anfang aller Dinge. Naturwissenschaft und Religion, München/ Zürich [3]2007.

Laitinen, Arto, Interpersonal recognition and responsiveness to relevant differences, in: International Social and Political Philosophy 9/1 (2006), 47–70.

Laitinen, Arto, Interpersonal recognition: A response to value or a precondition of personhood?, in: Inquiry 45/4 (2002), 463–478.

Laitinen, Arto, Recognition, needs and wrongness. Two approaches, in: European Journal of Political Philosophy 8/1 (2009), 13–30.

Laitinen, Arto, Zum Bedeutungsspektum des Begriffs „Anerkennung". Die Rolle von adäquater Würdigung und Gegenseitigkeit, in: Schmidt am Busch, Hans-Christoph/Zurn, Christopher F., Anerkennung (Deutsche Zeitschrift für Philosophie 21, Sonderband), Berlin 2009, 301–324.

Laskowski, Annemarie, Was den Menschen antreibt. Entstehung und Beeinflussung des Selbstkonzepts. Frankfurt a. M. 2000.

Laufer-Ukeles, Pamela, Reproductive choices and informed consent: Fetal interests, women's identity and relational autonomy, in: American Journal of Law and Medicine 37/4 (2011), 567–623.

Lehmann, Udo, Gibt es ein christliches Menschenbild?, in: Vossenkuhl, Wilhelm/ Borasio, Gian Domenico/Grothe, Benedikt u.a. (Hg.), Ecce homo. Menschenbild – Menschenbilder (Ethik im Diskurs 1), Stuttgart 2009, 121–139.

Lenk, Hans/Maring, Matthias, Verantwortung – Normatives Interpretationskonstrukt und empirische Beschreibung, in: Eckensberger, Lutz H./ Gähde, Ulrich (Hg.), Ethische Norm und empirische Hypothese, Frankfurt a. M. 1993, 222–243.

Lévinas, Emmanuel, Jenseits des Seins oder anders als Sein geschieht, Freiburg i. Br./München 1992.

Levine, Carol/Faden, Ruth/Grady, Christine et al., The limitations of „vulnerability" as a protection for human research participants, in: American Journal of Bioethics 4/3 (2004), 44–49.

Lienkamp, Andreas, Klimawandel und Gerechtigkeit. Eine Ethik der Nachhaltigkeit in christlicher Perspektive, Paderborn 2009.

Luna, Florencia, Elucidating the concept of vulnerability: Layers not labels, in: International Journal of Feminist Approaches in Bioethics 2/1 (2009), 121–149.

MacDonald, Chris, Nurse autonomy as relational, in: Nursing Ethics 9/2 (2002), 194–201.

MacDonald, Chris, Relational professional autonomy, in: Cambridge Quarterly of Healthcare Ethics 11/3 (2002), 282–289.

Mackenzie, Catriona, Feminist bioethics and genetic termination, in: Bioethics 21/9 (2007), 515–516.

Mackenzie, Catriona, Imagining oneself otherwise, in: Mackenzie, Catriona/Stoljar, Natalie (Eds.), Relational autonomy. Feminist perspectives on autonomy, agency, and the social self, New York/Oxford 2000, 124–150.

Mackenzie, Catriona, Relational autonomy, normative authority and perfectionism, in: Journal of Social Philosophy 39/4 (2008), 512–533.

Mackenzie, Catriona, The importance of relational autonomy and capabilities for an ethics of vulnerability, in: Mackenzie, Catriona/Rogers, Wendy/Dodds, Susan (Eds.), Vulnerability. New essays in ethics and feminist philosophy, New York 2014, 33–59.

Mackenzie, Catriona, Three dimensions of autonomy: A relational analysis, in: Piper, Mark/Veltman, Andrea (Eds.), Feminism and autonomy. New York 2014, 15–42.

Mackenzie, Catriona/Rogers, Wendy, Autonomy, vulnerability and capacity: a philosophical appraisal of the Mental Capacity Act, in: International Journal of Law in Context 9/1 (2013), 37–52.

Mackenzie, Catriona/Stoljar, Natalie (Eds.), Relational autonomy. Feminist perspectives on autonomy, agency, and the social self, New York/Oxford 2000.

Mackenzie, Catriona/Stoljar, Natalie, Autonomy refigured, in: Mackenzie, Catriona/Stoljar, Natalie (Eds.), Relational autonomy. Feminist perspectives on autonomy, agency, and the social self, New York/Oxford 2000, 3–31.

Macklin, Ruth, Bioethics, vulnerability, and protection, in: Bioethics 17/5–6 (2003), 472–486.

Mainzer, Klaus, Gehirn, Computer, Komplexität, Berlin u.a. 1997.

Maio, Giovanni, Medizin und Menschenbild. Eine Kritik anthropologischer Leitbilder der modernen Medizin, in: Maio Giovanni/Clausen, Jens (Hg.),Mensch ohne Maß? Reichweite und Grenzen anthropologischer Argumente in der biomedizinischen Ethik. Freiburg/München 2008, 215–229.

Markowitsch, Hans J./Staniloiu, Angelica, Gehirn und Gewalt – Der determinierte Täter, in: Fink, Helmut/Rosenzweig, Rainer (Hg.), Verantwortung als Illusion? Moral, Schuld, Strafe und das Menschenbild der Hirnforschung, Münster 2012, 37–70.

Markus, Hazel, Self schema and processing information about the self, in: Journal of Personality and Social Psychology 35/2 (1977), 63–78.

Markus, Hazel/Wurf, Elissa, The dynamic self-concept: A social psychological perspective, in: Annual Review of Psychology 38 (1987), 299–337.

Marquardt, Manfred, Gottes Bild. Zur Bedeutung der Imago-Dei-Lehre heute, in: Iff, Markus/Oorschot, Jürgen van (Hg.), Der Mensch als Thema theologischer Anthropologie. Beiträge in interdisziplinärer Perspektive (Biblisch-Theologische Studien 111), Neukirchen-Vluyn 2010, 146–177.

McBride, Cillian, Recognition, Cambridge 2013.

McLeod, Carolyn/Sherwin, Susan, Relational autonomy, self-trust, and health care for patients who are oppressed, in: Mackenzie, Catriona/Stoljar, Natalie (Eds.), Relational autonomy. Feminist perspectives on autonomy, agency, and the social self, New York/Oxford 2000, 259–279.

McNay, Lois, Against recognition, Cambridge 2008.

Mead, Georg H., Mind, self and society from the standpoint of a social behaviourist, Chicago 1934.

Merkel, Reinhard, Willensfreiheit und rechtliche Schuld. Eine strafrechtsphilosophische Untersuchung, Baden-Baden 2008.

Merks, Karl-Wilhelm, Gott und die Moral. Theologische Ethik heute (Schriften des Instituts für Christliche Sozialwissenschaften der Westfälischen Wilhelms-Universität Münster 35), Münster 1998.

Merks, Karl-Wilhelm, Sittliche Autonomie. Wissenssoziologische Studie zu Genese und Bedeutsamkeit eines Begriffs, in: Striet, Magnus (Hg.), Endliche Autonomie. Interdisziplinäre Perspektiven auf ein theologisch-ethisches Programm (Studien der Moraltheologie 25), Münster 2004, 11–48.

Meyers, Diana T., Decentralizing autonomy: Five faces of selfhood, in: Anderson, Joel/Christman, John (Eds.), Autonomy and the challenges to liberalism, New York 2005, 27–55.

Meyers, Diana T., Self, society, and personal choice, New York 1989.

Middleton, David, Three types of self-respect, in: Res Publica 12/1 (2006), 59–76.

Mieth, Dietmar, Theologische Anthropologie, in: Bohlken, Eike/Thies, Christian (Hg.), Handbuch Anthropologie. Der Mensch zwischen Natur, Kultur und Technik. Stuttgart/Weimar 2009, 250–257.

Mill, John Stuart, Über die Freiheit, Stuttgart 1859/1987.

Moser, Albine/Houtepen, Rob/Spreeuvenberg, Cor et al., Realizing autonomy in responsive relationships, in: Medical Health Care and Philosophy 13/3 (2010), 215–223.

Müller, Denis, Autonomie und Theonomie. Ansätze zu einer kritischen Genealogie der evangelischen Ethik in Auseinandersetzung mit der Moderne, in: Holderegger, Adrian (Hg.), Fundamente der Theologischen Ethik. Bilanz und Neuansätze (Studien zur theologischen Ethik 72), Fribourg 1996, 202–219.

Müller, Klaus, Glauben – Fragen – Denken. Band I: Basisthemen in der Begegnung von Philosophie und Theologie. Kap. 10.6: Kants Kritik und seine Alternative, Münster 2006, 321– 327.

Müller, Oliver, Der Mensch und seine Stellung zu seiner eigenen Natur. Zum Status anthropologischer Argumente in der biomedizinischen Debatte, in: Maio Giovanni/Clausen, Jens (Hg.), Mensch ohne Maß? Reichweite und Grenzen anthropologischer Argumente in der biomedizinischen Ethik, Freiburg/München 2008, 15–47.

Müller, Oliver, Mensch und Maschine. Vom Glück und Unglück des Homo faber, Berlin 2010.

Mummendey, Hans D., Psychologie des ‚Selbst'. Theorien, Methoden und Ergebnisse der Selbstkonzeptforschung, Göttingen 2006.

Naudascher, Brigitte, Das übergangene Selbst. Pädagogische Perspektiven zur Selbstkonzeptforschung, Frankfurt a. M./New York 1980.

Nedelsky, Jennifer, Law's relations. A relational theory of self, autonomy, and law, Oxford 2011.

Nedelsky, Jennifer, Reconceiving autonomy. Sources, thoughts, and possibilities, in: Yale Journal of Law and Feminism 1/7 (1989), 7–36.

Nelsen, Peter, Oppression, autonomy and the impossibility of the inner citadel, in: Studies in Philosophy and Education 29/4 (2010), 333–349.

Nida-Rümelin, Julian, Verantwortung, Stuttgart 2011.

Nussbaum, Martha, Menschliches Tun und soziale Gerechtigkeit, in: Brumlik, Michael/Brunkhorst, Hauke (Hg.), Gemeinschaft und Gerechtigkeit, Frankfurt a. M. 1993, 323–361.

O'Neill, Onora, Autonomy and trust in bioethics, Cambridge 2002.

Oelmüller, Willi, Kants Beitrag zur Grundlegung einer praktischen Philosophie in der Moderne, in: Heintel, Peter/Nagl, Ludwig (Hg.), Zur Kantforschung der Gegenwart, Darmstadt 1981, 183–233.

Oshana, Marina (Ed.), Personal autonomy and social oppression. Philosophical perspectives, routledge studies in contemporary philosophy, New York 2015.

Oshana, Marina, A commitment to autonomy is a commitment to feminism, in: Piper, Mark/Veltman, Andrea (Eds.), Feminism and autonomy, New York 2014, 141–162.

Oshana, Marina, Autonomy and self-identity, in: Anderson, Joel/Christman, John (Eds.), Autonomy and the challenges to liberalism, New York 2005, 77–100.

Oshana, Marina, Personal autonomy in society, London 2006.

Papst Johannes Paul II., Sollitudo rei socialis, Rom 1987, in: http://www.vatican.va/edocs/DEU0131/_INDEX.HTM [abgerufen am: 28.09.2011].

Papst Johannes XXIII., Mater et magistra, Rom 1961, in: http://www.vatican.va/holy_father/john_xxiii/encyclicals/documents/hf_jxxiii_enc_15051961_mater_ge.html, [abgerufen am 15.08.2014].

Pastoralkonstitution über die Kirche in der Welt von heute „Gaudium et spes", zitiert nach: Rahner, Karl/Vorgrimler, Herbert, Kleines Konzilskompendium. Sämtliche Texte des Zweiten Vatikanums, Freiburg/Basel/Wien [26]1994, 449–552.

Pauen, Michael, Illusion Freiheit? Mögliche und unmögliche Konsequenzen der Hirnforschung, Frankfurt a. M. 2004.

Pauen, Michael, Was ist der Mensch? Die Entdeckung der Natur des Geistes, München 2007.

Pauen, Michael/Roth, Gerhard, Freiheit, Schuld und Verantwortung. Grundzüge einer naturalistischen Theorie der Willensfreiheit, Frankfurt a. M. 2008.

Pauer-Studer, Herlinde, Autonom leben. Reflexionen über Freiheit und Gleichheit, Frankfurt a. M. 2000.

Pellegrino, Edmund D./Thomasma, David C., For the patient's good: The restoration of beneficience in health care, New York 1988.

Perkins, Molly M./Ball, Mary M./Whittington Frank J. et al., Relational autonomy in assisted living: A focus on diverse care settings for older adults, in: Journal of Aging Studies 26/2 (2012), 214–225.

Piaget, Jean, Das moralische Urteil beim Kinde, Stuttgart [2]1983.

Picht, Georg, Rechtfertigung und Gerechtigkeit – Zum Begriff der Verantwortung, in: Picht, Georg, Hier und Jetzt – Philosophieren nach Ausschwitz und Hiroshima, Band 1, Stuttgart 1980, 202–217.

Pinquart, Martin, Das Selbstkonzept im Seniorenalter, Weinheim 1998.

Pinquart, Martin/Silbereisen, Rainer K., Das Selbst im Jugendalter, in: Greve, Werner (Hg.), Psychologie des Selbst, Weinheim 2000, 75–95.

Piper, Mark/Veltman, Andrea, Introduction, in: Piper, Mark/Veltman, Andrea (Eds.), Feminism and autonomy, New York 2014, 1–14.

Plasberg, Frank (Moderation), Hart aber fair, Mehr Palliativmedizin statt Sterbehilfe? WDR, Sendung vom 28.09.2015, in: http://mediathek.daserste.de/mrk4y/wrygs/7xcna/Video?documentId=23923938 [abgerufen am 07.10.2015].

Plasberg, Frank (Moderation), Hart aber fair, Therapie Tod – Dürfen Ärzte beim Sterben helfen? WDR, Sendung vom 06.10.2014, in: http://www1.wdr.de/daserste/hartaberfair/sendungen/therapietod100.html [abgerufen am 19.11.2014].

Plessner, Helmuth, Die Stufen des Organischen und der Mensch, Berlin 1928.

Pollmann, Arnd, Integrität. Aufnahme einer sozialphilosophischen Personalie, Bielefeld 2005.

Privitera, Salvatore, Zum Verständnis der Diskussion um die „autonome Moral", in: Holderegger, Adrian (Hg.), Fundamente der Theologischen Ethik. Bilanz und Neuansätze (Studien zur theologischen Ethik 72), Fribourg 1996, 221–236.

Pröpper, Thomas, Autonomie und Solidarität. Begründungsprobleme sozialethischer Verpflichtung, in: Holderegger, Adrian (Hg.), Fundamente der Theologischen Ethik. Bilanz und Neuansätze (Studien zur theologischen Ethik 72), Fribourg 1996, 168–183.

Pröpper, Thomas, Theologische Anthropologie, Band 1, Freiburg i. Br. 2011.

Quante, Michael, Person. Grundlagen Philosophie, Berlin 2007.

Quante, Michael, Personales Leben und menschlicher Tod. Personale Identität als Prinzip der biomedizinischen Forschung, Freiburg i. Br. 2002.

Quante, Michael/Vieth, Andreas, Welche Prinzipien braucht die Medizinethik? Zum Ansatz von Beauchamp und Childress, in: Düwell, Markus/Steigleder, Klaus (Hg.), Bioethik. Eine Einführung, Frankfurt a. M. 2003, 136–151.

Rachels, James/Ruddick, William, Lives and liberty, in: Christman, John (Ed.), The inner citadel. Essays on individual autonom, New York 1982, 221-233.

Rawls, John, A theory of justice, Cambridge 1971.

Raz, Joseph, The morality of freedom, Oxford 1986.

Rehbock, Theda, Personsein in Grenzsituationen. Zur Kritik der Ethik medizinischen Handelns, Paderborn 2005.

Reiter, Udo, Mein Tod gehört mir, in: Süddeutsche Zeitung vom 04. Januar 2014, in: http://www.sueddeutsche.de/leben/selbstbestimmtes-sterben-mein-tod-gehoert-mir-1.1856111 [abgerufen am 19.11.2014].

Rosenberg, Morris, Conceiving the self, New York 1979.

Rössler, Beate, Problems with autonomy, in: Hypatia 17/4 (2002), 143–162.

Roth, Gerhard, Fühlen, Denken, Handeln. Wie das Gehirn unser Verhalten steuert, Frankfurt a. M. 2001.

Roth, Gerhard, Willensfreiheit, Verantwortlichkeit und Verhaltensautonomie des Menschen aus Sicht der Hirnforschung, in: Dölling, Dieter (Hg.), Jus Humanum. Grundlagen des Rechts und Strafrechts. Festschrift für Ernst-Joachim Lampe zum 70. Geburtstag, Berlin 2003, 43–63.

Roughley, Neil, „World-Openess" and the question of anthropological universalism. Comments on Justin Stagl's paper, in: Roughley, Neil (Ed.), Human beings, Berlin 2000, 37–44.

Roughley, Neil, Was heißt „menschliche Natur"? Begriffliche Differenzierungen und normative Ansatzpunkte, in: Bayertz, Kurt (Hg.), Die menschliche Natur. Welchen und wieviel Wert hat sie?, Paderborn 2005, 133–156.

Rumelhart, David E., Schemata: The building blocks of cognition, in: Spiro, Rand J. (Eds.), Theoretical issues in reading comprehension, Hillsdale 1980, 33–58.

Sader, Manfred/Weber, Hannelore, Psychologie der Persönlichkeit. Weinheim/München ²1996.

Scanlon, Thomas, A theory of freedom of expression, in: Journal of Philosophy 77/19 (1975), 655–669.

Scheler, Max, Die Stellung des Menschen im Kosmos, Darmstadt 1928.

Schermer, Maartje, The different faces of autonomy: Patient autonomy in ethical theory and hospital practice, Dordrecht ²2002.

Schmetkamp, Susanne, Respekt und Anerkennung, Paderborn 2012.

Schmidinger, Heinrich, Der Mensch ist Person. Ein christliches Prinzip in theologischer und philosophischer Sicht, Innsbruck 1994.

Schoberth, Wolfgang, Einführung in die theologische Anthropologie, Darmstadt 2006.

Schockenhoff, Eberhard, Das Autonomieverständnis Kants und seine Bedeutung für die katholische Moraltheologie, in: Furger Franz (Hg.), Ethische Theorie praktisch. Der fundamentaltheologische Ansatz in sozialethischer Entfaltung, Münster 1991, 66–83.

Schockenhoff, Eberhard, Die „Natur des Menschen“ und ihre Bedeutung für die Bioethik, in: Maio Giovanni/Clausen, Jens (Hg.), Mensch ohne Maß? Reichweite und Grenzen anthropologischer Argumente in der biomedizinischen Ethik, Freiburg/München 2008, 115–136.

Schockenhoff, Eberhard, Grundlagen der Ethik. Ein theologischer Entwurf, Freiburg i. Br. 2007.

Schöne-Seifert, Bettina, Grundlagen der Medizinethik, Stuttgart 2007.

Schöne-Seifert, Bettina, Medizinethik, in: Nida, Rümelin, Julian (Hg.), Angewandte Ethik. Die Bereichsethiken und ihre theoretische Orientierung, Stuttgart [2]2005, 691–802.

Schöne-Seifert, Bettina, Präimplantationsdiagnostik und Entscheidungsautonomie. Neuer Kontext – altes Problem, in: Ethik in der Medizin 11/1 (1999), 87–98.

Schöne-Seifert, Bettina, Wenn es unerträglich wird, in: Franfurter Allgemeine Zeitung vom 05.11.2014, in: http://www.faz.net/aktuell/feuilleton/debatten/sterbehilfe-debatte-wenn-es-ganz-unertraeglich-wird-13249733.html [abgerufen am 19.11.2014].

Schubert, Charlotte, Der hippokratische Eid. Medizin und Ethik von Antike bis heute, Darmstadt 2005.

Schuler, Katharina, Hilfe zum Suizid – erleichtern oder verbieten?, in: Zeit online vom 02.07.2015, in: http://www.zeit.de/politik/deutschland/2015-07/sterbe hilfe-gesetzentwuerfe-cdu-csu-spd-linke-gruene [abgerufen am 07.10.2015].

Schüller, Bruno, Die Begründung sittlicher Urteile. Typen ethischer Argumentation in der Moraltheologie, Düsseldorf [2]1980.

Schütz, Astrid, Das Selbstwertgefühl als soziales Konstrukt: Befunde und Wege der Erfassung, in: Greve, Werner (Hg.), Psychologie des Selbst, Weinheim 2000, 189-207.

Schütz, Astrid, Psychologie des Selbstwertgefühls. Von Selbstakzeptanz bis Arroganz, Stuttgart [2]2003.

Schwandt, Michael, Kritische Theorie: Eine Einführung, Stuttgart [4]2010.

Sellmann, Derek, Towards an understanding of nursing as a response to human vulnerability, in: Nursing Philosophy 6/1 (2005), 2–10.

Sen, Amartya, Die Idee der Gerechtigkeit, München 2012.

Sen, Amartya, Ökonomie für den Menschen. Wege zu Gerechtigkeit und Solidarität in der Marktwirtschaft, München [5]2011.

Shalev, Carmel, Reclaiming the patient`s voice and spirit in dying: An insight from Israel, in: Bioethics 24/3 (2010), 134–144.

Sherwin, Susan/Winsby, Meghan, A relational perspective on autonomy for older adults residing in nursing homes, in: Health Expectations 14/2 (2011), 182–190.

Siep, Ludwig, Anerkennung als Prinzip der praktischen Philosophie: Untersuchungen zu Hegels Jenaer Philosophie des Geistes, Freiburg/München 1979.

Siep, Ludwig, Anerkennung als Prinzip der praktischen Philosophie: Untersuchungen zu Hegels Jenaer Philosophie des Geistes, Freiburg/München Hamburg 2014.

Siep, Ludwig, Anerkennung in der Phänomenologie des Geistes und der heutigen praktischen Philosophie, in: Schmidt am Busch, Hans-Christoph/Zurn, Christopher F. (Hg.), Anerkennung (Deutsche Zeitschrift für Philosophie 21), Berlin 2009, 107–124.

Siep, Ludwig, Ethik und Anthropologie, in: Barkhaus, Annette/Mayer, Matthias/Roughley, Neil u.a. (Hg.), Identität, Leiblichlickeit, Normativität. Neue Horizonte anthropologischen Denkens, Frankfurt a. M. 1996, 274–298.

Siep, Ludwig, Selbstverwirklichung, Anerkennung und politische Existenz. Zur Aktualität der politischen Philosophie Hegels, in: Schmücker, Reinhold/Steinvorth, Ulrich: Gerechtigkeit und Politik. Philosophische Perspektiven (Deutsche Zeitschrift für Philosophie, Sonderband 3), Berlin 2002, 41–56.

Siep, Ludwig, Zur Dialektik der Anerkennung bei Hegel, in: Hegel-Jahrbuch 1974 (1975), 388–395.

Singer, Peter, Praktische Ethik, Ditzingen ^{3}2013.

Singer, Wolf, Der Beobachter im Gehirn. Essays zur Hirnforschung, Frankfurt a. M. 2002.

Sorgner, Stefan Lorenz, Nietzsche, the Overhuman, and Transhumanism, in: Nietzsche, the Overhuman, and Transhumanism 20/1 (2009), 29–42.

Sorgner, Stefan Lorenz: Beyond humanism: Reflections on trans- and posthumanism, in: Beyond humanism: Reflections on trans- and posthumanism 21/2 (2010), 1–19.

Spieß, Christian, Krankheit – Gesundheit – Anerkennung. Gesundheitspolitik aus der Perspektive einer normativen Theorie der Intersubjektivität, in: Jahrbuch für Christliche Sozialwissenschaften 47 (2006), 151–176.

Spieß, Christian, Recognition and social justice: A roman catholic view of christian bioethics of longtTerm care and community service, in: Christian Bioethics: Non-Ecumenical Studies in Medical Morality 13/3 (2007), 287–301.

Stagl, Justin, Anthropological universality. On the validity of generalisations about human nature, in: Roughley, Neil (Ed.), Human beings, Being humans: Anthropological universality and particularity in transdisciplinary perspectives, Berlin 2000, 25–36.

Stahlberg, Dagmar/Osnabrügge, Gabriele/Frey, Dieter, Die Theorie des Selbstwertschutzes und der Selbstwerterhöhung, in: Frey, Dieter/Irlee, Martin (Hg.), Theorien der Sozialpsychologie Band 3, Bern 1985, 79–124.

Stauss, Misha, The role of recognition in the formation of self-understanding, in: Fiore, Robin N./Nelson, Hilde Lindemann (Eds.), Recognition, responsibility, and rights. Feminist ethics and social theory, Oxford 2003, 37–52.

Steigleder, Klaus, Moral, Ethik, Medizinethik, in: Schulz, Stefan/Steigleder, Klaus/Fangerau, Heiner u.a. (Hg.), Geschichte, Theorie und Ethik der Medizin. Eine Einführung, Frankfurt a. M. 2006, 15–45.

Steinfath, Holmar, Orientierung am Guten. Praktisches Überlegen und die Konstitution von Personen, Frankfurt a. M. 2001.

Steinfath, Holmar, Was ist ein gutes Leben? Philosophische Reflexionen, Frankfurt a. M. 1998.

Steinfath, Holmer/Pindur, Anne-Marie, Patientenautonomie im Spannungsfeld philosophischer Konzentrationen von Autonomie, in: Simon, Alfred/Wiesemann, Claudia (Hg.), Patientenautonomie. Theoretische Grundlagen – Praktische Anwendungen, Münster 2013, 27–41.

Stier, Marco, Das Handeln in den Zeiten der Neurotechnologie. Von der Technisierung des Gehirns zur Technisierung der Verantwortung, in: Müller, Oliver/Clausen, Jens/Maio, Giovanni (Hg.), Das technisierte Gehirn, Neurotechnologien als Herausforderung für Ethik und Anthropologie, Freiburg i. Br. 2009, 273–298.

Stier, Marco, Neuro-Enhancement und das Problem der Verantwortung, in: Schöne-Seifert, Bettina/Ach, Johann S./Oploka, Uwe u.a. (Hg.), Neuro-Enhancement. Ethik vor neuen Herausforderungen, Paderborn 2009, 277–293.

Stier, Marco, Verantwortung und Strafe ohne Freiheit, Paderborn 2011.

Stirrat, Gordon M./Gill, Robin, Autonomy in medical ethics after O'Neill, in: Journal of Medical Ethics 31/3 (2005), 127–130.

Stoljar, Natalie, Informed consent and relational conceptions of autonomy, in: Journal of Medicine und Philosophy 36/4 (2011), 375–384.

Talbot, Davinia, Tiefenhirnstimulation und Autonomie, in: Müller, Oliver/Clausen, Jens/Maio, Giovanni (Hg.), Das technisierte Gehirn. Neurotechnologien als Herausforderung für Ethik und Anthropologie, Paderborn 2009, 165–186.

Tännjsö, Tobjörn, Coercive care: The Ethics of Choice in Health and Medicine, London/New York 1999.

Tauber, Alfred I., Sick autonomy, in: Perspectives in Biology and Medicine 46/4 (2003), 484–495.

Taylor, Charles, Multikulturalismus und die Politik der Anerkennung, Frankfurt a. M. 1992.

Taylor, Charles, Philosophy and human sciences (Philosophical Papers 2), Cambridge 1985.

Taylor, James St., Practical autonomy and bioethics, New York 2010.

Thies, Christian, Einführung in die philosophische Anthropologie, Darmstadt ^{2}2009.

Thompson, Simon, The political theory of recognition. A critical introduction, Cambridge 2006.

Turner, Bryan S., Vulnerability and human rights, Pennsylvania 2006.

UNESCO (Hg.), Universal declaration on bioethics and human rights (2005), in: http://unesdoc.unesco.org/images/0014/001461/146180e.pdf [entnommen 16.08.2014].

van den Brink, Bert/Owen, David, Introduction, in: Van den Brink, Bert/Owen, David (Eds.), Recognition and power. Axel Honneth and the tradition of critical theory, New York 2007, 1–30.

van Leeuwen, Bart, A formal recognition of social attachments: Expanding Axel Honneth's theory of recognition, in: Inquiry 50/2 (2007), 180–205.

Varelius, Jukka, The value of autonomy in medical ethics, in: Medicine, Health Care and Philosophy 9/3 (2006), 377–388.

Verkerk, Marian A., The care perspective and autonomy, in: Medicine, Health Care and Philosophy 4/3 (2001), 289–294.

Vossenkuhl, Wilhelm, Verantwortung, in: Lexikon der Bioethik, Band 3 (2000), 671–677.

Waller, Bruce N., Freedom without responsibility, Philadelphia 1990.

Weber, Max, Der Beruf zur Politik, in: Winckelmann, Johannes (Hg.), Soziologie, Weltgeschichtliche Analysen, Politik, Stuttgart ^{4}1968.

Weber, Max, Politik als Beruf, in: Mommsen, Wolfgang J./Schluchter, Wolfgang (Hg.), Max Weber Gesamtausausgabe, Abteilung I, Band 17, Tübingen 1992, 157–252.

Werner, Micha H., Deontologische Theorien, in: Hübenthal, Christoph/Wils, Jean-Pierre (Hg.), Lexikon der Ethik, Paderborn 2006, 40–49.

Werner, Micha H., Verantwortung, in: Düwell, Marcus/Hübenthal, Christoph/Werner, Micha H. (Hg.), Handbuch Ethik, Stuttgart/Weimar 2002, 521–527.

Westlund, Andrea, Rethinking relational autonomy, in: Hypatia 24/4 (2009), 26–49.

Whitbeck, Caroline, A different reality. Feminist ontology, in: Gould, Carol (Ed.), Beyond domination, Totowa 1983, 64–88.

Wiesemann, Claudia, Die Autonomie der Patienten in der modernen Medizin, in: Simon, Alfred/Wiesemann, Claudia (Hg.), Patientenautonomie. Theoretische Grundlagen – Praktische Anwendungen, Münster 2013, 13–26.

Wiesemann, Claudia: Autonomie als Bezugspunkt einer universalen Medizinethik, in: Ethik in der Medizin 24 (2012), 287–295.

Wildt, Andreas, „Anerkennung" in der Psychoanalyse, in: Deutsche Zeitschrift für Philosophie 53/3 (2005), 46–478.

Winnicott, Donald W., Reifungsprozesse und fördernde Umwelt, Frankfurt a. M. 1984.

Wolpe, Paul R., The triumph of autonomy in american bioethics: A sociological view, in: DeVries, Raymond/Subedi, Janardan (Eds.), Bioethics and society, constructing the ethical enterprise, New Jersey 1998, 38–59.

Wulf, Christoph, Anthropologie. Geschichte – Kultur – Philosophie, Reinbeck bei Hamburg 2004.

Young, Robert, Autonomy and the inner self, in: American Philosophical Quarterly 1 (1980), 35–43.

Zenger, Erich, Gottes Bogen in den Wolken. Untersuchungen zu Komposition und Theologie der priesterchristlichen Urgeschichte, Stuttgart 1983.

Zimmermann-Acklin, Markus, Bioethik in theologischer Perspektive. Grundlagen, Methoden, Bereiche, Fribourg ^{2}2010.

Zubert, Christian (Regie), Hin und Weg – Der Film, Deutschland 2014, in: http://www.hinundweg-film.de/ [abgerufen am 19.11.2014].

Zude, Heiko U., Paternalismus. Fallstudien zur Genese des Begriffs (Angewandte Ethik 5), Freiburg i. Br. 2010.

Zutlevics, Tamara L., Relational selves, personal autonomy, and oppression, in: Philosophia 29/1–4 (2002), 423–436.

Sachregister

Namesregister

Abbildungsverzeichnis

FORUM INTERDISZIPLINÄRE ETHIK

Herausgegeben von Gerfried W. Hunold

Band 1 Jean-Pierre Wils: Verletzte Natur. Ethische Prolegomena. 1991.

Band 2 Dorothee Beckmann/Karin Istel/Michael Leipoldt/Hansjörg Reichert (Hrsg.): Humangenetik-Segen für die Menschheit oder unkalkulierbares Risiko? 1991.

Band 3 Peter Kaufmann: Gemüt und Gefühl als Komplement der Vernunft. Eine Auseinandersetzung mit der Tradition und der phänomenologischen Ethik, besonders Max Schelers. 1992.

Band 4 Gerhard Droesser: Freiheitspraxis im Prozeß. Zur geschichtsanthropologischen Grundlegung einer Theologie des Ethischen. 1992.

Band 5 Andrea Redeker: Abweichendes Verhalten und moralischer Fortschritt. Zur Steuerungsfunktion der Normkritik in der theologisch-ethischen Reflexion. 1993.

Band 6 Elke Hümmeler: Erfahrung in der genetischen Beratung. Eine theologisch-ethische Diskussion. 1993.

Band 7 Walter Schaupp: Der ethische Gehalt der Helsinki Deklaration. Eine historisch-systematische Untersuchung der Richtlinien des Weltärztebunds über biomedizinische Forschung am Menschen. 1994.

Band 8 Alfons V. Maurer: Homo Agens. Handlungstheoretische Untersuchungen zum theologisch-ethischen Verständnis des Sittlichen. 1994.

Band 9 Berthold Saup: Zur Freiheit berufen. Zur Dimension des Ethischen im Marchtaler Plan. 1994.

Band 10 Dorothee Beckmann: Hippokratisches Ethos und ärztliche Verantwortung. Zur Genese eines anthropologischen Selbstverständnisses griechischer Heilkunst im Spannungsfeld zwischen ärztlichem Können und moralischer Wahrnehmung. 1995.

Band 11 Gerfried W. Hunold / Dorothee Beckmann (Hrsg.): Grenzbegehungen. Interdisziplinarität als Wissenschaftsethos. 1995.

Band 12 Helga Willinger: Ethische und rechtliche Aspekte der ärztlichen Aufklärungspflicht. 1996.

Band 13 Wilfried Lochbühler: Christliche Umweltethik. Schöpfungstheologische Grundlagen · Philosophisch-ethische Ansätze · Ökologische Marktwirtschaft. 1996.

Band 14 Anton Georg Schuster: Finaler Rettungsschuß. Theologisch-ethische Untersuchung zum finalen Rettungsschuß als lex specialis. 1996.

Band 15 Gerhard Bachleitner: Die mediale Revolution. Anthropologische Überlegungen zu einer Ethik der Kommunikationstechnik. 1997.

Band 16 Gerhard Gansterer: Die Ehrfurcht vor dem Leben. Die Rolle des ethischen Schlüsselbegriffs Albert Schweitzers in der theologisch-ökologischen Diskussion. 1997.

Band 17 Elmar Kos: Verständigung oder Vermittlung? Die kommunikative Ambivalenz als Zugangsweg einer theologischen Medienethik. 1997.

Band 18 Manfred Waltl: Eigennutz und Eigenwohl. Ein Beitrag zur Diskussion zwischen Soziobiologie und theologischer Ethik. 1997.

Band 19 Jürgen in der Schmitten: Die Entscheidung zur Herz-Lungen-Wiederbelebung. Studie im deutsch-amerikanischen Vergleich. 1998.

Band 20 Gunter M. Prüller-Jagenteufel: Solidarität – eine Option für die Opfer. Geschichtliche Entwicklung und aktuelle Bedeutung einer christlichen Tugend anhand der katholischen Sozialdokumente. 1998.

Band 21 Michael Pindl: Versöhnung mit dem Leiden. Leidfreiheitsideologie und Gewalt gegen behinderte Menschen aus der Sicht eines im christlich-buddhistischen Dialog gründenden Ethos. 1998.

Band 22 Wolfram Winger: Personalität durch Humanität. Das ethikgeschichtliche Profil christlicher Handlungslehre bei Lactanz. Denkhorizont – Textübersetzung – Interpretation Wirkungsgeschichte. 1999.

Band 23 Christa Schnabl: Das Moralische im Politischen. Hannah Arendts Theorie des Handelns im Horizont der theologischen Ethik. 1999.

Band 24 Thomas Laubach: Lebensführung. Annäherungen an einen ethischen Grundbegriff. 1999.

Band 25 Manfred Maßhof-Fischer: Ethik und Vorurteil. Moralpsychologische Studien zu den Legitimationsstrategien soziokulturellen Handelns im Konfliktfeld von Mythos und Rationalität. 2000.

Band 26 Simon Kofi Appiah: Africanness – Inculturation – Ethics. In Search of the Subject of an Inculturated Christian Ethic. 2000.

Band 27 Jong Bom Lee: Intercultural Ethos Mediation with the Mass Media. Sympathy as the Means for the Mediation of the Christian Ethos in the Modern Confucian Society. 2001.

Band 28 Volodymyr Sheremeta: Ethik nach Tschernobyl. Versuch einer ethischen Orientierung aus schöpfungstheologischer Sicht. 2001.

Band 29 Christoph Schmitt: Wahrnehmung und Erkenntnis. Zugänge zur sittlichen Subjektivität in der neueren Phänomenologie. Rombach, Merleau-Ponty, Lyotard. 2002.

Band 30 Gregor M. Jansen: Mensch und Medien. Entwurf einer Ethik der Medienrezeption. 2003.

Band 31 Jochen Sautermeister: Wege zur Freude. Studien zur präskriptiven Logik des Carpediem-Motivs. 2008.

Band 32 Ulrich Feger: Moral de actidudes. Theologische Ethik für Arm und Reich. Eine autonom fundierte Befreiungsethik von Marciano Vidal. 2013.

FORUM INTERDISZIPLINÄRE ETHIK. NEUE FOLGE

Herausgegeben von Jochen Sautermeister

Band 1 Felix Krause: Sozial verantwortete Selbstbestimmung in der Medizin. Ein anerkennungstheoretischer Ansatz selbstbestimmten Handelns. 2016.

www.peterlang.de

www.ingramcontent.com/pod-product-compliance
Ingram Content Group UK Ltd.
Pitfield, Milton Keynes, MK11 3LW, UK
UKHW041119041026
8980IPUK00024B/103